张仲景医学全集

总主编

傅延龄 李家庚

张仲景

方方族

（第3版）

主编／郑承濬 丁晓刚 贺红莉 张林

中国健康传媒集团

中国医药科技出版社

内 容 提 要

本书以方族的形式对张仲景方剂及后世医家衍生方剂进行系统整理，共收方剂 1102 首，分为 49 个方族。能够有效指导临床，具有极高的学术价值和文献参考价值。

图书在版编目（CIP）数据

张仲景方方族 / 郑承濬等主编. —3 版. —北京：中国医药科技出版社，2018.12
（张仲景医学全集）
ISBN 978-7-5214-0585-9

Ⅰ. ①张⋯　Ⅱ. ①郑⋯　Ⅲ. ①《伤寒杂病论》–方剂　Ⅳ. ①R2–092

中国版本图书馆 CIP 数据核字（2018）第 261881 号

美术编辑　陈君杞
版式设计　易维鑫

出版　**中国健康传媒集团** | 中国医药科技出版社
地址　北京市海淀区文慧园北路甲 22 号
邮编　100082
电话　发行：010-62227427　邮购：010-62236938
网址　www.cmstp.com
规格　710×1000mm ¹⁄₁₆
印张　34½
字数　668 千字
初版　2005 年 1 月第 1 版
版次　2018 年 12 月第 3 版
印次　2024 年 4 月第 2 次印刷
印刷　大厂回族自治县彩虹印刷有限公司
经销　全国各地新华书店
书号　ISBN 978-7-5214-0585-9
定价　**69.00 元**

丛书编委会

·本书编委会·

主 编　郑承瀍　丁晓刚　贺红莉　张　林

协 编　马 然　苑 桢

王序

丁酉孟冬，延龄教授送来与李家庚教授共同主编的《张仲景医学全集》十册，洋洋五百万言。该书先后两次印刷均已售罄，而新修订的第 3 版即将付梓，以应读者之需，由此我联想到经典的现实意义。

仲景书作为中医的临床经典，一直体现着它独特的永恒价值，使我们对经典心存敬畏。何谓经典？刘知几在《史通》中说："自圣贤述作，是曰经典。"今天我们尤需对经典有更深刻的理解。

其一，我们要亲近经典，学习经典。随着我们对经典理解和领悟的不断加深，更深切地感受到读经典是固本强基之路，安身立命之所。

其二，我们要走进经典，涉猎其丰富的内涵，把握其内在的精髓，使其注入我们的思想，融入我们的生命，并与之血脉相连，成为我们不断进取的不竭源泉。

其三，我们要延续经典。经典不仅可以解读已知世界，而且可指引对未知世界的探索，是人类思想的宝库。随着时间的推移，我们会从经典中获得新的发现，拓展新的深度和广度，从而延伸了经典的长度。

弘扬经典需要赋予新的诠释和解读。《张仲景医学全集》集仲景学研究之大成，从源流、症状、诊断、疾病、药物、方剂、方族、养生、实验、临床诸方面进行系列研究，不仅构架新颖，内容翔实，而且反映当代研究进展，使经典穿越时空，具有强烈的时代感，是一部耐读耐用的细流绵长的书。

我与延龄教授过从多年，深感其儒雅与书卷气息。延龄教授得伤寒大家刘渡舟先生的亲炙，扎根临床，治伤寒学成就斐然，如《伤寒论研究大辞典》之编撰，方药量效研究等，皆称著医林。今值三版《张仲景医学全集》问世之际，乐为之序。

王 琦

除夕之夜成稿，戊戌初一抄于三三书斋

薛序

　　仲景先师乃医门之圣，医方之祖，犹儒家之孔子也。孔子祖述尧舜，宪章文武，纳诸贤之粹，而成儒学经典，百世尊崇。仲师参岐黄之秘奥，窥炎帝之精微，集古圣心传为一贯，并平脉辨证，师得造化，著成大论。

　　仲师《伤寒杂病论》一书，诚为医家宗承之规矩，人所共喻。古今伤寒之注疏，何止百家，见仁见智，各有发挥，继承发扬，渐成经方学科。然近代治伤寒学家，当推刘渡舟老也。李培生公称他为"实当今之中医泰斗，一代宗师也。"刘老确可当之无愧。老人家荦荦大端，早见诸家记颂，毋庸赘语。古人语："贤者识其大者，不贤者识其小者。"我以微者自居，略陈散言，聊抒心意。

　　30年前，经吾师祝谌予翁引荐，得与刘渡舟老师相识，并能有幸侍其诊侧，窥先生诊病风采，亲目制方真要，饫闻名论，沐老人敦厚学风，听其论仲师家法之学，往日疑窦，豁然冰释。耳提面命，得其垂教，历经六载寒暑。无奈钜夫天资愚钝，加之努力有亏，未得先生学术之万一。然虽未能尽领神会，因在青年，尚可强论。与刘老往日津津故事，却犹历历在目。昔在中山堂名医讲坛，聆闻刘老《伤寒论》演讲，多从实案阐释理论。既有坚守优秀传统，亦有在无字处的突破与创新。绝鲜拘于陈规，重复文字敷衍。后学者好懂，颇得神会，易于掌握，参用效卓。在《柴胡剂之临床应用》释讲中，刘老扼要列举柴胡汤十三方的辨治法则，更让闻者耳目一新，记忆犹深。充分意会到经方"活"之奥妙。尤其先生那段："我只是概括介绍了小柴胡汤的加减证治，虽列举一十三方，仍为举一反三而设，不能尽其所有。其中参与临床经验，而与《伤寒论》记载不尽全合"那段话，联系到老人家灵动方药化裁，剂量随证变化中可以看出，经方绝非"一药不能易"的金科玉律。古方今用，切记辨证施治原则，随证施化，因症对应加减，自可使古老的经方不断焕发出新的生命力。

　　自古学术传承，必有其机缘。傅君延龄，敦敏仁厚，幼承家学，及长得遇名师李培生公亲炙，究之至极，于以明其学问，神用其方，尽得李翁之真髓。培生公襟怀广博，不拘门户，甚是敬重刘老临床学问之道，遂亲携爱徒延龄绍介刘师，经予再造。刘老广德仁义，慨然应允，延龄君亦不负师德，以优异成绩，荣登榜首。成为渡舟师及门，传为医界佳话。延龄方家，精勤学术，孜孜不倦，治伤寒学凡数十年。悟读叔和，肱经三折，临证求是，探究科学资证，化古为今，皆从实用。于是组织伤寒学门诸子，亟取古今经方研究之秘奥，登堂入室，得胸中千卷之书，又能泛览古今名迹，炉锤在手，矩镬从心，撰成《张仲景医学全集》凡十卷，分别为《张仲景医学源流》《张仲景症状学》《张仲景诊断学》《张仲景疾病学》《张仲景药物学》《张仲景方剂学》《张仲景方方族》《张仲景养生学》《张仲景方剂临床应用》《张仲景方剂实验研究》。选择既精，科类悉备，医统医贯仲景学术古今医集。展观之余，自有一种静穆之致，扑人眉宇。其中尤为珍者，是书之三大特色：一是以现代医科门类划分内容，便于古方今用；二是还原仲景临床医学风貌，绝少空泛陈词；三是参以现代科学方法证实成果，而更加著显"古为今用，西为中用"之妙要。傅君团队诸子大作，岂能专美于前人哉，实乃叔和之后，于仲景学说之光大，又一时代功臣也。业医爱医者如能手置一部是书，逐类考究，于中医前途，必得光明昌大之一助矣。

余幼承家学，及长受业祝翁谌予恩师。先人语曰：仲景之书，终生侍侧，始获常读常新之悟。仆业医近五十年，习读大论，并勤于临证，未感稍息，始略得门径，以为通经贵乎实用。今生得遇延龄先生，吾对其至真品德、学养造诣深为服膺，幸成知己，愿与明达共商之。亦窃愿氏君能沉绚此编，若得窍要，必可发皇圣学，造福桑梓。拉杂数语，故充为之序。

薛钜夫

丙申冬日写于金方书院

前言

《张仲景医学全集》的初版时间是 2005 年。全套图书共 10 册，近 500 万字，出版之后得到广大读者的欢迎，特别是得到张仲景医学爱好者的喜欢，所印图书于 5 年间销售一空。于是在 2010 年，出版社与我们商量出第二版。承蒙各分册编写人员的鼎力支持，我们在较短的时间内对第一版书稿进行修订、增补，至 2012 年第二版问世。第二版仍然大受欢迎，出版 3 年之后，大部分分册即售罄。这时出版社又与我们商量出第三版。我们随即与各分册主编、副主编联系，传达出版社的意向，得到积极响应。二修工作于 2016 年展开，到 2018 年 7 月完工。

这些年来，全国乃至全球出现了持续的经方热。经方热也可以说就是仲景医学热。为什么这些年会出现经方热或者曰仲景医学热？我想原因是多方面的。首先最重要的一点就是张仲景医学具有极高的实用价值。其次是经方具有很多突出的优点：药味精当，配伍严谨，结构清晰，不蔓不枝，药力专注；适应证明确；药物平常易得，价格不高；经方为医方之祖、医方之母。说到这里我想提一提清代医家曹仁伯讲的一段话。曹仁伯在讲经理中汤的加减应用时说：理中汤是治疗太阴脾病的一首极好的药方，得到后世医家的广泛应用，在应用过程中又形成了许许多多以理中汤为基础的新药方，如连理汤、附子理中汤、理阴煎、治中汤、启峻汤，等等，于是理中汤的适应证范围更全面，应用更广。曹仁伯说一位医生，如果你对张仲景的每一个药方都能像用理中汤这样去应用，那你还担心不会成为名医？你一定成为一位声名不胫而走的优秀医生！"苟能方方如此应用，何患不成名医哉！"第三点是仲景医学的教育价值，仲景医学是培养医生的良好教学模式。千百年来的历史已经证明，学好仲景医学便能成为好医生；大师级的医生都具有深厚的仲景医学功底。学仲景医学虽然不一定会成为好医生，但是不学仲景医学肯定不会成为好医生！最后一点是现实形势。相当长一段时间以来，由于种种客观的和人为的原因，临床中药处方的药味数变得非常多，20 味左右以及二三十味药物的处方十分多见，更多药味数的处方也不少见，我曾见过一些 40 味以上药味的处方！药味数巨大的药方，其结构、药物间的相互关系与影响、其功能及适应证，试问谁能够看得明白？是否尽在处方者的把握之中？相比较起来，经方和仲景医学的简明、清晰、严谨、自信，使它具有很大的召唤力，很大的魅力，仲景医学很自然地令众人神往！

人们重视经方，学习仲景医学，这是一桩好事。因为人们重视经方，学习仲景医学，这有助于让中医学回归其本来目的。医学的本来目的是什么？是防治疾病！医药是用来防治疾病的，此外别无其他！张仲景说医学"上以疗君亲之疾，下以救贫贱之厄，中以保身长全，以养其生"，它不应该是孜孜汲汲务利的工具。明确这个目的之后，医生应该选择学习什么，应用什么，追求什么，一切都有了答案。医生应该学习应用那些效果最好、资源消耗最少、花费最低、不良反应最小的技术和方法。

现代医学科学在近几十年来取得了辉煌的成绩和巨大的进步，但是它仍然走在发展进步的路上，远远不能满足人民医疗和保健的需要，即便在医学发达的国家，情况也是如此。我坚定地认为，在现代医学发展良好而且又能够充分应用传统医学的几个东方国家和地区，如日本、韩国、新加坡，以及中国台湾、香港和澳门地区，当然还有中国大陆地区，人民的医疗保健体系相较其他国家是较为完善的，较为优越的。台港澳新的传统医学是中医，日、韩的传统医学从本质上也是中医。在那些没有充分发展和应用中医的国家，无论其现代医学水平多么高，他们的医疗保健体系是有缺陷的，是跛脚的，是不完善的。其实中医能够成为其医疗保健体系很好的补充。笔者（傅延龄）曾经到过五大洲的几十个国家和地区，清楚地看到这一点。比如当今仍有许多疾病，现代西方医学一筹莫展，中医却大有可为。我在国外曾经遇到被慢性头痛、身体疼痛，或慢性咳嗽、慢性腹胀、慢性虚弱长年折磨的患者，那些在那里长年得不到有效医治的病证，若遇到中医还算难事吗？！苟利人民是非以，岂因中西趋避之！中西互补能够让人民享有完善的医疗保健体系。天佑中华，中医学得以被继承下来并被发展起来！任重道远，我们一定要让中医学进一步提高起来并很好地发展下去。

值此《张仲景医学全集》第 3 版重修之际，我们要借此机会感谢各分册的主编、副主编和全体参与重修的人员，感谢大家认真负责且及时地完成第 3 版修稿工作。特别感谢中国医药科技出版社给予的巨大支持！同时，我们也要感谢广大读者对本书的认可和支持！

傅延龄　李家庚

2018 年 7 月

目录

第一章

绪 论

第一节 张仲景方剂发展源流

方剂，有悠久的历史，是我们的祖先发现药物、使用药物治病，并在医疗实践中积累了一定经验的基础上进一步把几种药物配合用于医疗时开始形成的。关于方剂书籍见于史书记载的，最早当推《汉书·艺文志》，计有经方十一家，274 卷。《汉书·艺文志》说："经方者，本草木之寒温，量疾病之深浅，假药味之滋，因气感之宜，辨五苦六辛，致水火之剂，通闭解结，反之于平。"这是对方剂的最早解释，也是后世称汉以前方剂为"经方"的来源。

时至东汉，医圣张仲景"勤求古训，博采众方，撰用《素问》《九卷》《八十一难》《阴阳大论》《胎胪药录》并《平脉辨证》，为《伤寒杂病论》合十六卷"，而成炳耀千古之巨著。是书继承并发展了汉以前汤液疗法的经验，是仲景以前几千年医学经验的结晶，是中医典籍中之最有价值者，古今中外历代医家无不盛赞此著作。如金·成无己说："自古诸方，难可考评，惟仲景之方，最为医方之祖。是以仲景本伊尹之法，伊尹本神农之经，医帙之中，最为枢要。"仲景之方"最为枢要"，这不仅在于它们是中医临床医学的渊源，是医方之祖，更主要的乃在于其理法方药的有效性，是十分可靠的临床经验。晋·皇甫谧曰："仲景论广伊尹汤液，为十数卷，用之多验。"宋·孙奇等说："仲景之书，尚以对方证对者，施之于人，其效如神。"《四库书目提要》曰："仲景之书，得其一知半解，皆可以起死回生。"

自此，后世医家本仲景之旨，师仲景之法，宗仲景之方，创制了众多传世名方，使方剂学得以进一步发展、完善、成熟。正如明·徐熔所说："《金匮玉函要略》《伤寒论》皆仲景祖神农、法伊尹、体箕子而作也。唐宋以来，如孙思邈、葛稚川、朱奉仪、王朝奉辈，其余名医虽多，皆不出仲景书。又汤液本草，于孙、葛、朱、王外，添王叔和、范汪、胡洽、钱仲阳、成无己、陈无择云，其议论方定，增减变易，千状万态，无有一毫不出于仲景者。洁古张元素、其子张璧、东垣李明之，皆祖张仲景汤液。""仲景广汤液为大法，晋宋以来，号名医者，皆出于此。"及至清代温病学家如叶天士、吴鞠通等，均是服膺仲景之学，精研仲景之书，善用仲景之方者。

由此观之，仲景之作承源启流，继往圣之学，开后世之法。穷源竟流，溯本逐末，对仲景方剂发展源流有一清晰的认识，一则，可明了方剂来源，通晓方剂变化，对方剂的组成结构、功效主治及药物的性能功用加深认识；二则，更好地指导临床处方用药，提高临床诊治水平；三则，可使我们深入了解方剂的发展历程；四则，从方剂的发展过程亦可得以窥见中医理论体系的发展过程，更好地掌握中医理论精髓。因此我们有必要对仲景方剂的发展源流作一整理阐述。

一、仲景方剂之源

（一）仲景以前的中医药学发展，为其提供了丰富的医学文献

方剂之始，由来久矣。刘恕《通鉴外纪》云："民有疾病，未知药石，炎帝始尝草木之滋味，曾一日而遇十二毒，神而化之，遂作方书。"罗泌《路史》则有"黄帝初命巫彭与桐君共作处方"的记载。这些记述都反映了这样一个事实：即方剂是在发现药物、应用药物治病之后，由许多从事医疗实践的人们发明的。我们从《礼记》所说："君有疾，饮药，臣先尝之；亲有疾，饮药，子先尝之。"《史记·扁鹊仓公列传》所载"长沙君亲授禁方与扁鹊""扁鹊治虢太子尸厥，……以八减之剂和煮之……"以及《五十二病方》来看，周代已经通行将药物配合成方剂，煎煮成汤液用来治病了。

而从先秦至东汉时期，药学和临床医学都有了很快的发展。武威汉简《治百病方》中已能灵活运用异病同治和同病异治的方法。该书所录 30 余个方剂中，几乎全为复方，且剂型多样，包括汤、丸、膏、散、醴、栓等。并载药物近百种，其中半数为《伤寒杂病论》所用。《神农本草经》则对战国以来至东汉时期的用药经验和药学知识作了全面总结。至于处方用药，在应用单味药基础上，逐渐形成了复方配伍理论。《内经》载方 13 首，而《五十二病方》则收录方剂 280 余首，大部分为复方，所治病种包括内、外、妇、儿各科疾病 100 余种。从《汉书·艺文志》所列"经方十一家"来看，不仅有按病归类方剂的专著，而且有了方剂理论的专著《汤液经法》32卷。有研究表明，伊尹所撰《汤液经》即为《汉书·艺文志》所载之《汤液经法》。

至此，因医经和医方的大量涌现而积累了丰富的医学文献，也标志着中医学理论体系的形成。这种历史背景为《伤寒杂病论》的问世提供了成熟的时机和充分的条件，使仲景有古训可求，有众方可采。仲景汲取了前人的丰富经验，阅读了大量的医学文献，继承并发扬了汉以前的中医药理论，并凝聚了个人丰富的实践知识，才创作完成了《伤寒杂病论》一书。故其书中所载诸方，绝非仲景一人独创，其书中所载部分方剂，即为直接继承古人成果，如大黄黄连泻心汤，其组成与火齐汤（伊尹三黄汤）相同；青龙、白虎、真武等方名，则带有浓厚的道家色彩，与麻黄汤、桂枝汤、葛根汤等方命名原则不同；而炙甘草汤，其方后注"一名复脉汤"，说明此方也是前

人所创，因仲景收录而传世。故而仲景之方是博采众家之长而成。

（二）《汤液经法》是仲景师承的主要典籍

成无己《注解伤寒论·序》："医之道源自岐黄，以至神之妙，始兴经方；继而伊尹以元圣之才，撰成汤液，俾黎庶之疾疢，咸遂蠲除，使万代之生灵，普蒙拯济；后汉张仲景，又广汤液为《伤寒卒病论》十数卷，然后医方大备。"皇甫谧《甲乙经·序》："仲景论广伊尹汤液，为十数卷，用之多验"宋代林亿在《宋刻伤寒论序》中言"仲景本伊尹之法，伊尹本神农之经，得不谓祖述大圣人之意乎！"根据以上记载，我们有理由相信，《汤液经法》是仲景师承的主要典籍，与之构成直接之渊源关系。

再者，近年来发现敦煌卷子本《辅行诀脏腑用药法要》，据考证此书可能是陶弘景所撰，抄写年代当在宋代以前。该书有关内容为仲景直接继承《汤液经法》提供了佐证。其曰："陶弘景云：商有圣相伊尹，撰《汤液经法》三卷，为方亦三百六十首。……实万代医家之规范，苍生护命之大宝也。""今检录常情需用者六十首，备山中预防灾疾之用耳。"表明该书为《汤液经法》之节略本。书中明言："汉晋以还，诸名医辈，张机、卫汜……咸师式此《汤液经法》，悯民疾苦，造福含灵。"而此书所录之方，如小青龙汤即《伤寒论》之麻黄汤，大青龙汤即《伤寒论》之小青龙汤，小阳旦汤即《伤寒论》之桂枝汤等。

由此，我们可以认为，仲景之书是秦汉医学巨大成就的继承和总结，仲景之方则与《汤液经法》有着密切的渊源关系。而仲景亲自创制的许多方剂则是在此基础上的发挥创造。

二、仲景方剂贡献

张仲景撰写了《伤寒杂病论》，后经西晋太医令王叔和整理、重新编次，而成《伤寒论》和《金匮要略》。两书共收载方剂 314 首，药 214 味（其中《伤寒论》113 方，药 93 味，《金匮要略》方 238 首，药 207 味，附方未计入。两书相合，去其重复者，得上述数字），这与中医历代积累流传的数十万首方剂相比，只不过沧海一粟。但是，仲景所博采或创制的方剂，首首精当，方方奇妙。自古而今，无人出其左右，后人尊张仲景为"医圣"，称其书为"方书之祖"，洵非过誉之词。仲景方剂为方剂学的形成和发展奠定了基础，其方剂学贡献，可概括为如下几点。

（一）组方精简，配伍严密

方剂的组成，必须遵循一定的组方原则，否则，组合杂乱无章，难以收到卓越的疗效。仲景对方剂组成以及药物的加减化裁等，均作了严格的规定。如桂枝汤，全方药虽 5 味，却充分体现了君、臣、佐、使相结合的组方原则，使其层次分明，配伍协调，功效明确。组方虽有原则，证象更多变化，一方不能治百病，然一方加减化裁则可变通用治多种疾病。故临证处方用药，须在遵循原则的基础上，药随证转，灵活加减。仲景于兹，刻意以求，而有卓绝之造诣。如太阳中风兼项背强几几者，在主方桂枝汤的基础上，加生津舒筋之葛根；若兼表阳虚汗漏不止者，则加温经扶阳之附子；邪气欲陷而胸满脉促者，则去酸敛之芍药；太阳表邪内陷太阴，而见腹满时痛者，则倍加芍药以和络止痛。由此可知，其组方既有严格之原则性，亦有变通之灵活性。

（二）治疗八法，方药体现

仲景之方具体体现了汗、吐、下、和、温、清、消、补八种治疗大法。汗者，麻桂之属；吐者，瓜蒂之剂；下者，承气诸汤；和者，柴胡之类；温者，四逆之辈；清者，白虎三黄；消者，半夏泻心；补者，炙草复脉。方剂之用，扶正以攻邪，祛邪以扶正，总求邪去正复，阴阳平衡。上述诸方，为仲景运用八法之典型。更有从治反治、寒温同用、升降共进、攻补兼施、敛散并投者，此又乃八法灵活运用之实例也。

（三）传承古方，创制新方

仲景撰著《伤寒杂病论》，善于博采众家之长，古为今用。在继承前人治验的基础上，又创制了不少名方。在《伤寒杂病论》所载诸方中，虽然不能确切判定哪些方剂是古方，哪些方剂是仲景自创，但是有一点可以肯定，其所录之方，大多疗效可靠，颇切实用。如白虎汤清热，五苓散利尿，十枣汤攻逐水饮，麻黄汤发散表寒，苓桂术甘汤健运脾阳以化饮，半夏泻心汤辛开苦降而消痞等，均历经千年临床检验而不爽，为后世所喜用，且其应用范围不断得以扩展。

（四）剂型多样，煎服科学

仲景之方，剂型丰富多样，大大超越了前期医方成就。据《伤寒杂病论》所载，有汤、散、丸、栓、酒、洗、浴、熏剂，以及滴耳、灌鼻、软膏剂等不同类型。另外，仲景于药物之煎煮，要求甚严。对溶媒之选择及用量之多寡、煎煮时间的长短、药物入煎先后顺序、药物炮制方法等，常据其方剂之组成、作用及其剂型等情况灵活对待。对于服药之法，亦有严格要求，主张药必中病，忌太过不及。凡此种种，都反映了仲景制方的精益求精。

（五）方药剂量，严格精确

仲景方药，其剂量要求严格精确，主要体现在两个方面：①药物的绝对剂量较为精确。即处方剂量大多使用精确的计量单位，如分、两、斤、合、升等，只有少数情况下运用不精确计量单位，如一大把、鸡子大等。②方药相对剂量的严格精确化。所谓相对剂量，即指同一方剂中各药剂量比例。仲景于此，要求甚严。如桂二麻一汤与桂麻各半汤、桂枝汤与桂枝加桂汤、桂枝加芍药汤、四逆汤与通脉四逆汤等，皆是剂量比例上的变化决定方药的功效变异。另外，服药次数的多少，亦反映了方药剂量的轻重。

三、仲景方剂之流

后世对仲景方剂的发挥运用大致可分为两大类：一者是对仲景方剂的立方之则、组方之理、用药之规、煎服事宜等方面作进一步阐述论证、发微探幽；一者是在仲景之方的基础上，根据临床实际进行加减化裁，衍化创制了其他方剂，扩展了仲景之方的应用范围，推动了方剂学的发展，故而更显重要。

（一）理论阐发

对仲景之方进行阐述发挥者，自古以来，代不乏人，这其中则当首推金人成无己。在《伤寒明理论》中，成无己选取桂枝汤、麻黄汤等 20 首常用方，详为阐释，释方论药，颇多发挥，其于药之寒温，证之虚实，方之君臣佐使、大小奇偶、及身之远近等，都作了十分精辟的阐述，其间不乏独到之见，此书是方论专著之首创者。

其后李时珍著《本草纲目》，以药为主，因药附方，在论理方面颇多卓识，如在麻黄条下论析麻黄汤与桂枝汤的方义，极为精辟。余如吴崑之《医方考》、王晋三之《绛雪园古方选注》、罗东逸之《名医方论》、吴谦等编纂《删补名医方论》、吴仪洛之《成方切用》，等等，都对仲景之方在论理方面有所发挥。

诚然，这些发微探幽之作一方面对仲景方剂在组方、用药层次上有了更为深入的认识，另一方面推动了方剂理论的发展。但纵观历代医家对仲景之方的理论阐发，一些论述言理精辟，符合临床实际。然而也有一些论述崇尚格物致知，甚则故作虚玄，已悖仲景朴素严谨的临证医学之旨。由此，我们应该认识到，千人解方则有千意，其中谁得仲景之意，谁失仲景之意，既难证实，又难证伪，实是"月印百川"。故而，对于仲景之方，更重要的是运用于临床，检验于实践，若仅从理论探讨，则有纸上谈兵、束之高阁之虞。

（二）临床应用

后世诸家秉承原方，创制新方，由古至今，层出不穷。观历代名医，无不精研仲景之学，善用仲景之方。如金元四大家之张元素，他认为"运气不齐，古今异轨，古方新病，不相能也"，所以治病不当拘泥古方，而应吸取古方之长，化裁新方。例如，他鉴于伤寒太阳病用麻黄汤、桂枝汤法度严谨，偶有差池，便生坏证，故仿麻、桂汤法制"九味羌活汤"于辛温发散之中，佐以生地、黄芩，为四时发散通剂。又如变张仲景治水气结于心下的"枳术汤"为健脾消食而治痞的"枳术丸"。余如陶华，精于治伤寒，善用仲景方而有发挥，其中如"再造散、黄龙汤、回阳救急汤"等，遣药组都有独到之处。

现从具体方剂的临床应用角度，以大承气汤、五苓散为例，探讨说明仲景方剂的发展衍化过程。

1. 大承气汤

自仲景创制大承气汤后，经后世医家的临床实践，使其治疗范围不断扩展，衍化出不少具有通下作用的有效方剂，以应病变之百端，既继承了仲景之学，又自出新意，可法可师，颇切临床实际。例如：大承气汤→承气丸（晋《肘后方》）、大黄汤（晋《刘涓子鬼遗方》）→三黄汤（唐《备急千金要方》）→三黄丸（元《脉因证治》）、三一承气汤（金《宣明论方》）→六乙顺气汤（明《伤寒六书》）、黄龙汤（明《伤寒六书》）→新加黄龙汤（清《温病条辨》）。

这些衍化方从组成来看，各承气汤均离不开大黄、芒硝，并在此基础上配伍行气散结、消痞除满、清热解毒、泻火凉血、气血双补、滋阴增液、行气活血等药物，形成各具特点的承气汤。由此可见，各方虽均以大承气汤为基础加减化裁，但配伍不同，功效、主治就有了发展。功效由原来的峻下热结，发展到泻热解毒、凉血活血、清气攻下、补养气血攻下、增液攻下等方面。主治由单纯治疗阳明腑实证扩大到阳明腑实兼气分热毒证、热毒蕴蒸肌肤而发痈疽之表里同病、热结肠胃气分波及血分的气血同病、邪实正虚之虚实夹杂证，等等。然而变化虽多，其中总不离基本药物（大黄、芒硝）、制方大法（荡涤肠胃热结）和病证主因（实热与积滞结于肠胃）。

2. 五苓散

五苓散是治疗水湿内停之证的代表方剂，具有利水渗湿，温阳化气之功。《伤寒论》中用本方治疗太阳蓄水证，在《金匮要略》中治癫眩之水气病。《千金方》用其主治时行热病，狂言烦躁不安者；《和剂局方》用以治伤寒温热病，霍乱吐利；《三因方》用以治伏暑饮热，壅溢发衄；《此事难知》用治酒毒，小便赤涩。

仲景及后世医家又以本方为基础，化裁出茵陈五苓散，治湿热发黄；胃苓汤治伤湿食滞，脘腹胀痛泄泻，小便短少；四苓散治湿伤脾胃，便溏尿少；桂苓甘露饮，治湿热壅结，小便不利，烦热而渴等证。这些方剂都为临床医家所习用。他如《温病条辨》中焦篇寒湿的论治，皆以五苓散去桂加厚朴、秦皮，或加木瓜、草果等作为起手之法，亦皆源于本方。这些衍化可谓师古不泥，不落窠臼，新意自出。

由此可见仲景方剂源流化裁之一斑，在此仅是举例说明，而仲景之方加减变化系列比比皆是。总而言之，后世对仲景方剂的发展运用不外有二：一者，秉承原方，但用其治疗不同病证；二者，对原方加减化裁，以应病证之变端。凡此种种，都对仲景方剂的继承和发展作出了不可磨灭的贡献。

仲景方剂，上溯岐黄，下逮百世，垂范后人，源远流长。我们只是对其发展源流作了一个简要的回顾，通过这一回顾，我们对仲景方剂的来源、特点、发展有了更为清晰的认识和深入的了解。但同时又摆在我们面前这样一个问题，即在仲景方剂的发展过程中，产生了众多与之相关的方剂，那么面对如此众多的方剂，该如何理顺其与仲景之方的关系，怎么更好地学习运用呢？于此，我们提出了"方族"的概念，并在此思路上，对后世之方加以归纳整理，以示学者。

第二节 张仲景方方族的概念及研究现状

《伤寒论》《金匮要略》两书共收载方剂314首（其中《伤寒论》113方，《金匮要略》238方，附方未计入。两书相合，去其重复者，得上述数字），是后世"医方之源"，更是后世"医方之母"，为历代医家所习用。这些方剂不仅为整个中医学在辨证论治上树立了规矩和原则，也给后世医家们留下了灵巧和权变。在临床上，后世医家们或直接用这些方剂，或对这些方剂进行加减化裁使用，或"师其法而不用其方"。正是在这样的应用中，在仲景方剂的基础上创造和发明了大量的新的成方。

如果我们将仲景方剂称为"母方"的话，那么这些在母方基础上发展出来的方剂就可以称为"子方"。这些方剂有新的结构，有新的功效和新的适应证，对仲景方剂是重要的发展和补充。母方和子方形成了若干个规模庞大的"方族"，可以统称为"张仲景方方族"。

一、方族的概念

金人成无己曾言："惟仲景之方，最为医方之祖。"这句话有两层含义。其一，祖者，始也。仲景方是医方之始，是医方之祖。其二，仲景方是医方之母，后世方由仲景方派生而出。也就是说，仲景方是"母方"，而后世方是"子方"。

据此，傅延龄教授提出了一个很有创意的概念，即"方族"。所谓方族，乃指某个基础方及其衍生方系列。其中基础方可以称为"母方"，而在母方基础上发展形成的所有方剂都可以称为"子方"。"方族"与"类方"不同，族有家族、宗族的意思。方族除了表明方剂的类别以外，还表达了方剂出现的时间先后。所以，"方族"较之"类方"更好，它充分体现出了仲景方剂的系统性、整体性、延续性。

子方的确认标准有三：①在母方基础上进行加减化裁，母方的整体结构没有发生较大的改变。如"三拗汤""四苓汤""六味地黄丸"等。在这种情况下，母方的结构没有大的变化，其方义可能与母方保持基本一致，但也可能有较大的改变。②方剂名称表明它是由仲景方剂衍化而来，如"附子理中汤""柴胡六合汤""三一承气汤"等。在这种情况下，即使子方对母方加味很多，它也是该母方的子方。如柴胡加龙骨牡蛎汤，母方小柴胡汤药有 7 味，在此基础上加桂枝、茯苓、龙骨、牡蛎、铅丹、大黄 6 味，无论从绝对数还是从相对数来讲，加味都已经很多。③方剂的创制人已经说明该方是由仲景方剂化裁而得，或是根据仲景立方之意而制。如"代麻黄汤""代抵当丸""从龙汤""犹龙汤"，等。在这种情况下，子方与母方在药味组成和结构上有较大的变化。

二、方族的研究现状

对于方剂源流的研究，古已有之。早在明代，著名医家施沛所撰《祖剂》，堪称最早研究方源的方书。该书以《灵枢》、《素问》之方为宗，仲景之方为祖，后世之方为流，而分附于后，把组成结构相似之方归属一类，溯本求源，以探求祖方衍化之道。并且指出："方者，仿也；医者，意也。自仲景而本之伊尹、繇伊尹而上溯轩农，其于方剂之道庶几焉近之矣。"认为方剂是后人仿照古人之意演绎而成的。

及至清代张璐《张氏医通·祖方》指出："字有字母，方有方祖"，并以桂枝汤、麻黄汤、续命汤、升麻汤、小柴胡汤、术附汤、四逆汤、理中汤等 36 方为祖方，加减化裁之方 390 首，根据药物组成相似者归属 36 类，使类方的基本结构形式及证治变化规律较为明晰。

清代徐大椿博学广识，对伤寒造诣颇深。他认为仲景之书，乃救误之书。当时随证立方，本为定序，于是消除阴阳六经门目，但使方以类从，证随方列，使人按证以求方，而不必循经以求证。因此，提出了不类经而类方的整理方法，并在这一思想指导下，写出了《伤寒论类方》一书，该书融张璐、柯琴之说为一体，将《伤寒论》113 方以 12 首主方为纲，加减衍化方为目，分为桂枝汤类方、麻黄汤类方、柴胡汤类方等十二类，使《伤寒论》类方说渐成定论，对《伤寒论》的研究和发展作出了不可磨灭的贡献。后世广徐氏之说，习而用之。如王旭高所著之《退思集类方歌注》。然至今尚未有完整专门研究方源之著。

仲景方族的子方是散在的，在刘完素《伤寒标本心法类萃》、童养学《伤寒六书纂要辨疑》、黄元御《四圣心源》、吴鞠通《温病条辨》、何廉臣《重订通俗伤寒论》、刘渡舟《伤寒论十四讲》等论著中，都载有不少作者创制的子方，但是缺乏搜集整理。也有一些论著对散在于各书的子方进行了搜集整理，这些编著包括丹波元简《伤寒论辑义》、李文瑞《伤寒论汤症汇编》、聂惠民《伤寒论与临证》、傅延龄《伤寒论研究大辞典》、吕志杰《仲景方药古今应用》等。此外，《中医大词典》《中医方剂大词典》《中医类方辞典》等辞书也收录有大量的子方。

在现代的中医药杂志上也发表了一些有关类方的学术论文，但都不是用方族的观念在研究仲景方剂。目前尚且无人应用方族的观念来研究仲景方剂，对子方的收集缺乏全面，遗漏甚多；对子方的加减变化规律未进行总结，大多数只是搜集整理，而对其加减变化的理由缺少细致的探讨和说明；对方剂的结构缺乏必要的解析。因此，应用方族的观念来研究仲景方剂，对仲景方剂进行系统的整理，具有重要的现实意义和实用价值。

三、方族的研究意义

自《伤寒论》《金匮要略》问世以后，对仲景方剂研究者，名医贤士，代有人出。自孙思邈至柯琴，从施沛到徐大椿，都是其中较为突出者。由古而今，研究仲景方剂使用最多的方法就是采用类方的方法，或以证类方，或以药类方。而对仲景方族的研究尚无涉猎，亦无先例。因此，对张仲景方方族的研究有着重要的现实意义。

（一）利于临床应用

古今医方，浩如烟海，自岐黄创制方之理，仲景立辨治之道，汉唐以降，代有传人，历经 2000 多年的医疗实践，不断丰富和发展了中医学的制方理论和辨证论治体系。由于历史的变迁，古今医家的治疗经验，大多以方剂的形式流传下来，载入史册的医学典籍汗牛充栋，创制的古今秘验效方更难以计数，仅我国现存方书就达 2000 余种，占祖国医学典籍的 60%左右，辑录之古今医方达数十万之巨。方中凝聚着历代医家丰富的治疗经验，充分体现了中医各种学术流派独特的制方理论和用药风格。

然而如此众多的方剂，要想一一研习运用是十分困难的，惟有寻求一种科学有效的方法，使之系统化、规范化，才能更好地应用于临床，使临床辨证用方既有章则大法可循，又能根据疾病的千变万化而灵活化裁。仲景之方是方剂的根源，研究方族，便能从源到流，执简驭繁，曲尽变化。这是提高临床诊治水平行之有效的治学方法，也是掌握中医理论精髓的重要途径。

再者，仲景方剂数量有限，远远不能满足临床实际需要。而子方的出现大大地扩展了仲景之方的应用范围，更好地满足临床需要。对仲景方族进行研究整理，解析说明，就有利于临床医生的选择应用。

（二）揭示方剂配伍和演变的原则及巧妙

病无定体，治无常法，一方不能治百病。疾病虽然千变万化，但必有规律可循，同类疾病必有其主证主治之方，亦有兼证兼治之法，变证变治之剂。拘泥于一法一方，则有刻舟求剑之虞，往往收不到预期效果。因而在确定主证主方的同时，要根据疾病的变化，随证加减，变通运用，才能做到应手取效。正如徐大椿所说："盖方之治病有定，而病之变迁无定，知其一定之治，随其病之千变万化而应用无爽，此从流溯源之法，病无遁形矣！"

古代医家根据疾病变化规律，总结出一套又一套较为规范的组方衍化定式，蕴含着方剂配伍和演变的原则和巧妙，形成了若干个加减衍化方系列，并且得到不断地丰富和发展。因此，对仲景方族进行整理研究，溯本求源，以族纳方，探求母方的组方配伍原理和证治特点，寻找其子方的衍化过程，研究子方的证治变化规律，加减化裁变化的技巧，则可做到正本清源，纲举目张，知常达变。临证只要掌握母方，通晓子方，就能根据疾病的需要随证加减化裁，举一反三，触类旁通，以不变应万变，从一方推出数方、数法，真正是数之可十，推之可百；数之可千，推之可万；万之大不可胜数。从而收到事半功倍之效，亦不失为识方用方之捷径。

在此举理中汤为例以作说明，江南名医曹仁伯说："理中是足太阴极妙之方，……设脾家当用理中，而胃家有火，则古人早定连理一方矣。设气机壅滞，古人早定治中一方矣。设脾家当用理中，而其人真阴亏者，景岳早有理阴煎矣。其肾中真阳衰者，加附子固然矣；其衰之甚者，古人又有启峻汤一方矣。此外，加木瓜则名和中，必兼肝气；加枳实、茯苓，治胃虚挟实。古人成方，苟能方方如此用法，何患不成名医哉。"（《增评柳选四家医案》）

（三）揭示相关方证（汤证）的实质

《伤寒论》方证是《伤寒论》研究的重要内容。所谓"方证"是与一首成方相对应的一种病证，即对这首成方的治疗作用有良好反应性的病证，如小柴胡汤证、桂枝汤证等。辨证论治经过层层剖析，最终还是落实到方证上，方证是辨证论治最深层次的辨析结果，一方只能对应一症。古代医家经过长期医疗实践，对常见病证的基本病理变化有了规律性的认识，并确定了相应行之有效的治法，通过临床实践反复验证，从而确定了治疗各种病证的主方，即方证相应。方族研究将能对一些子方方证的实质从传统方法角度加以说明，更有助于对母方方证的认识。方族研究可使辨证论治深入到辨方证这一更精确的层次，使方得确用，证得明辨，是提高辨证论治精确度的重要方法。

（四）开拓《伤寒论》研究的新途径

自仲景之书问世以来，《伤寒论》的研究经久不衰，一直是中医研究的热点，也取得了一些令人瞩目的研究成绩。传统研究状况表明，能够用传统方法解决的《伤寒论》问题，大都早已获得解决；而至今尚未解决的一些疑难问题，很可能仍将是极难解决的。如果仍然沿用传统的注释、分类、补充方法去研究《伤寒论》，那么是很难取得古人业已取得的那样高的成就的，而且也很难克服古人未能克服的缺点。有鉴于此，我们对仲景方族进行研究整理，以传统的研究成果和研究文献为依托，以指导临床实践为目的，溯本求源，以族纳方，以方别证，以证辨方，使研究的立足点基于文献而不脱离临床，为《伤寒论》研究开辟了新的途径，这不能不说是《伤寒论》研究的一大突破。

第二章

桂枝汤方族

桂枝汤方族一览表

朝代	方　剂	出处	作者
汉	桂枝汤	伤寒论	张仲景
	桂枝加桂汤		
	桂枝加芍药汤		
	桂枝加芍药生姜各一两人参三两新加汤		
	桂枝加葛根汤		
	桂枝加厚朴杏子汤		
	桂枝加附子汤		
	桂枝加大黄汤		
	桂枝去桂加茯苓白术汤		
	桂枝附子去桂加白术汤		
	桂枝去芍药汤		
	桂枝去芍药加附子汤		
	桂枝去芍药加蜀漆牡蛎龙骨救逆汤		
	桂枝附子汤		
	桂枝甘草汤		
	桂枝甘草龙骨牡蛎汤		
	当归四逆汤		
	当归四逆加吴茱萸生姜汤		
	桂枝二越婢一汤		
	桂枝二麻黄一汤		
	桂枝麻黄各半汤		
	桂枝加龙骨牡蛎汤	金匮要略	
	桂枝加黄芪汤		
	黄芪桂枝五物汤		

续表

朝代	方　剂	出处	作者
汉	黄芪芍药桂枝苦酒汤	金匮要略	张仲景
	栝楼桂枝汤		
	乌头桂枝汤		
	桂枝去芍药加麻黄细辛附子汤		
	桂枝芍药知母汤		
唐	桂枝去芍药加皂荚汤	备急千金要方	孙思邈
	阴旦汤		
	阳旦汤	外台秘要	王焘
宋	八物汤	三因极一病证方论	陈言
	桂枝芍药汤		
元	桂枝桃仁汤	伤寒保命集	张璧
明	桂枝黄芪汤	症因脉治	秦景明
	桂枝葛根汤		
	桂枝芍药汤		
	疏邪实表汤	伤寒六书纂要辨疑	童养学
	桂枝大黄汤		
清	柴葛桂枝汤	幼幼集成	陈复正
	桂枝防风汤		
	金鼎汤	四圣心源	黄元御
	玉池汤		
	桂枝四七汤	杂病源流犀烛	沈金鳌
	桂枝加归芍汤		
	半夏桂枝汤	温病条辨	吴鞠通
	桂枝柴胡各半汤加吴萸楝子茴香木香汤		
	桂枝去姜桂加龙骨牡蛎汤	伤寒约编	徐大椿
现代	治喘一方	日本汉医名方选	王庆国，贾春华

　　桂枝汤是《伤寒论》第一方，有解外和内之功，不论外感和内伤均有所宜，故而王晋三评之曰："桂枝汤，和方之祖，故列于首。"柯琴则赞誉本方说："此为仲景群方之魁，乃滋阴和阳，调和营卫，解肌发汗之总方也。"桂枝汤具有调和营卫、调和气血、调和脾胃、调和阴阳的作用，可用于多种疾病的施治，对本方的化裁则更极大地扩展了其治疗范围，《伤寒论》中其加减变化，即足以垂范后世。

在《伤寒论》和《金匮要略》中，以桂枝汤为母方进行加减变化而形成的类方，是全书最多的一组类方，充分体现了桂枝汤组方用药的严谨精当和临床运用的灵活多变，为后世立法处方奉为圭臬。在临床应用过程中，后世医家师仲景之法而不泥其方，通过加减化裁而形成了一个以桂枝汤为母方，以其化裁方为子方的方剂系列，我们称之为桂枝汤方族，现将此类方剂详述如下。

桂 枝 汤

【出处】汉·张仲景《伤寒论》。

【组成】桂枝三两（去皮）　芍药三两　甘草二两（炙）　生姜三两（切）　大枣十二枚（擘）

【用法】上五味，吹咀三味，以水七升，微火煮取三升，去滓，适寒温，服一升。服已须臾，啜热稀粥一升余，以助药力。温覆令一时许，遍身漐漐之微似有汗者益佳，不可令如水流离，病必不除。若一服汗初病瘥，停后服，不必尽剂。若不汗，更服依前法。又不汗，后服小促其间，半日许令三服尽。若病重者，一日一夜服，周时观之。服一剂尽，病证犹在者，更作服。若不汗出，乃服至二三剂。禁生冷、黏滑、肉面、五辛、酒酪、臭恶等物。

【功用】解肌祛风，调和营卫。

【主治】本方在《伤寒论》中主治：①太阳中风，症见发热、汗出、头痛、恶风、鼻鸣、干呕、脉浮缓或浮弱等。②太阳病汗下后，外证未解。如下之后，其气上冲；伤寒发汗已解，半日许复烦，脉浮数等。③营卫不和，症见常自汗出，或脏无他病，时发热、自汗出而不愈者。④表里证俱在，当先解表者。如伤寒不大便六七日，而头痛有热，小便清者；心下痞而兼恶寒者；阳明病，脉迟、汗出多、微恶寒者；或烦热如疟，脉浮虚者；太阳病，脉浮者。⑤表里同病先治其里，里和表未解者。如下利清谷或下利腹胀满，服四逆汤后清便自调，仍身体疼痛者；或霍乱病吐利止而身痛不休者。

《金匮要略》中用于治疗妇人产后风，续之数十日不解，头微痛、恶寒、时时有热、心下闷、干呕、汗出，以及妊娠得平脉，阴脉小弱，其人渴、不能食、无寒热者。

【解析】本方在原著中用于治疗太阳中风、营卫不和，以及各种外证未解者，有解肌祛风、外调营卫、内和脾胃、滋阴和阳之功。方中桂枝辛温，解肌祛风；芍药酸苦微寒，敛阴和营。二药同用，一散一收，于解肌中寓敛汗之意，和营中有调卫之功，可使表邪得解，里气得和。生姜辛散，温中和胃，佐桂枝发汗通阳，大枣甘缓，养胃生津，佐芍药益阴和营。甘草甘平，调和诸药，既可佐桂枝、生姜辛甘发散，以祛在表之邪，又可助芍药酸甘化阴，以和在内之营。生姜、甘草、大枣、桂枝又可为食用，故有开胃健脾之功。关于本方服法及注意事宜，可综合如下：①桂枝汤是汗法的一种，一定要发汗，才能解肌祛风，故服已须臾，定要啜热稀粥一升。一则可使谷气内充而资汗源；二则可助胃气、益津液，不但利于酿汗，更使余邪不得羁留，外邪不能复入。因此，用之发汗，自不致亡阳；用之止汗，亦不致贻患。②药后温覆，取遍身絷絷微似有汗者益佳。即药后持续出汗，遍周全身，发汗要微，不可令汗出太多，若汗出如水流漓，则真气外泄，正气受损，邪气反留，病则不愈。③若一服而汗出病解，则当停后服，此乃中病即止，以免过剂伤正。④若一服不汗，可继进二服，依如前法。又不汗，再服可缩短给药时间，半日许将三服服尽，即小促其间之谓。⑤若病重者，当昼夜观察其病之进退，做到周全护理。⑥若服一剂而汗不出，病证犹在者，可连续服至二三剂，至病愈为止。⑦服药期间，务必忌口，凡生冷、黏滑、肉面、五辛、酒酪、臭恶等物皆在所禁之列。

本方发汗而不伤正，止汗而不留邪，外能解散风邪、调营卫，内能理气血、协阴阳、和脾胃。桂枝汤应用广泛，不仅用于外感，亦多用于杂病。凡由于气血不和、营卫失调引起的发热、汗出、脉弱等证，均可用本方治疗。正如文梦香所说："在中风得之为解肌之剂，在杂症得之为调荣之方，盖血分中诸病之祖方也。"

柯琴对本方评论说："此为仲景群方之魁，乃滋阴和阳，调和营卫，解肌发汗之总方也。……桂枝赤色通心，温能扶阳散寒，甘能益气生血，辛能解散外邪，内辅君主，发心液而为汗，故麻、葛、青龙凡发汗御寒者咸用之，惟桂枝汤不可用麻黄，麻黄汤不可无桂枝也。本方皆辛甘发散，惟芍药之酸苦微寒，能益阴敛血，内和营气，先辈之无汗不得用桂枝汤者，以芍药能止汗也。芍药之功本在止烦，烦止汗亦止，故反烦更烦与心悸而烦者咸赖之。若倍加芍药，即建中之剂，非复发汗之剂矣。是方也用桂枝发汗，即用芍药止汗，生姜之辛佐桂以解肌，大枣之甘佐芍以和里，桂芍之相须，姜枣之相得，阴阳表里，并行而不悖，是刚柔相济以为和也。甘草甘平，有安内攘外之功，用以调和气血者，即以调和表里，且以调和诸药矣。"

桂枝加桂汤

【出处】汉·张仲景《伤寒论》。

【组成】桂枝五两（去皮） 芍药三两 生姜三两（切） 甘草二两（炙） 大枣十二枚（擘）

【用法】上五味，以水七升，煮取三升，去滓，温服一升。本云：桂枝汤，今加桂满五两。所以加桂者，以能泄奔豚气也。

【功用】温通心阳，平冲降逆。

【主治】用于治疗心阳不足，水寒之气上逆之证。症见气从少腹上冲心胸或咽喉，常兼见心悸或脐下悸，短气或窒闷，惊恐不安，腹痛，手足欠温等症，气还则止，常反复发作，脉多弦紧，苔白润或白滑。

【解析】本方用桂枝汤调和营卫，通阳散寒，加重桂枝用量以平冲降逆，而泄奔豚之气。清·邹澍《本经疏证》云："（桂枝）用之之道有六：曰和营，曰通阳，曰利水，曰下气，曰行瘀，曰补中。"本证为心阳虚，阳虚阴承，水寒之气乘虚上犯心胸，故发奔豚。方中重用桂枝，即取其下气之功。

有人运用本方时，于桂枝汤中加肉桂。至于用桂枝还是用肉桂，则应根据病情而定。

桂枝加芍药汤

【出处】汉·张仲景《伤寒论》。

【组成】桂枝三两（去皮） 芍药六两 甘草二两（炙） 大枣十二枚（擘） 生姜三两（切）

【用法】上五味，以水七升，煮取三升，去滓，温分三服。本云：桂枝汤，今加芍药。

【功用】调和气血，缓急止痛。

【主治】原著用于治疗太阳病误下后邪陷太阴，脾络郁滞之证。症见腹满时痛以及腹中挛急，下利，脉弦等。

【解析】本方即桂枝汤倍芍药而合成。方以桂枝汤调和营卫，倍芍药以破阴结，通脾络，《本经》云："芍药，味苦平，主邪气腹痛，除血痹，破坚积，寒热，疝瘕，止痛，利小便，益气。"芍药大于桂枝，则不治表而治里，故本方已具建中之意，正如尤怡所云："桂枝加芍药汤，亦小建中之意，不用胶饴者，以其腹满，不欲更以甘味增满耳。"

桂枝加芍药生姜各一两人参三两新加汤

【出处】汉·张仲景《伤寒论》。

【组成】桂枝三两（去皮） 芍药四两 甘草二两（炙） 人参三两 大枣十二枚（擘） 生姜四两 本云：桂枝汤，今加芍药、生姜、人参。

【用法】上六味，以水一斗二升，煮取三升，去滓，温服一升。

【功用】调和营卫，益气和营。

【主治】原著用于治疗发汗太过，气营两伤，筋脉失养之证。症见身疼痛，脉沉迟。本证还常见于妇人产后，四肢拘挛，恶风，舌淡等。

【解析】方以桂枝汤调和营卫，加重芍药滋养营血，加重生姜宣通阳气，增加人参益气补虚。《医宗金鉴》论曰："是方即桂枝汤，倍芍药生姜加人参也，汗后身疼痛，是营卫虚而不和也；故以桂枝汤调和其营卫；倍生姜者，以脉沉迟，营中寒也；倍芍药者，以营不足，血少故也；加人参者，补诸虚也；桂枝得人参，大气周流，气血足而百骸理，人参得桂枝通行内外，补营阴而益卫阳，表虚身疼，未有不愈者也。"

莫文泉谓本方："为亡津疼痛之专方也"，而徐大椿则提出："凡素体虚而过汗者，方可用"。故而，本方之用不论有无表证，凡属营气不足而见身疼痛，脉沉迟者，皆宜此方。

桂枝加葛根汤

【出处】汉·张仲景《伤寒论》。

【组成】葛根四两　桂枝三两（去皮）　芍药三两　生姜三两（切）　甘草二两（炙）　大枣十二枚（擘）

【用法】上六味，以水一斗，先煮葛根减二升，纳诸药，煮取三升，去滓，温服一升。覆取微似汗，不须啜粥，余如桂枝法将息及禁忌。

【功用】解肌舒经。

【主治】用于治疗风邪外袭，太阳经输不利之证，症见汗出、恶风等太阳中风见证的同时，又兼项背强几几。此外，还可见项背疼痛，转侧不利，脉浮缓，苔薄白等。

【解析】方以桂枝汤解肌祛风，调和营卫；加葛根，既可加强解肌祛风的作用，又可升腾津液，疏通经脉的凝滞。据《本经》所载："葛根，味甘平，主消渴身大热，呕吐诸痹，起阴气，解诸毒。"《别录》云："疗伤寒中风，头痛，解肌发表。"《本经疏证》云："太阳中风，本应项强，几几然即项强之尤者，……能鼓正气驱逐邪风，又妙能曳带阴精，泽滋燥火者，舍葛根其谁与归。"故葛根有发表祛风，解肌生津之功，并能宣阳益阴，通经脉之气。葛根加入桂枝汤中，以调和营卫，解肌生津，柔润筋脉，俾经脉柔和，则项背几几可解，表邪得散，则汗出恶风亦清。

桂枝加厚朴杏子汤

【出处】汉·张仲景《伤寒论》。

【组成】桂枝三两（去皮）　甘草二两（炙）　生姜三两（切）　芍药三两　大枣十二枚（擘）　厚朴二两（炙，去皮）　杏仁五十枚（去皮尖）

【用法】上七味，以水七升，微火煮取三升，去滓，温服一升。覆取微似汗。

【功用】解肌发表，降气定喘。

【主治】原著用于治疗素有喘疾又病太阳中风，或太阳病误下后表邪未解、肺气不利之证。症见发热、汗出、恶风、脉浮缓等，又常伴有气喘、咳嗽、咯吐白痰等。

【解析】方以桂枝汤解肌祛风，调和营卫，加厚朴、杏仁降气消痰、止咳定喘。《别录》指出厚朴能"消痰下气"；《本草求真》言杏仁："既有发散风寒之能，复有下气除喘之力。"对此，柯琴评之曰："夫喘为麻黄证，方中治喘者，功在杏仁。桂枝本不治喘，此因妄下后，表虽不解，腠理已疏，则不当用麻黄而宜桂枝矣。所以宜桂枝者，以其中有芍药也，既有白芍之敛，若但加杏仁，则喘虽微，恐不能胜任，必加厚朴之辛温，佐桂以解肌，佐杏仁以降气，故凡喘家不当用麻黄汤，而作桂枝汤者，加厚朴、杏仁为佳法矣。"

本方所主之喘，有新久之别。新喘乃因太阳病误下，肺气上逆而致；宿喘则为喘家外感，引动痼疾而成。不论新久之喘，但见表虚汗出之证，即为本方所主。二者病因虽不相同，但病机则一，故治法亦同。

桂枝加附子汤

【出处】汉·张仲景《伤寒论》。

【组成】桂枝三两（去皮） 芍药三两 甘草三两（炙） 生姜三两（切） 大枣十二枚（擘） 附子一枚（炮，去皮，破八片）

【用法】上六味，以水七升，煮取三升，去滓，温服一升。本云：桂枝汤，今加附子。将息如前法。

【功用】复阳敛阴，固表止汗。

【主治】原著用于治疗太阳病发汗太过，卫阳不固证。症见汗漏不止，恶风，小便难，四肢微急，难以屈伸等，还可见肢体疼痛，肌肤不仁，发热，手足欠温等症，其脉多浮大而虚。

【解析】方以桂枝汤调和营卫、解肌祛风，加附子扶阳温经、固表止汗，合解肌与复阳同为一辙，桂枝能益营中之阳，附子则助卫外之阳，期待阳复，汗不外泄，正是救液之义。故桂附同用，则能回阳止汗，待表阳固密则漏汗自止，阳回津复，诸症悉除，故本方适用于汗多，阳耗液脱之证。若见大汗亡阳，更有厥冷恶寒，则为阳脱之兆，当宜四逆汤之辈，而非本方所能胜任。

桂枝加大黄汤

【出处】汉·张仲景《伤寒论》。

【组成】桂枝三两（去皮） 大黄二两 芍药六两 生姜三两（切） 甘草二两（炙） 大枣十二枚（擘）

【用法】上六味，以水七升，煮取三升，去渣，温服一升，日三服。

【功用】调和气血，化瘀行滞。

【主治】原著用于治疗太阳病误下后邪陷太阴，脾络郁滞，腑气不通之证。症见腹痛拒按，大便秘结或下利不爽，或便脓血而后重等症。其脉弦数，舌苔偏厚。

【解析】本方即桂枝汤倍芍药加大黄而成。方以桂枝加芍药汤调和脾家气血；更加大黄，既能泄肠胃壅滞，又能破血引郁。陈恭溥曰："桂枝加大黄汤，通脾络行腐秽之方也。凡误下邪陷，而脾家实者宜之。本论曰：太阳病医反下之，因尔腹满时痛者，桂枝加芍药汤主之。大实痛者，此方主之。夫腹满时痛，只为脾络不通。至于大实大痛，不特脾络不通，且有腐秽不去矣，故加大黄以涤荡之。"

桂枝加龙骨牡蛎汤

【出处】 汉·张仲景《金匮要略》。

【组成】 桂枝　芍药　生姜各三两　甘草二两　大枣十二枚　龙骨　牡蛎各三两

【用法】 上七味，以水七升，煮取三升，分温三服。

【功用】 温经通阳，补肾固精。

【主治】 原著用于治疗虚劳之心肾不交证。症见男子失精，女子梦交，少腹弦急，阴头寒，目眩，发落，脉极虚芤迟芤动微紧。

【解析】 本方为桂枝汤加龙骨、牡蛎而成。方以桂枝温经通阳，配芍药之和营敛阴，既能解肌发表，又能调阴和阳，更有姜枣补中通阳和里气，正所谓"外证得之，能解肌去邪气；内证得之，能补虚调阴阳"，对本证阴阳两虚之虚劳病，用之则有补阳固阴之功，更以龙骨、牡蛎平肝益阴，补肾固精。

桂枝加黄芪汤

【出处】 汉·张仲景《金匮要略》。

【组成】 桂枝　芍药各三两　甘草二两　生姜三两　大枣十二枚　黄芪二两

【用法】 上六味，以水八升，煮取三升，温服一升，须臾饮热稀粥一升余，以助药力，温服取微汗；若不汗，更服。

【功用】 宣达阳气，祛湿固表。

【主治】 原著用于治疗黄汗之病。症见身热，两胫反冷，身重，汗出已辄轻，久久必身瞤，瞤即胸中痛，腰以上汗出，腰以下无汗，腰髋弛痛，如有物在皮中状，剧者不能食，身疼重，烦躁，小便不利。

【解析】 本方为调和营卫，行阳散邪，祛湿固表之剂。由于湿邪侵于肌表，湿性重浊，故身重。湿郁化热，阻塞经络，腠理疏泄失调，水湿排泄不利，故为水肿。方以桂枝汤解肌调和营卫，发表通阳散邪，啜粥以助药力，黄芪补中益气固表，扶正以祛邪，补土以胜湿。黄芪芍药桂枝苦酒汤与本方均具有宣达阳气，排泄水湿的功用，皆用于治疗黄汗。然前方适用于周身汗出，表气已虚，故方以黄芪为君，益气固表；后方适用于汗出不透，腰以上有汗，腰以下无汗，故方以桂枝汤为君，解肌而和营卫。

黄芪桂枝五物汤

【出处】 汉·张仲景《金匮要略》。

【组成】 黄芪三两　芍药三两　桂枝三两　生姜六两　大枣十二枚

【用法】 上五味，以水六升，煮取二升，温服七合，日三服。一方有人参。

【功用】通阳固表，补气蠲痹。

【主治】原著用于治疗血痹。症见身体不仁，如风痹状，脉阴阳俱微，寸口关上微，尺中小紧。

【解析】本方为桂枝汤去甘草加黄芪三两，倍生姜而成。黄芪甘温补气升阳，固表补中，于气分中调其血，行其痹；桂枝温经通阳，解肌发表，透达营卫，故与黄芪共为主；芍药和阴理血，收阴气，与芪、桂相配，则一散一收，调营和卫，使痹气行，营血通，故为佐；倍生姜在于宣痹通阳，而行津液；大枣甘温，补中益气，则中气壮，津液行，营卫调，故为温经通阳，和气血，除痹之良剂。本方尊《灵枢·邪气脏腑病形》"阴阳形气俱不足，勿取以针，而调以甘药"之旨。黄芪有益气行痹之功，《金匮要略》之乌头汤治"病历节不可屈伸，疼痛"亦用之，《本经逢原》谓其能"通调血脉，流行经络"。《本草汇言》称："贼风之病，偏中血脉，而手足不随者，黄芪可以营筋骨。"《日华子本草》亦谓能"助气壮骨，长肉补血"。而后世《千金方》用黄芪防风汤置床下乘热熏蒸治中风不语；叶天士用本方治痹证；王清任用补阳还五汤治血虚偏枯，无不渊源于仲景本方之义，取黄芪益气行痹之功，正因如此，本方去甘草而用黄芪。倍生姜则取其温经散寒之功，走而不守之性。

黄芪芍药桂枝苦酒汤

【出处】汉·张仲景《金匮要略》。

【组成】黄芪五两　芍药三两　桂枝三两

【用法】上三味，以苦酒一升，水七升；相和，煮取三升，温服一升，当心烦，服至六七日乃解。若心烦不止者，以苦酒阻故也。

【功用】调和营卫，利水祛湿。

【主治】原著用于治疗黄汗之病，症见身体肿，发热，汗出粘衣，色正黄如柏汁，口渴，状如风水，脉自沉。

【解析】由于汗出而沐浴，水湿侵犯于经脉，卫气郁滞，水湿不行则为浮肿。营郁而热，水热交蒸则发热而汗液色黄。故方以桂、芍调和营卫，解郁宣发以去在表之水湿；黄芪固表实卫而止汗；更以苦酒引桂枝、芍药以入营，而泄营中之郁热，使营卫和，气血通，郁热除，水肿消，黄汗则愈。

栝楼桂枝汤

【出处】汉·张仲景《金匮要略》。

【组成】栝楼根二两　桂枝三两　芍药三两　甘草二两　生姜三两　大枣十二枚

【用法】上六味，以水九升，煮取三升，分温三服，取微汗，汗不出，食顷啜热粥发之。

【功用】调和营卫，滋养筋脉。

【主治】原著用于治疗太阳病而兼有津液不足，筋失濡养，则为筋脉拘急之痉病。症见头项强痛，发热，汗出，恶风，身体强几几，脉沉迟。

【解析】方用桂枝汤加栝楼根而成。栝楼根甘寒，清热生津，散结导滞，内走经络以舒筋柔脉，《本经》云："栝楼根治消渴，身热烦满大热。"方用桂枝汤调和营卫，解肌祛邪，疏风解表，风邪去则经气流通，筋脉舒缓，则痉止病愈。故喻昌曰："乃变表法为和法也。"更以啜粥而助胃气，使阴阳和，正气得复。本方为治疗外感而津枯血燥致筋脉拘急之主要方剂。

乌头桂枝汤

【出处】汉·张仲景《金匮要略》。

【组成】乌头　大者5枚（熬，去皮，不㕮咀）

【用法】上一味，以蜜二斤，煎减半，去滓，以桂枝汤五合解之，令得一升后，初服二合；不知，即服三合；又不知，复加至五合。其知者，如醉状，得吐者为中病。

【功用】调和营卫，散寒止痛。

【主治】原著用于治疗寒疝兼有表证者。症见身疼痛，腹中痛，逆冷，手足不仁。

【解析】本方由桂枝汤加乌头而成。由于内寒盛，阳气不足而腹痛寒疝，外寒束表则身疼痛。故以乌头之辛热，驱里寒而止痛，桂枝汤解肌和营卫而散表寒，故本方为温中散寒解表，表里两解之剂。但由于乌头有大毒，服之宜慎。服后有肢麻等感觉，即宜减量或停服；如出现头晕、心悸、气短者，宜以解毒之品，甘草、绿豆汤等缓解其毒性。

桂枝去桂加茯苓白术汤

【出处】汉·张仲景《伤寒论》。

【组成】芍药三两　甘草二两（炙）　生姜（切）　白术　茯苓各三两　大枣十二枚（擘）

【用法】上六味，以水八升，煮取三升，去滓，温服一升。小便利则愈。本云：桂枝汤，今去桂枝加茯苓、白术。

【功用】温阳化水。

【主治】用于治疗水气内停，太阳经气不利之证。症见头项强痛，翕翕发热，无汗，心下满微痛，小便不利。

【解析】本证关键在于小便不利，这是水邪内停，膀胱气化失司的表现。水邪郁遏，太阳经气为之不利，故又出现头项强痛，发热，无汗等类似太阳经表之证。因病不在表，故服桂枝汤不效。本方由桂枝汤去桂枝加苓、术组成，其功能不在解表，而在利水。方中茯苓、白术健脾利水；芍药、甘草益阴；生姜、大枣调和营卫。所以去桂枝者，一是因病非桂枝证，二是因汗下后津液有伤。历代对于本方颇有争议。成无己认为不去桂而加苓术；吴谦等认为去桂当是去芍之误；柯琴、陈修园服膺原文，仍主去桂，其说可从。

桂枝附子去桂加白术汤

【出处】汉·张仲景《伤寒论》。

【组成】附子三枚（炮，去皮，破） 白术四两 生姜三两（切） 甘草二两（炙） 大枣十二枚（擘）

【用法】上五味，以水六升，煮取两升，去滓，分温三服。初一服，其人身如痹，半日许复服之，三服都尽，其人如冒状，勿怪。此以附子、术并走皮内，逐水气未得除，故使之耳，法当加桂四两。此本一方二法；以大便硬、小便自利，去桂也；以大便不硬、小便不利，当加桂。附子三枚，恐多也。虚弱家及产妇，宜减服之。

【功用】散风祛湿，温经止痛。

【主治】原著用于治疗风湿相搏，留着肌肉之证。症见身体疼烦，不能自转侧，不呕不渴，脉浮虚而涩，大便硬，小便自利。此外，还可见身体重着，关节肿胀，舌苔白腻或白滑，脉濡缓及脾虚不运诸症。

【解析】方中附子温经助阳，散寒止痛，白术健脾胃，转输津液，并以苦温而燥湿利水，培土而胜湿。术、附合用，并走皮内肌里，以逐寒湿之邪。因病势渐趋于里，故去桂枝之辛散走表之力，将桂枝附子汤之温经散寒，湿从表解之方，变为温中散寒，健脾利湿，使湿从内散之剂。

桂枝去芍药汤

【出处】汉·张仲景《伤寒论》。

【组成】桂枝三两（去皮） 甘草二两（炙） 生姜三两（切） 大枣十二枚（擘）

【用法】上四味，以水七升，煮取三升，去滓，温服一升。本云：二桂枝汤，今去芍药、将息如前法。

【功用】解肌祛风，温通心阳。

【主治】原著用于治疗太阳病误下后的胸阳不展之证。其症除见胸满，脉促之外，还常伴有心悸，气短，咳逆，苔薄白等。

【解析】本方为桂枝汤去芍药而成，主治太阳表证误下而兼见脉促胸满者。"辛甘发散为阳，酸苦涌泄为阴"，本方辛甘相合，乃保胸阳，宣卫阳之剂。方中桂枝配甘草，辛甘化阳，宣通胸中阳气；生姜辛散，助桂枝解表通阳；大枣甘缓，合甘草益气和中；姜枣又能调和营卫。太阳表证误下而致胸阳受损，外邪陷入胸中，故宜姜、桂之辛散而解表；下后里虚故宜草、枣之益气和中；去芍药之酸苦阴柔之品，恐其敛邪，又恐其酸收而滞姜、桂之辛散，有碍阳气之宣通，故去而不用。

桂枝去芍药加附子汤

【出处】 汉·张仲景《伤寒论》。

【组成】 桂枝三两（去皮）　甘草二两（炙）　生姜三两（切）　大枣十二枚（擘）　附子一枚（炮，去皮，破八片）

【用法】 上五味，以水七升，煮取三升，去滓，温服一升。本云：桂枝汤，今去芍药加附子，将息如前法。

【功用】 扶阳固表，解肌祛风。

【主治】 原著用于治疗太阳病误下后的阳气虚损，胸阳不振之证。症见脉促，胸满，并见心悸，短气，畏寒。

【解析】 方以桂枝去芍药汤解表通阳，再加附子扶阳温经。左季云论之曰："桂枝汤阳中有阴，去芍药之酸寒，则阴气流行邪自不结，即扶阳之剂矣。若微见恶寒，则阴气凝聚，恐姜、桂之力薄不能散邪，加附子之辛热为纯阳之剂矣。仲景于桂枝汤一加一减，皆成温剂。而更有扶阳纯阳浅深之区别如此。"

桂枝去芍药加蜀漆牡蛎龙骨救逆汤

【出处】 汉·张仲景《伤寒论》。

【组成】 桂枝三两（去皮）　甘草二两（炙）　生姜三两（切）　大枣十二枚（擘）　牡蛎五两（熬）　蜀漆三两（洗去腥）　龙骨四两

【用法】 上七味，以水一斗二升，先煮蜀漆减二升，纳诸药，煮取三升，去滓，温服一升。本云：桂枝汤，今去芍药，加蜀漆、牡蛎、龙骨。

【功用】 补益心阳，镇惊安神。

【主治】 原著用于治疗伤寒以火劫汗，亡失心阳的惊狂证。症见惊狂，卧起不安，以及心悸，胸满，烦躁不安，胆怯不寐，妄闻妄见等症。其舌苔多白润或滑腻，脉虚数或弦滑。

【解析】 本方即桂枝去芍药再加蜀漆、龙骨、牡蛎而成，有补益心阳、镇潜安神、涤痰定惊之功。方中桂枝合甘草，辛甘以扶心阳之虚；生姜配大枣，补益中焦而调和营卫；龙骨、牡蛎重镇潜敛以安定心神；心阳既虚，则阴霾内生，痰浊扰神，故以蜀漆涤痰逐邪。然而去芍药，恐其酸苦阴柔之性，非火劫亡阳所宜，又恐芍性迟滞而减桂枝辛温之性，反失救急之旨，况且方中有龙、牡固脱，亦不需芍药酸收之用。

方名曰救逆者，乃因误施火劫而致亡阳，惊狂，卧起不安，其证势较桂枝甘草龙骨牡蛎汤证为重，且病险势急，用此方以速复心阳，重镇安神，有急救之义，故曰救逆汤。

桂枝去芍药加麻黄细辛附子汤

【出处】汉·张仲景《金匮要略》。

【组成】桂枝三两 生姜三两 甘草二两 大枣十二枚 麻黄 细辛各二两 附子一枚（炮）

【用法】上七味，以水七升，煮麻黄，去上沫，纳诸药，煮取二升，分温三服，当汗出，如虫行皮中，即愈。

【功用】通阳散寒，温中化饮。

【主治】原著用于治疗因阳虚阴凝，水饮不消之水气病。症见心下坚硬痞结，如盘如杯。

【解析】由于寒与水饮结于心下，致心下坚硬，上则心阳不舒，下则肾阳难达，故以桂枝去芍药汤振奋卫阳；麻黄细辛附子汤温发里阳，两者相协，可通彻表里，上下交通，使阳气畅达，阴凝解散，水饮自消。因芍药酸苦微寒，非本证所宜，故去而不用。

桂枝附子汤

【出处】汉·张仲景《伤寒论》。

【组成】桂枝四两（去皮） 附子三枚（炮，去皮，破） 生姜三两（切） 大枣十二枚（擘）甘草二两（炙）

【用法】上五味，以水六升，煮取二升。去滓，分温三服。

【功用】温阳解表，祛风除湿。

【主治】原著用于治疗风湿表阳已虚之证。症见身体疼烦，不能自转侧，不呕，不渴，脉浮虚而涩，或见小便不利，大便反快。

【解析】方以桂枝调和营卫，表散风寒；附子温经散寒而助阳，桂、附同用，固表护里，散寒止痛，逐湿通阳，为治风湿在经之主药；姜、枣甘辛行营卫，通津液以和表；甘草补土胜湿。去桂枝汤之芍药，因其酸寒敛阴，故风湿在表宜去之。本方与桂枝去芍药加附子汤药同量异，主治截然不同。彼方附子量小，温经助阳，用于胸阳不振，表邪不解之脉促胸满恶寒；本方附子量大，散寒止痛，用于风湿相搏之身体疼烦。

桂枝甘草汤

【出处】汉·张仲景《伤寒论》。

【组成】桂枝四两（去皮） 甘草二两（炙）

【用法】上二味，以水三升，煮取一升，去滓，顿服。

【功用】补益心阳。

【主治】用于治疗发汗过多，损伤心阳之证。亦治平素心阳不足者，症见其人叉手自冒心，心下悸，欲得按。甚者可见耳聋无闻、惕惕不安等症，常同时伴有短气、头晕、其脉虚数，或缓弱，或结代。

【解析】文梦香称此方为："此专补心经之剂，亦桂枝汤加减之方也。"方中桂枝辛甘性温，入心助阳，炙甘草甘温，益气补中，二药相伍，辛甘合化，温通心阳，使心阳复而心悸可愈。柯琴评之曰："此补心之峻剂也，发汗过多，则心液虚，心气馁，故心下悸，叉手冒心则外有所卫，得按则内有所依，如此不堪之状，望之而知其虚矣。桂枝本营分药，得麻黄生姜，则令营气外发而为汗，从辛也；得芍药，则收敛营气而止汗，从酸也；得甘草，则内补营气而养血，从甘也。此方用桂枝为君，独任甘草为佐，以补心之阳，则汗出多者，不至于亡阳矣。姜之辛散，枣之泥滞，固非所宜。并不用芍药者，不欲其苦泄也。甘温相得，气和而悸自平，与心中悸而烦，心下有水气而悸者迥别。"本方为补益心阳之主方，药味单捷而又一次顿服，故其疗效为著。

桂枝甘草龙骨牡蛎汤

【出处】汉·张仲景《伤寒论》。

【组成】桂枝一两（去皮）　甘草二两（炙）　牡蛎二两（熬）　龙骨二两

【用法】上四味，以水五升，煮取二升半，去滓，温服八合，日三服。

【功用】补益心阳，镇潜安神。

【主治】原著用于治疗因火逆烧针损伤心阳所致的心神不敛证。症见烦躁不安，以及心悸，怔忡，胆怯易惊，夜不成寐，自汗等症。其脉多数而无力，或缓弱，或结代。

【解析】方中桂枝、甘草温助心阳，龙骨、牡蛎潜敛浮越之阳以宁心安神。曹颖甫对本方证论曰："火逆为阳盛劫阴，阴液本亏而又下之，则重伤其阴矣。乃不清其阳热，益之以烧针，于是太阳阳热，郁而加炽，是生烦躁。仲师用桂枝汤中之桂枝、甘草，以疏太阳之郁；因营虚而去苦泄之芍药；以阳盛而去辛甘之姜枣；加龙骨、牡蛎以镇浮阳，而烦躁息矣。此本节用桂、甘、龙、牡之意也。"

本方证较桂枝去芍药加蜀漆牡蛎龙骨救逆汤相比，不用姜枣之温补，不用蜀漆之辛快，其方药简而切当，因其病轻而药轻也。

当归四逆汤

【出处】汉·张仲景《伤寒论》。

【组成】当归三两　桂枝三两（去皮）　芍药三两　细辛三两　甘草二两（炙）　通草二两
大枣二十五枚（擘，一法十二枚）

【用法】上七味，以水八升，煮取三升，去滓，温服一升，日三服。

【功用】养血温经，散寒通脉。

【主治】原著用于治疗厥阴病的血虚寒凝证。症见手足厥寒，脉细欲绝。临床观察到本证还常伴有手足冷、麻木或疼痛、其色苍白或青紫，畏寒，或腹中冷痛，或肩、腰、腿、足等部位冷痛，或经行腹痛，月经不调，或睾丸掣痛，牵引少腹，或巅顶痛，偏头痛，或胸痛，或肢体不遂，或冻伤，或脱疽溃烂等。其舌质淡，舌苔白；脉细欲绝，或沉弦，或迟涩，或按之无脉。

【解析】本方即桂枝汤去生姜，重用大枣，加当归、细辛、通草（即今之木通）而成。方用当归、芍药养血和营；桂枝、细辛温经散寒；炙甘草、大枣补中健脾而益气血，协桂、芍更能调和营卫；通草通行血脉。

当归四逆加吴茱萸生姜汤

【出处】汉·张仲景《伤寒论》。

【组成】当归三两　芍药三两　甘草二两（炙）　通草二两　大枣二十五枚（擘）　桂枝三两（去皮）　细辛三两　生姜半斤（切）　吴茱萸二升

【用法】上九味，以水六升，清酒六升和，煮取五升，去滓，温分五服（一方，水酒各四升）。

【功用】温经散寒，养血通脉。

【主治】原著用于治疗内有久寒的血虚寒凝证。本证症状与"当归四逆汤证"略同，而尤以脘腹冷痛，呕吐清涎，巅顶疼痛为突出。

【解析】本方在当归四逆汤基础上加入吴茱萸、生姜，且用清酒和水煎药，有养血通脉、温阳散寒之功。方以当归四逆汤养血温经通脉，加入吴茱萸、生姜暖肝和胃，温中降逆，更借助于清酒以散其久伏之寒。

桂枝芍药知母汤

【出处】汉·张仲景《金匮要略》。

【组成】桂枝四两　芍药三两　甘草二两　麻黄二两　生姜五两　白术五两　知母四两　防风四两　附子二枚（炮）

【用法】上九味，以水七升，煮取二升，温服七合，日三服。

【功用】散风除湿，通阳蠲痹。

【主治】原著用于治疗风寒湿杂至合而为病之历节风。症见肢节疼痛，身体魁羸；脚肿如脱，头眩短气，温温欲吐。

【解析】风湿流注于筋脉关节，气血通行不畅，故肢节疼痛肿大；痛久不解，正气日衰，邪气日盛，故身体逐渐消瘦；风邪上犯，则头晕目黑；湿阻中焦，则短气呕恶；湿无出路，流注下肢，则脚肿如脱。病因风寒湿外袭，渐次化热伤阴，故用以本方祛风除湿，温经散寒，滋阴清热。方用桂枝汤去枣加麻黄以助其通阳散寒，加白术以治湿，加防风以祛风，加知母、附子以调其阴阳，谓欲治其寒，则上之郁热已甚，欲治其热，则下之肾阳已痹，故并加之。

桂枝二越婢一汤

【出处】汉·张仲景《伤寒论》。

【组成】桂枝（去皮） 芍药 麻黄 甘草（炙）各十八铢 大枣四枚（擘） 生姜一两二铢（切） 石膏二十四铢（碎，绵裹）

【用法】上七味，以水五升，煮麻黄一二沸，去上沫，纳诸药，煮取二升，去滓，温服一升。本云：当裁为越婢汤、桂枝汤合之，饮一升。今合为一方，桂枝汤二分，越婢汤一分。

【功用】微发其汗，兼清里热。

【主治】用于治疗太阳病微邪不解，阳郁欲热之证。症见发热恶寒，热多寒少，口渴，微烦，无汗，咳嗽等。

【解析】本方取桂枝汤剂量的 1/4，越婢汤剂量的 1/8 合成，桂、越两方的比例为 2:1。其药味组成与大青龙汤相近，但分量甚轻。本方有宣解郁阳、散热透邪之功。方以桂枝汤解肌祛风，越婢汤发越郁阳，为双解表里之轻剂。

桂枝二麻黄一汤

【出处】汉·张仲景《伤寒论》。

【组成】桂枝一两十七铢（去皮） 芍药一两六铢 麻黄十六铢（去节） 生姜一两六铢（切） 杏仁十六个（去皮尖） 甘草一两二铢（炙） 大枣五枚（擘）

【用法】上七味，以水五升，先煮麻黄一二沸，去上沫，纳诸药，煮取二升，去滓，温服一升，日再服。本云：桂枝汤二分，麻黄汤一分，合为二升，分再服，今合为一方。将息如前法。

【功用】辛温轻剂，调和营卫，微发其汗。

【主治】用于治疗发汗之后，仍有小邪郁于肌表不解之证。症见寒热如疟，一日再发。

【解析】本方取桂枝汤剂量的 5/12、麻黄汤剂量的 2/9 合成，桂、麻两方比例大致为 2:1。其功能与桂枝麻黄各半汤同，但发散之力稍逊。

桂枝麻黄各半汤

【出处】汉·张仲景《伤寒论》。

【组成】桂枝一两十六铢（去皮） 芍药 生姜（切） 甘草（炙） 麻黄（去节）各一两 大

枣四枚（擘）　杏仁二十四枚（汤浸，去皮尖及两仁者）

【用法】上七味，以水五升、先煮麻黄一二沸，去上沫，纳诸药，煮取一升八合，去滓，温服六合。本云：桂枝汤三合，麻黄汤三合，并为六合，顿服。将息如上法。

【功用】辛温轻剂，调和营卫，小发其汗。

【主治】原著用于治疗太阳病多日不解，微邪郁于肌表之证。症见发热恶寒，热多寒少，如疟状，一日二三度发，无汗，身痒，面色反有热色。

【解析】本证为太阳病多日不解，微邪郁于肌表，用麻黄汤则嫌其峻，用桂枝汤则嫌其缓，故宜以桂枝麻黄各半汤治之。方由桂枝汤与麻黄汤各取 1/3 剂量合方而成，为偶方小汗之剂。方以桂枝汤调和营卫，益汗液之源；麻黄汤疏达表邪，为发汗之用。

桂二越一汤、桂二麻一汤、桂麻各半汤三方，均为"合方"应用，皆属解表之法，但其各有含义。对于三方作用的比较，当首推尤怡之论："桂枝麻黄各半汤、桂枝二麻黄一汤、桂枝二越婢一汤，三方并两方合用，乃古之所谓复方也。细审其制，桂枝麻黄各半汤，助正之力，侔于散邪。桂枝二麻黄一汤，则助正之力多，而散邪之力少，于法为较和矣。其桂枝二越婢一汤，本无热证而加石膏者，以其人无阳，津液不足，不胜桂枝之任，故加甘寒于内，少变辛温之性，且滋津液之用，而其方制之小，示微发于不发之中，则三方如一方也。故桂枝汤不特发散邪气，亦能补助正气，以其方甘酸辛合用，具生阳化阴之妙。与麻黄合剂，则能尽麻黄之力，而并去其悍，与石膏同用，则能资石膏之益，而不扰乎权，是虽麻石并行，而实以桂枝为主，盖非滋养营卫，则无以为发汗散邪之地耳。凡正气不足，邪气亦微，而仍须得汗而解者，宜于此三方取则焉，后人不能尽桂枝之用，而求之人参、归地之属，立意则同，而用药悬殊矣。"

桂枝去芍药加皂荚汤

【出处】唐·孙思邈《备急千金要方》卷十七。

【组成】桂枝　生姜各三两　甘草二两　皂角一个　大枣十二枚

【用法】为粗末，水煎，分三次服。

【功用】温肺化痰。

【主治】肺痿，吐涎沫不止。

【解析】肺痿之病或因热在上焦，津液枯燥所致；或因肺中虚冷，不能制下而发。本证用桂枝去芍药加皂荚汤治之，可知肺痿当由虚寒所致，故去酸苦微寒之芍药，而加辛温之皂角。方以桂、姜温肺化痰，兼和营卫，草、枣养中扶正，加皂角劫夺痰涎。皂角有豁痰下气之功，如《金匮要略》之皂荚丸治"咳逆上气，时时吐浊，但坐不得眠"。仲景单用皂荚为丸，取其功专力宏，宣导痰浊，通达其气，痰去则咳逆自止。《本草纲目》言其能"通肺及大肠气，治咽喉痹塞，痰气喘咳"，《本草思辨录》则进一步解释："皂荚以金胜木，通气利窍，风无不搜，斯湿无不去，故凡痰涎涌塞而为中风、为喉痹者，胥倚以奏功"。

阴旦汤

【出处】唐·孙思邈《备急千金要方》卷九。

【组成】芍药　甘草各二两　干姜　黄芩各三两　桂心四两　大枣十五枚

【用法】为粗末，水煎去渣，分五次（昼三夜二）温服，复令小汗。

【功用】温里散寒。

【主治】伤寒肢节疼痛，内寒外热，虚烦。

【解析】本方由桂枝汤化裁而成。桂、芍调和营卫，解肌发表，草、枣扶中益气，干姜易生姜，取其温阳守中，黄芩清解郁热，为内以祛寒，外以散热之剂。

阳旦汤

【出处】唐·王焘《外台秘要》卷二引《古今录验》

【组成】桂枝　芍药　炙甘草　生姜各三两　大枣十二枚　黄芩二两

【用法】为粗末，水煎，分四次服，日三次。

【功用】解肌发表，调和营卫。

【主治】中风伤寒，发热往来，汗出恶风，颈项强，鼻鸣干呕，脉浮者。

【加减运用】如自汗者去桂，加炮附子一枚；渴者去桂，加瓜蒌三两；利者去桂、芍药，加干姜三两、炮附子一枚；心下悸去芍药，加茯苓四两；虚劳里急，加胶饴半斤。

【解析】本方即以桂枝汤解肌发表，调和营卫，更加黄芩苦寒清解肺经郁热。风邪在表，故以桂枝汤解肌，邪入胸膈之间，当以清凉解其内热，故加黄芩，正所谓不犯其虚，不补正而正自补，不祛邪而邪自散。

八物汤

【出处】宋·陈言《三因极一病证方论》卷四方。

【组成】桂心　当归　川芎　前胡　防风各三分　芍药一两半　炙甘草　茯苓各半两

【用法】为粗末，每服四钱，加生姜五片，大枣三枚，水煎，食前服。

【功用】解肌发表，理血通络。

【主治】厥阴伤风，恶风而倦，自汗，小腹急痛，寒热如疟，骨节烦疼，其脉尺寸俱微而迟者。

【解析】本方即桂枝汤加当归、川芎、前胡、防风、茯苓而成。方用桂枝汤解肌祛风、调和营卫，加前胡、防风助其解表祛邪，则恶风而倦、自汗、寒热如疟、骨节烦疼等症可解；因其脉尺寸俱微而迟，故加当归、川芎以养血和血，扶正以祛邪；茯苓有健脾和胃之功，可助脾之转输，而益气血生化之源。

桂枝芍药汤

【出处】宋·陈言《三因极一病证方论》卷四方。

【组成】桂心半两 白芍药三两

【用法】为粗末，每服五钱匕，加生姜三片、大枣一枚，水煎服。

【功用】解肌温脾。

【主治】太阴伤风，自汗咽干，胸腹满、自汗不渴，四肢倦怠，手足自温，其脉弦大而缓者。

【解析】此为太阴脾虚复感外邪之证。外邪束表，营卫失和，故见汗出；邪入太阴，脾阳损伤而运化失司，寒湿停滞，胃肠气机不畅，升降失常，则见胸腹满、四肢倦怠；脾阳所伤不甚，尚可达于四末，故手足自温。治当解肌祛风，温阳健脾。方取桂枝加芍药汤之意，通阳益脾，活血和络，兼调营卫。

桂枝桃仁汤

【出处】元·张璧《伤寒保命集》。

【组成】桂枝 芍药 生地黄各二两 制桃仁五十个 甘草一两

【用法】为粗末，每服五钱，加生姜三片、大枣一枚，水煎服。

【功用】通阳散寒，活血止痛。

【主治】经前腹痛。

【解析】仲景用桃核承气汤、抵当汤、抵当丸治瘀血在少腹；鳖甲煎丸治瘀血在胁下；大黄牡丹皮汤治血热互结在大肠，方中皆用桃仁，是取其善泄血滞、行瘀通经的作用。所以，《本草思辨录》谓："桃仁，为血瘀血闭之专药。"本方用桂枝汤温经散寒，加桃仁、生地活血化瘀通络，桂枝、芍药调其营卫，桃仁、生地治其气血，颇具桂枝茯苓丸之意。

疏邪实表汤

【出处】明·童养学《伤寒六书纂要辨疑》。

【组成】桂枝三分 赤芍 白术各一分 防风 川芎 羌活各八分 甘草二分

【用法】水二盅，姜三片、枣二枚，槌法加胶饴二匙煎之，温服。

【功用】解肌发表，疏风散邪。

【主治】治冬月正伤风，头痛发热，恶寒脊强，自汗，脉浮缓者。

【解析】方用桂枝汤调和营卫，解肌发表，白术补脾实表，防风、羌活、川芎疏解外邪，通络止痛。

桂枝大黄汤

【出处】明·童养学《伤寒六书纂要辨疑》。

【组成】柴胡　大黄　芍药各一钱　桂枝　甘草各五分　枳实八分

【用法】水二盅，姜一片，枣一枚，煎服。槌法加槟榔磨水三匙热服。

【功用】扶土健脾，泻下导滞。

【主治】治足太阴受邪，腹满而痛，咽干而渴，手足温，脉沉有力，因邪热从阳经传入阴经之症。

【解析】方用桂枝汤和阴阳，运脾土，加柴胡运转枢机，枳实、大黄推荡积滞。

桂枝黄芪汤

【出处】明·秦景明《症因脉治》卷三方。

【组成】桂枝　白芍药　甘草　黄芪　生姜　大枣

【用法】水煎服，须臾饮热稀粥，取微汗。

【功用】调和荣卫，补气发汗。

【主治】黄疸脉浮宜汗者。

【解析】本方由桂枝汤加黄芪而成，主治脾胃虚弱，气血亏虚所致的黄疸。方中桂枝温经散寒，芍药敛阴和营，二药配合可调和阴阳，升下焦阳气以散寒湿；黄芪补气固表敛阴，并可伸展阳气；生姜、大枣、甘草调和营卫；饮热稀粥，以助药力，取微微汗出，湿邪渐渐散去，则黄疸自愈。

桂枝葛根汤

【出处】明·秦景明《症因脉治》卷四方。

【组成】葛根　白芍药　桂枝　生姜　甘草

【功用】解肌发表，通阳止疟。

【主治】寒疟，寒伤阳明，寒多热少，有汗者。

【加减运用】若无汗，加防风；头痛，加羌活；夏秋口渴消水，加石膏。

【解析】本方即桂枝加葛根汤去大枣而成。本证因于太阳之邪初传阳明所致。病以太阳证候表现为主，阳明燥热尚不明显，故治疗之法，应以解表为主，不可冒然使用下法。治宜解肌祛风，调和营卫。方用桂、芍调和营卫，葛根疏解阳明之邪，生姜、甘草和胃安中。

桂枝芍药汤

【出处】明·秦景明《症因脉治》卷四方。

【组成】桂枝　陈皮　甘草　生姜　白芍药

【功用】温经通脉，理气止痛。

【主治】寒气腹痛，面黄唇白，手足多冷，恶寒不热，二便清利，腹中绵绵作痛，脉左关弦紧。

【解析】寒邪入侵腹中，中阳受伤，脾胃运化失常，寒凝气滞，经脉运行受阻，故不通而痛。脾阳不振，腹部经脉失于温养，气血运行无力，故见腹痛绵绵；寒束于表，卫阳不固，故恶寒不热；中气不足，阳气难达四末，故手足多冷；脾阳不振，运化无权，故二便清利；其人面黄唇白，更是脾胃阳虚之象。故治宜温阳散寒，理气止痛。方用桂枝汤去大枣之壅滞，以通阳散寒，重用芍药以止腹痛，此桂枝加芍药汤之用法也；加陈皮理气和中。

柴葛桂枝汤

【出处】清·陈复正《幼幼集成》卷三方。

【组成】柴胡　葛根　桂枝各一钱　白芍药一钱五分　炙甘草八分

【用法】加生姜一钱，大枣五枚，水煎服。

【功用】疏风散热，解肌发表。

【主治】小儿伤风，自汗发热。

【解析】本方即桂枝汤加柴胡、葛根而成。方用桂枝汤解肌发表、调和营卫，柴胡、葛根解肌退热。《滇南本草》谓柴胡是"伤寒发汗解表要药"，可"退六经邪热往来。"葛根亦有解肌发表退热的作用，陶节庵之柴葛解肌汤即是柴葛同用。小儿之病，最多变化，本方太阳、阳明、少阳三阳同治，即是使邪从表解，防邪内传，断邪去路。

桂枝防风汤

【出处】清·陈复正《幼幼集成》卷二方。

【组成】桂枝　防风各一钱半　白芍药二钱　炙甘草　生姜各一钱　大枣五枚

【用法】水煎热服。

【功用】解表祛风，调营和卫。

【主治】幼儿伤寒初起，恶寒发热，体虚面黄，或面白喘息，口中气热，呵欠顿闷。

【加减运用】若有痰，加白芥子一钱；呕吐，加陈皮、半夏各一钱；热多，加柴胡一钱；胸紧气急，加枳壳、桔梗各一钱。

【解析】小儿为稚阴稚阳之体，正气未充，邪气因虚而入，虽患伤寒之证，亦不可峻发其汗。而桂枝汤营卫并治，阴阳同调，正合用之。方以桂枝汤解肌散邪，调和营卫，加防风辛温发表，助桂枝汤发越外邪。防风有祛风逐邪之功，而仲景之用防风多为驱除乘虚而入之风邪而设。正如《日华子本草》所云：防风"治三十六般风，男子一切劳劣，补中益气。"而《本草求真》所言更为确切，其云：防风"同补气药，则能取汗升举，实为风药润剂。"可见仲景用防风常用于体虚中风，并配之以补气药而共奏祛风逐邪之效。故而，本方诚为师仲景之法，而为治病之用。

金 鼎 汤

【出处】清·黄元御《四圣心源》。

【组成】甘草二钱　茯苓三钱　半夏三钱　桂枝三钱　芍药三钱　龙骨二钱　牡蛎三钱

【用法】煎大半杯，温服。

【功用】降胃利胆，镇惊安神。

【主治】治心神不安而见惊悸之证。

【加减运用】其上热者，倍芍药以清胆火。下寒者，加附子以温肾水。

【解析】黄元御解释本方说："惊悸之证，土湿胃逆，相火不藏，应用茯苓去湿，半夏降胃，桂枝达肝，芍药敛胆，龙骨、牡蛎藏精聚神，以蜇阳根。阳降根深，则魂谧神安，惊悸不作矣。"

玉 池 汤

【出处】清·黄元御《四圣心源》。

【组成】甘草二钱　茯苓三钱　桂枝三钱　芍药三钱　龙骨二钱　牡蛎三钱　附子三钱　砂仁一钱（炒，研，去皮）

【用法】煎大半杯，温服。

【功用】行气解郁，收敛固涩。

【主治】遗精。

【加减运用】其湿旺木郁而生下热，倍茯苓、芍药，加泽泻、丹皮，泻脾湿而清肝热。

【解析】黄元御解释本方说："遗精之证，肾寒脾湿，木郁风动，甘草、茯苓培土泻湿，桂枝、芍药疏木清风，附子、砂仁暖水行郁，龙骨、牡蛎藏精敛神。水土暖燥，木气升达，风静郁消，遗泄自止。"

桂枝去姜桂加龙骨牡蛎汤

【出处】清·徐大椿《伤寒约编》。

【组成】龙骨三钱（煅） 牡蛎三钱（煅） 甘草五分 白芍钱半（炒） 大枣三枚

【功用】补阴和阳，镇潜安神。

【主治】治伤寒被火，惊狂，起卧不安，脉数。

【解析】徐氏解方："火迫劫汗，心阳外亡，故惊狂烦躁，起卧不安也。芍药、甘草缓中敛血，合大枣补中气，以振营卫之阳。龙骨、牡蛎咸以补心安神，涩以益阴固脱，俾阴阳和平，则神明得旨，而惊狂烦躁无不自安矣。此安神救逆之剂，为虚神不守舍之专方。"《伤寒论》原文火逆亡阳惊狂证是用桂枝去芍药加蜀漆牡蛎龙骨救逆汤，徐氏用桂枝去姜桂加龙牡，大概是以火逆证当避辛温之故。

桂枝四七汤

【出处】清·沈金鳌《杂病源流犀烛·脏腑门》。

【组成】桂枝 半夏各三钱 酒白芍一钱半 茯苓 厚朴 枳壳各七分 人参 苏叶 炙甘草各五分 生姜三片 大枣二枚

【用法】水煎服。

【功用】温经通脉，理气散寒。

【主治】治寒气客于背俞之脉，而致心痛者。

【解析】本方为桂枝汤与半夏厚朴汤之合方，另加枳壳、人参而成。方用桂枝汤调和营卫，温通经脉，半夏厚朴汤散寒行气，更加枳壳以调理气机，加人参扶助正气，共成温经散寒、理气散寒之用。

桂枝加归芍汤

【出处】清·沈金鳌《杂病源流犀烛·六淫门》卷十五方。

【组成】桂枝 芍药 甘草 当归 生姜 大枣

【用法】水煎服。

【功用】益阴和阳，活血通络。

【主治】肾疟，腰脊痛，大便难，目眴眴然，手足寒。

【解析】此处之疟乃指暑病，疟虽原于暑，而发必因于寒与风也。邪入于阴，则阴实阳虚而发寒；邪入于阳，则阳实阴虚而发热，此所谓寒热更作，阴阳相移也。邪气深伏，并能为五脏疟。因肾脉贯脊，开窍于二阴，故腰脊大便病；水亏则目不明；阴厥则手足寒。故而本证之病因在于风寒内伏，病机在于阴阳失和，所以方用桂枝汤解肌祛风，协理阴阳，加重芍药配当归活血和络通便。

半夏桂枝汤

【出处】清·吴鞠通《温病条辨》卷三方。

【组成】半夏　白芍药各六钱　秫米一两　桂心四钱　炙甘草一钱　生姜三钱　大枣二枚

【用法】水煎，分三次服。

【功用】调和营卫，降逆化浊。

【主治】温病邪退，营卫不和，饮食不进，舌滑者。

【解析】温病邪退而未尽，外则营卫不和，内则脾胃失运，故治以半夏秫米汤化饮和胃，桂枝汤调营卫，和脾胃。是以营卫调，脾胃运，阴阳和，此乃合方之优势也。

桂枝柴胡各半汤加吴萸楝子茴香木香汤

【出处】清·吴鞠通《温病条辨》。

【组成】桂枝　吴茱萸　黄芩　柴胡　人参　广木香　生姜　白芍　大枣（去核）川楝子　小茴香　半夏　炙甘草

【功用】疏解表邪，散寒止痛。

【主治】治秋燥为病，而见头痛，身寒热，胸胁痛，甚至疝瘕痛者。

【解析】以小柴胡汤疏达少阳之气，合桂枝汤外出太阳之表，加吴茱萸、茴香、木香、川楝子芳香定痛，苦温通降。

治喘一方

【出处】王庆国，贾春华《日本汉医名方选》。

【组成】茯苓6克　杏仁4克　桂枝　厚朴各3克　苏子　甘草各2克

【用法】水煎服。

【功用】降气平喘。

【主治】宿有喘疾因外感而引发，或因外感所致喘息者。

【解析】本方为和田东郭之经验方，系在《伤寒论》桂枝加厚朴杏子汤的基础上去芍药、生姜、大枣，加茯苓、苏子而成。主要用于治疗虚证体质喘息之发作。宿有喘疾之人内多痰饮留聚，复遇外邪引发，每致痼疾发作，而出现喘促气急之症。方中桂枝外散表邪，杏仁、厚朴降气平喘，苏子降气消痰，止咳平喘，茯苓健脾以杜生痰之源，甘草健脾且调和诸药，诸药合用，标本兼顾，缓急有序，既治其外，又治其内，既治新感，复治痼疾。要之，本方对因新感引发痼疾者疗效卓著，若属喘息非发作期，宜酌加固本化痰之品。

第 三 章

麻黄汤方族

麻黄汤方族一览表

朝代	方　剂		出处	作者
汉	麻黄汤		伤寒论	张仲景
	大青龙汤			
	麻黄杏仁甘草石膏汤			
	麻黄细辛附子汤			
	麻黄附子甘草汤			
	麻黄加术汤		金匮要略	
	越婢汤			
	越婢加术汤			
	越婢加半夏汤			
	文蛤汤			
	麻黄杏仁薏苡甘草汤			
	麻黄附子汤			
宋	华盖散		太平惠民和剂局方	陈师文
	三拗汤			
	麻黄桂枝汤		三因极一病证方论	陈言
	四顺散		养老奉亲书	陈直
元	加味三拗汤		世医得效方	危亦林
明	五虎汤		万病回春	龚廷贤
	百部丸		医学入门	李梴
	附子麻黄汤		医宗必读	李中梓
	麻黄定喘汤		症因脉治	秦景明
	麻桂术甘汤			
	甘草麻桂汤			

朝代	方　剂	出处	作者
明	麻黄杏仁汤	症因脉治	秦景明
	麻黄杏子汤		
	再造散	伤寒六书	陶华
	升麻发表汤	伤寒六书纂要辨疑	童养学
	五拗汤	证治准绳	王肯堂
清	驱邪汤	医碥	何梦瑶
	浮萍石膏汤	四圣悬枢	黄元御
	五虎汤	证治汇补	李用粹
	杏子汤	类证治裁	林珮琴
	加味麻黄汤		
	仓公当归汤	徐灵胎医略六书	徐大椿
	新加三拗汤	重订通俗伤寒论	俞根初、何廉臣增订，徐荣斋重订
	麻附细辛汤		
	麻黄定喘汤	张氏医通	张璐
	钟乳丸		
	薏苡仁汤		
	发汗散	串雅内编	赵学敏
日	深师麻黄汤	伤寒论辑义	丹波元简
	解肌散		
	加减麻黄汤		
	惺惺散		
	贝母汤		
	附子细辛汤		
现代	温肺汤	日本汉医名方选	王庆国，贾春华

　　麻黄汤方族是指以麻黄汤为母方，经过加减化裁而发展形成的一个方剂系列。本方在《伤寒论》中用治伤寒表实证，有发汗解表、宣肺平喘之功，为开表逐邪发汗之峻剂。由仲景麻黄汤加减方观之，从其加石膏则清热，加附子则温寒，加白术则祛湿，加细辛、干姜则化饮，可见麻黄方之变化多端，固不拘于发汗散风寒之一格。后世医家师其法而推广其义，凡祛风散寒、发汗平喘皆离不开本方，三拗汤、华盖散、五虎汤、再造散之制即为明证。现将此类方剂详述如下。

麻 黄 汤

【出处】汉·张仲景《伤寒论》。

【组成】麻黄三两（去节）　桂枝二两（去皮）　甘草一两（炙）　杏仁七十个（去皮尖）

【用法】上四味，以水九升，先煮麻黄减二升，去上沫，纳诸药，煮取二升半，去滓，温覆八合。覆取微似汗，不须啜粥。余如桂枝法将息。

【功用】发汗解表，宣肺平喘。

【主治】原著用于治疗太阳伤寒表实证，症见头痛、发热、身疼、腰痛、骨节疼痛、恶风寒、无汗、气喘、脉浮紧，或不发汗而致衄；若阳明病兼太阳表实，症见喘而胸满、脉浮、无汗。此外，本证还常见口不渴、咳嗽、鼻塞、流涕、苔薄白等。

【解析】麻黄汤为发汗解表之峻剂。麻黄辛温，善开腠理、透毛窍、散风寒、宣肺平喘，正如《本经》所载："主风气、伤寒、温疟，发表出汗，去邪热气，止咳逆上气，除寒热。"故以之为君。桂枝辛温，善于温经散寒，入营分透达营卫，解肌腠之风寒，调和营卫，以助麻黄发汗而解肌，驱邪外出，故以之为臣。杏仁苦温，苦泄降气，助麻黄平喘利气，故以之为左。甘草甘平，入十二经，补脾益气，清热解毒，润肺止咳，调和诸药。本方的用药配伍规律，实为经方之代表，君臣佐使，显明易义，协同作用，配合默契，堪称组方用药的典范，不愧经方之盛名。

王晋三论之曰："麻黄汤，破营方也。试观立方大义，麻黄轻清入肺，杏仁重浊入心，仲景治太阳初病，必从心营肺卫入意也。分言其功能，麻黄开窍发汗，桂枝和阳解肌，杏仁下气定喘，甘草安内攘外，四者各擅其长，有非诸药之所能及。兼论其相制七法：桂枝外监麻黄之发表，不使其大汗亡阳，甘草内守麻黄之出汗，不使其劫阴脱营，去姜枣者，姜性上升，又恐碍麻黄发表，枣味缓中，又恐阻杏仁下气，辗转回顾，无非欲其神速，一剂奏绩。"

金人成无己以"轻可去实"之论，阐述了麻黄汤治风寒表实证之义。这对后世治疗外感实热，而用轻宣之法，颇有启发，尤其为温热病初起，应用"轻可去实"的治疗原则，奠定了理论基础。其论曰："《本草》有曰：轻可去实，即麻黄、葛根之属是也。实为寒邪在表，皮腠坚实，荣卫胜，津液内固之表实也，非腹满便难之内实也。《圣济经》曰：汗不出而腠密，邪气胜而中蕴，轻剂所以扬之，即麻黄、葛根之轻剂耳。"

大青龙汤

【出处】汉·张仲景《伤寒论》。

【组成】麻黄六两（去节）　枝枝二两（去皮）　甘草二两（炙）　杏仁四十枚（去皮尖）　生姜三两（切）　大枣十枚（擘）　石膏如鸡子大（碎）

【用法】上七味，以水九升，先煮麻黄减二升，去上沫，纳诸药，煮取三升，去滓，温服一升。取微似汗。汗出多者，温粉扑之。一服汗者，停后服。若复服，汗多亡阳遂虚，恶风、烦躁、不得眠也。

【功用】发汗解表，清热除烦。

【主治】原著用于治疗太阳中风或伤寒，风寒外闭而阳气怫郁化热之证。症见不汗出而烦躁、发热恶寒、身疼痛、脉浮紧，或身不疼但重、乍有轻时，脉浮缓，无少阴证。在《金匮要略》中用于治疗饮水流行，归于四肢，当汗出而不汗出，身体疼重之溢饮。

【解析】大青龙汤为麻黄汤之变局，实为麻黄汤倍麻黄、甘草，加石膏、生姜、大枣而成。方中麻黄协同桂枝，辛温发汗，以开祛邪之路；更加石膏，辛而大寒之品，以清在内之郁热；甘草和中；姜、枣以调营卫、滋助汗源，此乃清内攘外之剂，一汗并奏表里双解之功。对其组方之理，柯琴评论说："太阳中风脉浮紧，头痛，发热恶寒，不汗出而烦躁。此麻黄汤之剧者，故加味以治之也。诸证全是麻黄，有喘与烦躁之别，喘者是寒郁其气，升降不得自如，故多用杏仁之苦以降气；烦躁是热伤其气，无津不能作汗，故特加石膏之甘以生津。然其性沉而大寒，恐内热顿除而表寒不解，变为寒中而挟热下利，是引贼破家矣，故必倍麻黄以发表，又倍甘草以和中，更用姜枣以调营卫，一汗而表里双解，风热两除，此大青龙清内攘外之功，所以佐麻桂二方之不及也。"

本方为发汗峻剂，凡阳气不足，表虚有汗，脉象微弱者，一律禁用。

麻黄加术汤

【出处】汉·张仲景《金匮要略》。

【组成】麻黄三两（去节）　桂枝二两（去皮）　甘草二两（炙）　白术四两　杏仁七十个（去皮尖）

【用法】上五味，以水九升，先煮麻黄，减二升，去上沫，纳诸药，煮取二升半，去滓。仍服八合，覆取微似汗。

【功用】解散风寒，除湿蠲痹。

【主治】原著用于治疗湿家身烦疼。症见发热、恶寒、无汗、身烦疼等。

【解析】本证为湿家感受风寒而寒湿在表之证。故方以麻黄发汗解表，温散寒湿；桂枝散寒解肌，温通经脉而祛风湿；杏仁利肺气，助麻黄解表；甘草和中；更加白术四两，健脾胜湿，为湿家之要药，《本经》曰："主风寒湿痹"，《珍珠囊》："除湿益气，补中补阳，消痰逐水"。白术、麻黄同用，既可防麻黄之发散太过，又可助麻黄去湿之力，正如喻昌所说："麻黄得术，得兼发汗，不致多汗；而术得麻黄，并可行表里之湿，下趋水道。"

越　婢　汤

【出处】汉·张仲景《金匮要略》。

【组成】 麻黄六两　石膏半斤　生姜三两　甘草二两　大枣十五枚

【用法】 上五味，以水六升，先煮麻黄，去上沫，纳诸药，煮取三升，分温三服。恶风者加附子一枚，炮。风水加术四两（《古今录验》）。

【功用】 发汗利水。

【主治】 原著用于治疗风水之证。症见恶风，一身悉肿，脉浮不渴，续自汗出，无大热。

【解析】 本方为发表散水清热之剂。由于风邪在表，水湿停留于肌表，而为一身悉肿。故以麻黄解表通阳，宣散在表之水湿；石膏清肺胃之热，甘寒兼清脾浊；生姜佐麻黄，宣散水湿而益胃；甘草、大枣补中益气，以扶脾土，共奏发越脾胃之气，而清热解表、宣散水湿之功。魏念庭对此评曰："麻黄驱邪于表，生姜、甘草、大枣，补中益胃于里，石膏兼治为湿所挟之热，方中无治水之药者，散邪清热，补中益胃，无非治水也，法有用力于此，而成功于彼者，此类是也。"

越婢加术汤

【出处】 汉·张仲景《金匮要略》。

【组成】 麻黄六两　石膏半斤　生姜三两　甘草二两　大枣十五枚　白术四两（白术药量据《千金方》越婢加术汤而定）

【用法】 上六味，以水六升，先煮麻黄，去上沫，纳诸药，煮取三升，分温三服。

【功用】 解表利水。

【主治】 原著用于治疗皮水，症见一身面目黄肿，小便不利，脉沉。

【解析】 皮水之病，由于脾虚不能运化水湿，肺气不宣，不能通调水道，下输膀胱，而见全身及面目肿大、脉沉、小便不利。肺主皮毛，水湿既不能从皮毛而外泄，又不能下行从小便而排出，结果郁于脾胃而化热，所以用越婢汤发汗行水，兼清内热，加白术以运中土而除湿气。黄树曾论曰："以其身面悉肿，故取麻黄发其阳以消阴翳，以其肿而且黄，知其湿热郁蒸，故取白术除湿，石膏清热，且麻黄得石膏，则温燥之性减而发散不猛。"

越婢加半夏汤

【出处】 汉·张仲景《金匮要略》。

【组成】 麻黄六两　石膏半斤　生姜三两　大枣十五枚　甘草二两　半夏半升

【用法】 上六味，以水六升，先煮麻黄，去上沫，纳诸药，煮取三升，分温三服。

【功用】 清肺平喘。

【主治】 原著用于治疗水热互结，壅滞于肺所致的咳喘。症见咳喘，目如脱状，脉浮大。

【解析】方以麻黄之辛温，配石膏之甘寒，清里热而除水邪；生姜、半夏降逆散水祛痰；甘草、大枣安中补虚而和诸药。对于本方麻黄与石膏的配伍之义，高学山说："越婢，君麻黄而加石膏三分之一，其义有三：肺盛不得不以麻黄泄之，恐其发越太过，而以重坠之石膏镇之，制麻黄发扬之性，使其和缓柔顺，一也；肺实由于胃实，则肺热可知，石膏气味辛凉，凉则解热，辛则利气，二也；且其重镇之余力，犹能衰阳明上冲之热，三也。"

文 蛤 汤

【出处】汉·张仲景《金匮要略》。

【组成】文蛤五两　麻黄　甘草　生姜各三两　石膏五两　杏仁五十枚　大枣十二枚

【用法】上七味，以水六升，煮取二升，温服一升，汗出即愈。

【功用】发汗解表，清热止渴。

【主治】原著用于治疗吐后贪饮之证。症见吐后渴欲得水而贪饮。又治微恶风、头痛、脉紧。

【解析】吐而贪饮，并不复吐，为有里热之故。其病之初，为上焦水热互结，吐后水去热留，热则消水，故而贪饮；多饮必致水湿内积，加之余热未清，难免不变生他证。故治用文蛤汤发散祛邪，清热止渴。本方即大青龙汤去桂枝加文蛤而成，是清热散结、表里双解之剂。方以文蛤之咸寒，清热止渴为君。本品之所以能止渴，在于利停留之水湿，清下焦之湿热，使停饮得散，湿热得清，口渴即可治愈。麻黄、杏仁，开肺气利小便；石膏清里热，与麻黄相伍，透伏热、达肌表、清肺热；生姜和胃止呕；甘草、大枣补中和胃。

麻黄杏仁薏苡甘草汤

【出处】汉·张仲景《金匮要略》。

【组成】麻黄（去节）半两（汤炮）　甘草一两（炙）　薏苡仁半两　杏仁十个（去皮尖，炒）

【用法】上锉麻豆大。每服四钱匕，水盏半，煮八分，去滓，温服，有微汗，避风。

【功用】解表化湿。

【主治】原著用于治疗风湿。症见一身尽疼，发热，日晡所剧。

【解析】本证为风湿在表，阻闭营卫，故一身尽痛。风与湿合，湿邪容易化热化燥，故身疼发热而日晡增剧。其病多由汗出当风，或经常贪凉，湿从外侵所致。病既属于风湿在表，仍当使之得微汗而解，所以用本方轻清宣化，解表祛湿。薏苡仁甘淡微寒，利水渗湿，清热除痹，通利关节，缓和挛急。《本经》曰："主筋急拘挛，不可屈伸，久风湿痹，下气。"《本草求真》："以其色白入肺，性寒泻热，味甘入脾，味淡渗湿。"合麻黄之辛温发散，解表祛风寒；配杏仁之利肺气而宣肺解表；甘草之补中土而胜湿。本方与麻黄加术汤同为祛风湿痹痛之方，但麻黄加术汤有桂枝之辛温，发汗之力强，白术之燥湿健脾，偏于温散寒湿；本方去桂枝、白术加薏苡仁之甘寒，偏于凉散风湿，即风为阳邪，易于化燥伤阴，故以清化为宜。

麻黄杏仁甘草石膏汤

【出处】汉·张仲景《伤寒论》。

【组成】麻黄四两（去节） 杏仁五十个（去皮尖） 甘草二两（炙） 石膏半斤（碎，绵裹）

【用法】上四味，以水七升，煮麻黄减二升，去上沫，纳诸药，煮取二升，去滓，温服一升。

【功用】辛凉宣泄，清肺平喘。

【主治】原著用药治疗邪热壅肺作喘之证，症见汗出而喘，无大热。还可见咳喘气促，甚则鼻煽，发热或无热，不恶寒或微恶风寒，有汗或无汗，口渴，烦躁，痰少黏稠，头痛等症。其舌边尖红，苔薄白或薄黄，脉数。

【解析】方以麻黄之辛温微苦，宣肺平喘；石膏之辛寒微甘，清泻肺热；麻黄配石膏，加强清热透邪，宣肺定喘之功，且石膏用量大于麻黄，以监制麻黄辛温之性，而为辛凉之用；杏仁苦温，佐麻黄以平喘降气；甘草甘平，以安胃和中，调和诸药。本方实为麻黄汤去桂枝，加石膏而成，但方义与麻黄汤已大为不同，开辟了治肺热之一法，变辛温发汗解表为辛凉泄热、宣肺平喘之剂。正如柯琴所说："于麻黄汤去桂枝之辛热，加石膏之甘寒，佐麻黄而发汗，助杏仁以定喘，一加一减，温解之方，转为凉散之剂矣。"

麻黄细辛附子汤

【出处】汉·张仲景《伤寒论》。

【组成】麻黄二两（去节） 细辛二两 附子一枚（炮，去皮，破八片）

【用法】上三味，以水一斗，先煮麻黄减二升，去上沫，纳诸药，煮取三升，去滓，温服一升，日三服。

【功用】助阳解表。

【主治】原著用于治疗少阴病兼表证。症见发热恶寒、头疼身痛、无汗、肢冷、神疲倦怠、嗜卧、咽痛、暴喑、心悸、胸闷、久咳不愈、痰白而稀等症。其脉沉，或迟缓，或细弱，舌质淡，舌苔薄白或白滑。

【解析】少阴病本为阴盛阳虚之病变，其脉当沉细或微细，其证本不当发热。今少阴病，始得之，反发热，系少阴阳虚兼太阳感寒，为太少两感之证，即《素问·热论》所谓"两感于寒"之证，故发热而脉沉。本方乃少阴病兼太阳表实之正治之方，为少阴经之表药。方中以附子入肾，温经助阳；麻黄入太阳膀胱经，以发汗解表；更以细辛之辛兼治表里，内温少阴寒邪以助阳、外散太阳之热以解表，三者合用，相辅相成，在温经助阳之中，微微发汗，以散在表之邪，内护少阴之阳，俾外邪出而真阳壮，于发中有补，温中有散，使表解而无损于阳。

对此方与麻黄附子甘草汤的比较，莫文泉说："此麻黄附子甘草汤去甘草加细辛也，为温散寒湿之方，但较重于彼，以其卫气为湿所困不得发越，故加细辛以透之，细辛善透阻遏之气，故仲景于陈寒二饮皆用之。气之阻遏者则恶甘味之壅补，故去甘草。二方本自一法，但一则仅为寒湿在表，故无发热症而不妨用甘草，一则重为寒湿所郁，故有发热症而必用细辛之辛以透之。"

麻黄附子甘草汤

【出处】汉·张仲景《伤寒论》。

【组成】麻黄二两（去节）　甘草二两（炙）　附子一枚（炮，去皮，破八片）

【用法】上三味，以水七升，先煮麻黄一两沸，去上沫，纳诸药，煮取三升，去滓，温服一升，日三服。

【功用】助阳解表。

【主治】原著用于治疗少阴太阳两感证。症见发热恶寒、无汗、浮肿、小便不利、嗜睡、脉沉等。

【解析】本方即麻黄细辛附子汤易细辛为炙甘草而成。少阴病得之二三日，尚有发热之表证，但无里证，其病势较轻浅，故去细辛之辛散走窜，沟通内外之力，而以甘草之甘缓和中，以缓麻黄、附子之势。以期温经解表，而不欲其辛散太过，从而达到微发其汗的目的。

王邈达评曰："少阴病，即该前言之脉微细、但欲寐等症而言。得之二三日，病邪尚在少阴之表，不见吐利、烦躁、呕逆等里证。因无里证，故可微发汗，又无脉沉字样，故不用细辛之快利，以开提肾阳，宣发经表，而易以甘缓之甘草，监制麻黄发越之性，故曰微发汗。后世用此方，以治少阴寒湿作胀，脉微细者，重用麻黄为君，减附子于麻黄十分之一，又减甘草于附子十分之二，亦甚效。"

麻黄附子汤

【出处】汉·张仲景《金匮要略》。

【组成】麻黄三两　甘草二两　附子一枚（炮）

【用法】上三味，以水七升，先煮麻黄，去上沫，纳诸药，煮取二升半，温服八分，日三服。

【功用】温经发汗。

【主治】原著用于治疗肾阳不足而表亦有水气之证。症见水肿、脉沉小。

【解析】肾阳不足，不能温阳化水，而致水肿。方以附子补阳益火、散寒除湿，肾阳之气充，则气化而水行，为治水之本。麻黄发表通阳而利水，附子与麻黄相配为表里兼顾，温经助阳、发表利水。更以甘草补脾和中，并缓麻黄发汗之力，解附子之毒。此方虽与麻黄附子甘草汤药味相同，但用量不同，为增强发汗之力，使水从汗泄，故用麻黄三两。

四 顺 散

【出处】宋·陈直《养老奉亲书》卷一方。

【组成】麻黄（去节） 杏仁（去皮） 炙甘草 荆芥穗各等份

【用法】为末，每服一钱，入盐汤热服。

【功用】解表散寒，平喘止咳。

【主治】老人四时伤寒。

【解析】方为麻黄汤去桂枝加荆芥穗。年老之人，正气不足，虽患外感，亦不耐峻汗之剂，故方去桂枝而加性较平和之荆芥穗，发汗而不过，祛邪而顾正，故名四顺。

华 盖 散

【出处】宋·陈师文《太平惠民和剂局方》卷四方。

【组成】炒苏子 赤茯苓 炙桑白皮 陈皮 炒杏仁 麻黄各一两 炙甘草半两

【用法】为粗末，每服二钱，水煎，食后服。

【功用】解表散寒，降逆平喘。

【主治】肺感寒邪，咳嗽上气，痰气不利，胸膈烦满，项背拘急，声重鼻塞，目眩晕。

【解析】本方即麻黄汤去桂枝加苏子、茯苓、桑白皮、陈皮而成。方以麻黄辛温发散、宣肺平喘，杏仁宣肺利气而助麻黄平喘，加苏子、桑白皮降气消痰、止咳平喘，茯苓、陈皮健脾燥湿化痰，甘草调和诸药。本方与三拗汤均可宣散肺中风寒，故其主治皆有咳喘之证。但三拗汤所治是风寒所伤的轻证，华盖散所治是素体痰多之证，所以更加苏子、桑白皮、陈皮、茯苓以降气祛痰，而加强宣肺平喘之力。

三 拗 汤

【出处】宋·陈师文《太平惠民和剂局方》卷二方。

【组成】甘草（不炙） 麻黄（不去根节） 杏仁（不去皮尖）各等份

【用法】为粗末，每服五钱，加生姜五片，水煎服，以衣被盖复睡，取微汗为度。

【功用】解表散寒，宣肺平喘。

【主治】感冒风邪，鼻塞声重，语声不出，或伤风伤冷，头痛目眩，四肢拘蜷，咳嗽痰多，胸满气短。

【解析】本方即麻黄汤去桂枝加生姜而成。方用麻黄辛温发散、宣肺平喘，去桂枝以防其发散太过；杏仁宣降肺气而助麻黄平喘；甘草调和诸药；生姜和胃化饮、降逆除满。方名三拗，拗有违背之意，因麻黄汤中麻黄去节、甘草炙、杏仁去皮尖，而本方三药均逆而为之，麻黄不去节、甘草不炙、杏仁不去皮尖，故名三拗。

麻黄桂枝汤

【出处】宋·陈言《三因极一病证方论》卷九方。

【组成】麻黄（去节，汤浸，焙干）　桂心　白芍药　细辛　炮姜　炙甘草各三分　半夏（汤洗）　炒香附各半两

【用法】为粗末，每服四大钱，加生姜五片，水煎，食前服。

【功用】助阳解表，理气止痛。

【主治】外因心痛，恶寒发热，内攻五脏，拘急不得转动。

【加减运用】若大便秘，加大黄（如博棋大）两枚。

【解析】本方即麻黄汤与桂枝汤合方去杏仁、大枣，加细辛、炮姜、半夏、香附而成。素体心气不足或心阳不振，复因寒邪侵及，"两虚相得"，寒凝胸中，胸阳失展，心脉痹阻，而致心痛。故患者常易于气候突变，特别是遇寒冷，则易卒然发生心痛。寒凝气滞，气血流通不畅，旁及他脏，则可见拘急不得转动。治宜解表祛寒，温阳通脉，理气止痛。方用麻黄配桂枝发汗解表，细辛配桂枝温经止痛，芍药配桂枝调和营卫，芍药配甘草缓急止痛，炮姜温中散寒，香附调理气机，半夏祛痰开痞。

加味三拗汤

【出处】元·危亦林《世医得效方》卷五方。

【组成】杏仁　五味子七钱半　陈皮一两　甘草三钱半　麻黄一两二钱　肉桂五钱

【用法】为粗末，每服四钱，加生姜三片，水煎服。

【功用】解表散寒，敛肺平喘。

【主治】肺感寒邪发喘。

【加减运用】喘甚加马兜铃、桑白皮；夏季减麻黄。

【解析】本方即三拗汤加肉桂、五味子、陈皮而成。方用麻黄宣肺平喘，肉桂散寒而助麻黄，不用桂枝辛温发表，恐发散之力太过。杏仁宣降肺气，陈皮、甘草化痰和胃，五味子酸能敛肺，性温而润，可敛肺气而止咳。《本草求真》谓："五味子为咳嗽要药，凡风寒咳嗽、伤暑咳嗽、劳伤咳嗽、肾水咳嗽、肾火咳嗽、火嗽喘促、脉浮虚、按之弱如葱叶皆用之。先贤多疑外感早用，恐其收气太骤，不知仲景咳嗽小青龙汤亦用之。然必合细辛、干姜以升散风寒，用此以敛之，则升降灵，咳嗽自止。"

再 造 散

【出处】明·陶华《伤寒六书·杀车槌法》卷三方。

【组成】黄芪　人参　桂枝　甘草　熟附子　细辛　羌活　防风　川芎　煨生姜

【用法】加大枣二枚，水煎减半，槌法再加炒芍药一撮，煎三沸温服。

【功用】助阳解表，益气散寒。

【主治】感冒风寒，头痛身热恶寒，热轻寒重，无汗肢冷，倦怠嗜卧，面色苍白，语言低微，舌淡苔白，脉沉无力，或浮大无力。

【解析】素体阳虚，又感风寒，阳气益馁。此时，若纯用辛温大剂，亦难得汗出表解，或虽得汗而阳随汗脱。本方用黄芪、人参为君药，补元气、固肌表，既助药势以鼓邪外出，又可预防阳随汗脱。更用熟附、桂枝、细辛，助阳散寒以解表邪，是为臣药。羌活、川芎、防风为佐药，以加强解表散寒之力；芍药酸寒，制附、桂、辛、姜之辛热温燥而不碍汗；甘草甘缓，使汗出不猛而邪尽去，是佐助而又有佐制之意。煨姜温胃、大枣滋脾，合以升腾脾胃生发之气，调和营卫而助汗出，是佐使之品。如此配伍，扶正而不留邪，发汗而不伤正，相辅相成，以免顾此失彼，变生不测。

本方乃陶节庵所制，不仅配伍周密，选药尤其精细。本方意在助阳发汗，故仿效麻黄附子细辛汤之法，却又不用发越阳气之麻黄，而用桂枝汤加羌、防、芎，于发汗中兼和营卫。甚至生姜亦须煨过，使其专事温胃。芍药用炒，使其制燥而不碍汗。这些都是陶氏精细入微之处，独具匠心之用，不可疏漏。

百 部 丸

【出处】明·李梴《医学入门》卷七方。

【组成】百部　麻黄各三钱　杏仁四十枚　甘草二钱

【用法】为末，炼蜜为丸，皂角子大，每服二至三丸，温水化下。

【功用】解表散寒，宣肺平喘。

【主治】感寒壅肺，咳嗽微喘。

【解析】方为麻黄汤去桂枝加百部。本方用麻黄辛温解表、宣肺平喘；杏仁苦泄降气止咳，并助麻黄平喘；甘草调和诸药，加百部用以润肺止咳，百部对暴咳、久咳均可用治，如《续十全方》中治暴咳；《千金方》中治久咳，均单用本品煎浓汁服。本方较麻黄汤解表发汗之力弱，而止咳平喘之功强。

五 虎 汤

【出处】明·龚廷贤《万病回春》卷二方。

【组成】麻黄　炒杏仁各三钱　石膏五钱　甘草一钱　细茶一撮

【用法】为粗末，加桑白皮一钱、生姜三片、葱白三茎，水煎服。

【功用】辛凉宣泄，清肺平喘。

【主治】伤寒喘急，宜发表者。

【加减运用】如有痰，加陈皮、半夏、茯苓。

【解析】本方即麻杏石甘汤加细茶、桑白皮、生姜、葱白而成。方用麻杏石甘汤辛凉宣泄、清肺平喘，加生姜、葱白以助发散外邪，细茶、桑白皮以增泻火平喘之力。

五 拗 汤

【出处】明·王肯堂《证治准绳·幼科》。

【组成】麻黄（不去根节）　杏仁（不去皮尖）　荆芥（不去梗）　桔梗（蜜拌炒）各五钱　甘草二钱半

【用法】为粗末，每服二钱，水煎，不拘时服。

【功用】散风止咳。

【主治】感受风湿，及形寒饮冷，痰嗽咳逆连声。

【解析】本方即三拗汤加荆芥、桔梗而成，因其荆芥不去梗、桔梗蜜拌炒，故名五拗。方用麻黄解表散寒、宣肺止咳；杏仁降肺气而助麻黄平喘止咳之力；荆芥辛温解表而助麻黄外散风寒之功；桔梗辛散苦泄，宣肺气而祛痰浊；甘草与桔梗同用，是为舟楫之剂，可载药上行。

升麻发表汤

【出处】明·童养学《伤寒六书纂要辨疑》。

【组成】麻黄四分　桂枝　甘草各三分　杏仁（去皮尖）　白芷　防风各八分　升麻五分　羌活　川芎各一钱

【用法】水二盅，姜三片、葱白二茎，槌法加豆豉一撮煎之。热服取汗，宜厚被覆首。若中病即止，不得多服。

【功用】发汗解表，疏风散寒。

【主治】治冬月正伤寒，头痛发热恶寒，脊强，脉浮，头痛如劈，身热似焚者。

【加减运用】发热恶寒，头痛，恶寒而喘者，去升麻，加干葛；身体疼痛，去杏仁，加苍术、芍药；身痒面赤以不得小汗出，去白芷、杏仁，加柴胡、芍药；胸中饱满者，加枳壳、桔梗。

【解析】冬月之时，寒气当令，若其人为寒所伤，风寒外束，肌表受邪，卫阳被遏，正邪交争，则头痛、发热、恶寒；寒邪侵犯太阳经脉，经气运行不畅，则脊强；外有表邪，故而脉浮。治当发汗解表，疏风散寒。方用麻黄汤发汗解表为基础，加白芷、防风、升麻、羌活、川芎等疏风散寒。

附子麻黄汤

【出处】明·李中梓《医宗必读》卷六方。

【组成】麻黄　炒白术　人参　甘草　炮附子　干姜各等份

【功用】温经散寒，益气通阳。

【主治】寒中，身体强直，口噤不语，四肢战掉，猝然眩晕，身无汗者。

【解析】肾阳不足，又为寒袭，病至寒邪深入少阴，肾阳衰微，阴寒独盛，非辛热大剂不足以救阳破阴，故方用理中汤温阳散寒，附子入肾而温经助阳，麻黄发汗解表而通阳。方以温阳为要，助以麻黄解表，则表邪得解，寒邪得散。

此方亦见于《杂病源流犀烛·六淫门》卷十四方中，方名麻黄附子汤。

麻黄定喘汤

【出处】明·秦景明《症因脉治》。

【组成】麻黄　杏仁　甘草　桔梗　枳壳　苏子　橘红

【用法】水煎服。

【功用】发汗解表，降逆止咳。

【主治】治风寒喘逆，肺受寒邪而未化热者。

【解析】方用麻黄汤去桂枝，取其宣肺平喘，发汗解表之功，加桔梗、枳壳宣达肺气，苏子降气平喘，橘红化痰止咳。

麻桂术甘汤

【出处】明·秦景明《症因脉治》卷三方。

【组成】麻黄　桂枝　白术（或苍术）　甘草

【功用】通阳散寒，燥湿健脾。

【主治】寒湿腹胀，身重身冷无汗者。

【解析】本方即麻黄汤去杏仁加白术（或苍术）。方用麻、桂解表发散通阳，使表郁之邪从表而解；白术、甘草健运脾阳、渗利水湿，使水湿之邪得以内散。本证是寒湿而兼表郁之证，但其表郁不甚，且无咳喘，而重在内生之寒湿所致腹胀、身重身冷无汗，故去杏仁而加健脾燥湿之白术。

甘草麻桂汤

【出处】明·秦景明《症因脉治》卷三方。

【组成】甘草　麻黄　桂枝

【功用】 发汗散寒。

【主治】 寒湿腹胀，身重身冷无汗者。

【解析】 本方即麻黄汤去杏仁。本方所治之证与麻桂术甘汤相同，但没有加白术，可知其证表郁重于寒湿，故用麻黄宣肺利水，桂枝通阳化气，甘草扶正益气。

麻黄杏仁汤

【出处】 明·秦景明《症因脉治》卷二方。

【组成】 麻黄　杏仁　桔梗　甘草

【功用】 解表散寒，宣肺平喘。

【主治】 伤寒咳嗽，寒伤肺无郁热，脉浮紧者。

【加减运用】 肺热，加石膏；头痛身痛，加羌活、防风。

【解析】 本方即麻黄汤去桂枝加桔梗而成。方用麻黄发汗解表、宣肺平喘，杏仁配桔梗宣降肺气，甘草调和诸药。去桂枝以减其发表之力，加桔梗而增其宣肺之功，《珍珠囊》谓桔梗可"疗咽喉痛，利肺气，治鼻塞"。又称其"与甘草同行，为舟楫之剂"。

麻黄杏子汤

【出处】 明·秦景明《症因脉治》卷一方。

【组成】 麻黄　杏仁　薏苡仁　桑白皮　桔梗　甘草

【功用】 发散风寒，宣肺化痰。

【主治】 风寒壅肺而腋痛。

【解析】 本方即麻黄汤去桂枝加薏苡仁、桑白皮、桔梗而成。本方去桂枝而减其发表之力，加薏苡仁、桑白皮、桔梗而增其清热化痰降气之功。方用麻黄宣肺发表，杏仁降气平喘，桔梗、甘草清热利咽，桑白皮清热化痰、降气平喘，薏苡仁其性寒凉而清热。

五 虎 汤

【出处】 清·李用粹《证治汇补》卷五方。

【组成】 麻黄　杏仁　石膏　甘草　桑白皮　细辛　生姜

【功用】 解表散寒，清肺平喘。

【主治】 哮喘痰盛。

【解析】 本方即麻杏石甘汤加桑白皮、细辛、生姜而成。方用麻杏石甘汤清宣肺热、降逆平喘，加桑白皮助其清泻肺中郁火，细辛发散宣通肺气之郁闭，生姜温散表寒。

麻黄定喘汤

【出处】清·张璐《张氏医通》。

【组成】麻黄八分　杏仁十四粒　生、炙甘草各四分　厚朴（姜制）八分　款冬花　桑白皮（蜜炙）　苏子（微炒，研）各一钱　黄芩　半夏（姜制）各一钱二分

【用法】水煎去滓，以生银杏七枚，捣烂入药，绞去滓，趁热服，覆取微汗。

【功用】发汗平喘，化痰降逆。

【主治】治寒包热邪，哮喘痰嗽，遇冷即发者。

【解析】方用麻黄发汗平喘，杏仁、苏子宣降肺气，冬花、半夏祛痰止咳，桑皮、黄芩、银杏清热定喘，厚朴理气宽胸，甘草调和诸药。

钟 乳 丸

【出处】清·张璐《张氏医通》卷十三方。

【组成】钟乳石（酒研，甘草汤煮，光亮如鲎鱼为度）　麻黄（醋浸）　杏仁（泡，去皮尖，双仁）炙甘草各等份

【用法】为细末，炼蜜为丸，弹子大，每服一丸，五更及临卧嚼化。

【功用】发散风寒，温肺化痰。

【主治】冷哮痰喘。

【解析】方为麻黄汤去桂枝加钟乳石。冷哮痰喘之证尤为难治，故去桂枝减其发散之力，加钟乳石而增其清肺化痰之功。《本草衍义补遗》谓钟乳石可"清金降火，消积块，化老痰"。痰喘之证，难期一剂奏效，故制以丸剂，缓缓图功。

薏苡仁汤

【出处】清·张璐《张氏医通》卷十三方。

【组成】薏苡仁（姜汤泡）一两　芍药（酒洗）　当归各一钱半　麻黄　桂枝各八分　苍术（芝麻拌炒）一钱　炙甘草七分　生姜七片

【功用】散风除湿。

【主治】中风湿痹，关节烦痛。

【加减运用】若自汗加石膏；烦热疼痛加黄柏；厥冷拘急加熟附子。

【解析】本方即麻杏苡甘汤去杏仁加当归、芍药、桂枝、苍术、生姜而成。其证为外风内湿，而成痹证，治当祛风除湿而止痹痛。本方虽较原方加味较多，但其法仍师麻杏苡甘汤之意。方用麻、桂、姜发表散寒，当归、芍药养血和营，苍术健脾燥湿，甘草调和诸药，重用薏苡仁以祛湿舒筋除痹。《本经》谓其："主筋急拘挛，不可屈伸，风湿痹"。《别录》称之："除筋骨邪气不仁"。本品药性平和，凡风湿痹痛，或

寒或热者均宜选用，但尤以湿痹或痹痛日久不愈者最为适宜，实为祛风湿、舒筋脉、缓和挛急之良品。

驱 邪 汤

【出处】清·何梦瑶《医碥》卷七方。

【组成】麻黄　桂枝　杏仁　甘草　防风　羌活　独活　川芎　藁本　柴胡　葛根　白芷　升麻（一方加紫金藤）

【用法】加生姜、薄荷，水煎服。

【功用】发散风寒，舒筋止痉。

【主治】感冒风寒，颈项强痛。

【解析】本方即麻黄汤加味而成。方以麻黄汤发表散寒，加防风、羌活、独活、藁本、白芷等助其发汗祛邪，葛根、升麻生津舒筋，柴胡、川芎调理气血。

浮萍石膏汤

【出处】清·黄元御《四圣悬枢》。

【组成】浮萍三钱　石膏三钱（生，研）　杏仁三钱（泡，去皮尖）　甘草二钱（炙）　生姜三钱　大枣三枚（劈）

【用法】流水煎大半杯，热服，覆衣。

【功用】发汗解表，清热平喘。

【主治】治温疫身痛，脉浮紧，烦躁喘促，无汗者。

【解析】方用浮萍发汗解表，《本草求真》谓："古人谓其发汗胜于麻黄，下水捷于通草，一语括尽浮萍治功。"石膏清肺胃之热而除烦止渴；杏仁降气平喘；甘草、生姜、大枣调和胃气。

发 汗 散

【出处】清·赵学敏《串雅内编》卷一方。

【组成】绿豆粉　麻黄　甘草各等份

【用法】为细末，每服一钱，冲服。

【功用】发散风寒。

【主治】感冒风寒，发热恶寒，头痛无汗者。

【解析】本方由麻黄汤去桂枝、杏仁，加绿豆而成。方用麻黄发表散寒，绿豆甘寒清热，甘草调和诸药。药只三味而寒温并用。

仓公当归汤

【出处】清·徐大椿《徐灵胎医略六书·杂病证治》卷二十方。

【组成】当归三钱　独活　炮附子　防风各一钱半　麻黄一钱　细辛五分

【用法】水和酒煎服。

【功用】温经散寒，祛风止痛。

【主治】历节痛，恶寒，脉紧细者。

【解析】风寒湿邪在表不解，故见恶寒；留滞关节，经脉痹阻不通，气血运行不畅，则关节痛。本方以麻黄附子细辛汤温经助阳散寒，配以防风解表散邪，用独活祛风湿、止痹痛，当归则善止血虚血瘀之痛，并有散寒之功。

杏　子　汤

【出处】清·林珮琴《类证治裁》卷二方。

【组成】麻黄　桂枝　杏仁　芍药　生姜　天门冬

【功用】宣肺平喘，润燥止咳。

【主治】肺气上逆作喘者。

【解析】本方即麻黄汤去甘草加芍药、生姜、天门冬而成。方用麻黄宣肺平喘，杏仁降肺气而助麻黄平喘，桂枝助麻黄发散之用，桂枝、芍药又可调和营卫，生姜温肺止咳，天门冬清肺火，润肺止咳，《药性论》称其"主肺气咳逆，喘息促急"。芍药、天门冬共用又可防麻、桂、姜之辛温发散伤阴之弊。

加味麻黄汤

【出处】清·林珮琴《类证治裁》卷二方。

【组成】麻黄　桂枝　杏仁　甘草　半夏　橘红　苏叶　生姜　大枣

【用法】水煎服。

【功用】发汗散寒，宣肺止咳。

【主治】伤寒咳嗽，恶寒无汗，脉紧者。

【解析】方以麻黄汤加半夏、橘红、苏叶、生姜、大枣。麻黄汤发汗解表、宣肺平喘，加橘红、半夏以化痰止咳，苏叶助麻黄发散表寒，姜、枣调营卫而益津液之源。此方实有麻黄汤与二陈汤合方之意。

新加三拗汤

【出处】清·俞根初、何廉臣增订，徐荣斋重订《重订通俗伤寒论》。

【组成】麻黄（带节）六分　荆芥二钱　桔梗　薄荷各一钱　大枣　金橘饼各一枚　杏仁一钱半　生甘草五分

【功用】发散风寒，宣肺平喘。

【主治】风伤肺，寒伤太阳，头痛恶寒，无汗而喘，咳嗽白痰等症。

【解析】本方为三拗汤加荆芥、桔梗、薄荷、大枣、金橘饼，又可视为五拗汤加薄荷、大枣、金橘饼而成。方用麻黄发汗解表、宣肺平喘；杏仁苦泄肺气而助麻黄宣肺之用；荆芥、桔梗助麻黄解表之用；薄荷清轻凉散，其性升浮而清利头目，《新修本草》谓之"主贼风伤寒，发汗"；大枣、金橘饼均为药食一物之品，可调脾胃而滋正气。

麻附细辛汤

【出处】清·俞根初、何廉臣增订，徐荣斋重订《重订通俗伤寒论》。

【组成】麻黄　附子　细辛　茯苓　半夏

【功用】助阳解表。

【主治】冬月夹阴伤寒，心肾受伤，发热头痛，骨节烦疼。

【解析】本方即麻黄附子细辛汤加茯苓、半夏而成。方用麻黄附子细辛汤温经解表，加茯苓、半夏燥湿化痰、宁心安神。

夹阴伤寒，又名"伤寒夹房劳"。指房劳伤精之后，骤感风寒；或夏月行房后，恣意乘凉，触犯风露而为病者。俞根初认为本证因于房事后中寒，故处治始终以破阴回阳立法。然观历代医家论所谓"夹阴伤寒"未必皆从"温热峻补"之药而治。如王德林说："今人于年轻有室之人，一经发热，治之不应，必指为夹阴证，改用附、桂、参、地，大热大补之品以杀之。不知房劳或遗精之后，感受风寒，亦必由太阳经入，仍属阳邪，其热必甚，兼以躁闷烦渴，尤宜清热散邪，岂可反用热药？若果直中三阴，则断无壮热之理，必有恶寒蜷卧，厥冷喜热等症，方可温散，然亦终无滋补之法。"其论说理明白，可谓治疗本证之指征。

温 肺 汤

【出处】王庆国，贾春华《日本汉医名方选》。

【组成】麻黄　杏仁　五味子　桂枝　甘草

【用法】水煎服。

【功用】解表宣肺，止咳平喘。

【主治】外感风寒之咳逆。

【解析】本方载于竹田秀庆之《月海杂录》，系麻黄汤加五味子。麻黄汤为发汗解表、宣肺平喘之剂。加入五味子，主咳逆上气，且滋润敛阴，以防发散过度。

深师麻黄汤

【出处】日·丹波元简《伤寒论辑义》引外台方。

【组成】麻黄 桂枝 甘草 大枣

【功用】宣肺止咳。

【主治】治新久咳嗽唾脓血，连年不瘥，昼夜肩息者。

【解析】方用麻黄、桂枝温宣肺气，甘草、大枣补养肺胃。

解 肌 散

【出处】日·丹波元简《伤寒论辑义》引圣惠方。

【组成】麻黄 桂枝 杏仁 甘草 大黄 芍药

【用法】水煎服。

【功用】发汗解表，导热下行。

【主治】治小儿伤寒发热，四肢烦疼者。

【解析】方用麻黄汤辛温发汗，解肌退热，加大黄推积泻热，芍药和营泻热。

加减麻黄汤

【出处】日·丹波元简《伤寒论辑义》引直指方。

【组成】麻黄 杏仁 桂枝 甘草 陈皮 半夏 紫苏叶 生姜

【功用】解表散寒，化痰止咳。

【主治】治肺感寒邪咳嗽。

【解析】方用麻黄汤辛温散寒，宣肺平喘，加半夏、陈皮、生姜、苏叶化痰和胃，降逆止咳。

惺 惺 散

【出处】日·丹波元简《伤寒论辑义》引三因方。

【组成】麻黄 石膏 甘草 茶 葱

【用法】水煎服。

【功用】清热解表。

【主治】治伤寒发热，头疼脑痛。

【解析】方用麻黄解肌退热，石膏清泻内热，茶叶清热除烦，葱辛通阳气，甘草调和诸药。

贝母汤

【出处】 日·丹波元简《伤寒论辑义》引千金方。

【组成】 麻黄 杏仁 石膏 甘草 贝母 桂心 半夏 生姜

【功用】 清肺祛痰，化饮降气。

【主治】 治上气咽喉窒塞，短气不得卧，腰背痛，胸满不得食，面色萎黄者。

【解析】 痰热壅肺，失其清肃，气机壅滞而逆于上，故见咽喉窒塞，短气不得卧，胸满不得食；邪束于外，经脉不舒，则见腰背痛；饮食不得，谷气不充，故见面色萎黄。方用麻杏石甘汤清解肺经痰热，加贝母助其清热化痰，桂心、半夏、生姜化饮降气平喘。

附子细辛汤

【出处】 日·丹波元简《伤寒论辑义》引十便良方。

【组成】 麻黄 附子 细辛 川芎 生姜

【功用】 温经解表，散寒止痛。

【主治】 治痛连脑户，或但额阁与眉相引，如风所吹，如水所湿，遇风寒则极，常欲得热物熨。此由风寒客于足太阳经，随经入脑，搏于正气，其脉微弦而紧，谓之风冷头痛者。

【解析】 方用麻黄附子细辛汤温经散寒，加生姜助其温通经络，散寒止痛；川芎辛温，秉升散之性，能上行头目，可祛风止痛，为治头痛之要药。《别录》言其能："除脑中冷动，面上游风去来，目泪出，多涕唾，忽忽如醉，诸寒冷气。"

第 四 章

小青龙汤方族

小青龙汤方族一览表

朝代	方　剂	出处	作者
汉	小青龙汤	伤寒论	张仲景
	小青龙加石膏汤	金匮要略	
	射干麻黄汤		
	厚朴麻黄汤		
	桂苓五味甘草汤		
	苓甘五味姜辛汤		
	桂苓五味甘草去桂加干姜细辛半夏汤		
	苓甘五味加姜辛半夏杏仁汤		
	苓甘五味加姜辛半杏大黄汤		
唐	补肺汤	备急千金要方	孙思邈
	干姜汤	外台秘要	王焘
宋	温肺汤	太平惠民和剂局方	陈师文
	杏子汤		
	五味子散	太平圣惠方	王怀隐
	温肺散	圣济总录	医官合编
现代	杏仁五味子汤	日本汉医名方选	王庆国，贾春华

　　小青龙汤具有外散风寒，内除水饮之功，重在温化寒饮，是表里双解之代表方剂。在《伤寒论》及《金匮要略》中，与其相类之方就有小青龙加石膏汤、射干麻黄汤、厚朴麻黄汤、桂苓五味甘草汤等 8 首方剂。这些方中的干姜、细辛、五味子，被认为是仲景用治寒饮不可缺少之品，故而后世医家亦多用之。

小青龙汤

【出处】汉·张仲景《伤寒论》。

【组成】麻黄（去节）　芍药　干姜　桂枝　炙甘草　细辛各三两　五味子　半夏各半升

【用法】上八味，以水一斗，先煮麻黄减二升，去上沫，纳诸药，取三升，去滓，温服一升。

【功用】解表化饮，止咳平喘。

【主治】原著用于治疗风寒客表，水停心下之证。症见干呕，发热而咳，或渴，或利，或噎，或小便不利、少腹满，或喘，咯清稀冷痰或白泡沫痰，舌苔白滑，脉弦或浮弦、细滑。

【加减运用】若渴，去半夏，加栝楼根三两。若微利，去麻黄，加荛花，如一鸡子，熬令赤色。若噎者，去麻黄，加附子一枚，炮。若小便不利，少腹满者，去麻黄，加杏仁四两。若喘，去麻黄加杏仁半升，去皮尖。且荛花不治利，麻黄主喘，今此语反之，疑非仲景意。

【解析】方用麻黄发汗平喘，兼能利水，桂枝解肌，调和营卫，麻黄配桂枝，增强通阳宣散之力；桂枝配芍药为外散风寒，内敛营阴，加强调和营卫之功；干姜、细辛之辛，温中散寒以化饮，半夏辛燥，降逆化痰以蠲饮；配五味子以敛肺止咳，以防肺气之耗散；甘草和中，调和诸药，故本方有外散风寒，内除水饮之功。

成无己依《内经》之理而论本方，评之甚精，其云："麻黄味甘辛温为发散之主，表不解应发散之，则以麻黄为君。桂味辛热，甘草味甘平，甘辛为阳，佐麻黄表散之，用二者，所以为臣。芍药味酸微寒，五味子味酸温，二者所以为佐者，寒饮伤肺，咳逆而喘，则肺气逆。《内经》曰：肺欲收，急食酸以收之，故用芍药五味子为佐，以收逆气。干姜味辛热，细辛味辛热，半夏味辛微温，三者所以为使者，心下有水，津液不行，则肾气燥。《内经》曰：肾苦燥，急食辛以润之，是以干姜细辛半夏为使，以散寒水。逆气收，寒水散，津液通行，汗出而解矣。"

小青龙加石膏汤

【出处】汉·张仲景《金匮要略》。

【组成】麻黄　芍药　桂枝　细辛　甘草　干姜各三两　五味子　半夏各半升　石膏二两

【用法】上九味，以水一斗，先煎麻黄，去上沫，纳诸药，煮取三升。强人服一升，羸者减之，日三服。小儿服四合。

【功用】化饮解表，平喘除烦。

【主治】原著用于治疗寒饮挟热的咳喘证。症见咳而上气，烦躁而喘，脉浮。

【解析】外邪束表，故脉浮；水饮渍肺，故咳而喘逆；饮邪郁久化热，故烦躁。治宜解表化饮、清热除烦。方中麻、桂解表散寒、宣肺平喘；芍药与桂枝相伍，调和营卫；干姜、细辛、半夏温化水饮、散寒降逆；配以五味子之收敛是散中有收，可防肺气耗散太过之弊。加石膏以清热除烦，与麻黄相协，且可发越水气。

尤怡评此方说："此亦外邪内饮相搏之证，而兼烦躁，则挟有热邪，麻桂药中，必用石膏，如大青龙之例也。又此条见证，与上条颇同，而心下寒饮，则非温药不能开而去之，故不用越婢加半夏；而用小青龙加石膏，温寒并进，水热俱损，于法尤为密矣。"

射干麻黄汤

【出处】汉·张仲景《金匮要略》。

【组成】射干十三枚（一法三两）　麻黄四两　生姜四两　细辛　紫菀　款冬花各三两　五味子半升　大枣七枚　半夏（大者洗）八枚（一法半升）

【用法】上九味，以水一斗二升，先煮麻黄两沸，去上沫，纳诸药，煮取三升，分温三服。

【功用】散寒宣肺，降逆化痰。

【主治】原著用于治疗寒饮郁肺之证。症见咳而上气，喉中水鸡声。

【解析】咳而上气，喉中水鸡声，即临床所见的哮喘病。由于寒饮郁肺，肺气不宣，故上逆喘咳；痰阻气道，气触其痰，故喉中痰鸣如水鸡声，这是寒饮咳喘的常见症状，治当散寒宣肺、降逆化痰。方用射干消痰开结，麻黄宣肺平喘，生姜、细辛散寒行水，款冬、紫菀、半夏降气化痰；五味子收敛肺气，与麻、辛、姜、夏诸辛散之品同用，使散中有收，不致耗散太过，更助以大枣安中，调和诸药，使邪去而正不伤，是寒饮咳喘常用的有效方剂。正如喻昌所说："发表、下气、润燥、开痰；四法萃于一方，用以分解其邪，不使其合，此因证定药之一法也。"

厚朴麻黄汤

【出处】汉·张仲景《金匮要略》。

【组成】厚朴五两　麻黄四两　石膏如鸡子大　杏仁半升　半夏半升　干姜二两　细辛二两　小麦一升　五味子半斤

【用法】上九味，以水一斗二升，先煮小麦熟，去滓，纳诸药，煮取三升，温服一升，日三服。

【功用】解表化饮，清泄肺热。

【主治】原著用于治疗寒饮犯肺，气逆咳喘，表证未清，内有郁热之证。症见咳嗽喘逆，胸满烦躁，咽喉不利，痰声辘辘，但头汗出，倚息不能平卧，脉浮苔滑等。

【解析】本方散饮降逆，止咳平喘。方中厚朴、麻黄、杏仁宣肺利气降逆；细辛、干姜、半夏化痰止咳；石膏清热除烦；小麦养正安中；五味子收敛肺气。本方即小青龙加石膏汤的变方，以厚朴、杏仁、小麦易桂枝、芍药、甘草。麻黄配桂枝在于发汗，配石膏在于发越水饮。本方虽用麻黄，但不配桂枝而伍以石膏，可知本证的脉浮不一定是表证，而是饮邪挟热上迫，病势倾向于表所致。再从重用厚朴来看，可知本方尚有胸满症状。去芍药、甘草者，因酸甘不利于饮邪胸满，加杏仁以增强止咳平喘之力。小麦之用，一方面具有甘草的养正安中之功，另一方面能协助石膏而除烦热。

桂苓五味甘草汤

【出处】汉·张仲景《金匮要略》。

【组成】茯苓四两　桂枝四两（去皮）　甘草三两（炙）　五味子半升

【用法】上四味，以水八升，煮取三升，去滓，分温三服。

【功用】平冲降逆，收敛真气。

【主治】原著用于治疗体虚之人患支饮咳嗽服小青龙汤后发生冲气的证治。症见服小青龙汤后，多唾口燥，寸脉沉，尺脉微，手足厥逆，气从少腹上冲胸咽，手足痹，其面翕热如醉状，因复下流阴股，小便难，时复冒者。

【解析】咳逆倚息不得卧的支饮之证，服小青龙汤以后，痰唾多而口干燥，为寒饮将去之象。但由于其人下焦阳虚，支饮上盛，是一种下虚上实之证，所以寸脉见沉，尺脉微弱，而且四肢厥逆。这种病情，虽然寒饮在于上焦，但不能仅用温散之剂，因温散易于发越阳气，影响冲脉，滋生变端，必须兼顾下焦，始为虚实两全之策。服小青龙汤后，固然寒饮得以暂解，但虚阳亦随之上逆，出现种种变证，如气从小腹上冲，直至胸咽，四肢麻木，其面翕热如醉状等。由于冲脉为病是时发时止的，所以冲气有时又能还于下焦，但冲逆则一身皆逆，所以下则小便困难，上则时作昏冒。当此之时，宜急予敛气平喘，用桂苓五味甘草汤，使上冲之气平，然后再议他法。方中桂枝、甘草辛甘化阳，以平冲气；配茯苓引逆气下行；用五味子收敛耗散之气，使虚阳不致上浮。

苓甘五味姜辛汤

【出处】汉·张仲景《金匮要略》。

【组成】茯苓四两　甘草　干姜　细辛各三两　五味子半升

【用法】上五味，以水八升，煮取三升，去滓，温服半升，日三服。

【功用】散寒泄满，化饮止咳。

【主治】原著用于治疗冲气已平，支饮复作之证。症见咳嗽、胸满。

【解析】服桂苓五味甘草汤后，冲气即见下降，但咳嗽、胸满之证又复发作，这是冲逆虽平，而支饮又发，宜再除饮治咳，而用本方。因冲逆已平，故不需桂枝，但咳满又加，故用干姜、细辛以散寒泄满，合五味子以蠲饮止咳。

桂苓五味甘草去桂加干姜细辛半夏汤

【出处】汉·张仲景《金匮要略》。

【组成】茯苓四两　甘草　细辛　干姜各二两　五味子　半夏各半升

【用法】上六味，以水八升，煮取三升，去滓，温服半升，日三服。

【功用】温肺散寒，涤痰化饮。

【主治】原著用于治疗服苓甘五味姜辛汤后，咳满即止，而下焦水饮逆冲复作的证治。症见头眩冒而呕。

【解析】饮邪上逆，故见眩冒而呕，治当温阳化饮，降逆止呕。故以苓甘五味姜辛汤温阳化饮，更加半夏降逆止呕、燥湿祛痰、下气散结，以去在下之饮，则饮邪消、逆气平、阳升阴降，眩冒自止。

苓甘五味加姜辛半夏杏仁汤

【出处】汉·张仲景《金匮要略》。

【组成】茯苓四两　甘草三两　五味子半升　干姜三两　细辛三两　半夏半升　杏仁半升（去皮尖）

【用法】上七味，以水一斗，煮取三升，去滓，温服半升，日三服。

【功用】温肺散寒，化气消饮。

【主治】原著用于治疗服苓甘五味姜辛半夏汤后，水去呕止，但见形肿者。

【解析】服药后水去呕止是里气转和，但表邪未宣，故其人尚见形肿。所以于苓甘五味姜辛半夏汤中加一味杏仁，继续清除余邪，兼以宣肺利气，气化则饮消，形肿亦可随之而减。杏仁辛开苦泄，内通肺气而达表，化气行水，外宣皮毛而开腠理，去水饮。从形肿一证而论，本可应用麻黄发汗消肿，但由于其人气弱血虚，故不能用。

苓甘五味加姜辛半杏大黄汤

【出处】汉·张仲景《金匮要略》。

【组成】茯苓四两　甘草三两　五味子半升　干姜三两　细辛三两　半夏半升　杏仁半升　大黄三两

【用法】上八味，以水一斗，煮取三升，去滓，温服半升，日三服。

【功用】温化水饮，降逆泄热。

【主治】原著用于治疗水饮挟热，胃热上冲熏其面，而见面热如醉的证治。

【解析】由于水饮挟热，上熏于面，治当温阳化饮兼泄热降浊。故于苓甘五味姜辛半夏杏仁汤中加大黄，以用其苦寒泄热，和胃去饮。正如赵以德所说："服后五变，因胃有热，循脉上冲于面，热如醉，加大黄以泄胃热。盖支饮证，其治始终不离小青龙之加减，足为万世法也。"

补肺汤

【出处】唐·孙思邈《备急千金要方》卷十七方。

【组成】苏子一升　桑白皮五两　半夏六两　紫菀　人参　甘草　五味子　杏仁各二两　射干　款冬花各一两　麻黄　干姜　桂心各三两　细辛一两半

【用法】为粗末，水煎，分五次（昼三夜二）服。

【功用】散寒宣肺，降逆化痰。

【主治】肺气不足，咳逆上气，咳嗽喘息不能卧，吐沫唾血，不能饮食。

【解析】本方为射干麻黄汤去大枣，以干姜易生姜，加苏子、桑白皮、人参、甘草、杏仁、桂心而成。肺气不足，卫外不固，又为风寒之邪所袭，肺失其宣降则见咳逆上气，甚则咳嗽喘息不能卧；咳喘频作，肺络受损，故见吐沫唾血，治宜散寒宣肺、降逆化痰止咳。方用射干祛痰利咽，《本草经疏》指出"射干，苦能下泄，故善降，兼辛善散。故主咳逆上气，喉痹咽痛，不得消息，散结气"。麻黄发表散寒、宣肺平喘，配以桂心而增其发散之力，配以杏仁而增其宣肺之功。干姜、细辛温以散寒，款冬、紫菀、半夏、苏子降气化痰止咳，桑白皮清肺化痰，五味子收敛肺气，散中有收，不致耗散太过，更以人参、甘草益气和中，扶正以祛邪。

干姜汤

【出处】唐·王焘《外台秘要》卷九引深师方。

【组成】干姜　麻黄各四两　紫菀　五味子各一两　杏仁七枚　桂心　炙甘草各二两

【用法】水煎，分三次服。

【功用】散寒宣肺，降逆化饮。

【主治】冷嗽气逆。

【解析】此方为小青龙汤去芍药、半夏、细辛加紫菀而成。肺为风寒所袭，失其宣发肃降之职，故而气逆于上而见咳嗽。本方重用干姜、麻黄温肺散寒，以驱在外之邪，桂枝助麻黄发表散寒，紫菀化痰止咳，五味子收敛肺气，并防麻、桂、姜之发散伤正，甘草调和诸药。

五味子散

【出处】宋·王怀隐《太平圣惠方》卷四十六方。

【组成】五味子　桂心各一两　炙甘草　紫菀　麻黄　细辛各三分　炮姜二分　陈皮半两

【用法】为末，每服三钱，加大枣一枚，水煎去渣服，日三次。

【功用】散寒宣肺，化痰止咳。

【主治】气嗽，胸满短气，不欲饮食。

【解析】方为小青龙汤去芍药、半夏加紫菀、陈皮、大枣，以炮姜易干姜而成。肺为风寒所袭，失其宣发肃降之职，气逆于上，故而咳嗽、胸满、短气，气逆于上，胃失通降，故见不欲饮食。方用麻、桂发表散寒、宣肺止咳；炮姜可守可走，同细辛温肺散寒；陈皮燥湿化痰和中，而较半夏更为平和；五味子敛肺止咳；紫菀化痰止咳；甘草调和诸药；大枣和胃安中。

温 肺 汤

【出处】宋·陈师文《太平惠民和剂局方》卷四方。

【组成】白芍药六两　炒五味子　炮姜　制半夏　陈皮　杏仁　炒甘草各三两　细辛二两（一方去白芍药、细辛）

【用法】为粗末，每服三钱，水煎服，滓再煎服。

【功用】温肺化饮，平喘止咳。

【主治】肺虚，久客寒饮，发则喘咳，不能坐卧，呕吐痰沫，不思饮食。

【解析】方为小青龙汤去麻、桂加杏仁、陈皮，以炮姜易干姜而成。肺虚久咳，其气已虚，若再用麻黄、桂枝发散则徒然伤正，而邪气更盛，故去麻、桂而不用。本方重用芍药敛阴益营，半夏、陈皮燥湿化痰，炮姜、细辛温散寒饮，杏仁降气平喘，五味子敛肺止咳，甘草调和诸药。

杏 子 汤

【出处】宋·陈师文《太平惠民和剂局方》卷四引《易简方论》。

【组成】人参　半夏（汤洗七次）　茯苓　芍药　肉桂（去皮）　炮姜　细辛　炙甘草五味子各等份

【用法】为粗末，每服四钱，加杏仁五枚、生姜五片，水煎去渣，食前服。

【功用】温肺止咳，补气化饮。

【主治】内伤、外感咳嗽，虚劳咯血，痰饮停积。

【解析】本方为小青龙汤去麻黄加人参、茯苓、杏仁、生姜，并以炮姜易干姜。方用肉桂散寒解表，配以芍药调和营卫，生姜、炮姜、细辛同用而温肺散寒以化饮，半夏辛燥，降逆化痰以蠲饮，杏仁降气止咳，人参、茯苓、甘草补脾益气以扶正而祛邪，五味子敛肺止咳。

温 肺 散

【出处】宋·医官合编《圣济总录》卷四十八方。

【组成】细辛二两　炙甘草　炮姜　五味子　茯苓各四两

【用法】为末，每服一钱匕，食后，临卧白水送下。

【功用】温肺化饮。

【主治】肺中寒，咳唾浊沫。

【解析】本方即苓甘五味姜辛汤以炮姜易干姜而成。外邪侵袭，或从口鼻而入，或从皮毛而受，肺卫受感，而致肺气壅遏不宣，清肃之令失常，则痰浊滋生，阻塞气道，影响肺气之出入，因而导致咳唾浊沫。治当温肺化饮，散寒宣肺。方用茯苓、甘草益气和中，化饮除湿，炮姜、细辛温肺散寒止咳，五味子敛肺止咳。

杏仁五味子汤

【出处】王庆国，贾春华《日本汉医名方选》。

【组成】杏仁 3 克　五味子 2 克　茯苓 4 克　甘草 2.5 克

【用法】水煎内服。

【功用】宣肺化饮，敛肺止咳。

【主治】咳嗽短气，胸中气塞，痰多清涎，时觉胸痛，苔白而滑，脉弦或滑，证属痰饮阻肺者。

【解析】此方乃栗园浅田所制，乃在《金匮要略》茯苓杏仁甘草汤中加入五味子而成。茯苓杏仁甘草汤为治疗"胸痹，胸中气塞，短气"之方，其病机为痰饮居肺，阻滞胸阳所致。方中茯苓渗湿利水、疏通肺气，杏仁利肺气以祛痰湿，甘草和中扶正，三药相合，使水饮去，肺气利，诸症可除。而此方中又加入五味子一药，五味子味酸性温，味酸能敛肺气之虚，性温能助茯苓之化饮；且与杏仁相伍，一散一收，有利于肺气之开合。此外，《本经》云其"主咳逆上气"，《用药法象》云其"治嗽以之为君"，仲景也常用之止嗽。因此，此药之加入，可增强止嗽之效，故栗园浅田云本方治"较茯苓杏仁甘草汤之咳嗽甚者"。对年龄较大而病程较长，痰饮内阻之咳嗽短气等症有效。

第 五 章
承气汤方族

承气汤方族一览表

朝代	方　剂	出处	作者
汉	大承气汤	伤寒论	张仲景
	小承气汤		
	调胃承气汤		
	厚朴大黄汤	金匮要略	
	厚朴三物汤		
	厚朴七物汤		
	大黄甘草汤		
	大黄牡丹汤		
	大黄硝石汤		
南北朝	大黄汤	刘涓子鬼遗方	刘涓子
唐	凉膈连翘汤	银海精微	孙思邈
	练中丸	备急千金要方	
	增损承气丸	外台秘要	王焘
	大黄泄热汤		
宋	凉膈散	太平惠民和剂局方	陈师文
	调气丸	太平圣惠方	王怀隐
	紫菀散		
	大黄汤	圣济总录	医官合编
金	三一承气汤	宣明论方	刘完素
	当归承气汤	素问病机气宜保命集	
	三化汤		
	厚朴枳实汤		
	荆黄汤		

续表

朝代	方　剂	出处	作者
金	当归承气汤	伤寒标本心法类萃	
	四生丸	儒门事亲	张从正
	牛黄通膈汤	医学启源	张元素
	顺气散	洁古家珍	
元	破棺丹	卫生宝鉴	罗天益
明	枳实大黄汤	寿世保元	龚廷贤
	厚朴汤	医学入门	李梴
	枳朴大黄汤	症因脉治	秦景明
	大黄枳壳汤		
	黄龙汤	伤寒六书	陶华
	六乙顺气汤	伤寒六书纂要辨疑	童养学
	通神散	证治准绳	王肯堂
	大黄朴硝汤		
	紫草承气汤		
	承气养营汤	温疫论补注	吴又可
清	洗痔黄硝汤	疡医大全	顾世澄
	枳实大黄汤	痧胀玉衡	郭志邃
	调胃承气加芍药地黄汤	四圣悬枢	黄元御
	小承气加芍药地黄汤		
	增液承气汤	温病条辨	吴鞠通
	牛黄承气汤		
	新加黄龙汤		
	导赤承气汤		
	宣白承气汤		
	护胃承气汤		
	凉膈白虎汤	医宗金鉴	吴谦等
	凉膈消毒饮		
	凉膈散		
	清咽奠阴承气汤	疫喉浅论	夏云
	解毒承气汤	伤寒温疫条辨	杨璇
	解毒承气汤	重订通俗伤寒论	俞根初、何廉臣增订，徐荣斋重订
	犀连承气汤		
	清心汤	张氏医通	张璐
	镇逆承气汤	医学衷中参西录	张锡纯

续表

朝代	方　剂		出处	作者
日	承气汤		伤寒论辑义	丹波元简
	生地黄汤			
	大成汤			
	加味承气汤			
	涤毒散			
	崔氏承气丸			
现代	治狂一方		日本汉医名方选	王庆国、贾春华
	承气丸			

自仲景创制三承气汤后，经后世医家的临床实践，使其治疗范围不断扩展，并由此衍化出不少具有通下作用的有效方剂，这类以三承气汤为母方，经过加减变化而发展形成的方剂系列即是承气汤方族。此类方剂，在组成上均以三承气汤为基础进行加减化裁，但组方法度不拘一格，各具特色，功效主治也同中有异，各有侧重，以应病变之百端。例如吴鞠通在《伤寒论》三承气汤的基础上，根据温病伤阴的病理特点，结合温热之邪所袭脏腑部位的不同，经过加减化裁，制定了七首加减承气汤，不但处方用药有了新的发展，而且使其适应证有所扩充。由此可见，后人之用既继承了仲景之学，又自出新意，可师可法，颇切临床实际。下面就将此类方剂一一述及。

大承气汤

【出处】汉·张仲景《伤寒论》。

【组成】大黄四两（酒洗）　厚朴半斤（炙，去皮）　枳实五枚（炙）　芒硝三合

【用法】上四味，以水一斗，先煮二物，取五升，去滓，内大黄，更煮取二升，去滓，纳芒硝，更上微火一两沸，分温再服。得下，余勿服。

【功用】荡涤燥结，泻热除满。

【主治】原著用于治疗痞、满、燥、实、坚俱备的阳明腑实证。症见大便难，或不大便六七日以上，腹满硬痛而拒按，潮热，谵语，不恶寒，舌苔干黄或焦燥起刺，脉沉迟或沉实有力。还可见手足濈然汗出，甚则汗出不止；身重短气，甚则喘冒不能卧；烦躁，心中懊侬，独语如见鬼状，甚则不识人，循衣摸床，惕而不安，或目中不了了，睛不和，直视；或热结旁流，自利清水，色纯青，气味臭秽，以及口舌干燥，不能食等。据《金匮要略》载，本证还

可见：①痉病，胸满口噤，卧不着席，脚挛急，齘齿；②宿食，脉数而滑，或寸口脉浮而大，按之反涩，尺中亦微而涩，下利，不欲食；③下利，脉反滑，按之心下坚，或至时复发；④产后恶露不尽，少腹坚痛，不大便，烦躁发热，不食，食则谵语。

【解析】本方用治痞、满、燥、实、坚俱备的阳明腑实证。痞者，心下痞闷窒

塞；满者，腹胁胀满而急；燥者，肠中燥屎干结；实者，腹痛大便不通；坚者，脘腹扪之硬坚，或大便干结成球。故用本方通腑泄热，去滞除满，急下存阴。方中大黄苦寒，荡涤肠胃，泻热通便；芒硝咸寒，泻热导滞，软坚润燥；厚朴苦温，行气导滞以泄满；枳实苦寒，破气消胀以除痞；二药通利肠胃之气，以助硝、黄泻下燥热积滞。四味合用，制大其服，有通顺腑气，推陈致新之功，为峻下之剂。因可迅速泻去邪热，故能保存津液。少阴病热结旁流者，即取其急下存阴之功。

小承气汤

【出处】汉·张仲景《伤寒论》。

【组成】大黄四两（酒洗）　厚朴二两（炙，去皮）　枳实三枚（炙）

【用法】上三味，以水四升，煮取一升二合，去滓，分温二服。初服汤当更衣，不尔者尽饮之，若更衣者勿服之。

【功用】泻热通便，消滞除满。

【主治】原著用于治疗阳明病腑实痞满证或热结旁流证。症见大便硬、腹胀满、心下痞硬、烦躁、谵语、潮热、多汗、脉滑而疾、舌苔黄等。除大便不通较为常见外，亦有下利者，此种下利属肠胃热实、积滞内蓄，故多下利黏秽而不爽，或伴有腹痛拒按。

【解析】本方有泻热通便，除满消痞之功。方中大黄荡涤实热，攻下积滞，推陈致新；厚朴行气泄满；枳实破结消痞。与大承气汤相比，本方无芒硝，大黄不后下，厚朴、枳实用量减轻，故泻下力量较缓。柯琴对此论云："夫方分大小，有二义焉。厚朴倍大黄，是气药为君，名大承气。大黄倍厚朴，是气药为臣，名小承气。味多性猛，制大其服，欲令泄下也，因名曰大。味少性缓，制小其服，欲微和胃气也，故名曰小。二方煎法不同，更有妙义。大承气用水一斗，先煮枳朴，煮取五升，内大黄，煮取三升，内硝者，以药之为性，生者锐而先行，熟者钝而和缓。仲景欲使芒硝先化燥屎，大黄继通地道，而后枳朴除其痞满，缓于制剂者，正以急于攻下也。若小承气则三物同煎，不分次第，而服之四合，此求地道之通，故不用芒硝之峻，且远于大黄之锐矣。故称为微和之剂。"

调胃承气汤

【出处】汉·张仲景《伤寒论》。

【组成】大黄四两（去皮，清酒洗）　甘草二两（炙）　芒硝半升

【用法】上三味，以水三升，煮取一升，去滓，纳芒硝，更上火微煮令沸，少少温服之。

【功用】泻热和胃，润燥软坚。

【主治】原著用于治疗邪传阳明或太阳病汗吐下后损伤胃津所致的燥热结实证。

症见不恶寒、蒸蒸发热、不大便、腹胀满、谵语、心烦，或虽下利而脉反和，或心下温温欲吐而胸中痛、大便反溏、腹微满、郁郁微烦。此外，可见口渴喜冷饮、舌红苔黄而干、脉滑数等。

【解析】本方能泻热和胃，润燥软坚。方中大黄苦寒，泻热去实，推陈致新；芒硝咸寒，润燥软坚，通利大便；炙甘草味甘气温，既能和中，又能缓硝黄峻下。三味相合，共成泻下阳明燥热结实而不损胃气之剂。尤怡："调胃承气，乃下药之最轻者，以因势利导，故不取大下而取缓行耳。……调胃者，调其胃气，返于中和，不使热盛实气，而劫夺津气也。"

厚朴大黄汤

【出处】汉·张仲景《金匮要略》。

【组成】厚朴一尺　大黄六两　枳实四枚

【用法】上三味，以水五升，煮取二升，分温再服。

【功用】开痞通便，除饮涤痰。

【主治】原著用于治疗支饮胸满。

【解析】本方为导滞荡实之剂。方以厚朴为君，重在温开苦降，行气导滞，化湿除满；枳实破气散结，通阳而宣痹气，二味合用，则胸中之气滞行，胸满得除；以大黄荡实泻下，以通大便，故亦可治支饮兼胸满之证。陈元犀对此方论曰："君以厚朴者味苦性温为气分之药，苦降温开使阳气通，则胸中之饮化矣；枳实形圆臭香，香以醒脾，圆以旋转，故用以为佐；继以大黄直决地道，地道通则饮邪有不顺流而下出哉。又按小承气汤是气药为臣，此汤是气药为君，其意以气行而水亦行，意深矣。三物汤、小承气汤与此汤药品俱同，其分两主治不同，学者宜细心研究。"

厚朴三物汤

【出处】汉·张仲景《金匮要略》。

【组成】厚朴八两　大黄四两　枳实五枚

【用法】上三味，以水一斗二升，先煮二味，取五升，纳大黄，煮取三升，温服一升，以利为度。

【功用】行气泄满，下积通便。

【主治】原著用于治疗气胀甚于实积的腹满证。症见腹部胀满疼痛、大便不通。

【解析】本方为行气泄满，消痞导滞之剂。由于腹痛、气滞胀满、大便不通，故以厚朴行气导滞，消痞散满为主药，佐以枳实之破气消痞，散积通闭，使气滞通，大便行，更以大黄之荡实泄热，导便下行。本方与小承气汤、厚朴大黄汤药味相同，但用量各异，主治有别。本方以厚朴为君，其用量倍于大黄，重在行胃肠滞气；小承气汤以大黄为君，其用量倍于厚朴，重在泻胃家实热；厚朴大黄汤中厚朴、大黄用量均重，皆为君药，意在开胸顺气泄水饮。可知古人立方命名，实包含辨证论治之意。

厚朴七物汤

【出处】汉·张仲景《金匮要略》。

【组成】厚朴半斤　甘草　大黄各三两　大枣十枚　枳实五枚　桂枝二两　生姜五两

【用法】上七味，以水一斗，煮取四升，温服八合，日三服。呕者加半夏五合，下利去大黄，寒多者加生姜至半斤。

【功用】调和营卫，行气除满。

【主治】原著用于治疗腹满兼表证。症见腹胀满，发热，脉浮而数，饮食如故。

【解析】本证系太阳表邪未解兼见阳明腑实，所以用表里两解的厚朴七物汤治疗。本方即桂枝去芍药合厚朴三物汤而成。本方为解肌发表，疏泄里实之剂。由于腹满而兼有表证，而里证重于表证，故重用厚朴、枳实以理气消痞，泄满除胀为主，佐以大黄荡涤里实，通便导滞，即厚朴三物汤之意。因其腹满而不痛，故去芍药，而用桂枝、生姜解表散寒，发汗解肌；甘草、大枣补脾和中，和解内外。若胃气上逆故加半夏降逆止呕；若下利则脾胃已伤，故去大黄之苦寒；若寒盛则重用生姜，以之通阳散寒。

大黄甘草汤

【出处】汉·张仲景《金匮要略》。

【组成】大黄四两　甘草一两

【用法】上二味，以水三升，煮取一升，分温再服。

【功用】泻热去实，降逆止呕。

【主治】原著用于治疗胃肠实热而致的呕吐。症见食入于胃，旋即吐出。又治吐水。

【解析】病因实热壅阻胃肠，腑气不通，以致在下则肠失传导而便秘，在上则胃不能纳谷以降，且火性急迫上冲，故食已即吐。治用大黄甘草汤泻热去实，使实热去，大便通，胃气和，则呕吐自止，亦即所谓"欲求南熏，先开北牖"之意。方中大黄荡涤肠胃实热，甘草缓急和胃，使攻下而不伤正。魏念庭论曰："又有实邪在胃。食已即吐者，非朝食暮吐，暮食朝吐之吐也；胃反之吐，食入而停，以停而吐者，虚寒也。此吐食入而逆，以逆而吐者，实热也，虚实虚热，辨证既详，而后可不彼此混淆也。主之以大黄甘草汤，为实热在胃者立法也。"

大黄牡丹汤

【出处】汉·张仲景《金匮要略》。

【组成】大黄四两　牡丹一两　桃仁五十个　瓜子半升　芒硝三合

【用法】上五味，以水六升，煮取一升，去滓，纳芒硝，再煎沸，顿服之，有脓当下；如无脓，当下血。

【功用】泻热通壅，逐瘀排脓。

【主治】原著用于治疗肠痈之脓未成者。症见少腹肿痞，按之即痛如淋，小便自调，时时发热，自汗出，复恶寒，其脉迟紧。

【解析】本证系由热毒内聚，营血瘀结肠中，经脉不通所致。故见少腹肿痞，拘急拒按，按之则如小便淋痛之状。因其病位在肠而未及膀胱，故小便正常。正邪相争，营郁卫阻，故时时发热、恶寒、汗出。若脉迟紧有力，为热伏血瘀而脓尚未成，急当荡热逐瘀，使瘀热得下，肠痈可愈。方以大黄、芒硝苦寒清热泻下，荡涤肠胃湿热瘀结之毒，消痈散结，推陈致新；桃仁活血行滞，破瘀生新；丹皮清热凉血，活血祛瘀；冬瓜子清热利湿，消痈排脓。四味共奏泻热排毒，散瘀导滞之功。

大黄硝石汤

【出处】汉·张仲景《金匮要略》。

【组成】大黄　黄柏　硝石各四两　栀子十五枚

【用法】上四味，以水六升，煮取二升，去滓，纳硝，更煮取一升，顿服。

【功用】通腑泄热，利湿除黄。

【主治】原著用于治疗黄疸，症见腹满，小便不利而赤，自汗出。

【解析】本方为荡涤湿热之剂。由于黄疸病表和里不解，而致腹满里实热盛，故以大黄荡涤实热，散满导滞，并去血分之热；硝石苦寒泄热，导热下行；黄柏清下焦湿热；栀子清三焦之热而利湿，使湿热从二便而去。魏念庭论曰："若夫黄疸病腹而小便不利，而赤者知湿热之邪内盛也，加以自汗出，则里无外邪之郁而疸自成，是表和而里实也。里实当下之，宜大黄硝石汤，为实热内盛者，主治也。大黄、黄柏、栀子之苦寒，兼用不害，加以硝石引从小便得出。服法煮后去滓，内硝更煮者，所以化苦寒之烈性为柔顺，清热邪而不致伤胃阳也。内硝顿服，治湿热必尽除其根，防其复作增剧也。"

大 黄 汤

【出处】南北朝·刘涓子《刘涓子鬼遗方》卷三方。

【组成】大黄　黄芩各三两　栀子五十个　升麻二两　芒硝（冲服）一两（一方作二两）

【用法】水煎，分三次服，快利为度。

【功用】泻热解毒，消痈排脓。

【主治】实热痈疽，二便不通。

【解析】本方即调胃承气汤去甘草，加黄芩、栀子、升麻而成。方用大黄、芒硝攻下毒热，通利二便；黄芩、栀子、升麻清热解毒消痈。

练 中 丸

【出处】唐·孙思邈《备急千金要方》卷十五方。

【组成】大黄八两 葶苈子 杏仁 芒硝各四两

【用法】为末，炼蜜为丸，梧桐子大，每服七分，食后服，日二次。

【功用】泻下通便，消滞化积。

【主治】宿食不消，大便难。

【解析】本方即调胃承气汤去甘草，加杏仁、葶苈子而成。宿食不消，郁而化火，肠胃积热，燥热内结，耗伤津液，肠道失其濡润，故而大便不行。方以大黄、芒硝攻下积热，荡涤肠胃而通便；杏仁有润肠通便之功，《本草便读》称其"能润大肠，故大肠气闭者可用之"。葶苈子苦寒清热，配以杏仁可泻大肠积热。

凉膈连翘汤

【出处】唐·孙思邈《银海精微》。

【组成】连翘 大黄 黄连各二两 薄荷 栀子 甘草 黄芩 朴硝各一两

【功用】攻逐邪热，清肝泻火。

【主治】治五脏壅热，肝膈毒风上冲，眼目忽然肿痛难忍者。

【解析】方用调胃承气汤逐热下行，芩、连、栀子、连翘清肝泻热，解毒消肿，薄荷叶疏解肝经风热。

增损承气丸

【出处】唐·王焘《外台秘要》卷六引延年方。

【组成】前胡 大黄 炙枳实各七分 桂心 干姜 吴茱萸各五分 茯苓四分 芍药六分 炙厚朴 陈皮各十分 杏仁七十枚

【用法】为末，蜜和丸，梧桐子大，每服七丸，服后稍停饮酒任性，以气宣下泄为度。

【功用】宣壅导滞，降逆散寒。

【主治】胸胁支满，腹胀多噫，醋咽气逆，两胁痛。

【解析】本方即大承气汤去芒硝，加前胡、桂心、干姜、吴茱萸、茯苓、芍药、陈皮、杏仁而成。本方当属温下之剂，适用于因寒成结之里实证。寒凝者非温不散，积滞者非下不除，故以本方温散寒结、下其里实。阳气不足，脾胃虚寒，运化失健，久而成寒积。气机不运，甚则上逆，故见胸胁支满、腹胀多噫，醋咽气逆，两胁痛。方用大黄、枳实、厚朴攻下实积，行气导滞；用桂心、干姜、吴茱萸散寒降逆；杏仁降气，且可润燥通便；茯苓、陈皮健脾和中；芍药敛阴和营止痛；前胡长于下气，《别录》谓其主"胸胁中痰，心腹结气"。

大黄泄热汤

【出处】唐·王焘《外台秘要》卷十六引《删繁方》方。

【组成】大黄　泽泻　黄芩　栀子仁　芒硝　桂心各二两　大枣三十枚　石膏八两　炙甘草一两

【用法】先将大黄水浸一夜，芒硝另置，余药先煎取汁，纳大黄继煮二沸，取汁下芒硝，分三次服。

【功用】泻热通便，清火利湿。

【主治】心劳热，口疮，大便秘，心满痛，小腹热。

【解析】本方即调胃承气汤加黄芩、栀子、桂心、石膏、泽泻、大枣而成。心经有热，循经上炎则发口疮、胸满而痛；热盛于内，肠胃失其传导通降之职，则大便不行、小腹热。方用调胃承气汤泻热和胃，润燥软坚；加黄芩、栀子增其泻热之力；泽泻性寒而能泄热，且其又有利小便之功，可使热从小便而去；石膏清胃泻火；方中更用桂心反佐，防止大量苦寒之品耗伤正气；又以大枣三十枚而保胃气，护津液，一则防苦寒伤胃，一则扶正以祛邪。

调 气 丸

【出处】宋·王怀隐《太平圣惠方》卷十六方。

【组成】芒硝　炒大黄　杏仁（麸炒，研如黄）各二两　枳实（麸炒）一两

【用法】为细末，炼蜜为丸，梧桐子大，每服三十丸，不拘时服。如未利，再服。

【功用】通便泄热，润燥软坚。

【主治】脾胃燥热，大便不通。

【解析】本方即大承气汤以杏仁易厚朴而成。脾胃燥热内结，耗伤津液，而大承气汤为通腑泻热、去滞除满的峻下之剂，若用之不当，则恐有伤津之弊，故本方去苦辛温之厚朴，加苦微温之杏仁，以增其润燥之功，且制以丸剂，以图峻药缓攻。

紫 菀 散

【出处】宋·王怀隐《太平圣惠方》卷六方。

【组成】紫菀　桔梗　大黄（微炒）　朴硝　木通各一两　茅根二两　甘草（炙微赤）半两

【用法】为末，每服三钱，水煎，不拘时服。

【功用】泻热除满，化痰止咳。

【主治】肺脏壅热，心胸闷，咳逆，食少，大肠不利。

【解析】 本方即调胃承气汤加紫菀、桔梗、木通、茅根而成。热壅于肺，失其宣降，胸中之气运转不利，则见心胸满闷、咳逆；肺与大肠相为表里，大肠职司传导，赖肺气之下降而排泄通降。肺失宣肃则见大肠传导不利。方用调胃承气汤泻热除满，行气导滞；紫菀、桔梗化痰止咳，利肺气而通腑气；木通、茅根其性寒凉，通利水道，可使肺中之热从小便而出。

凉 膈 散

【出处】 宋·陈师文《太平惠民和剂局方》。又名连翘饮子。

【组成】 大黄　朴硝　甘草（炙）各二十两　栀子仁　薄荷叶　黄芩各十两　连翘二斤半

【用法】 上药为粗末，每服二钱，水一盏，入竹叶七片、蜜少许，煎至七分，去滓，食后温服；小儿可服半钱，更随岁数加减服之。得利下，住服。

【功用】 泻火通便，清上泄下。

【主治】 治脏腑积热，面热头晕，烦躁多渴，唇焦咽燥，舌中喉闭，目赤鼻衄，颌颊结硬，口舌生疮，痰实不利，睡卧不宁，谵语狂乱，便结溲赤等症。

【解析】 本方是用治上中焦邪郁生热之证。热聚胸膈，津液耗伤，故症见身热、口渴、胸膈烦热等；燥热不从下泄，化火上冲，因有面热、唇焦、咽燥、目赤、鼻衄等症。燥热上扰心神，则见卧不宁，谵语狂乱等症。方中重用连翘，以清热解毒为主；配黄芩以清心胸郁热；栀子通泻三焦之火，引热下行；薄荷、竹叶外疏内清；用芒硝、大黄荡涤胸膈邪热，导邪下行；配以白蜜、甘草，既能缓和芒硝、大黄峻泻之功，又可助芒硝、大黄以推导之力。诸药合用，清上与泻下并行，但泻下是为清泄胸膈郁热而设，所谓"以泻代清"，其意在此。

张秉成论曰："若火之散漫者，或在里，或在表，皆可清之散之而愈。如挟有形之物，结而不散者，非去其结，则病终不痊。故以大黄、芒硝之荡涤下行者，去其结而逐其热，然恐结邪虽去，尚有浮游之火，散漫上中，故以黄芩、薄荷、竹叶清彻上中之火；连翘解散经络中之余火；栀子自上而下，引火邪屈曲下行，如是则有形无形上下表里诸邪，悉从解散。用生甘草、生蜜者，病在膈，甘以缓之也。"

大 黄 汤

【出处】 宋·医官合编《圣济总录》卷九十二方。

【组成】 炒大黄　黄芩各一两　栀子四十枚　炙甘草　芒硝各半两

【用法】 为末，每服三钱匕，水煎去渣，不拘时服，快利即止。

【功用】 泻火通便。

【主治】 虚劳，肾经有热，膀胱不通，小便不利。

【解析】 本方即调胃承气汤加黄芩、栀子而成。方用调胃承气汤泻下热邪，更以黄芩、栀子清泄三焦之热。

三一承气汤

【出处】金·刘完素《宣明论方》卷六方。

【组成】大黄　芒硝　厚朴　枳实各半两　甘草一两

【用法】为粗末，加生姜三片，水煎服。

【功用】泻热和胃，润燥软坚。

【主治】伤寒杂病，内外所伤，腹满咽干，烦渴谵妄，心下按之硬痛，小便赤涩，大便结滞；或湿热内甚而为滑滞；身热喘咳，闷乱惊悸癫狂，目疼口疮，舌肿喉痹，肠痈，阳明胃热发斑，脉沉可下者，小儿热极惊风，并斑疹黑陷，小便不通，腹满欲死；或斑疹后热不退，久不作痂，或作斑纹疮癣久不已者；又新病卒暴心痛，风痰酒呃，肠垢积滞，久壅风热，暴伤酒食，心烦闷乱，脉数沉实；或肾水阴虚，阳热独甚而僵仆卒中，暴喑不语，蓄热内甚，阳厥极深，脉反沉细欲绝；或里热亢极，阳极似阴，反为寒战，脉微绝；或风热燥甚，客于下焦，大小便涩滞不通；及两感表里热甚须下者。

【解析】本方是由大承气汤、小承气汤、调胃承气汤三方加减变化而成，故名三一承气汤。功能峻下热结调和胃气。方中大黄苦寒泻热通便，荡涤肠胃；芒硝咸寒泻热，软坚润燥；枳实、厚朴消痞除满，行气散结；甘草甘平，缓急和中，调和诸药。

当归承气汤

【出处】金·刘完素《素问病机气宜保命集》卷中方。

【组成】当归　大黄各一两　甘草半两　芒硝九钱

【用法】为粗末，每服二两，加生姜五片，大枣十枚，水煎，去渣热服，以大便利为度。

【功用】泻热开结，理血通窍。

【主治】阳狂，奔走骂詈，不避亲疏。

【解析】本方即调胃承气汤加当归、生姜、大枣而成。"诸躁狂越，皆属于火"，阳狂，奔走骂詈，不避亲疏，皆为阳有余，阴不足之证。故方用调胃承气汤泻下实热，治其有余；当归调理血分，补血益阴，使血分之邪得以随下而解，此为补其不足也。生姜、大枣调脾胃而和中，是扶正之用。

三 化 汤

【出处】金·刘完素《素问病机气宜保命集》卷中方。

【组成】厚朴　大黄　枳实　羌活各等份

【用法】为粗末，每服三两，水煎服，以微利为度。

【功用】泻实祛风。

【主治】中风，在外六经形证已解，内有便溺之阻格者。

【解析】本方即小承气汤加羌活而成。方以大黄、枳实、厚朴泻热通便，消滞除满；加羌活祛风而舒达经脉郁滞。

厚朴枳实汤

【出处】金·刘完素《素问病机气宜保命集》卷中方。

【组成】厚朴　枳实　诃子（半生，半熟）各一两　木香半两　黄连　大黄各二钱　炙甘草三钱

【用法】为末，每服三至五钱，水煎，去滓服。

【功用】泻热导滞，固肠止痛。

【主治】腹痛泄泻。

【解析】本方即小承气汤加诃子、木香、黄连、甘草而成。因饮食而致泻者，多为饮食过量，宿食内停；或不节肥甘，呆胃滞脾；或生冷不洁，有伤脾胃；或因脾胃受戕，水谷不化精微，反成痰浊。凡此均使脾胃运化失健，水谷停为食滞，形成泄泻。然饮食致泻者，亦有寒热之分。本证乃由湿热内蕴，伤及脾胃，传导失司，所致腹痛泄泻。故以"通因通用"之法治其泄泻，令气弱阳衰土平则愈。方用小承气汤推荡积滞，攻下邪热；木香、黄连清热燥湿，行气止痛；诃子苦涩固肠止泻；甘草调和诸药。

荆 黄 汤

【出处】金·刘完素《素问病机气宜保命集》卷中方。

【组成】荆芥穗一两　人参五钱　甘草二钱半　大黄三钱

【用法】为粗末，水煎去滓，调槟榔散二钱，空腹服。

【功用】泻热降逆，补气和胃。

【主治】上焦气热上冲，食已暴吐，脉浮而洪。

【解析】本方即大黄甘草汤加人参、荆芥穗、槟榔散而成。方用大黄甘草汤泻热和胃去实；更加槟榔散，既能行气消积以导滞，又能缓泻而通便；人参补中益气；荆芥穗宣肺气而通腑气。

当 归 承 气 汤

【出处】金·刘完素《伤寒标本心法类萃》。

【组成】大黄二钱　芒硝一钱半　厚朴一钱半　枳实一钱半　甘草二钱　当归二钱　生姜一钱　大枣二枚

【功用】泻热通便，养血和营。

【主治】治疗阳有余，阴不足证。

【解析】方中大黄苦寒泻热通便，荡涤肠胃；芒硝咸寒泻热，软坚润燥；枳实、厚朴消痞除满，行气散结；当归、大枣养血和血；生姜和营以散邪；甘草调和诸药。

四 生 丸

【出处】金·张从正《儒门事亲》卷十二方。

【组成】黑牵牛子　大黄　朴硝　皂角（蜜炙）各等份

【用法】为细末，泛水为丸，每服七十至八十丸，食后服。

【功用】泻热通便。

【主治】实热便秘。

【解析】本方为调胃承气汤去甘草，加黑牵牛子、皂角而成。方以大黄、芒硝泻下实热，通腑导滞；黑牵牛子少用可通大便，去积滞。李杲有牵牛子"少则动大便，多则下水"之说。《简易方》中用本品为末，姜汁送服，治大便不通。大便不行，实热壅滞，每易炼津成痰，闭阻关窍，故用皂角祛痰开窍，《本草纲目》载其有"通肺及大肠气"之功。

牛黄通膈汤

【出处】金·张元素《医学启源》卷中方。本方亦见于《卫生宝鉴》。

【组成】牛黄（别研）二钱　大黄　炙甘草各一两　朴硝（别研）三钱

【用法】为末，每服一两，水二钟，除牛黄、朴硝外，煎至一盏，去滓，入牛黄、朴硝一半调服，以利三、二行为度。未利，再量虚实加减服之。

【功用】泻下实结，开窍祛风。

【主治】初病风证，觉一、二日实，则急下之。

【解析】本方即调胃承气汤加牛黄而成。中风之病，起病急遽，症见多端，变化迅速，治宜从早从速。病只一、二日，即有大便里实之症，说明已有化热之势。故用调胃承气汤泻下邪热，解其化热之势；用牛黄祛痰泻热开窍，防其滋生变端。

顺 气 散

【出处】金·张元素《洁古家珍》方。

【组成】厚朴一两　枳实二钱　大黄四钱

【用法】为末，每服三至五钱，水煎服。

【功用】泻热和胃。

【主治】中消，热聚胃中，能食而小便黄赤。

【解析】本方即小承气汤增减药量而成。胃为水谷之海，五脏所需精微皆赖于此，胃火偏胜，灼津而消谷，水谷精微直下而不能濡养肌肤，故多食而消瘦，发为中消。正如《灵枢·经脉》所说："胃足阳明之脉……其有余于胃则消谷善饥，溺色黄。"治宜清胃泻热，攻下微利，泄夺火郁。方用厚朴、枳实行气导滞，大黄荡涤肠胃，清胃中之热。本方厚朴、枳实用量多于大黄，行气之力强于泻下之力，故名顺气散。

破棺丹

【出处】元·罗天益《卫生宝鉴》卷十三方。

【组成】大黄二两（半生，半熟） 芒硝 甘草各一两

【用法】为细末，炼蜜为丸，弹子大，每服半丸，茶水或温酒送下。

【功用】泻热消肿。

【主治】疮肿。

【解析】本方即调胃承气汤，变汤为丸。虽其主治与原方不同，但疮肿亦因实热内结，毒火攻冲而致，故用调胃承气汤泻热和胃，消肿散结。

黄龙汤

【出处】明·陶华《伤寒六书·杀车槌法》卷三方。

【组成】大黄 芒硝 枳实 厚朴 人参 当归 桔梗（后入） 甘草

【用法】加生姜三片、大枣二枚，水煎服。

【功用】扶正攻下。

【主治】因热邪传里，胃中燥屎结实，心硬痛，下利纯清水、谵语，发渴，身热。

【解析】本方即大承气汤加人参、当归、桔梗、甘草、生姜、大枣而成。燥热之邪与肠中糟粕相搏结而成燥屎，腑气通降失顺，故见心硬痛，下利纯清水、谵语，发渴，身热等症。方用大承气汤荡涤实热，攻下导滞；人参、当归补益气血以扶正；桔梗宣肺气而通大肠；甘草、生姜、大枣和胃而安中土。

厚朴汤

【出处】明·李梴《医学入门》卷六方。

【组成】厚朴 枳壳 高良姜 槟榔 朴硝 大黄各等份

【功用】泻热通便，消滞除满。

【主治】胀满。

【解析】本方即大承气汤以枳壳易枳实，加良姜、槟榔而成。枳壳作用较枳实缓和，以行气宽中除胀为主；良姜温中止痛；槟榔行气消积。全方寒温并用，辛苦同行，共奏消滞除满通便之功。

通 神 散

【出处】 明·王肯堂《证治准绳·女科》卷三方。

【组成】 炒大黄　芒硝　槟榔　炒郁李仁　桃仁各一两（一方有木香五钱）

【用法】 为细末，每服二钱，空腹粥饮调下。

【功用】 泻热通便，下气除满。

【主治】 大便实热不通，心腹胀痛，心胸烦闷，而欲饮食者。

【解析】 本方即大承气汤去枳实、厚朴，加槟榔、郁李仁、桃仁而成。里热壅滞，热气攻冲，故见心腹胀痛、心胸烦闷、大便不通；热以消谷，故而能食。方用大黄、芒硝泻热通便；用槟榔辛散苦泄，既能行气消积以导滞，又能缓泻而通便；郁李仁、桃仁润燥滑肠。本方较大承气汤行气消痞之力减，而润燥通便之力增。

大黄朴硝汤

【出处】 明·王肯堂《证治准绳·幼科》集三方。

【组成】 大黄（蒸）　生甘草　朴硝各一两

【用法】 为粗末，每服二钱，加蜜少许，水煎，不拘时服。

【功用】 泻热通便。

【主治】 小儿惊热涎风，二便不通。

【解析】 本方即调胃承气汤加白蜜而成。小儿惊热涎风，二便不通，治当泻热通便。但小儿稚嫩之体不耐攻伐，故大黄用蒸，以减其攻下之力；用生甘草增其清热解毒之力，《本草纲目》"解小儿胎毒惊痫，降火止痛"；芒硝软坚润燥；本方妙用白蜜补中扶正，滑肠通便，《本草纲目》"蜂蜜用药之功有五：清热也，补中也，解毒也，润燥也，止痛也。……故能调和百药而与甘草同功。"此方之制，可谓攻补兼施，以攻为主，方证甚合。

紫草承气汤

【出处】 明·王肯堂《证治准绳·幼科》集六方。

【组成】 紫草　枳实各一两　大黄四两　厚朴二两

【用法】 为粗末，每服五钱，以利为度。

【功用】 泻热化斑，凉血解毒。

【主治】 痘疮半数未出而喘息腹胀，大便不通，烦躁作渴，谵语不安者；并治温病发斑，壮盛烦躁，起卧不安，头面红肿，咽喉肿痛，吐脓血，面赤如锦纹，身痛如被杖，烦闷呕逆，腹痛狂乱，躁渴，或狂言下利，斑如豆大而圆，色紫黑而显，胸背腰腹俱稠者。

【解析】本方即小承气汤加紫草而成。火性阳热，最易生风动血，失于其治，则变证蜂起，病势危急。故方用小承气汤泻热攻邪，通便导滞，此为"釜底抽薪"治本之法；加紫草清热凉血而解血分之热，是为治标之用。本方药少力专，标本同治。

枳实大黄汤

【出处】明·龚廷贤《寿世保元》卷五方。

【组成】枳实　大黄　槟榔　厚朴各二钱　甘草三分　木香二分

【用法】为粗末，水煎服。

【功用】泻热通便，理气止痛。

【主治】积热肚腹满硬，痛久不止，大便实，脉数而渴者。

【解析】本方即小承气汤加槟榔、木香、甘草而成。暴饮暴食，胃纳过盛，脾运不及，宿食内停，积而化热，腑气不通，气机不运，故而肚腹满硬，痛久不止；肠胃积热，燥热内结，耗伤津液，肠道失其濡润，故见口渴、大便不通、脉数。正如虞抟所说："饮食失节，或恣饮酒浆，过食辛热，饮食之火，起于脾胃。"故治当泻热通便，行气止痛。方用小承气汤泻热通便，消滞除满；加槟榔、木香增其行气散结之力；甘草调和诸药。

六乙顺气汤

【出处】明·童养学《伤寒六书纂要辨疑》。

【组成】大黄一钱二分　枳实　厚朴　柴胡　黄芩　芒硝　芍药各一钱　甘草三分

【用法】水二盅，先煎，滚三沸，后入药煎至八分。槌法临服入铁锈水三匙调服。

【功用】攻下实热，荡涤燥结。

【主治】治伤寒热邪传里，大便结实，口燥咽干，恶热谵语，揭衣狂妄，扬手掷足，斑黄阳厥，潮热自汗，胸腹满硬，绕脐疼痛等症。

【加减运用】凡伤寒过经，及老弱并血气两虚之人，或妇人产后有下症，或下后不解，或表证未除里证又急，不得不下者，本方去芒硝，下之则吉。

【解析】本方即大承气汤加柴胡、黄芩、芍药、甘草而成。伤寒热邪传里，结于肠腑，耗伤气津，而成燥实。并且肠中燥实结聚浊气上干，心神被扰，出现谵语、揭衣狂妄、扬手掷足等症。治当急下其热，攻逐燥结为要。方用大承气汤荡涤实热结滞，加柴、芩和解少阳邪热，芍药、甘草酸甘化阴，泄热缓急。

枳朴大黄汤

【出处】明·秦景明《症因脉治》卷三方。

【组成】枳实　厚朴　陈皮　甘草　大黄

【功用】泻下通便，理气除满。

【主治】食积腹胀，痛而欲利，利后稍减者。

【解析】本方即小承气汤加陈皮、甘草而成。宿食积滞停留肠胃，酿生湿热，湿遏热结，气机不和，腑气不通，传导失职，故见腹胀、腹痛。利下则积滞得去，腑气稍通，故而痛减。治宜泻热攻下，理气除胀。方用小承气汤泻下通便，行气除满；陈皮、甘草理气和胃安中。

大黄枳壳汤

【出处】明·秦景明《症因脉治》卷四方。

【组成】大黄　枳实　厚朴　陈皮　甘草　木通

【功用】泻下积热。

【主治】积热泄泻。

【加减运用】若元气虚而积热又甚，应下者，加人参。

【解析】本方即小承气汤加陈皮、甘草、木通而成。脾胃为饮食所伤，运化失健，水谷停滞，酿生积热；小肠分清泌浊及大肠传导功能失常，则水反为湿，谷反为滞，合污而下，即可发生泄泻。脾胃不健，积热不去，泄泻不止，故本方用"通因通用"之法治之，方用小承气汤泻热导滞，行气除满；陈皮、甘草理气和中；木通通利小便，分消其热。

承气养营汤

【出处】明·吴又可《温疫论补注》卷上方。又名养营承气汤、养荣承气汤。

【组成】生地黄一两　芍药二钱　枳实　大黄各一钱　厚朴五分　当归　知母各三钱

【用法】加生姜，水煎服。

【功用】泄热通便，滋阴润燥。

【主治】温病数下亡阴，里证仍在，并见热渴者。

【解析】本方即小承气汤合四物汤，去川芎之辛燥，加知母之甘寒滋阴而成，是攻下兼以滋阴养血之剂。温病数下而阴液大伤，但里热仍盛，若只用承气攻下则阴液更伤，单纯养阴扶正则又恐"闭门留寇"之虞，故而施以攻补兼施。方用小承气汤泻热攻下，用当归、芍药、生地养血滋阴以扶正，川芎辛燥恐其助热伤阴，故以甘寒滋阴之知母易之。

枳实大黄汤

【出处】清·郭志邃《痧胀玉衡》卷下方。

【组成】赤芍药　青皮　枳实　桃仁　金银花　槐花　黄芩（酒炒）　大麻仁　连

翘各一钱　大黄三钱

【功用】泻下结实，清热解毒。

【主治】痧毒结于大肠。

【解析】方用大黄荡涤实热蕴结之毒，枳实、青皮行气导滞，桃仁、赤芍活血行瘀，银花、连翘、黄芩清热解毒，槐花清热凉血，麻仁润肠通便。

清 心 汤

【出处】清·张璐《张氏医通》。

【组成】大黄（酒浸）二两　芒硝　连翘　黄芩　黄连各一两　栀子八钱　薄荷七钱　炙甘草六钱

【用法】为粗末，每服四至五钱，加竹叶一把，白蜜少许煎服。

【功用】清热泻火，解毒散邪。

【主治】治温热时行壮热，神昏不语，便溺闭涩。

【解析】方用调胃承气汤荡涤泻下，芩、连、栀、翘清热泻火解毒，薄荷疏散郁热。

凉膈白虎汤

【出处】清·吴谦等《医宗金鉴·幼科心法要诀》。

【组成】大黄　朴硝　甘草　连翘　栀子　黄芩　薄荷叶　石膏　知母　粳米

【用法】水煎服。

【功用】清热泻下。

【主治】治肺胃热盛，喘急，口干舌燥作渴，面赤唇焦者。

【解析】方用白虎汤清泻肺胃邪热为基础，加硝、黄导热下行，黄芩、连翘、栀子清解心膈内热，薄荷叶透热外出。

凉膈消毒饮

【出处】清·吴谦等《医宗金鉴·痘疹心法要诀》。

【组成】荆芥穗　防风　连翘　薄荷叶　黄芩　栀子　甘草　炒牛蒡子　芒硝　大黄

【用法】加灯心，水煎服。

【功用】泻火解毒，清热透疹。

【主治】治小儿疹毒，里热壅盛，或疹已发于外者。

【解析】方用调胃承气汤泻热下行，黄芩、连翘、栀子清热解毒，荆芥、防风、牛蒡子、薄荷叶疏风散热，解毒透疹。

凉 膈 散

【出处】清·吴谦等《医宗金鉴·眼科心法要诀》。

【组成】大黄 芒硝 车前仁 黄芩 知母 炒栀子 茺蔚子各一钱 玄参一钱半

【用法】为粗末，水煎，食后服。

【功用】清热散结止痛。

【主治】治睑硬睛痛。

【解析】方用硝、黄荡涤积热，黄芩、知母、栀子、车前子、茺蔚子清肝明目，玄参凉血解毒，消肿散结。

调胃承气加芍药地黄汤

【出处】清·黄元御《四圣悬枢》。

【组成】大黄三钱（生） 甘草二钱 芒硝三钱 芍药三钱 生地八钱

【用法】流水煎一杯，去渣，入芒硝，冲服。

【功用】泻热和胃，润燥软坚，养阴凉血。

【主治】潮热、汗出、谵语、腹痛、便秘。

【解析】黄元御对本方证解释说："病传阳明之经，不得汗解，腑阳素旺之人，以经热郁蒸而腑热内作，开其皮毛，则见大汗，至于手足淋漓。表邪尽解，全是内伤矣。经气发舒，无复郁迫，腑气松畅，吐利皆安。汗愈泄而土愈焦，燥愈增而热愈盛，每至申酉之交，应时发热，如潮汐不爽，是谓潮热。燥土消烁心液，于是谵语。燥矢壅遏腑气，于是满痛。迟则脏阴耗亡，营气郁陷，生死攸关，不可不亟下也。"方用调胃承气汤泻热和胃，润燥软坚；加生地、芍药清热凉血益阴。

小承气加芍药地黄汤

【出处】清·黄元御《四圣悬枢》。

【组成】大黄五钱（生） 厚朴三钱（生） 枳实三钱（生） 芍药三钱 生地一两

【用法】流水煎一杯，温服。不便，再服。

【功用】泻热通便，消滞除满，养阴凉血。

【主治】潮热、汗出、谵语、腹痛、便秘。

【解析】本方主治之证与上方相同，可参看。

洗痔黄硝汤

【出处】清·顾世澄《疡医大全》。

【组成】大黄二两　朴硝（后下）一两

【用法】水煎，倾桶内，先熏后洗。

【功用】清热消肿。

【主治】治痔疮肿痛。

【解析】方以大黄清热解毒，活血化瘀，朴硝软坚消肿。

解毒承气汤

【出处】清·杨璇《伤寒温疫条辨》卷五方。

【组成】僵蚕（酒炒）　芒硝（另入）各三钱　蝉蜕十个　黄连　黄芩　黄柏　栀子各一钱　枳实（麸炒）二钱五分　厚朴（姜汁炒）　大黄（酒洗）各五钱

【功用】泻下热结，清火解毒。

【主治】温病三焦大热，痞满燥实，谵语狂乱，不识人，或热结旁流，循衣摸床，舌卷囊缩等证。

【加减运用】若痞满燥实坚结非常，可加大黄至一两，芒硝五至七钱；虚极，加人参二钱五分，或熟地黄一两、当归身七钱、山药五钱。

【解析】温病三焦热盛，热邪入里与胃肠积滞结成又有腑实之证，燥热挟浊气熏蒸上冲，扰乱神明，则昏愦不知人，谵语发狂。热极津竭，故见热结旁流，循衣摸床，舌卷囊缩等症。此时必当急下存阴，若只单用大承气汤或黄连解毒汤，都不足以荡寇以尽去之，故二方合而用之，一以清三焦之热，一以解腑实之证。方用大承气汤推荡积滞，攻下泻热；黄连解毒汤清热解毒；僵蚕、蝉蜕疏散风热、平肝潜阳。

增液承气汤

【出处】清·吴鞠通《温病条辨》卷二方。

【组成】玄参一两　麦门冬　生地黄各八钱　大黄三钱　芒硝（冲）一钱五分

【用法】水八杯煮取三杯，先服一杯，不知再服。

【功用】滋阴增液，泄热通便。

【主治】温病热结阴亏，燥屎不行，下之不通，口干，舌绛苔黄。

【解析】温病热结阳明胃肠，津液受邪热灼耗，大便燥结不得行。燥屎不下，邪热愈盛，津液渐竭，致燥屎在肠中，虽下之亦不通，即吴鞠通所说"津液不足，无水舟停"之意。法当甘凉濡润，以滋阴清热，咸苦润降，以软坚泄下，使阴液来复，燥屎得下，则热结可除，津液得复，自然邪去正安。方用玄参、生地、麦冬，能滋阴增液，润燥滑肠；配合芒硝、大黄软坚润燥，泄热通下，合成攻补兼施之剂，是"增水行舟"之法。

《温病条辨》指出，阳明温病，大便不通，如属津液枯竭，水不足以行舟而燥结不下者，可间服增液汤以增其津液。若再不下，是燥结太甚，宜予增液承气汤缓缓服之。说明热结阴亏，燥屎不行之证，有虚实夹杂者，使用下法，应加审别。

本方主要用于热结阴亏的便秘证。若痔疮日久，大便燥结不通，属于阴虚血少，肠中燥热者，亦可应用。

牛黄承气汤

【出处】清·吴鞠通《温病条辨》卷二方。

【组成】安宫牛黄丸二粒化开　调生大黄末三钱

【用法】先服一半，不效再服。

【功用】通便开窍。

【主治】阳明温病，下之不通，邪闭心包，神昏舌短，饮不解渴者。

【解析】阳明温病，下之不通，而致邪闭心包，内窍闭阻，出现舌短神昏，饮不解渴等危象，实有闭脱之危，而阳明大实不通，则有消亡肾液之虞，其势不可少缓须臾。故以牛黄丸开手少阴之闭；以生大黄急泻阳明之实，救足阳明之消。此为两少阴合治之法。

新加黄龙汤

【出处】清·吴鞠通《温病条辨》卷二方。

【组成】生地黄　玄参　麦门冬各五钱　大黄三钱　芒硝一钱　人参（另煎）　当归各一钱五分　甘草二钱　海参两条　姜汁六匙

【用法】水煎，分三次冲参汤，姜汁送服，腹中有响声或转矢气者为欲便，候一二时不便，再服；一昼夜不便，更服；一服即得便，止后服。

【功用】益气养血，滋阴通便。

【主治】阳明温病，气血两虚，热邪耗伤津液过甚，大便燥结不通者。

【解析】本方原治阳明温病，应下失下，气阴大伤，正虚不能运药以致下之不通者。阳明温病，热结于腑，腑气不通，不仅阴血将竭，而且精气大虚。此时惟有泻热通便与滋阴益气并行为治，或可一战成功。方中大黄、芒硝泻热通便，软坚润燥；玄参、生地、麦冬、海参滋阴增液；人参、甘草、当归补气养血，使正气得运，阴血得复，则药力可行，大便可通，邪热自平。方中加姜汁冲服，既可防呕逆拒药，更增姜以振胃气，不可单纯理解为反佐之意。

吴鞠通论此方说："此处方于无可处之地，勉尽人力，不肯稍有遗憾之法也。旧方用大承气加参、地、当归，须知正气久耗，而大便不下者，阴阳俱惫，尤重阴液消亡，不得再用枳、朴伤气而耗液，故改用调胃承气，取甘草之缓急，合人参补正，微点姜汁，宣通胃气，代枳、朴之用，合人参最宜胃气，加麦、地、元参，保津液之难保，而又去血结之积聚，姜汁为宣气分之用，当归为宣血中气分之用，再加海参者，海参咸能化坚，甘能补正，按海参之液，数倍于其身，其能补液可知，且蠕动之物，能走络中血分，病久者必入络，故以之为使也。"

导赤承气汤

【出处】清·吴鞠通《温病条辨》卷二方。

【组成】赤芍药　生大黄各三钱　生地黄五钱　黄连　黄柏各二钱　芒硝（冲）一钱

【用法】水五杯，煮取二杯，先服一杯，不下再服。

【功用】泻热通便，利尿通淋。

【主治】阳明温病，大便不通，小便赤痛，时烦渴甚者。

【解析】火腑不通，小肠热盛，下注膀胱，小便必涓滴而痛。方用黄连、黄柏之苦通火腑，泻下湿热；大黄、芒硝承胃气而通大肠；芍药、生地滋阴清热凉血。此方为大、小肠同治之法。

宣白承气汤

【出处】清·吴鞠通《温病条辨》卷二方。

【组成】生石膏五钱　生大黄三钱　杏仁粉二钱　瓜蒌皮一钱五分

【用法】水煎，先服一半，不知再服。

【功用】宣肺化痰，泄热攻下。

【主治】阳明温病，腑气不通，肺气不降，便秘，痰涎壅滞，脉右寸实大者。

【解析】诸症之起皆因肺气不降、腑气不通，故治当降肺气、通腑气为要。方以大黄逐肠胃之结而通腑气；石膏、瓜蒌清肺胃之热；杏仁宣肺气之痹，共成脏腑合治之法。

护胃承气汤

【出处】清·吴鞠通《温病条辨》卷二方。

【组成】生大黄　玄参　细生地　麦门冬（连心）各三钱　丹皮　知母各二钱

【用法】水五杯，煮取二杯，先服一杯，得结粪，止后服，不便再服。

【功用】滋阴清热，润肠通便。

【主治】下后数日，热不退，或退不尽，口燥咽干，舌苔干黑，或金黄色，脉沉而有力者。

【解析】温病下后，邪气已净，必然脉静身凉。邪气不净或延至数日邪气复聚于胃，则须再通其里，但正气日虚一日，阴津日耗一日，必须注意防护其阴，不可稍有鲁莽。小承气汤之枳、朴有伤气劫阴之嫌，不适于下后阴伤者，是故方以玄参、生地、麦冬增液润肠，大黄泻热通便；知母、丹皮清解邪热。全方甘苦合化而护养胃阴，通腑泄热。

清咽奠阴承气汤

【出处】清·夏云《疫喉浅论》卷下方。

【组成】玄参　麦门冬　生地黄　甘草　知母　马勃　大黄　犀角　芒硝　沙参

【用法】水煎，兑童便一盅服。

【功用】泻热通便，凉血利咽。

【主治】疫喉腐烂，灼热痧赤，谵语神烦，舌干绛或干黑，脉数便秘，瘛疭抽搐，内火大炽，津液已伤等症。

【加减运用】如神识模糊者，急另服万氏牛黄清心丸一粒，竹叶、灯心煎汤送下。

【解析】本病多因肺胃素有积热，又被风热疫毒侵袭，外邪引动内热，热毒搏结，上蒸于咽喉，致气血凝滞，热毒壅聚作肿，热灼血肉，以致腐败溃烂。邪热炽盛，耗气伤津，情急势危，必当攻补兼施，方可治之无误。方用调胃承气汤荡涤积热，导邪下行；玄参、生地配犀角凉血解毒，又可滋阴；沙参、麦冬配知母清热生津；马勃清利咽喉，解毒消肿；童便泻火解毒凉血。

镇逆承气汤

【出处】清·张锡纯《医学衷中参西录》。

【组成】芒硝（后下）六钱　生赭石　生石膏各二两　党参五钱

【用法】用水四盅，先煎三味，汤将成，再加芒硝，煎一、二沸，取清汁二盅，先温服一盅，过三小时，若腹中不觉转动，欲大便者，再温服余一盅。

【功用】泻热通便，降逆止呕。

【主治】阳明腑实，大便燥结，当用承气下之，而呕吐不能受药者。

【解析】本证呕吐不能受药，是因燥热不下，反成攻冲之势所致。燥热去，则呕吐自止。故方用芒硝泻热通便，石膏清热泻火，党参益气扶中；代赭石重镇降逆。

解毒承气汤

【出处】清·俞根初、何廉臣增订，徐荣斋重订《重订通俗伤寒论》。

【组成】金银花　连翘　栀子　生大黄各三钱　黄连　黄柏各一钱　黄芩　枳实各二钱　西瓜霜五分　金汁（冲）一两　地龙二条

【用法】用雪水煮绿豆二两取汁，代水煎诸药服。

【功用】泻下热结，清火解毒。

【主治】脘腹胀满，大便七日未解，小便赤涩热痛，烦躁不安，脉数苔黄腻而厚，兼有创伤部疼痛灼热，或腐溃流脓，疫毒实滞症。

【解析】燥热积于肠胃，耗气伤津，气行不畅，水津不布，故见脘腹胀满，大便不通，小便赤涩热痛；热扰心神，而致烦躁不安。治当泻下热结，清火解毒。方用大黄荡涤肠胃，攻下积滞；枳实破气导滞，消痞除满；银花、连翘、金汁、西瓜霜合黄连解毒汤清热解毒；地龙清热利尿息风。

犀连承气汤

【出处】清·俞根初、何廉臣增订，徐荣斋重订《重订通俗伤寒论》。

【组成】犀角汁二瓢（冲）　黄连八分　枳实一钱半　鲜生地黄汁六瓢（冲）　生大黄三钱　金汁一两（冲）

【功用】泄热通腑，凉血醒神。

【主治】热结在腑，上蒸心包，神昏谵语，甚则不语如尸，大便不通，小便赤涩。

【解析】邪热炽盛，燔灼营血，内陷心包，扰乱神明，故见神昏谵语，甚则不语如尸；津为热耗，而致大便不通，小便赤涩。方用大黄攻下邪热，荡涤热结；枳实破气消滞；黄连、金汁清热解毒；犀角汁凉血解毒；地黄汁养阴凉营。

治狂一方

【出处】王庆国，贾春华《日本汉医名方选》。

【组成】厚朴 2.5 克　大黄 1 克　枳实 4 克　芒硝 6 克　黄芩 4 克　黄连 1.5 克　一角（即犀角）2～3 克

【用法】水煎服。

【功用】荡涤秽浊，清心泻胃，安神定惊。

【主治】狂症因心胃火盛所致者，症见狂乱无知，逾垣上屋，骂詈叫号，不避亲疏，或毁物伤人，气力逾常，不食不眠，大便秘结，舌苔黄糙，脉实大者。

【解析】本方为和田东郭所制，主治心胃火盛者之狂症。方以大承气汤荡涤秽浊，清泻胃肠实火，以黄连、黄芩泻心经之热，更用犀角泻火解毒，安神定惊。心胃之火泻，火不内扰，神明得安，则狂症不作。

承 气 丸

【出处】王庆国，贾春华《日本汉医名方选》。

【组成】大黄 24 克　硝石 36 克

【用法】上二味为细末，糊丸如梧桐子大，以枳实厚朴汤服之，每服 3～5 克。

【功用】荡涤燥屎。

【主治】腹满或燥屎不通者。

【解析】本方是吉益东洞家藏验方,见于《方极与家塾方》。此方实为《金匮要略》大黄硝石去栀子、黄柏而成。方中大黄荡涤燥屎,硝石能攻下瘀热,二味同用,药力峻猛,惟腹部胀满拒按,大便燥坚难行,脉数有力者才能使用。以枳实厚朴汤服之,可加强行气导滞之力。四味相合,实乃小承气加硝石。

承 气 汤

【出处】日·丹波元简《伤寒论辑义》引千金方。

【组成】大黄四两 芒硝半升 甘草二两 枳实五枚

【功用】通腑泻热,行气导滞。

【主治】治阳明腑实证。

【解析】本方即调胃承气汤加枳实而成。方以调胃承气汤泻热和胃,枳实破气消痞。

生地黄汤

【出处】日·丹波元简《伤寒论辑义》引外台。

【组成】大黄四两 芒硝半升 甘草二两 加生地黄三斤 大枣二十枚

【功用】泻热导滞,养阴和胃。

【主治】治伤寒有热,虚羸少气,心下满,胃中有宿食,大便不利者。

【解析】邪热内盛,耗伤气津,故见虚羸少气;燥热内结,饮食难化,则宿食停滞,大便不利;浊气内壅而不下,则心下满。方用调胃承气汤缓下邪实,加生地养阴泻热,大枣配甘草护养中土。

大 成 汤

【出处】日·丹波元简《伤寒论辑义》引理伤续断方。

【组成】大黄 芒硝 枳实 厚朴 甘草 陈皮 红花 当归 苏木 木通

【功用】荡涤邪热,活血祛瘀。

【主治】治伤损瘀血不散,腹肚膨胀,二便不通,上攻心腹,闷乱至死者。

【解析】伤损之后,瘀血不散,阻遏气机,郁而化热,故见腹肚膨胀,二便不通,上攻心腹,闷乱至死等症。方用大承气汤推陈致新,通下瘀热;加苏木、当归、红花活血祛瘀通络;木通通利小便,分消其热;陈皮行气和中;甘草调和诸药。

加味承气汤

【出处】日·丹波元简《伤寒论辑义》引医经会解方。

【组成】大黄 芒硝 枳实 厚朴 黄连 木香 皂角刺

【功用】泻热导滞，解毒止痢。

【主治】治痢疾邪毒在里者。

【解析】方用大承气汤荡涤邪热，加黄连清热止痢，木香调理气机，皂角刺解毒排脓。

涤 毒 散

【出处】日·丹波元简《伤寒论辑义》引医垒元戎方。

【组成】大黄　甘草　芒硝　当归

【功用】清热泻火，活血和血。

【主治】治时气疙瘩，五发疮疡，喉闭雷头。

【解析】方用大黄、芒硝、甘草泻火解毒，加当归和血通络。

崔氏承气丸

【出处】日·丹波元简《伤寒论辑义》引外台方。

【组成】大黄　枳实　芒硝　杏仁

【用法】蜜和丸如弹子，以生姜汤六合，研一丸，服之，须臾即通。

【功用】泻热通便。

【主治】治不大便十余日者。

【解析】方用大黄、芒硝泻热软坚，枳实推积导滞，杏仁肃肺润肠。

第六章

白虎汤方族

白虎汤方族一览表

朝代	方　　剂		出处	作者
汉	白虎汤		伤寒论	张仲景
	白虎加人参汤			
	竹叶石膏汤			
	白虎加桂枝汤		金匮要略	
唐	竹叶汤		备急千金要方	孙思邈
	解五蒸汤		外台秘要	王焘
宋	人参竹叶汤		三因极一病证方论	陈言
	白虎加苍术汤		类证活人书	朱肱
金	人参石膏汤		素问病机气宜保命集	刘完素
元	石膏六合汤		医垒元戎	王好古
明	石膏知母汤		症因脉治	秦景明
	石膏泻白散			
	知母石膏汤			
	知母石膏汤			
	知母甘桔汤			
	栝楼根汤			
	白芷石膏汤			
	知石泻白散			
	桂枝石膏汤			
	如神白虎汤		伤寒六书	陶华
	消斑青黛饮			
	人参竹叶汤		证治准绳	王肯堂
	玉女煎		景岳全书	张景岳

续表

朝代	方　剂	出处	作者
	人参竹叶石膏汤	辨证录	陈士铎
	白虎加元麦汤	四圣悬枢	黄元御
	人参白虎加元麦汤		
	白虎加元麦紫苏汤		
	白虎桂枝柴胡汤	四圣心源	
	人参白虎汤	杂病源流犀烛	沈金鳌
	苍术白虎汤		
	人参白虎汤		
	人参宁神汤		
	既济汤		
	减味竹叶石膏汤	温病条辨	吴鞠通
	加减玉女煎		
清	竹叶玉女煎		
	苍术白虎汤加草果方		
	化斑汤		
	竹叶黄芪汤	医宗金鉴	吴谦
	青龙白虎汤	疫喉浅论	夏云
	清咽白虎汤		
	如圣白虎汤	医略六书	徐大椿
	白虎承气汤	重订通俗伤寒论	俞根初、何廉臣增订，徐荣斋重订
	新加白虎汤		
	柴胡白虎汤		
	白虎化斑汤	张氏医通	张璐
	镇逆白虎汤	医学衷中参西录	张锡纯
	寒解汤		
	和解汤		
	犀羚白虎汤	重订广温热论	何廉臣
日	人参石膏汤	伤寒论辑义	丹波元简
	化斑汤		
现代	常山白虎汤	章次公医案	朱良春整理

　　白虎汤方族是指以白虎汤为母方，经过加减化裁而发展形成的一个方剂系列。白虎汤善清气分之热而效如桴鼓，无论伤寒还是温病，凡邪热不解，而大烦渴、脉洪大者，皆可任用。古人用方贵在化裁，以曲应病情之变。从张景岳之玉女煎到吴鞠通之

化斑汤；从陶华之如神白虎汤到张锡纯之镇逆白虎汤，都可谓是运用本方的典范。下面就将这些方剂列述如下。

白 虎 汤

【出处】汉·张仲景《伤寒论》。

【组成】知母六两　石膏一斤（碎）　甘草二两（炙）　粳米六合

【用法】上四味，以水一斗，煮米熟汤成，去滓，温服一升，日三服。

【功用】清热生津。

【主治】三阳合病，邪热弥漫，症见腹满，身重，难以转侧，口不仁，面垢，谵语，遗尿，自汗出；热邪内伏，阳气不能外达，症见脉滑而厥，里有热。此外尚可见高热头痛、口干舌燥、烦渴引饮、面赤恶热、大汗出、舌苔黄燥、脉洪大有力或滑数。

【解析】此为阳明病表里俱热的证治而设。方中重用生石膏为君，取其辛甘大寒之性，质重气轻，辛能解肌热，寒能胜胃火，寒性沉降，辛能走外，两擅内外之能。知母辛苦寒滑而润，气寒主降，苦以泄火，润以滋燥，既可佐石膏以退热，更可防阳明热久者之耗真阴也。石膏与知母相合，清泄阳明独盛之热而有奇功。用甘草、粳米调和于中宫，作甘稼穑，寒剂得之缓其寒，苦药得之平其苦，使沉降之性皆得留连于味也，得此二味为佐，则大寒之品无损脾胃之虑，阳明热除而正气无伤耳。

白虎加人参汤

【出处】汉·张仲景《伤寒论》。

【组成】知母六两　　石膏一斤（碎，棉裹）　甘草（炙）二两　　粳米六合　　人参三两

【用法】上五味，以水一斗，煮米熟汤成，去滓，温服一升，日三服。

【功用】清热生津，益气固本。

【主治】原著用于治疗：①伤寒表邪已解，热盛于里，津气两伤，症见表里俱热、时时恶风、大渴、舌上干燥而烦、欲饮水数升，或虽无大热，而口燥渴、心烦、背微恶寒，或大汗出后、大烦渴不解、脉洪大等；②肺胃热盛之消渴，症见渴欲饮水、口干舌燥、多饮多尿等；③夏季中暑，身热而渴，汗出恶寒。

【解析】此为阳明热盛、气阴两伤的证治而设。因阳明热盛之四大主症（大热、大渴、大汗、脉洪大）俱备，故用白虎汤清热生津；又因热盛耗气伤阴，症见大渴，以至饮水数升而不能解，故加人参以增强益气生津之力，此乃仲景用人参之经验。

白虎加桂枝汤

【出处】汉·张仲景《金匮要略》。

【组成】知母六两　石膏一斤　甘草二两（炙）　粳米二合　桂枝三两（去皮）

【用法】上锉，每五钱，水一盏半，煎至八分，去滓，温服，汗出愈。

【功用】清热通络，调和营卫。

【主治】温疟者，其脉如平，身无寒但热，骨节疼烦，时呕。

【解析】此为温疟证治而设。盖温疟乃里热兼表微寒之证，故用白虎汤清热生津以治其里热；加桂枝辛温以解其表邪，则骨节疼烦、微恶寒诸表证悉除。此乃仲景随证加减治之的典型范例。

竹叶石膏汤

【出处】汉·张仲景《伤寒论》。

【组成】竹叶二把　石膏一斤　半夏半斤（洗）　麦门冬一升（去心）　人参二两　甘草二两（炙）　粳米半升

【用法】上七味，以水一斗，煮取六升，去滓，内粳米，煮米熟汤成，去米，温服一升，日三服。

【功用】清热生津，益气止呕。

【主治】伤寒解后，虚赢少气，气逆欲吐。还可见久热不退、神倦心烦、不思饮食、恶心呕吐，或咽干唇燥、烦热口渴，或咽痛、咳嗽、口舌糜烂，或消渴善饥等。舌象多见舌红少苔，脉象多见细数、数而无力。

【解析】此为伤寒解后，余热未尽，气阴两伤的证治而设。伤寒解后，无论从汗解与从下解，其为伤胃阴则一，中气虚而胃纳减，故虚赢少气，阴伤则胃热易生，胃热上升而不得津液以济之，故气逆欲吐。方中竹叶、石膏清热除烦；人参、甘草以和胃；半夏以止呕；粳米、麦冬以生津，但得津液渐复，则胃热去而中气和矣。

竹　叶　汤

【出处】唐·孙思邈《备急千金要方》卷十六方。

【组成】竹叶　小麦各一升　知母　石膏各三两　茯苓　黄芩　麦门冬各二两　人参一两半　生姜五两　天花粉　半夏　甘草各一两

【用法】先煎竹叶、小麦去滓，内余药再煎，分三次服，老幼分五次服。

【功用】清热生津，益气养阴。

【主治】五心烦热，手足烦疼，口干唇燥，胸中热。

【解析】此为产后中风兼阳虚的证治而设。此证若但解表祛邪，则虚阳易脱，若因正虚而补正，则表邪不解，故用竹叶汤扶正祛邪，标本兼顾。方中竹叶、葛根、桂枝、防风、桔梗以解外邪；人参、附子以扶正固脱；甘草、生姜调和营卫。本方佐使得法，邪正兼顾，为后世扶正祛邪法之祖。

解五蒸汤

【出处】唐·王焘《外台秘要》卷十三引《古今录验》方。

【组成】炙甘草一两 茯苓 葛根 干地黄各三两 人参 知母 黄芩各二两 竹叶二把 石膏五两 粳米一合（一方无甘草、茯苓、人参、竹叶）

【用法】水煎，或加小麦一升先煎，后入上药，分三次服。

【功用】清热生津，益气滋阴。

【主治】骨蒸劳热。

【解析】此方载于《古今录验》，为骨蒸劳热的证治而设。本方由竹叶石膏汤去半夏、麦冬加茯苓、葛根、地黄、知母、黄芩而成，且内含白虎加人参汤之义。方中取白虎加人参汤清热生津、益气养阴之功；竹叶清热除烦；黄芩清上焦邪热；茯苓健脾益气；葛根生津止渴；地黄滋养阴血。葛根、地黄相合，则滋阴生津之力更强。诸药配伍，共奏清热生津，益气滋阴之功。

白虎加苍术汤

【出处】宋·朱肱《类证活人书》卷十八方。

【组成】知母六两 炙甘草二两 石膏一斤 粳米 苍术各三两

【用法】为粗末，每服五钱，水煎服。

【功用】清热祛湿。

【主治】湿温多汗，身重足冷。

【解析】方以白虎汤清热生津，加苍术芳香燥湿。

人参竹叶汤

【出处】宋·陈言《三因极一病证方论》卷五方。

【组成】竹叶二把 人参 炙甘草各二两 半夏二两半 石膏 麦门冬各五两

【用法】为粗末，每服四大钱，加生姜五片，粳米一撮，水煎至半熟。去滓，食前服。

【功用】滋阴清热，益气除烦。

【主治】汗下后，表里虚烦，不可攻者。

【解析】此方乃陈无择所制，为汗下后，表里虚烦，不可攻者而设。组成与仲景竹叶石膏汤相同，病机均为汗下后，余热未尽，气阴两虚，故见虚烦不可攻。方中竹叶、石膏清热除烦；人参、甘草以和胃；半夏和胃止呕；粳米、麦冬以生津。诸药相合，取滋阴清热，益气除烦之功。

人参石膏汤

【出处】金·刘完素《素问病机气宜保命集》卷二十三方。

【组成】人参半两　石膏一两二钱　知母七钱　甘草四钱

【用法】为粗末，每服五至七钱，水煎，食后服。

【功用】清热止渴，益气生津。

【主治】膈消，上焦烦热消渴。

【解析】此乃金·刘完素所制，为膈消症见上焦烦热消渴者而设。此乃阳明气分热盛津伤之证也。本方即仲景人参白虎汤去粳米而成。因病在上焦，故去粳米。方中石膏辛甘大寒，清泄肺胃气分邪热；知母苦寒质润，其性沉降，能清肺金、泻胃火、润肾燥、育胃阴、止渴除烦；人参益气生津止渴；甘草和胃，且调和药性。诸药配伍，共奏清热生津之功，热除津生而烦热消渴之症自除。

石膏六合汤

【出处】元·王好古《医垒元戎》。

【组成】当归（酒炒）　川芎　白芍药　干地黄（酒蒸）各一两　石膏　知母各五钱

【用法】为粗末，水煎服。

【功用】清热泻火，养血益阴。

【主治】治妊娠伤寒，身热大渴，蒸蒸而烦，脉长而大者。

【解析】本方即白虎汤去甘草、粳米加四物汤而成。妊娠之时，气血聚于下焦而养胎元，外邪乘虚侵袭，正气无力抗邪，则邪气直传阳明而化热，耗伤气津，故见身热大渴，蒸蒸而烦等症。方用石膏、知母清泻阳明亢热，当归、川芎、生地、芍药养血益阴，而扶正气。

如神白虎汤

【出处】明·陶华《伤寒六书》卷三方。

【组成】石膏　知母　甘草　人参　麦冬　五味子　山栀

【用法】水二钟，枣一枚，姜一片，槌法加淡竹叶十片，煎之热服。

【功用】清热生津，益气滋阴。

【主治】身热，渴而有汗不解，或经汗过渴不解，脉来微洪。

【加减运用】若心烦者，加竹茹一团。如大渴心烦，背恶寒者，依本方去山栀，加天花粉。无渴，不可服此药。

【解析】此方由仲景白虎加人参汤去粳米和生脉饮加栀子而成，临床常用于治疗身热，渴而有汗不解，或经汗过渴不解，脉来微洪诸症。方中石膏辛凉甘寒，善清阳明气分热邪；知母滋阴润燥、清热除烦；人参大补元气、生津止渴；麦冬滋养肺胃阴液；五味子养阴生津；栀子通泻三焦之热，则热去更速；甘草和中，且调和药性。诸药合用，共奏清热生津，益气滋阴之功。

消斑青黛饮

【出处】明·陶华《伤寒六书·杀车槌方》。

【组成】青黛　黄连　犀角　石膏　知母　玄参　栀子　生地黄　柴胡　人参　甘草

【用法】加生姜一片，大枣二枚，水煎，入醋一匙调服。

【功用】清热解毒，凉血化斑。

【主治】治温病或伤寒化热，邪入营分，身热不退，皮肤斑疹，色红而深，口渴烦躁，舌质红，苔干少津者。

【加减运用】若大便实，去人参之壅补，加大黄以泻实。

【解析】方用白虎汤去粳米泻肺胃邪热，加青黛、黄连、栀子清热解毒，犀角、玄参、生地凉血化斑，柴胡疏肝泻热，人参、甘草、大枣、生姜培补元气，调胃安中，醋汁解毒。

人参竹叶汤

【出处】明·王肯堂《证治准绳·幼科》卷二方。

【组成】人参　竹叶　甘草各二钱　半夏　小麦　麦门冬各一钱五分

【用法】每服二至三钱，加生姜二片，粳米一撮，水煎服。

【功用】清热除烦，益气生津。

【主治】虚烦不得眠。

【解析】此方乃明·王肯堂所制，为病后余热未尽，气阴两虚，虚烦不得眠而设。本方由仲景竹叶石膏汤加小麦而成。方取竹叶石膏汤清热益气生津；加浮小麦甘凉并济，轻浮善敛，能清心热、敛浮火、养心阴、除烦止汗，则功效更著。

玉女煎

【出处】明·张景岳《景岳全书·新方八阵》卷五十一方。

【组成】石膏三至五钱　熟地黄三钱至一两　麦门冬二钱　知母　牛膝各一钱半

【用法】水煎，温服或冷服。

【功用】清胃滋阴。

【主治】阴虚胃热，烦热口渴，头痛牙疼，或吐血衄血，脉浮洪滑大。

【解析】此乃张景岳所制，为"少阴不足，阳明有余"而设，是由胃热阴伤所致也。阳明之脉上行头面，胃热循经上攻，则见头痛、齿痛；热迫血溢，则牙龈出血；烦热干渴，舌红苔干，脉浮洪滑大，皆是热盛阴伤之象。此乃火盛阴虚相因为病，但以火盛为主。方中石膏辛甘大寒以清"阳明有余"之热，熟地甘而微温，以补"少阴不足"之阴，用为君药。二药相伍，是清火滋水并用。知母苦寒质润，以助石膏清胃热。麦冬滋阴，助熟地以滋胃阴，均为佐药。牛膝滋补肾水，并可导热下行，可使因热伤血络的溢血停止，故为使药。诸药相合，共奏清胃滋阴之功也。

石膏知母汤

【出处】明·秦景明《症因脉治》。

【组成】石膏　知母　桔梗　桑白皮　地骨皮　甘草

【用法】水煎服。

【功用】清肺泻热，利咽止咳。

【主治】治伤暑咳嗽，身热引饮，内热烦躁者。

【解析】肺为暑邪所袭，失其宣发肃降之职，气逆于上则咳嗽；暑邪多兼火热之性，易于耗伤津液，故见身热引饮，内热烦躁等症。方用白虎汤去粳米，清泻邪热，加桔梗、桑白皮、地骨皮清肺化痰、利咽止咳。

石膏泻白散

【出处】明·秦景明《症因脉治》。

【组成】石膏　知母　桑白皮　地骨皮　甘草

【用法】为粗末，水煎服。

【功用】清肺泻热，化痰止咳。

【主治】治燥火伤肺，咳嗽气喘。

【加减运用】若痰多者，加贝母、瓜蒌以化痰止咳。

【解析】本方用白虎汤去粳米，清肺泻热；更加桑白皮、地骨皮以增强其泻肺清火之力。

知母石膏汤

【出处】明·秦景明《症因脉治》卷四方。

【组成】知母　石膏　麦门冬　甘草　粳米　竹沥

【功用】清热生津。

【主治】外感霍乱烦渴。

【加减运用】若体虚加人参；渴甚加天花粉。

【解析】此方乃明·秦景明所制，为外感烦渴的证治而设。盖霍乱吐泻后，心下烦闷，渴而引饮，唇口干燥，热能消水，此阳火内伤之症也。其因乃夏秋之交，暑热伤人，吐下交作，上下分消，则烦渴作矣。本方乃白虎汤加麦冬、竹沥而成。方中白虎汤清热生津；加麦冬清热生津止渴，滋养肺胃之津；竹沥涤除痰热而除烦。诸药合用，热除津生而烦渴去。

知母石膏汤

【出处】　明·秦景明《症因脉治》卷三方。

【组成】　知母　石膏　葛根　甘草

【功用】　生津止渴，清热养阴。

【主治】　燥火所致的上消症。

【解析】　此方乃明·秦景明所制，为燥火所致的上消证而设。症见多饮渴不止，唇口干裂，烦躁不宁，此燥火伤于肺，即风消也。本方乃白虎汤去粳米加葛根而成。取白虎汤清热生津。因症偏于上，故去粳米而用葛根以加强清热生津止渴之力。诸药相伍，共奏生津止渴，清热养阴之功。

知母甘桔汤

【出处】　明·秦景明《症因脉治》卷二方。

【组成】　知母　石膏　桔梗　甘草　地骨皮

【功用】　清肺止咳，滋阴平喘。

【主治】　肺燥咳嗽喘逆。

【解析】　此方乃明·秦景明所制，为肺燥咳嗽喘逆的证治而设。症见口渴身热，二便赤涩，喘逆气逆，面赤唇焦，吐痰难出，脉多数大，或见滑数，乃燥火发喘之症也。其因多为燥火灼人，则诸逆冲上，诸痿喘呕，诸气膹郁，肺家不宁，喘症作矣。本方乃白虎汤去粳米加桔梗、地骨皮而成。因症偏于上焦肺系病变，故去调和中宫之粳米，加桔梗开宣肺气，止咳平喘；地骨皮走上彻下，能滋能益，清泄肺热则肺气清肃，益肾阴则金水相生，而有止咳平喘之力。诸药配伍，共奏清肺止咳，滋阴平喘之功。

栝楼根汤

【出处】　明·秦景明《症因脉治》卷二方。

【组成】　天花粉　麦门冬　知母　石膏　甘草

【功用】　清热生津，止咳平喘。

【主治】　燥火烁肺，口渴身热，二便赤涩，喘咳气逆，面赤唇焦，吐痰难出。

【解析】　此方乃明·秦景明所制，为燥火烁肺之咳喘的证治而设。症见口渴身热，二便赤涩，喘咳气逆，面赤唇焦，吐痰难出等。本方乃白虎汤去粳米加天花粉、麦冬而成。方中取白虎汤清热生津。因症偏于上，且燥火较甚，故去益胃和中之粳米加天花粉、麦冬以加强清热生津之力，以滋养肺胃之津。诸药相合，燥火除而咳止喘平。

白芷石膏汤

【出处】明·秦景明《症因脉治》卷四方。

【组成】白芷　石膏　知母

【功用】清热散风。

【主治】阳明经温疟。

【加减运用】若恶寒，加桂枝；无汗，加防风、柴胡；身痛，加羌活、独活。

【解析】此方乃明·秦景明所制，为风疟之属阳明经的证治而设。盖风伤卫气，恶风自汗，发热躁烦，目痛鼻干，发于午后，脉洪长。本方乃白虎汤去粳米、甘草加白芷而成。因属阳明经风疟，故加善走阳明经之白芷以祛风解表；石膏、知母相伍，即白虎汤之义，有清热生津之效。三者相伍，则有清热散风之效。

知石泻白散

【出处】明·秦景明《症因脉治》。

【组成】地骨皮　桑白皮　甘草　知母　石膏

【用法】水煎服。

【功用】清肺泻火。

【主治】治腋痛属燥火伤肺者。

【加减运用】若胃火上冲，加葛根以清阳明之邪；肝火旺，加柴胡、黄芩清肝泻热。

【解析】本方即白虎汤去粳米加地骨皮、桑白皮而成。知母配地骨皮、桑白皮清金保肺，石膏清泻肺胃火热，甘草和中补正。

桂枝石膏汤

【出处】明·秦景明《症因脉治》卷四方。

【组成】桂枝　知母　石膏　黄芩

【功用】清热解表，调和营卫。

【主治】太阳经温疟有汗者。

【加减运用】若无汗，加防风；身痛，加羌活、柴胡。

【解析】此方乃明·秦景明所制，为太阳经温疟有汗者的证治而设。盖风伤卫气，恶风自汗，发热烦躁，左脉浮缓，乃太阳疟也。本方乃白虎汤去粳米、甘草加桂枝、黄芩而成。因证属太阳经有汗者，为在表之营卫不和证，故去益胃和中之粳米、甘草；而加桂枝祛风解表，调和营卫；黄芩清气分之热；石膏、知母相合，乃白虎汤之力，而有清热生津之功。诸药相伍，则有清热解表，调和营卫之效。

人参竹叶石膏汤

【出处】清·陈士铎《辨证录》卷六方。

【组成】人参五钱　石膏　麦门冬各一两　竹叶三百片　知母三钱　甘草一钱　糯米一撮

【功用】清热泄火，益气养阴。

【主治】阴阳火起发狂，腹满不得卧，面赤面热，妄见妄言者。

【解析】此乃清·陈士铎所制，为阴阳火起发狂，腹满不得卧，面赤面热，妄见妄言的证治而设。本方由竹叶石膏汤去半夏，加知母而成，内含白虎汤和竹叶石膏汤方义。诸症乃胃火不止，上炎犯心所致，治宜治心火者，必先泄胃火也。故以白虎汤清热泄火，生津止渴；竹叶石膏汤清热益气养阴；因无胃气上逆之证，故去半夏；盖胃火甚，伤阴耗液，而非余热未尽可比，故加知母清热滋阴，以成白虎汤之义。诸药相合，共奏清热泄火，益气养阴之功。

白虎化斑汤

【出处】清·张璐《张氏医通》卷十五方。

【组成】石膏　知母　甘草　蝉蜕　麻黄　大黄　黄芩　连翘　玄参　竹叶

【功用】清热泻火，发表透斑。

【主治】痘为火郁，不得透发。

【解析】此方为张璐所集。方中白虎汤清热生津；黄芩、大黄清热泻火通便，一者可助白虎汤清热之力，二者便通则火郁得以透发，则斑痘易解；连翘、竹叶清热透表；麻黄、蝉蜕，发表透斑，四药相合，则发表透斑之力更强；玄参清热养阴，凉血透斑，且可防诸发表药耗阴伤津之弊。诸药合用，邪热可清，火郁得发，则斑透而解。临床多用于治疗痘为火郁，不得透发等病证。

竹叶黄芪汤

【出处】清·吴谦等《医宗金鉴·外科心法要诀》。

【组成】人参　生黄芪　煅石膏　制半夏　麦门冬　白芍药　甘草　川芎　当归　黄芩各八分　生地黄二钱　竹叶十片

【用法】加生姜三片，灯心二十根，水煎，食远服。

【功用】清热解毒，益气养阴，调气和血。

【主治】治痈疽发背，各种疔毒，表里不实，热甚口渴者。

【解析】本方即竹叶石膏汤去粳米，以益气生津，清热除烦，加黄芩助其清热而解毒，芎、归、芍、地养血和血而行瘀滞，生黄芪助人参补气，且托邪外达。

白虎桂枝柴胡汤

【出处】清·黄元御《四圣心源》。

【组成】石膏三钱　知母三钱　甘草二钱　粳米半杯　桂枝三钱　柴胡三钱

【用法】煎大半杯，热服，覆衣。

【功用】清热生津，解表止疟。

【主治】治温疟，先寒后热，热多寒少，或但热不寒者。

【解析】黄元御对温疟之证论述说："先中于风而后伤于寒，先热后寒，是谓温疟。以冬中风邪，泄其卫气，卫愈泄而愈闭，郁为内热。又伤于寒，束其皮毛，热无出路，内藏骨髓之中。春阳发动，内热外出，而表寒闭束，欲出不能。遇盛暑毒热，或用力烦劳，气蒸汗流，热邪与汗皆出，表里如焚。及其盛极而衰，复反故位，阴气续复，是以寒生也。"治当外散表邪，内清里热。方用白虎汤清热生津，柴胡、桂枝解表散邪。

白虎加元麦汤

【出处】清·黄元御《四圣悬枢》。

【组成】石膏五钱　知母三钱　甘草二钱（炙）　粳米一杯　玄参三钱　麦冬三钱

【用法】流水煎至米熟，取大半杯，热服。

【功用】清热除烦，滋阴生津。

【主治】治温疫太阳经罢，烦热燥渴者。

【解析】方用白虎汤清热除烦，生津止渴；玄参、麦冬滋阴润燥，益胃生津。

人参白虎加元麦汤

【出处】清·黄元御《四圣悬枢》。

【组成】石膏五钱　知母三钱　甘草二钱（炙）　人参三钱　玄参三钱　麦冬八钱　粳米一杯

【用法】流水煎至米熟，取大半杯，热服。

【功用】清热除烦，益气养阴。

【主治】治温疫太阳经罢，气虚烦渴者。

【解析】方用白虎汤清热除烦，生津止渴；人参益气生津；玄参、麦冬滋阴润燥，益胃生津。

白虎加元麦紫苏汤

【出处】 清·黄元御《四圣悬枢》。

【组成】 石膏二钱（生）　知母一钱　甘草一钱　粳米半杯　玄参一钱　麦冬三钱（去心）
紫苏三钱

【用法】 流水煎至米熟，取半杯，热服，覆衣。

【功用】 清热除烦，生津止渴。

【主治】 治太阳经证未解，而见烦渴者。

【解析】 黄元御对本方证解释说："太阳未传阳明，不作烦渴，内连阳明，卫郁发
热，而外泄无路，烦渴乃生。以胃腑燥气，因表郁而里应也。此在大人，或有表解而
病此者，小儿不得汗泄，必连表证。宜白虎加元麦紫苏汤，清金而发表。"方用白虎
汤清肺胃之热；玄参、麦冬滋阴润燥，生津止渴；紫苏解表散邪。

如圣白虎汤

【出处】 清·徐大椿《医略六书·杂病正治》卷十八方。

【组成】 人参　知母各一钱半　五味子八分　麦门冬（去心）三钱　石膏五钱　炙甘草
五分

【功用】 清热生津，敛汗固表。

【主治】 自汗烦渴，脉洪涩者。

【解析】 此方由仲景白虎加人参汤去粳米和生脉饮而成，临床常用于治疗自汗烦
渴，脉洪涩诸症。方中石膏辛凉甘寒，善清阳明气分热邪；知母滋阴润燥、清热除
烦；人参大补元气、生津止渴；麦冬滋养肺胃阴液；五味子养阴敛汗；甘草和中，且
调和药性。诸药合用，共奏清热生津，敛汗固表之功。

人参白虎汤

【出处】 清·沈金鳌《杂病源流犀烛·六淫门》卷十七方。

【组成】 人参　石膏　知母　甘草

【功用】 清热生津。

【主治】 上消，烦渴能食。

【解析】 此乃清·沈金鳌所制，为上消症见烦渴能食者而设。此乃阳明气分热盛
津伤之证也。本方即仲景人参白虎汤去粳米而成。因病在上焦，故去粳米。方中石膏
辛甘大寒，清泄肺胃气分实热；知母清热泻火，滋阴润燥；人参益气生津止渴；甘草
和胃，且调和药性。诸药配伍，共奏清热生津之功，热除津生而烦渴多食之症自除。

苍术白虎汤

【出处】清·沈金鳌《杂病源流犀烛·内伤外感门》卷二十方。

【组成】苍术 石膏 知母 甘草 粳米

【功用】清热祛湿。

【主治】秋发寒疫，及湿温，便清，足肿难移。

【解析】此方为清·沈金鳌所制，为软脚瘟的证治而设。盖软脚瘟为瘟疫的一种，症见便清泄白，足肿难移，乃疫加湿温证也。本方即白虎汤加苍术而成，方中苍术清热燥湿，湿热去则足肿消而能行走；白虎汤清热生津。合用则具清热祛湿之效。

人参白虎汤

【出处】清·沈金鳌《杂病源流犀烛·脏腑门》卷二方。

【组成】人参 知母 石膏 天花粉 葛根 麦门冬 竹叶 粳米

【功用】清热生津，益气止渴。

【主治】麻疹服表散药后，发热时渴者。

【解析】此方乃清·沈金鳌所制，为麻疹服表散药后，发热时渴的证治而设，乃热盛津伤所致。本方即仲景白虎加人参汤去甘草加天花粉、葛根、麦冬、竹叶而成。方中以白虎加人参汤清热生津为主；加天花粉清热生津，《本经》云："主消渴"；麦冬滋养肺胃之津液，两药相合，则生津止渴之力强；因病起于麻疹误服表散药，故加竹叶清透表热；葛根既可解肌清热透疹，又能生津止渴；两药相伍，则清热透疹之力强。诸药配伍，共奏清热生津，益气止渴之功。

人参宁神汤

【出处】清·沈金鳌《杂病源流犀烛·六淫门》卷十六方。

【组成】人参 生地黄 甘草 葛根 茯神 知母 天花粉 竹叶 五味子

【功用】清热生津，益气养阴。

【主治】上消，胸满心烦，精神不振等。

【解析】此方为清·沈金鳌所制，为上消的证治而设。盖上消多由肺家实火，或上焦邪热，或心火煅炼肺金所致，症见胸满心烦，精神不振，咽如烧，大渴引饮，日夜无度等。大约善治上消者，必补肾水真阴之虚，泻心火燔灼之热。方中人参大补元气，生津止渴，振奋精神，此为方中主药；生地苦寒质润，其性平和，能清心胃之热，养阴生津而除烦渴；葛根生津止渴；知母苦甘寒而质润，下则润肾燥而滋阴，上则清肺金而泻火；天花粉苦甘并济，清郁热、泄胃火、润肺金、养阴生津止渴；竹叶体轻气薄，味甘而寒，能清心火，除烦渴；五味子养阴生津止渴；茯神养心安神；甘草调和药性。诸药相合，共奏清热生津，益气养阴之功。

既 济 汤

【出处】清·沈金鳌《杂病源流犀烛·脏腑门》。

【组成】麦门冬二钱　人参　竹叶　炙甘草　半夏　附子各一钱　生姜五片　粳米一百粒

【用法】水煎服。

【功用】补气养阴，调和阴阳。

【主治】治霍乱吐泻后，虚烦不得眠之症。

【解析】本方即竹叶石膏汤去石膏加附子、生姜而成。方以人参、麦冬补气养阴，半夏、生姜降逆和胃，竹叶清心除烦，甘草、粳米养胃和中，独去石膏之寒凉，加附子辛热温阳。变清虚热、益气津之方为补阴阳、除虚烦之剂。方名既济，即寓阴阳互济之义。

减味竹叶石膏汤

【出处】清·吴鞠通《温病条辨》卷二方。

【组成】竹叶五钱　石膏八钱　麦冬六钱　甘草三钱

【用法】水八杯，煮取三杯，一时服一杯，约三时令尽。

【功用】清解邪热，益胃养阴。

【主治】治阳明温病，脉浮而促者。

【解析】本方在竹叶石膏汤基础上，去人参之壅补，半夏之辛燥，粳米之敛中，而以竹叶、石膏清热解邪，麦冬、甘草清养肺胃，是为辛凉而合甘寒之法也。吴鞠通论说："脉促，谓数而时止，如趋者遇急，急一蹶然，其势甚急，故以辛凉透表重剂，逐邪外出则愈。"

加减玉女煎

【出处】清·吴鞠通《温病条辨》卷一方。原名玉女煎去牛膝熟地加细生地玄参方。

【组成】生石膏一两　知母　玄参各四钱　生地黄　麦门冬各六钱

【功用】清气凉血。

【主治】太阴温病，气血两燔，口渴，脉数，舌绛等。

【解析】此方乃清·吴鞠通所制，为太阴温病，气血两燔的证治而设。本方乃辛凉合甘寒法也，盖气血两燔，不可专治一边，故选用张景岳气血两治之玉女煎加减治疗。去牛膝者，牛膝趋下，不合太阴证之用。改熟地为细生地者，亦取其轻而不重，凉而不温之义，且细生地能发血中之表也。加玄参者，取其壮水制火，预防咽痛失血等证也。诸药相伍，共奏清气凉血之功。

竹叶玉女煎

【出处】清·吴鞠通《温病条辨》卷三方。

【组成】石膏六钱　生地黄　麦门冬各四钱　知母　牛膝各二钱　竹叶三钱

【用法】水八杯先煎石膏、生地黄，得五杯再入余药，煮成二杯，先服一杯，候六时覆之，病解停后服。不解再服。

【功用】清热生津，滋阴凉血。

【主治】妇女温病、经水适来，耳聋、干呕烦渴，脉数，甚则邪陷发痉者。

【解析】此乃清·吴鞠通所制，为妇女温病，热入血室的证治而设。症见经水适来，耳聋、干呕烦渴，脉数，甚则邪陷发痉等。乃气血表里邪热充斥也，治宜辛凉解肌退热，兼清血分。本方即玉女煎加竹叶，生地易熟地而成，乃辛凉合甘寒微苦法也。方中取玉女煎清热生津，滋阴养血；竹叶辛凉清热透表。合而成方，则两清气血表里之热，而诸症悉除。

苍术白虎汤加草果方

【出处】清·吴鞠通《温病条辨》卷二方。

【组成】白虎汤加苍术、草果。

【功用】清热除湿。

【主治】治疟家湿疟证。

【解析】方以白虎汤之辛凉重剂，清解阳明之热；苍术、草果芳香燥烈，可健脾燥湿，温散脾之寒湿。全方为辛凉复苦温之法。吴鞠通解释说："《金匮》谓疮家忌汗，发汗则病痉。盖以疮者血脉间病，心主血脉，血脉必虚而热，然后成疮；既成疮以后，疮脓又系血液所化，汗为心液，由血脉而达毛窍，再发汗以伤其心液，不痉何待！故以白虎辛凉重剂，清阳明之热湿，由肺卫而出；加苍术、草果，温散脾中重滞之寒湿，亦由肺卫而出。阳明阳土，清以石膏、知母之辛凉；太阴阴土，温以苍术、草果之苦温；适合其脏腑之宜，矫其一偏之性而已。"

化 斑 汤

【出处】清·吴鞠通《温病条辨》卷一方。

【组成】石膏一两　知母四钱　生甘草　玄参各三钱　犀角二钱　粳米一合

【功用】清热凉血，解毒化斑。

【主治】温病发斑，高热口渴，神昏谵语。

【解析】此为清·吴鞠通所制，为太阴温病发斑的证治而设。此乃热淫于内，治以咸寒，佐以苦甘法也。盖阳明主肌肉，斑家遍体皆赤，自内而外，故以石膏清肺胃之热，知母清金保肺而治阳明独盛之热，甘草清热解毒和中，粳米清胃热而保胃液，白粳米乃阳明燥金之岁谷也。加玄参、犀角者，以斑色正赤，木火太过，其变最速，但用白虎燥金之品，清肃上焦，恐不胜任，故加玄参启肾经之气，庶水天一气，上下循环，不致泉源暴绝也。犀角咸寒，禀水木火相生之气，为灵异之兽，具阳刚之体，主治百毒辟瘟也，再病至发斑，不独在气分矣，故加二味凉血之品也。诸药合用，共奏清热凉血，解毒化斑之功。

青龙白虎汤

【出处】清·夏云《疫喉浅论·新编会厌论》，又名竹茹石膏汤。

【组成】鲜竹茹三钱　石膏五钱

【用法】用井、河水各半煎服。

【功用】清热泻火。

【主治】治疫喉白腐，壮热如烙，烦渴引饮。

【解析】方用石膏清泻肺胃之火，除烦止渴；鲜竹茹清化痰火。

清咽白虎汤

【出处】清·夏云《疫喉浅论》卷下方。

【组成】玄参　羚羊角　马勃　麦门冬　石膏　知母　生地黄　犀角　甘草　竹叶　粳米

【功用】清热解毒，凉血消肿。

【主治】疫喉毒壅阳明，咽喉腐烂，壮热痧艳，口渴面赤，舌绛少津，神烦自汗，脉洪。

【解析】此方载于《疫喉浅论》，为疫喉毒壅阳明的证治而设。症见咽喉腐烂，壮热痧艳，口渴面赤，舌绛少津，神烦自汗，脉洪等。方中石膏、知母、粳米、甘草，此四者乃白虎汤也，能清解阳明气分独盛之热毒；竹叶清热除烦；麦冬清热生津；马勃清扬辛平，能清肺金、散郁热、解火毒、利咽消肿止痛，为喉证良药；玄参育阴清热、消郁结、利咽喉而消肿止痛；生地清热凉血；马勃、玄参、生地相合，利咽消肿止痛之力更强；羚羊角清热解毒；犀角辟秽解毒；羚羊角、犀角相伍，则清热解毒凉血之力更强。诸药合用，热毒得清而咽喉清利，故名清咽白虎汤。

镇逆白虎汤

【出处】 清·张锡纯《医学衷中参西录》。

【组成】 生石膏三两　知母一两半　清半夏八钱　竹茹六钱

【用法】 用水五盅，煎汁三盅，先温服一盅，病已愈者，停后服，若未痊愈者，二小时后再温服一盅。

【功用】 清热生津，和中降逆。

【主治】 伤寒、温病邪传胃腑，燥渴身热，白虎证俱，其人胃气上逆，心下满闷者。

【解析】 此方乃张锡纯所制，方为白虎汤证之兼证而设。因犹是白虎汤证，又兼胃气上逆，心下胀满，故粳米、甘草不可复用，而以半夏、竹茹代之，取二药之降逆，以参赞石膏、知母之成功也。方中半夏配石膏，乃取竹叶石膏汤中半夏与石膏并用之理，而竹茹配石膏，乃取竹皮大丸中竹茹、石膏并用之理，故师二方之义，用之以易白虎汤中之甘草、粳米，降逆气而不伤正气，服后仍可托邪外出，由汗而解，而胀满之证亦即消解无余。

寒 解 汤

【出处】 清·张锡纯《医学衷中参西录》。

【组成】 生石膏一两　知母八钱　连翘　蝉蜕各一钱五分

【功用】 清热生津，疏表透邪。

【主治】 周身壮热，心中热而口渴，舌上苔白欲黄，其脉洪滑；或头犹觉疼，周身犹有拘束之感者。

【解析】 此张锡纯所制方，为阳明气分证兼表者而设。周身壮热，心中热而口渴，脉洪滑，均为气分热盛证。头犹觉疼，周身犹有紧束感，苔白欲黄，乃犹有一分太阳表证流连未去。故方中重用石膏、知母以清热生津，乃取白虎汤之义也；少用连翘、蝉蜕之善达表者，引胃中化而欲散之热，仍还太阳作汗而解。四药相合，共奏清热生津，疏表透邪之功，此乃调剂阴阳，听其有汗，非强发其汗也。

和 解 汤

【出处】 清·张锡纯《医学衷中参西录》。

【组成】 连翘　白芍药各五钱　蝉蜕二钱　生石膏六钱　甘草一钱

【功用】 清热敛阴，辛凉透表。

【主治】 温病表里俱热，时有汗出，舌苔白，脉浮滑者。

【解析】 此乃张锡纯所制，为温病表里俱热，时有汗出，舌苔白，脉浮滑者而设。方中连翘、蝉蜕辛凉透达表热；生石膏辛甘大寒，清泄肺胃气分之里热；白芍养血敛阴；甘草调和诸药。五药相合，则有清热敛阴，辛凉透表之效。

白虎承气汤

【出处】清·俞根初、何廉臣增订，徐荣斋重订《重订通俗伤寒论》。

【组成】生石膏八钱　生大黄三钱　生甘草八分　知母四钱　玄明粉二钱　陈仓米三钱（荷叶包）

【功用】清热生津，泻热通便。

【主治】胃火炽盛，高热烦躁，大汗出，口渴多饮，大便燥结，小便短赤，甚则谵语狂躁，或昏不识人，舌赤老黄起刺，脉弦数有力。

【解析】此乃清·俞根初所制，为胃火炽盛，肠腑燥结诸症的证治而设。盖胃之支脉，上络心脑，一有邪火壅闭，即堵其神明出入之窍，故昏不识人，谵语发狂，大热大烦，大渴大汗，大便燥结，小便赤涩等症俱见。本方是由白虎汤合调胃承气汤而成，二者合用，一清胃经之燥热而调和胃气，一泻胃腑之实火而通下燥结，此为胃热炽盛，液燥便闭之良方。方中调胃承气汤泻热通便，白虎汤清热生津，合而用之，则便通热清而诸症悉除。

新加白虎汤

【出处】清·俞根初、何廉臣增订，徐荣斋重订《重订通俗伤寒论》。

【组成】薄荷五分　生石膏八钱　荷叶一角　陈仓米　益元散（包煎）各三钱　知母四钱　鲜竹叶三十片　桑枝二尺

【用法】先加芦笋二两，灯心五分，同石膏先煎，后入他药，同煎服。

【功用】清热生津，疏表透疹。

【主治】不恶寒但发热，自汗不解，心烦口渴，脉滑数有力，尿短红赤，甚则烦热昏狂，皮肤隐现斑疹。

【加减运用】如疹痦不得速透者，加蝉蜕九只、皂角刺四分；有斑者，加西河柳叶三钱、大青叶四钱；昏狂甚重者，加紫雪散五分；口燥渴甚者，加天花粉三钱、雪梨汁（或西瓜汁）一杯；有黏痰者，加竹沥水一盅、生姜汁一滴，和匀同冲；血溢者，加竹茹四钱、鲜茅根八钱、童便一杯。

【解析】此乃清·俞根初所制，为胃热炽盛所致诸症而设。本方由白虎汤加薄荷、竹叶、桑枝、益元散，陈仓米易粳米而成。盖胃为十二经之海，邪热传入胃经，外而肌腠，内而肝胆，上则心肺，下则小肠膀胱，无不受其蒸灼。是以热汗烦渴，皮肤隐现斑疹，溺短赤热，甚则咳血昏狂，但尚为散漫之浮热，未曾结实，邪即离表，不可再汗，邪未入腑，不可早下，故以白虎汤法辛凉泄热，甘寒救液为君，外清肌腠，内清脏腑；臣以薄荷辛凉清热透疹而外泄；益元散通燥金之郁，利小便而下泄；

佐以竹叶、桑枝辛凉通气泄热，使以薄荷、陈仓米清热和胃；妙在石膏配薄荷拌研，既有分解热郁之功，又无凉遏冰伏之弊。诸药相合，共奏清热生津，疏表透疹之功。

柴胡白虎汤

【出处】清·俞根初、何廉臣增订，徐荣斋重订《重订通俗伤寒论》。

【组成】柴胡一钱　石膏八钱　天花粉　粳米各三钱　黄芩一钱五分　知母四钱　甘草八分　鲜荷叶一片

【功用】清热生津，和解少阳。

【主治】寒热往来，寒轻热重，心烦汗出，口渴引饮，脉弦数有力。

【解析】此乃清·俞根初所制，为少阳阳明合病之少阳证轻阳明证重的证治而设。本方由白虎汤加柴胡、黄芩、天花粉、鲜荷叶而成。方中柴胡和解少阳；黄芩清泄少阳邪热；柴胡配黄芩，则为和解少阳之君药；臣以白虎法者，以其少阳证少而轻，阳明证多而重，故取白虎汤清热生津之力，佐以天花粉，为救液而设；使以鲜荷叶，为升清而用。诸药相合，共奏清热生津，和解少阳之功。临床常用于治疗寒热往来，寒轻热重，心烦汗出，口渴引饮，脉弦数有力等病证。

犀羚白虎汤

【出处】清·何廉臣《重订广温热论》卷二方。

【组成】生石膏六钱　知母四钱　生甘草六分　生粳米（荷叶包煎）　菊花各三钱　钩藤钱半　犀角（先煎）一钱　羚羊角（先煎）钱半

【功用】清热生津，凉血息风。

【主治】温热化燥，液涸动风，鼻窍无涕，目干无泪，面色枯憔，神昏痉厥者。

【解析】此方由何廉臣所集，乃白虎汤加犀角、羚羊角、钩藤、菊花而成，为温热化燥，液涸动风诸症而设。症见鼻窍无涕，目干无泪，面色枯憔，神昏痉厥，故急以白虎汤清热生津，加辛凉苦甘之菊花，清肝明目；钩藤清热平肝，息风止痉；犀角苦咸寒，凉血泻火、清心安神、解毒镇惊；羚羊角咸寒，清热解毒、平肝息风、清肝明目。诸药合用，共奏清热生津，凉血息风之功。

常山白虎汤

【出处】朱良春整理《章次公医案》。

【组成】常山　草果　桂枝各二钱　石膏八钱　知母四钱　生甘草一钱　粳米一杯　雄黄二分（研末吞服）

【功用】清热截疟。

【主治】疟疾。

【解析】此乃章次公所制，为温疟而设，乃桂枝白虎汤加常山、草果、雄黄之味而成。盖温疟之证，汗出不畅，骨节酸痛，少气烦冤，口渴引饮，苔黄脉洪，桂枝白虎汤为其正方。白虎汤清热生津；桂枝透表邪；复加常山、草果、雄黄以劫痰抗疟。诸药合用，则清热截疟之功更著。

人参石膏汤

【出处】日·丹波元简《伤寒论辑义》引医方选药方。

【组成】石膏　知母　甘草　粳米　人参　黄芩　杏仁

【用法】水煎服。

【功用】清泻肺胃，生津止渴。

【主治】治膈消，上焦燥渴，不欲多食者。

【解析】膈消，即上消之谓。金·刘完素《素问病机气宜保命集·消渴》云："上消者，上焦受病，又谓之膈消病也。……燥在上焦也。"河间所说的"燥"，有二种意义：一是指燥热，指火是病因；二是指火热消烁所引起的水津气液不能输布的病理现象。水精输布主责在肺。火承肺烁，通调失司，则水津不布而燥。可见，膈消的主要病变是肺气虚燥，不能输布水精之气，以致三焦结滞而发。"渴多饥少，病重在肺"，故而膈消之病，肺燥火热是标，阴伤气弱为本。治当清泻肺胃，益气生津。方用白虎汤清泻肺胃邪火，俾热去而津可复；又加黄芩、杏仁清肺肃气，人参补益气津。

化　斑　汤

【出处】日·丹波元简《伤寒论辑义》引活人书方。

【组成】石膏　知母　甘草　粳米　玉竹

【功用】清火泻热，滋阴生津。

【主治】治斑毒。

【解析】斑毒之证，是指发于肌肤表面的片状斑块，多由外感热病，热郁阳明，迫及营血，从肌肉外发所致。一般表现为红斑，初见于胸膺部，迅速发展至背、腹及四肢等处，伴见发热、口渴引饮、烦躁不安，甚则神昏谵语，舌绛而干等症。本方用白虎汤大清肺胃邪热，加玉竹滋阴润肺、生津养胃，本品甘平柔润，能养肺胃之阴而除燥热，虽作用缓和，但不滋腻敛邪。

第七章
栀子豉汤方族

栀子豉汤方族一览表

朝代	方 剂	出处	作者
汉	栀子豉汤	伤寒论	张仲景
	栀子甘草豉汤		
	栀子生姜豉汤		
	栀子干姜汤		
	栀子厚朴汤		
	栀子柏皮汤		
	枳实栀子豉汤		
	栀子大黄汤	金匮要略	
宋	栀子乌梅汤	类证活人书	朱肱
金	芍药栀豉汤	伤寒保命集	张璧
明	枳壳栀子加大黄汤	伤寒六书纂要辨疑	童养学
清	连翘栀豉汤	重订通俗伤寒论	俞根初、何廉臣增订，徐荣斋重订
	三黄栀子豉汤	张氏医通	张璐
日	栀子饮子	伤寒论辑义	丹波元简
	二气散		
	干姜散		

　　栀子豉汤方族是指以栀子豉汤为母方，经过加减化裁而发展形成的一个方剂系列。栀子豉汤有宣透热邪、解郁除烦之功，为凉解胸中郁热之剂。现将此类方剂详述

如下。

栀子豉汤

【出处】汉·张仲景《伤寒论》。

【组成】栀子十四个（擘）　香豉四合（绵裹）

【用法】上二味，以水四升，先煮栀子得二升半，纳豉，煮取一升半，去滓，分为二服，温进一服（得吐者，止后服）。

【功用】清宣郁热。

【主治】原著用于治疗：①伤寒发汗吐下后，火郁不伸，热扰胸膈，见虚烦不得眠，剧者反复颠倒，心中懊恼，或烦热、胸中窒，或身热不去，心中结痛；②阳明病下之，胃中空虚，客气动膈，其外有热，手足温，不结胸，心中懊恼，饥不能食，但头汗出，舌上苔；③下利后，更烦，按之心下濡。

【解析】栀子豉汤是治虚烦不眠，心中懊恼的主方。方中栀子苦寒，既可清透郁热，解郁除烦，又可导火以下行；豆豉气味俱轻，既能清表宣热，又能和降胃气。两药相伍，降中有宣，宣中有降，为清宣胸膈郁热，治疗虚烦懊恼的良方。

栀子甘草豉汤

【出处】汉·张仲景《伤寒论》。

【组成】栀子十四个（擘）　甘草二两（炙）　香豉四合（绵裹）

【用法】上三味，以水四升，先煮栀子、甘草取二升半，纳豉，煮取一升半，去滓，分二服，温进一服（得吐者，止后服）。

【功用】清宣郁热。

【主治】太阳病发汗吐下后，症见心中懊恼，虚烦不得眠，剧者反复颠倒，少气不足以息。

【解析】本方乃栀子豉汤加甘草而成。为栀子豉汤证兼少气者而设，故加甘草以益气和中。

栀子生姜豉汤

【出处】汉·张仲景《伤寒论》。

【组成】栀子十四个（擘）　生姜五两（切）　香豉四合（绵裹）

【用法】上三味，以水四升，先煮栀子、生姜取二升半，纳豉，煮取一升半，去滓，分二服，温进一服（得吐者，止后服）。

【功用】清宣郁热。

【主治】太阳病发汗吐下后，症见心中懊恼，虚烦不得眠，剧者反复颠倒，呕逆。

【解析】 本方乃栀子豉汤加生姜而成。为栀子豉汤证兼呕吐者而设，故加生姜，既可降逆和胃止呕，又可协栀子、豆豉以散火郁。

栀子干姜汤

【出处】 汉·张仲景《伤寒论》。

【组成】 栀子十四个（擘） 干姜二两

【用法】 上二味，以水三升半，煮取一升半，去滓，分二服，温进一服（得吐者，止后服）。

【功用】 温中除烦。

【主治】 伤寒误下后，症见身热不去，微烦，或见便溏食少、腹满或痛等症。

【解析】 此为热扰胸膈，兼中寒下利的证治而设。因热扰胸膈，邪陷于里，故用栀子之苦寒以清上焦之邪热，则心烦可止。去豆豉之宣透，又因兼中寒下利，故加干姜之辛热以温中焦之虚寒，则中阳可复。证属寒热错杂，治以寒热并用、清上温中，药性虽反，功则合奏。此仲景栀子豉汤之变法也。

栀子厚朴汤

【出处】 汉·张仲景《伤寒论》。

【组成】 栀子十四个（擘） 厚朴四两（炙，去皮） 枳实四枚（水浸，炙令黄）

【用法】 上三味，以水三升半，煮取一升半，去滓，分二服，温进一服（得吐者，止后服）。

【功用】 清热除烦，宽中消满。

【主治】 伤寒下后，症见心烦腹满，卧起不安。

【解析】 此为热扰胸膈兼腹满的证治而设。夫热留于胸膈则烦，故取栀子之苦寒，以清热除烦；余热留于腹，则腹满，留于胃则卧起不安，故取厚朴之苦温，以行气除满；枳实之苦寒，以破结消痞。三药相伍，以奏清热除烦，宽中消满之效。本证邪热内陷，较之栀子豉汤证为深，故不用豆豉之宣透，但又未形成阳明腑实，也不须用大黄之攻下。

栀子柏皮汤

【出处】 汉·张仲景《伤寒论》。

【组成】 肥栀子十五个（擘） 甘草一两（炙） 黄柏二两

【用法】 上三味，以水四升，煮取一升半，去滓，分温再服。

【功用】清热泄湿，利胆退黄。

【主治】伤寒身黄，发热。还可见心烦或心中懊恼、无汗或汗出不彻、小便黄赤、脉数、苔黄等症。

【解析】此乃为伤寒身黄发热的证治而设。其病机为湿热弥漫三焦，故取栀子之苦寒，善清内热，治郁热结气，泄三焦之火，从小便而出；黄柏寒能清热，苦可燥湿；炙甘草甘缓和中，并能调济苦寒之性，使不损脾胃中气而取得退黄的疗效。三者相合，乃为清泄湿热之良方。

枳实栀子豉汤

【出处】汉·张仲景《伤寒论》。

【组成】枳实三枚（炙）　栀子十四个（擘）　香豉一升（绵裹）

【用法】上三味，以清浆水七升，空煮取四升，纳枳实、栀子，煮取二升，下豉，更煮五六沸，去滓，温分再服，复令微似汗。若有宿食者，纳大黄如博棋子大五六枚。服之愈。

【功用】清热除烦，宽中行气。

【主治】伤寒大病初愈，因调护不当、过早劳作、饮食不节等使病情复发而成。症见发热口渴，心烦懊恼，胸脘痞塞，或大便秘结、腹满等，其舌苔黄，脉数或滑。《金匮要略》所云酒疸证亦属本证范围，症见身黄发热，心中懊恼，或热痛，不能食，时欲吐，苔黄腻，脉滑数等。

【解析】此为大病瘥后劳复的证治而设。方中枳实宽中行气，栀子清热除烦，豆豉宣散透邪，用清浆水煮药，取其性凉善走，调中开胃，以助运化。本方亦为栀子豉汤的变方，由栀子豉汤加枳实而成，故其见证除有发热、烦闷懊恼之外，脘痞食少纳呆，亦在言外。

栀子大黄汤

【出处】汉·张仲景《金匮要略》。

【组成】栀子十四枚　大黄一两　枳实五枚　豉一升

【用法】上四味，以水六升，煮取二升，分温三服。

【功用】清热除烦，祛湿理气。

【主治】酒黄疸，心中懊恼或热痛。

【解析】本方为酒黄疸证治而设。酒疸的病机为湿热蕴于中焦，上蒸于心，故心中懊恼；湿热阻滞气机不利，不通则痛，故心中热痛。方中栀子导心膈之热从小便而泄，豆豉清热而除烦满，清心解烦，大黄、枳实荡泄实热而和胃导滞，引肠胃之热下行，使瘀热从大便而去。

栀子乌梅汤

【出处】宋·朱肱《类证活人书》。

【组成】栀子 黄芩 甘草(炙)各半两 柴胡一两 炒乌梅肉十四枚

【用法】为粗末，每服四钱，加生姜三片，竹叶十四片，豆豉五十粒，水煎服。

【功用】清热除烦。

【主治】治伤寒后余热未尽之虚烦不眠，心中懊恼。

【解析】本方即栀子豉汤合小柴胡汤化裁而成。方用栀子豉汤清热除烦，柴胡、黄芩清利少阳，乌梅酸泄肝木，炙甘草调和诸药。

芍药栀豉汤

【出处】金·张璧《伤寒保命集》。

【组成】芍药 当归 栀子各五钱 豆豉半合

【用法】为粗末，每服一两，水煎服。

【功用】清热除烦，滋阴养血。

【主治】产后虚烦不眠。

【解析】此方载于《伤寒保命集》，为产后虚烦不眠而设。乃由栀子豉汤加芍药、当归而成。方中栀子、豆豉合用，清宣郁热而除烦；因产后，故加当归养血补血；芍药滋阴和血。四药合用，则有清热除烦，滋阴养血之效。

枳壳栀子加大黄汤

【出处】明·童养学《伤寒六书纂要辨疑》。

【组成】枳壳一枚 肥栀子三枚 豆豉一两 大黄如棋子大，五六枚

【功用】清热除烦，行气导滞。

【主治】治食后发热。

【解析】方用栀子、豆豉清热除烦，枳壳行气消积，大黄泻热通便。

三黄栀子豉汤

【出处】清·张璐《张氏医通》卷十六方。

【组成】黄连(酒煮) 黄芩(酒炒) 大黄(酒浸) 栀子 豆豉

【功用】散郁泄热。

【主治】热病时疫，头痛壮热。

【解析】此方乃张路玉所制，为热病时疫，头痛壮热而设。由栀子豉汤加三黄

（黄连、黄芩、大黄）而成。方中栀子、豆豉相伍，清宣郁热；黄连、黄芩、大黄相合，则清热泻火解毒之力更强，酒制则兼入血分，气血分热邪悉除，则头痛壮热已。诸药合用，共奏散郁泄热之功。

连翘栀豉汤

【出处】清·俞根初、何廉臣增订，徐荣斋重订《重订通俗伤寒论》。

【组成】连翘二钱　炒淡豆豉　郁金（加辛夷仁三分拌捣）　焦栀子各三钱　枳壳　桔梗各八分　橘络一钱　白豆蔻末（分二次，冲）四分

【功用】清宣郁热，行气宽中。

【主治】外邪初陷于心胸之间，心包气郁，汗吐下后，轻则虚烦不眠，重则心中懊恼，反复颠倒，胸脘苦闷，或心下结痛，起卧不安，舌上苔滑者。

【解析】此乃清·俞根初所制，为外邪初陷心胸间，汗吐下后所致诸症而设。乃清宣心包气机法。凡外邪初陷于心胸之间，正心包络之部分也。若一切外感症，汗吐下后，轻则虚烦不眠，重则心中懊恼，反复颠倒，胸脘苦闷，或心下结痛，起卧不安，舌上苔滑者，皆心包气郁之见证。故以清芬轻宣心包气分药之连翘，及善清宣郁热之栀子、豆豉为君，臣以辛夷仁拌捣郁金，专开心包气郁；佐以轻剂枳壳、桔梗，宣畅心包气闷，以达归于肺；使以橘络疏包络之气，蔻末开心包之郁。此为清宣包络，疏畅气机之良方也。

栀子饮子

【出处】日·丹波元简《伤寒论辑义》引《小儿药证直诀》方。

【组成】大栀子仁七个（槌破）　豆豉半两

【用法】用水三盏，煎至二钱，看多少服之，无时，或吐或不吐。

【功用】清热除烦。

【主治】治小儿蓄热在中，身热狂躁，昏迷不食。

【解析】方中栀子苦寒，既可清透郁热，解郁除烦，又可导火以下行；豆豉气味俱轻，既能清表宣热，又能和降胃气。二药相伍，降中有宣，宣中有降，为清宣胸膈郁热之良方。

二　气　散

【出处】日·丹波元简《伤寒论辑义》引杨氏家藏方。

【组成】炒栀子　干姜

【用法】水煎服。

【功用】清宣郁热，温中和胃。

【主治】治阴阳痞结，咽膈噎塞，状若梅核，妨碍饮食，久而不愈，即成翻胃者。

【解析】邪热滞于胸膈，寒气留于中焦，阴阳痞结，寒热错杂，气机不利，阻滞咽喉、胸膈，则见咽膈噎塞，状若梅核，妨碍饮食，甚则而成翻胃之证。方中栀子苦寒，清胸膈之热；干姜辛热，温脾胃之寒以扶阳。二者相伍，寒温并用，清上温中，相反相成。并行不悖，分建其功。

干 姜 散

【出处】日·丹波元简《伤寒论辑义》引圣惠方。

【组成】栀子十四个（擘） 干姜一两 葱白七茎 豉半合

【用法】水煎服

【功用】清上温下。

【主治】治赤白痢，无问日数多少。

【解析】阴阳不和，气血失调，寒热交作，故而痢下赤白。方用栀子干姜汤清上温中，寒热并调；加葱白宣阳，交通上下；豆豉宣热除烦。

第八章
柴胡汤方族

柴胡汤方族一览表

朝代	方　剂	出处	作者
汉	小柴胡汤	伤寒论	张仲景
	柴胡加芒硝汤		
	柴胡桂枝汤		
	柴胡桂枝干姜汤		
	柴胡加龙骨牡蛎汤		
	大柴胡汤		
	柴胡去半夏加栝楼汤	金匮要略	
宋	七宣丸	太平惠民和剂局方	陈师文
	柴胡加桂汤	三因极一病证方论	陈言
	黄龙汤	妇人大全良方	陈自明
	栝楼汤	济世全生指迷方	王贶
	柴胡半夏汤	类证活人书	朱肱
金	上二黄丸	兰室秘藏	李杲
	柴胡饮子	宣明论方	刘完素
	清镇丸	素问病机气宜保命集	
	柴胡四物汤		
元	柴胡六合汤	医垒元戎	王好古
明	加味柴胡汤	审视瑶函	傅仁宇
	柴芎汤		
	柴胡参术汤		

续表

朝代	方　剂	出处	作者
明	柴梗半夏汤	医学入门	李梴
	柴胡饮子	症因脉治	秦景明
	羌活汤		
	地骨皮散		
	地骨皮散		
	栀子柴胡汤		
	清胆竹茹汤		
	柴胡清肝饮		
	柴胡栀连汤		
	加味柴胡汤		
	升阳散火汤	伤寒六书纂要辨疑	童养学
	柴胡双解饮		
	柴胡百合汤		
	柴胡四物汤	证治准绳	王肯堂
	黄龙汤		
	桂枝黄芩汤		
	柴胡饮		
	柴胡养荣汤	温疫论	吴又可
	加味柴胡汤	保婴撮要	薛铠
	柴平汤	景岳全书	张景岳
	一柴胡饮		
	二柴胡饮		
	三柴胡饮		
	四柴胡饮		
	五柴胡饮		
	柴胡散	痒疟指南	郑全望
清	大柴胡加元参地黄汤	四圣悬枢	黄元御
	柴苓汤	杂病源流犀烛	沈金鳌
	加味柴胡汤		
	柴胡枳桔汤		

续表

朝代	方　剂	出处	作者
清	和解四物汤	妇科玉尺	
	加减小柴胡汤	温病条辨	吴鞠通
	小柴胡加干姜陈皮汤		
	柴芩清膈煎	通俗伤寒论	俞根初
	柴胡羚角汤	重订通俗伤寒论	俞根初、何廉臣增订，徐荣斋重订
	柴胡枳桔汤		
	加减小柴胡汤		
	柴胡枳桔汤	张氏医通	张璐
	加味小柴胡汤	医学衷中参西录	张锡纯
	加味柴胡汤	外科真诠	邹岳
日	小柴胡加枳实汤	伤寒论辑义	丹波元简
	三分汤		
	地骨皮散		
	参胡清热饮		
	参胡三白汤		
	参胡石膏汤		
	柴芩汤		
	柴胡枳壳汤		
	柴胡建中汤		
	柴胡散		
	柴胡散		
	柴胡散		
	镇青丸		
	滋阴清热饮		
	增损柴胡汤		
现代	加味大柴胡汤	经验医库	罗应章
	加减大柴胡汤		
	加味小柴胡汤	日本汉医名方选	王庆国，贾春华
	大柴胡汤合茵陈蒿汤		

续表

朝代	方　剂	出处	作者
现代	大柴胡汤合半夏厚朴汤	日本汉医名方选	王庆国，贾春华
	小柴胡合茵陈蒿汤		
	小柴胡汤合桂枝加芍药汤		
	发陈汤		

柴胡汤方族是指以小柴胡汤为母方，经过加减化裁而发展形成的一个方剂系列。小柴胡汤有疏利少阳、调达升降、宣通内外、运行气血、和畅气机之功，为"少阳枢机之剂，和解表里之总方"。故其所治病证涉及外感、内伤、气血、三焦、肝胆、脾胃、血室、神情等诸多方面。在《伤寒论》中与小柴胡汤相类的方剂有 6 首，而后世医家对本方应用更是曲尽变化，颇多发挥。如柴胡四物汤、柴陷汤、柴苓汤、柴平煎、柴朴汤等均是传世名方，而张景岳所制五首柴胡饮，更可谓是独树一帜。下面就将此类方剂逐一论述。

小柴胡汤

【出处】汉·张仲景《伤寒论》。

【组成】柴胡半斤　黄芩三两　人参三两　半夏半升（洗）甘草（炙）生姜三两（切）大枣十二枚（擘）

【用法】上七味，以水一斗二升，煮取六升，去滓，再煎取三升，温服一升，日三服。

【功用】和解少阳。

【主治】①邪入少阳，症见往来寒热、胸胁苦满、嘿嘿不欲饮食、心烦喜呕、口苦、咽干、目眩、脉弦，或胸中烦而不呕，或渴，或腹中痛，或胁下痞硬，或心下悸、小便不利，或不渴、身有微热，或咳；②热入血室，为妇人中风伤寒，见寒热发作有时，如疟状，经水适来适断，或胸胁下满、谵语、如见鬼状；③阳明里实未甚，兼见少阳，症见潮热、大便溏、小便自可、胸胁满不去，或胁下硬满、不大便而呕、舌上白苔；④阳微结，见头汗出、微恶寒、手足冷、心下满、口不欲食、大便硬、脉细或沉紧；⑤产妇郁冒，症状与阳微结证相似，为脉微弱、呕不能食、大便反坚、但头汗出；⑥诸黄，腹痛而呕；⑦伤寒瘥以后更发热；⑧木强土弱，阳脉涩，阴脉弦，腹中急痛，先与小建中汤而不瘥；⑨其他，如呕而发热，或身热、恶风、颈项强、胁下满、手足温而渴，或短气、腹满、胁下及心痛、鼻干、不得汗、嗜卧、一身及目悉黄、小便难、有潮热、时时哕、耳前后肿。除此之外，临床还常见头晕、头痛、耳鸣、耳聋、疲乏、发作有定时等。本方所治临床表现甚多，涉及外感内伤、气血、三焦、肝胆、脾胃、血室、神情等诸多方面。

【加减运用】 若胸中烦而不呕者，去半夏人参，加瓜蒌实一枚。若渴，去半夏，加人参合前成四两半，栝楼根四两。若腹中痛者，去黄芩，加芍药三两。若胁下痞硬，去大枣，加牡蛎四两。若心下悸、小便不利者，去黄芩，加茯苓四两。若不渴、外有微热者，去人参，加桂枝三两，温覆微汗愈。若咳者，去人参、大枣、生姜，加五味子半升、干姜二两。

【解析】 小柴胡汤为少阳证的主方，由三组药物组成。一组柴胡配黄芩。柴胡微苦寒，感一阳春升之气而生，能直入少阳，升足少阳之清气，既解少阳经中之邪，又能疏利肝胆气机而推动六腑之气，具有推陈致新的作用，黄芩苦寒，善于清泄少阳胆腑火热。柴芩相配，一升一降，经腑同治，能使少阳气郁得达，火郁得发，郁开气活，则枢机自利。二是生姜配半夏，既能和胃止呕，又因为姜、夏味辛能散，有助于柴胡疏解少阳之郁滞。三是人参、大枣与甘草相配，味甘补中，一方面能鼓舞胃气以助少阳枢转之力，另一方面还能预补脾胃之气，以杜绝少阳邪气内传之路。

全方既有祛邪之品，又有扶正之药，集寒热补泻于一体之中，具有升达少阳生气，疏解肝胆气郁的作用，能开郁调气而利升降出入之枢。枢转气活，则内外上下，表里阴阳之气得以通达和利，气血津液随之周流而布达于身形各部，从而气机调畅，脏腑安和。因此，小柴胡汤具解郁利枢之能，有推陈致新之功，善开少阳气郁枢机之用。所以，小柴胡汤为和解少阳枢机之剂，实乃仲景开郁利气之首方。

柴胡加芒硝汤

【出处】 汉·张仲景《伤寒论》。

【组成】 柴胡二两十六铢　黄芩一两　人参一两　甘草一两（炙）　生姜一两（切）　半夏二十铢（本云五枚，洗）　大枣四枚（擘）　芒硝二两

【用法】 上八味，以上四升，煮取二升，去滓，纳芒硝，更煮微沸，分温再服。不解，更作。

【功用】 和解少阳，泻热去实。

【主治】 胸胁满而呕，日晡所发潮热，大便不得通利。此外，常可见口苦、咽干、不欲食、腹胀等。

【解析】 柴胡加芒硝汤在《伤寒论》中为少阳兼里实误下而设，仲景于少阳兼阳明里实证者处以大柴胡汤和解少阳、通下里实。本方亦为和解少阳、通下里实双解之剂。方用小柴胡汤原方分两以和解少阳，加芒硝泻热去实、软坚通便。因正气较虚（乃里实误下之后），里实未甚，故较之大柴胡汤方，不取大黄、枳实之荡涤破滞，而仍用人参、炙甘草以益气和中，但剂量较轻，为和解枢机兼通下实热之剂，而较之小柴胡汤原方，但剂量减少，且加芒硝以泻热去实，此乃不变中的变法也。

柴胡桂枝汤

【出处】汉·张仲景《伤寒论》。

【组成】桂枝一两半（去皮）　芍药一两半　黄芩一两半　人参一两半　甘草一两（炙）　半夏二合半（洗）　大枣六枚（擘）　生姜一两半（切）　柴胡四两

【用法】上九味，以水七升，煮取三升，去滓，温服一升。本云。人参汤，作如桂枝法，加半夏、柴胡、黄芩；复如柴胡法，今用人参，作半剂。

【功用】和解少阳，调和营卫。

【主治】发热，微恶寒，肢节烦疼，微呕，心下支结；或心腹卒痛、胁下痞块、癫痫等。

【解析】发热，微恶寒，肢节烦疼，是太阳桂枝证；微呕，心下支结，是少阳柴胡证。故柴胡桂枝汤为少阳病兼表证而设。本方取小柴胡汤、桂枝汤各用半量，合方而成。桂枝汤调和营卫，解肌辛散，以治太阳之表；小柴胡汤和解少阳、宣展枢机，以治半表半里。本方乃太少表里双解之轻剂，故仲景于条文中叠用两"微"字，以示太少之证俱轻。本方较之小柴胡汤又兼外证，故合用桂枝汤组成柴胡桂枝汤，乃仲景合方法则的具体运用。

柴胡桂枝干姜汤

【出处】汉·张仲景《伤寒论》。

【组成】柴胡半斤　桂枝三两（去皮）　干姜二两　栝楼根四两　黄芩三两　牡蛎二两（熬）　甘草二两（炙）

【用法】上七味，以水一斗二升，煮取六升，去滓，再煎取三升，温服一升，日三服。初服微烦，复服，汗出便愈。

【功用】和解少阳，化饮散结。

【主治】少阳病兼停饮，症见胸胁满微结，小便不利，渴而不呕，但头汗出，往来寒热，心烦；疟病，症见寒多微有热，或但热不寒者；胆热脾寒，症见口苦、口渴、心烦、胁痛、便溏、腹胀、纳差、脉弦而缓等。

【解析】柴胡桂枝干姜汤是小柴胡汤的一个变方，治疗邪传少阳、枢机不利、三焦气寒、津液不布。从本方的药物组成来看，由于内含小柴胡汤、甘草干姜汤、桂枝甘草汤三个基本方，所以常用于治疗少阳气郁而兼脾阳不足或心阳不足之病变。刘渡舟教授将此方的病机概括为"胆热脾寒，饮停津亏"。方中柴胡、黄芩同用，能和解少阳之邪；栝楼根、牡蛎并用，能逐饮解结；桂枝、干姜、炙甘草同用，能振奋中阳，温化寒饮。因不呕，故去半夏、生姜；因水饮内结，故去人参、大枣之甘温壅补。此是和解少阳、疏利枢机，宣化寒饮之剂。故初服则正邪相争，而见微烦，复服则阳气通、表里和，故汗出而愈。

柴胡加龙骨牡蛎汤

【出处】汉·张仲景《伤寒论》。

【组成】柴胡四两　龙骨　黄芩　生姜（切）　铅丹　人参　桂枝（去皮）　茯苓各一两半　半夏二合半（洗）　大黄二两　牡蛎一两半（熬）　大枣六枚

【用法】上十二味，以水八升，煮取四升，内大黄切如棋子，更煮一两沸，去滓，温服一升。本云：柴胡汤，今加龙骨等。

【功用】和解少阳，通阳泻热，重镇安神。

【主治】原著用以治疗胸满，烦，惊，小便不利，谵语，一身尽重，不可转侧。此外还可见不寐、烦躁、谵语、惊恐、心悸、抑郁、发狂、易怒、抽搐等症。其他常见症状有头晕、便秘、胸胁满、口苦、纳差、目眩、头痛等。

【解析】本方由小柴胡汤去甘草，加桂枝、大黄、龙骨、牡蛎、铅丹而成。为伤寒误下，病入少阳，邪气弥漫，烦惊谵语等病症而设。因病入少阳，故治以小柴胡汤，以和利枢机、扶正祛邪为主；一身尽重，不可转侧乃阳气内郁，不得宣达于外，故加桂枝通阳和表；大黄除热清里，龙骨、牡蛎、铅丹重镇理怯而安神明，茯苓宁心安神并可通利小便，因邪热弥漫于全身，故去甘草之缓，以专除热之力，使表里错杂之邪，得以速解。应该注意的是，铅丹有毒，用量切勿过大，而且不要连续长期服用，以免造成蓄积性铅中毒。

大柴胡汤

【出处】汉·张仲景《伤寒论》。

【组成】柴胡半斤　黄芩三两　芍药三两　半夏半升（洗）　生姜五两（切）　枳实四枚（炙）　大枣十二枚（擘）

【用法】上七味，以水一斗二升，煮取六升，去滓，再煎，温服一升，日三服。一方，加大黄二两。若不加，恐不为大柴胡汤。

【功用】和解少阳，泻下里实。

【主治】往来寒热，心下痞硬急迫而拒按，呕不止，郁郁微烦，或发热汗出，呕吐下利。此外还可见便秘、口干、不欲饮食、胁腹满痛拒按、烦躁、黄疸、头痛等症，舌象多见舌红、苔黄腻、黄厚、黄燥，脉象多见弦数、弦滑。

【解析】大柴胡汤为仲景群方中开郁泄火之第一方。由小柴胡汤去人参、甘草加大黄、枳实、芍药而成，为少阳病兼里实的病症而设。因少阳病未解，故用小柴胡汤以和解少阳，又兼阳明里实，故去人参、炙甘草以免补中益邪。大黄配枳实，已具承气之功，以除阳明实热；芍药配大黄，酸苦涌泄为阴，又能于土中伐木，平肝胆之火逆；枳实配芍药，为枳实芍药散，能破气和血。故加此三味，既可和营缓腹中急痛，又可通下热结，利气消痞，合为少阳兼里实两解之剂。本方最妙之处在于重用生姜，既能和胃止呕，又能以甘辛散上行之热牵制大黄峻猛速下之力，所以具有载药上行以和胃气的作用。总之，大柴胡汤既能开肝胆之郁，又能下阳明之实，既治气分，又调血分。临床经验证明，凡有气火交郁的实性病变，其腹胀或腹痛较急迫剧烈且多偏于胁腹两侧者，用之效佳。此方和"胆热脾寒"证之柴胡桂枝干姜汤，虽同为小柴胡汤之变方，但恰有寒热虚实鉴别之意。

柴胡去半夏加栝楼汤

【出处】汉·张仲景《金匮要略》。

【组成】柴胡八两　人参　黄芩　甘草各三两　栝楼根四两　生姜二两　大枣十二枚

【用法】水煎，分三次服，日二次。

【功用】和解少阳，生津止渴。

【主治】疟病发渴，亦治劳疟。

【解析】本方由小柴胡汤去半夏加栝楼根而成，为疟病发渴而设。盖小柴胡汤为治疟之主方，又因兼见发渴之症，乃津伤也，故去温燥之半夏，而加栝楼根以生津止渴。

柴胡半夏汤

【出处】宋·朱肱《类证活人书》卷十七方。

【组成】柴胡八两　人参　炙甘草　麦门冬　黄芩各三两　白术二两　半夏二两半

【用法】为粗末，每服五钱匕，加生姜五片，大枣一枚，水煎服。

【功用】和解少阳，清热祛痰。

【主治】痰热头痛，胸满烦闷，手足烦热，荣卫不调，肢节拘倦，身体疼痛，嗜卧少力，饮食无味。

【解析】此方载于《类证活人书》，临床常用于治疗痰热头痛且兼少阳证，症见头痛，胸满烦闷，手足烦热，荣卫不调，肢节拘蜷，身体疼痛，嗜卧少力，饮食无味等。本方是由小柴胡汤加白术、麦冬而成。方中取小柴胡汤和解少阳、清泄邪热；白术健脾益气，合人参、炙甘草则补脾之力更强，脾运则痰自化；麦冬润肺生津，清心除烦；半夏又可燥湿化痰；白术、麦冬、半夏三者相伍，则祛痰而不燥津。诸药相合，共奏和解少阳，清热祛痰之功。

七 宣 丸

【出处】宋·陈师文《太平惠民和剂局方》卷六方。

【组成】柴胡　枳实　木香　诃子皮各五两　炙甘草　桃仁各六两　煨大黄十五两

【用法】为细末，炼蜜为丸，梧桐子大，每服二十丸，渐增至四、五十丸，食后、临卧米饮送下。

【功用】调和肝脾，理气磨积。

【主治】风气结聚，宿食不消；及积年腰脚疼痛，冷如冰石；脚气冲心，烦愦闷乱，头旋昏倒，肩背重痛，心腹胀满，胸膈痞塞；风毒脚气，连及头面，大便或秘，小便时涩，脾胃气痞，不能饮食；脚气转筋，掣痛挛急，心神恍惚，眠卧不安等症。

【解析】此方载于《太平惠民和剂局方》，为肝脾不和、气滞食积所致诸症而设。乃四逆散去白芍加木香、诃子皮、桃仁、大黄而成，方中柴胡疏肝理脾，理气解郁；枳实气香味厚，气勇骠悍，走而不守，行气消积；木香芳香浓烈，善开壅导滞，升降诸气，行气止痛；诃子皮下气消胀；桃仁活血化瘀，兼有润肠通便之功；大黄清热消积，活血化瘀，推陈致新，安和五脏。诸药相合，共奏调和肝脾，理气磨积之功。临床常用于治疗风气结聚，宿食不消；及积年腰脚疼痛，冷如冰石等诸多疑难病症。

栝楼汤

【出处】宋·王贶《济世全生指迷方》。

【组成】栝楼根四两　柴胡八两　人参　黄芩　炙甘草各三两

【用法】为粗末，每服二钱，加生姜三片，大枣一枚，水煎服。

【功用】和解少阳，清热生津。

【主治】治疟疾热多者。

【解析】方即小柴胡汤去半夏之辛燥，以之和解少阳，运转枢机，俾疟邪外出，加栝楼根清热生津。

柴胡加桂汤

【出处】宋·陈言《三因极一病证方论》卷四方。

【组成】柴胡一两三钱　半夏四钱一字　炙甘草三钱一字　芍药　黄芩　人参　肉桂各半两

【用法】为粗末，每服五钱匕，加生姜五片、大枣一枚，水煎，食前服。

【功用】和解少阳，助阳解表。

【主治】少阳伤风四五日，身热恶风，颈项强，胁下满，手足温，口苦而渴，自汗，其脉阳浮阴弦。

【解析】此乃宋·陈无择所制，为少阳中风兼营卫不和的证治而设。本方由仲景柴胡桂枝汤加肉桂而成。因见胁下满，口苦而渴等少阳中风症，故以小柴胡汤和解少阳；身热恶风，颈项强，自汗，其脉阳浮阴弦，乃营卫不和之证，故与桂枝汤和其荣卫，通其津液；再加肉桂以助阳解表。三者相合，组成柴胡加桂汤，临床用之有和解少阳，助阳解表之效。

黄 龙 汤

【出处】宋·陈自明《妇人大全良方》卷十四方。

【组成】柴胡二钱　炒黄芩　人参　甘草各一钱

【功用】和解少阳，补气安胎。

【主治】妊娠伤寒，寒热头痛，嘿嘿不食，胁痛呕痰，及产后伤风，热入胞宫，寒热如疟，或经水适来，劳复热不解散。

【加减运用】《妇科玉尺》卷二亦有本方，但加生姜，大枣同煎。

【解析】此乃宋·陈自明所制，为妊娠伤寒、产后伤风，病后劳复，余热不解者而设。方中柴胡、黄芩和解少阳，清泄少阳邪热；人参、甘草补气安胎。药仅四味，但力专效宏，四者相合，扶正祛邪，有和解少阳，补气安胎之功。临床多用于治疗妊娠伤寒、产后伤风、经水适来，劳复热不解散等诸多病证。

清 镇 丸

【出处】金·刘完素《素问病机气宜保命集》卷下方。

【组成】柴胡半斤　黄芩三两　人参六两　半夏半升　炙甘草　生姜各三两　大枣十二枚青黛五钱

【用法】为细末，面糊为丸，梧桐子大，每服五十丸，生姜汤送下。

【功用】和解少阳，降逆清肝。

【主治】热嗽。

【解析】此方乃金·刘河间所制，为肝热犯肺之热嗽而设。其证多因少阳枢机不利，肝气郁滞，郁久化热，横逆犯肺所致。症见面红目赤，心烦易怒等木火刑金之象。治宜和解少阳，降逆清肝。本方由小柴胡汤加青黛而成，方中取小柴胡汤疏肝解郁，清解郁热；加咸寒之青黛，泻肝胆、清肺金、散郁火、解热毒。两者相伍则肝热除，肺金平而嗽自止。

柴胡四物汤

【出处】金·刘完素《素问病机气宜保命集》卷下方。

【组成】川芎　熟地黄　当归　芍药各一两半　柴胡八钱　人参　黄芩　甘草　半夏曲各三钱

【用法】为粗末，水煎服。

【功用】和解少阳，补气养血。

【主治】日久虚劳，微有寒热。

【解析】此方乃金·刘河间所制，为产后日久虚劳，微有寒热的证治而设。本方由小柴胡汤与四物汤合方而成。盖产后气血冲任俱虚，营卫不和，故见微有寒热，方中用四物汤养血和血，调补冲任；小柴胡汤和阴阳，除寒热，乃胎产之病，治之无犯胃气及上二焦之法也。两方合用，共奏和解少阳，补气养血之功。

柴胡饮子

【出处】　金·刘完素《宣明论方》卷四方。

【组成】　柴胡　黄芩　人参　当归　芍药　大黄　甘草各半两

【用法】　为粗末，每服三钱，加生姜三片，水煎服，日三次。

【功用】　和解少阳，泻下积热。

【主治】　骨蒸积热，寒热往来，蓄热寒战，及伤寒发汗不解，或口干烦渴，或下后热未愈，汗后劳复，或骨蒸肺痿喘嗽，妇人产后经病。

【解析】　此方乃刘河间所制，为小柴胡汤之变方也。方中柴胡、黄芩相伍，和解少阳、清解郁热；大黄泻火通便而除积热；人参、甘草补益元气；当归养血和血；芍药滋养阴血；甘草调和药性。诸药合用，扶正祛邪兼顾而诸症易除。此方临床常用于治疗骨蒸积热，寒热往来，及伤寒发汗不解，或骨蒸肺痿喘嗽，妇人产后经病等病证。

上二黄丸

【出处】　金·李杲《兰室秘藏·胃脘痛门》方。

【组成】　甘草二钱　升麻　柴胡各三钱　黄连（酒洗）一两　黄芩二两（一方加枳实五钱）

【用法】　为细末，开水浸，蒸饼为丸，绿豆大，每服五十丸，食远温水送下。

【功用】　和解少阳，清热除烦。

【主治】　伤热伤食，兀兀欲吐，烦乱不安。

【解析】　此方乃金·李东垣所制，为伤热伤食的证治而设。盖伤热伤食，食停胃脘，热扰心神，则痞闷，兀兀欲吐，烦乱不安。方中重用黄芩、黄连，既可清热泄火除烦，又可健运脾胃，以化积热；升麻清热解毒；柴胡芳香疏泄，可升可散，能疏肝清热、推陈致新；柴胡、升麻与黄芩、黄连相伍，一升一降，则中焦之积热消，升降复而烦乱、痞闷、欲吐诸症亦除；甘草调和药性。诸药合用，共奏和解少阳，清热除烦之功。

柴胡六合汤

【出处】　元·王好古《医垒元戎》。

【组成】　当归（酒炒）　川芎　白芍药　熟地黄（酒蒸）各一两　柴胡　黄芩各七钱

【用法】　为粗末，水煎服。

【功用】和解少阳，养血安胎。

【主治】妊娠伤寒，胸胁满痛而脉弦者。

【解析】此方载于《医垒元戎》，为妊娠伤寒，胸胁满痛而脉弦的证治而设。本方乃四物汤加柴胡、黄芩而成。因病起于妊娠期间，故以四物汤滋阴养血安胎，调补冲任为主；又因症见胸胁满痛且脉弦，乃少阳经之证也，故加柴胡、黄芩清透少阳之郁热。诸药合用，祛邪而不伤胎，共奏和解少阳，养血安胎之效，则胎安而胸胁满痛诸症悉除。

加味柴胡汤

【出处】明·薛铠《保婴撮要》。

【组成】柴胡 炒黄芩各五分 人参 炒栀子 半夏 炒龙胆草 当归 炒芍药各三分 甘草二分

【用法】水煎服。

【功用】清肝泻火，行血散结。

【主治】治肝经热毒下注，便毒肿痛，或小腹胁间结核，一切疮疡或风毒，恶核瘰疬等症。

【解析】本方即小柴胡汤去生姜、大枣加炒栀子、炒龙胆草、炒芍药、半夏而成。他脏之病，或由于长期忿郁恼怒、忧愁思虑，使气机阻滞，肝气失于条达。气机郁滞，一则使津液易于凝聚成痰，一则可郁而化热，聚热成毒。气滞痰凝热毒为病，则便毒肿痛，或小腹胁间结核，一切疮疡或风毒，恶核瘰疬等症可见。方用柴、芩、栀子、龙胆草清肝泻火，当归、芍药行血和血，参、草扶正安中，半夏化痰散结，增强了小柴胡汤清热解毒之力，更增行血散结之功。

柴梗半夏汤

【出处】明·李梴《医学入门》卷三方。

【组成】柴胡二钱 瓜蒌仁 半夏 黄芩 枳壳 桔梗各一钱 青皮 杏仁各八分 甘草四分

【功用】和解少阳，理气化痰。

【主治】邪热挟痰攻注，发热咳嗽，胸满，两胁挫痛。

【加减运用】若口燥渴，去半夏；痰在胁下，加白芥子或竹沥、姜汁。

【解析】此方乃明·李梴所制，临床常用于治疗邪热挟痰攻注，发热咳嗽，胸满，两胁挫痛等病症，乃少阳疏机不利，痰热阻滞而致。方中柴胡、黄芩清解郁热、和解少阳；半夏燥湿化痰；桔梗宣肺祛痰；枳壳行气消积、消痰除痞；桔梗配枳壳，一升一降，既可宣畅胸膈气机，又可理气化痰；瓜蒌仁清化痰热；杏仁肃降肺气，止咳化痰；青皮疏肝理气而止胁痛。若口燥渴，乃热盛伤津之故，则去温燥之半夏；若病在胁下，则加白芥子以祛皮里膜外胁下之痰，或加竹沥、姜汁以清热涤痰。诸药配合，共奏和解少阳，理气化痰之功。

柴胡四物汤

【出处】明·王肯堂《证治准绳·幼科》集六方。

【组成】柴胡　人参　黄芩　当归　川芎　生地黄　白芍药　地骨皮　知母　麦门冬　淡竹叶

【用法】为粗末，水煎，不拘时服。

【功用】和解少阳，养血滋阴。

【主治】麻疹收没后，身有微热，发枯毛竖，肉消骨立，渐渐羸瘦者。

【解析】此方乃明·王肯堂所制，为麻疹收没后，阴血亏虚的证治而设。症见麻疹收没后，身有微热，发枯毛竖，肉消骨立，渐渐羸瘦等。方中柴胡、黄芩相伍，为小柴胡汤之主药，能和解少阳，清透郁热；当归、川芎、生地、白芍相合，名为四物，养血补血；人参大补元气，以益气生血；地骨皮清透血分之伏热；知母苦寒质润，能清热泻火、滋阴润燥；麦冬养阴生津；竹叶清热透表。诸药合用，共奏和解少阳，养血滋阴之功。

黄 龙 汤

【出处】明·王肯堂《证治准绳·幼科》。

【组成】柴胡五钱　炒黄芩　炙甘草各二钱　赤芍药三钱

【用法】为粗末，每服一钱，加姜、枣，水煎服。

【功用】和解少阳。

【主治】治小儿发热不退，或寒热往来。

【解析】本方即小柴胡汤去半夏、人参加赤芍而成。方以柴、芩和营泄热，姜、枣扶正安中。

桂枝黄芩汤

【出处】明·王肯堂《证治准绳·类方》第一册方。

【组成】柴胡一两二钱　黄芩　人参　甘草各四钱半　半夏四钱　石膏　知母各五钱　桂枝二钱

【用法】为粗末，每服五至七钱，水煎服。

【功用】和解少阳，清热截疟。

【主治】疟疾。

【解析】此方乃明·王肯堂所制，为疟疾而设。本方由小柴胡汤合白虎加桂枝汤加减而成。方中小柴胡汤为治疟之正方，和解少阳，祛邪截疟；石膏辛甘大寒，清泄气分热邪；知母苦甘而滑，清热滋阴；桂枝辛温，走表透邪；石膏、知母、桂枝三者相合，乃仿白虎加桂枝汤治疗温疟之义。两方合用加减，则具有和解少阳，清热截疟之效。

柴 胡 饮

【出处】明·王肯堂《证治准绳·幼科》集三方。

【组成】北柴胡　人参　当归（酒洗）　黄芩　赤芍药　炙甘草各一两　大黄　炒桔梗　北五味子　半夏各五钱

【用法】每服二钱，加乌梅、小角姜各少许，水煎，不拘时服。

【功用】和解少阳，养阴泻热。

【主治】骨蒸疳气，五心烦热，日晡转盛，口干无味，渴多身瘦，胸满痰紧，小便色黄，食减神昏。

【解析】此乃王肯堂所集，为疳病之余毒传作骨蒸而设。乃小柴胡汤加当归、赤芍、大黄、桔梗、五味子而成。方中小柴胡汤和解少阳，清泄少阳邪热而退骨蒸；当归养血活血；赤芍清热凉血；大黄涤热通便；乌梅、五味子养阴生津；桔梗宣肺化痰。诸药合用，共奏和解少阳，养阴泄热之功。临床常用于治疗骨蒸疳气，五心烦热，日晡转盛，口干无味，渴多身瘦，胸满痰紧，小便色黄，食减神昏者，疗效佳。

柴 胡 散

【出处】明·郑全望《瘴疟指南》。

【组成】柴胡一两　半夏　桂心　炒白芍药各五钱　炙甘草三钱

【用法】为粗末，加生姜七片，大枣一枚，水煎服。

【功用】调和营卫，发表散邪。

【主治】治瘴病十四日后，寒热不已，脉弦数者。

【解析】方用柴胡疏利少阳，畅达枢机，半夏和胃燥湿，桂枝汤调和营卫，发散外邪。

柴 平 汤

【出处】明·张景岳《景岳全书·古方八阵》卷五十四方。又名柴平煎。

【组成】柴胡　人参　半夏　黄芩　甘草　陈皮　厚朴　苍术

【用法】加姜、枣，水煎服。

【功用】和解少阳，燥湿截疟。

【主治】湿疟，一身尽痛，手足沉重，寒多热少，脉濡。

【解析】此乃明·张景岳所制，为湿疟的证治而设。本方即由《伤寒论》之小柴胡汤合《太平惠民和剂局方》之平胃散而成。盖小柴胡汤能和解少阳，为治疟之正方；平胃散燥湿运脾，行气和胃。两方合用组成柴平汤，则具有和解少阳，燥湿截疟之功。临床上常用于治疗湿疟而见一身尽痛，手足沉重，寒多热少，脉濡者。

一柴胡饮

【出处】明·张景岳《景岳全书·新方八阵》卷五十一方。

【组成】柴胡二至三钱　黄芩　生地黄　陈皮各一钱半　芍药二钱　甘草八分

【功用】和解少阳，清热解郁。

【主治】感四时不正之气。或发热、或寒热；或因劳因怒，妇人热入血室，或产后经后，因冒风寒，以致寒热如疟等外有邪而内兼火者。

【解析】此乃明·张景岳所制，景岳明言本方乃凉散之剂，"但外有邪而内兼火者"，宜此主之。外有邪则需疏散，故用柴胡，是药苦辛微寒，具凉散之力，善于疏表泄热，景岳不仅用之于少阳证之往来寒热，且认为"少阳之柴胡，亦未有不入太阳、阳明者"，故其治外感不凿分太阳、阳明、少阳，而多以柴胡为主药而据情组方治之，本方亦以柴胡为主药。内有火热，则应清泄，故配伍黄芩、生地、白芍；黄芩苦寒，善于清泄火热，与凉散之柴胡合用，可促使火热之邪内消外泄，而具清热解郁之力；生地、白芍清热凉血，养阴育液，既可泄热除邪，又能培补已伤之阴津，犹可预护正气的耗伤；陈皮芳香理气合胃；甘草甘缓和中，保护中土，犹能调和诸药，且与芍药合用，酸甘化阴，还可增强本方育阴培正之功。诸药相合，共奏和解少阳，清热解郁之效。临床常用于治疗感四时不正之气。或发热，或寒热；或因劳因怒，妇人热入血室，或产后经后，因冒风寒，以致寒热如疟等外有邪而内兼火者。

二柴胡饮

【出处】明·张景岳《景岳全书·新方八阵》卷五十一方。

【组成】柴胡　陈皮　厚朴各一钱半　细辛一钱或二钱　半夏二钱　甘草八分　生姜三至七片

【功用】和解少阳，散寒开郁。

【主治】四时外感，或其人元气充实，脏气素平无火，或时逢寒胜之令，本无内热之证者。

【解析】此乃明·张景岳所制，景岳云本方为温散之剂，凡外有邪而寒盛者，宜此主之。柴胡苦辛微寒，善于疏解外邪，不独擅解少阳往来寒热，亦能疏散太阳、阳明之外邪；伍以辛温之细辛，既可发散在表之风寒，又能祛除入里之寒邪，与辛温之生姜合用，生姜善于发表散寒，协同柴胡之疏解，则本方疏表散寒之力增强。此外，寒邪伤人，多易于干犯脾胃，致中气失和，而现脘腹满闷，故方中用陈皮、厚朴、半夏之芳香理气，燥湿和中，且生姜又可温中和胃，降逆止呕；甘草和中，调和诸药，共奏和解少阳，散寒开郁之效。临床常用于治疗四时外感，或其人元气充实，脏气素平无火，或时逢寒胜之令，本无内热之证者。

三柴胡饮

【出处】明·张景岳《景岳全书·新方八阵》卷五十一方。

【组成】柴胡二至三钱　芍药一钱半　炙甘草　陈皮各一钱　生姜三至五片　当归（溏泻者易熟地黄）二钱

【功用】和解少阳，养血散风。

【主治】素禀阴分不足，或肝经血少而偶感风寒，或感邪不深可补散兼用者；或病后、产后感冒，气血虚弱不能外达者。

【加减运用】如微寒咳呕，加半夏一至二钱。

【解析】此乃明·张景岳所制，景岳云："三为木数，从肝经血分也"，说明本方重在养血散风解表，属兼补以散之剂。方中当归辛温而甘，善于补血和血；白芍苦酸微寒，养血敛阴，二药相合，则滋阴养血之力增强，且甘草甘缓，与芍药同用，酸甘化阴，更加强了养血扶正之力；柴胡疏解表邪，和解少阳；生姜辛温，发表散寒，则强本方疏解表寒之力；陈皮芳香，理气和中；甘草和中，调和诸药。诸药相伍，共奏和解少阳，养血散风之效。临床上常用此方治疗素禀阴分不足，或肝经血少而偶感风寒，或感邪不深可补散兼用者；或病后、产后感冒，气血虚弱不能外达者。

四柴胡饮

【出处】明·张景岳《景岳全书·新方八阵》卷五十一方。

【组成】柴胡一至三钱　炙甘草一钱　生姜三至七片　当归二至三钱　人参二至七钱

【功用】和解少阳，补气养血。

【主治】元气不足，或忍饥劳倦，而外感风寒，或六脉紧数微细，正不胜邪等症。

【加减运用】如胸膈滞闷者，加陈皮一钱。

【解析】此乃明·张景岳所制，景岳云："四为金数，从气分也。"说明本方亦为兼补以散之剂，但虚在气分，故重在益气以解表。方中人参味甘微苦微温，气味颇厚，能大补元气；配以补血和血之当归，则气血并补，本元可复；柴胡疏表散邪，和解少阳；生姜辛温解表，合之则疏表散寒之力较强；甘草和中，调和诸药。诸药相合，共奏和解少阳，补气养血之效，故于元气不足之辈，而受客寒外侵，无力祛之外出者，此方最宜。

五柴胡饮

【出处】明·张景岳《景岳全书·新方八阵》卷五十一方。

【组成】柴胡一至三钱　当归　白术各二至三钱　熟地黄三至五钱　炒白芍一钱半　炙甘草一钱　陈皮酌用或不用

【用法】水煎，食远服。

【功用】和解少阳，补气散邪。

【主治】伤寒，疟疾，痘疮因中气不足，外邪不散者。

【解析】此乃明·张景岳所制，景岳云："五为土数，从脾胃也。"本方主治"凡中气不足，而外邪有不散者"，并云此方"兼培血气以逐寒邪。"故知先生之旨意在培补中气以扶正祛邪。方中白术甘苦而温，为补脾益气要药，与甘草之益气补中同用，则培中益气之力增强；景岳认为熟地能"大补血衰，滋培肾水"、"专补肾中元气，兼疗藏血之脏"，又"得土气之最厚者"，故为治疗脾肾阴血不足之要药，与当归、芍药同用，则滋阴养血之力更显。柴胡气味俱轻，善于升散，用以疏表散邪，和解少阳；陈皮苦温，芳香悦脾，理气和中，可行白术、甘草、熟地、当归、白芍等补药之壅滞，甘草调和诸药。诸药相合，共奏和解少阳，补气散邪，故景岳赞此方乃"尤切于实用者也，神效不可尽述，凡伤寒、疟疾、痘疮因中气不足，外邪不散者"，皆可使用。

升阳散火汤

【出处】明·童养学《伤寒六书纂要辨疑》。

【组成】人参　当归　芍药各八分　黄芩　麦门冬　白术　柴胡各一钱　陈皮　茯神各八分　甘草三分

【用法】水二盅，姜二片、枣二枚，槌法入金首饰煎之，热服。

【功用】和解少阳，健脾安神。

【主治】治叉手冒胸，循衣摸床，谵语昏沉，不省人事者。

【加减运用】有痰者加姜汁炒半夏；大便燥，谵语发渴者，加大黄。

【解析】邪犯少阳，火热内郁，上扰心神，神志不宁，故见叉手冒胸，循衣摸床，谵语昏沉，不省人事等症。方用小柴胡汤去半夏以和解少阳，疏利肝胆邪热，当归、芍药调理营血，白术、陈皮健脾和中，茯神宁心安神。

柴胡双解饮

【出处】明·童养学《伤寒六书纂要辨疑》。

【组成】柴胡一钱二分　黄芩一钱　陈皮八分　芍药　人参　半夏各五分　甘草三分

【用法】水二盅，姜一片，枣二枚，槌法加生艾汁三匙，水煎温服。

【功用】和解少阳。

【主治】治足少阳胆经受邪，耳聋胁痛，寒热，呕而口苦，脉来弦数，属半表半里证者。

【加减运用】小便不利加茯苓；胁痛加青皮；寒热似疟加桂枝；痰多加瓜蒌仁、贝母；渴加天花粉、知母；齿燥无津液加石膏；咳嗽加五味子、金沸草；虚烦加淡竹叶、炒粳米；少阳与阳明合病加葛根、芍药；妇人热入血室加当归、红花；男子热入血室加生地黄；呕者入姜汁、竹沥；伤寒无表证，热甚者加大黄，甚者加芒硝。

【解析】方用小柴胡汤和解少阳，宣展枢机，加芍药和营泄热，陈皮调胃降逆。

柴胡百合汤

【出处】明·童养学《伤寒六书纂要辨疑》。

【组成】柴胡　生地　黄芩各一钱　知母　百合　陈皮　人参各八分　甘草三分

【用法】水二盅，姜三片，枣二枚，槌法醋煮鳖甲煎之，温服。

【功用】和解清热，养阴除烦。

【主治】治瘥后昏沉发热，口渴，错语失神，及食复、劳复、百合等症。

【加减运用】头微痛加羌活、川芎；胸中烦躁加栀子；呕吐入姜汁炒半夏；食复加枳实、黄连；瘥后干呕，错语失神，呻吟睡不安者加黄连、犀角；心惊悸为血少者加当归、茯苓、远志；咳嗽加杏仁、百合；痰甚加瓜蒌仁、贝母；劳复时热不去加葶苈子、乌梅、生姜汁；虚汗加黄芪、酸枣仁；胸中虚烦加竹茹、竹叶；脾虚加白术；腹如雷鸣加煨生姜。

【解析】用小柴胡汤去半夏之辛燥，以和解退热，加生地、百合、知母清热养阴除烦，陈皮理气和胃。

柴胡饮子

【出处】明·秦景明《症因脉治》卷三方。

【组成】柴胡　黄芩　陈皮　人参　甘草　大黄

【功用】和解少阳，理气泻热。

【主治】气热不得卧，脉左关数大者。

【解析】此方乃明·秦景明所制，为肝胆气热不得卧者而设。因脉左关数大，故用柴胡、黄芩和解少阳，清泄肝胆之热；大黄泄热通腑；佐以陈皮之理气，人参、甘草扶正以防苦寒败胃之弊。诸药相合，则有和解少阳、理气泄热之效，便通热除而卧立至。

羌活汤

【出处】明·秦景明《症因脉治》卷四方。

【组成】羌活　防风　黄芩　柴胡　大黄

【功用】和解少阳，散风通便。

【主治】伤寒便结,症见恶寒身热,大便闭结,属表邪未解,里证又急者。

【解析】此方乃明·秦景明所制,为伤寒便结而设。方中柴胡、黄芩相合,为小柴胡汤之主药,既可清解少阳经腑之郁热,又能疏利肝胆气机而推动六腑之气,具有推陈致新的作用;羌活、防风祛风散寒,盖表邪解则里气自和,大便易通;大黄通便而有推陈致新之功。诸药合用,表里双解,具有和解少阳,散风通便之效。

地骨皮散

【出处】明·秦景明《症因脉治》卷二方。

【组成】地骨皮　柴胡　知母　黄芩　人参　甘草

【用法】为粗末,水煎服。

【功用】和解表里,清热滋阴。

【主治】气分受邪,发热闷乱,烦躁不安,不得卧,骨节烦热。

【解析】此方乃明·秦景明所制。方中地骨皮甘寒淡润,能泻肾火,去伏热,清骨中之热,为退热疗蒸之佳品;柴胡、黄芩相合,清透郁热;知母苦寒质润,清热泻火、滋阴润燥;人参、甘草益气扶正。诸药相合,则有和解表里、清热滋阴之效。临床常用于治疗气分受邪而致发热闷乱,骨节烦热等病症。

地骨皮散

【出处】明·秦景明《症因脉治》卷一方。

【组成】地骨皮　柴胡　黄芩　陈皮　甘草

【用法】为粗末,水煎服。

【功用】清肝泻热。

【主治】肝胆气分发热,夜则安静,昼则烦热,唇焦口渴,饮水多汗,左脉洪数。

【解析】此方乃明·秦景明所制,为气分发热的证治而设。因其左脉洪数,故为肝胆气分发热之证,多见夜则安静,昼则烦热,唇焦口渴,饮水多汗等症。方中柴胡、黄芩相伍,能和解少阳、清透肝胆之郁热;地骨皮泄血分之伏火;陈皮理气宽中;甘草调和诸药。诸药相合,则热除而烦渴悉退。

栀子柴胡汤

【出处】明·秦景明《症因脉治》卷三方。

【组成】栀子　柴胡　黄芩　竹茹　知母　甘草

【功用】和解少阳,清热除烦。

【主治】少阳余热未尽而致的不得卧。

【解析】此方乃明·秦景明所制，为少阳余热未尽而致的不得卧的证治而设。症见表汗已出，表邪已退，身不发热，但睡中汗出，小便色黄，夜多烦躁，口苦舌干，不得安睡等。因脉见左关数，故为少阳余热未尽所致。方中栀子清肝泄热；柴胡、黄芩清泄少阳之热；竹茹清热化痰除烦；知母既可清热除烦，又可滋阴润燥；甘草调和诸药。诸药相合，则少阳余热尽解而眠安矣。

清胆竹茹汤

【出处】明·秦景明《症因脉治》卷三方。

【组成】柴胡　黄芩　半夏　陈皮　甘草　竹茹

【功用】和解少阳，清热除烦。

【主治】胆火乘脾，不得卧。

【解析】此方乃明·秦景明所制，为胆火乘脾，不得卧的证治而设。症见膈寒不利，胁肋胀满，甚则目黄目赤，夜不能寐，左关弦大。其证多因肝胆怫郁，木不条达，炼液成痰所致。方中柴胡、黄芩相伍清泄肝胆之热，胆火除则脾胃自安；竹茹清热化痰除烦；半夏、陈皮燥湿化痰，理气和胃；甘草和诸药。诸药相合，则痰化热除而眠安矣。

柴胡清肝饮

【出处】明·秦景明《症因脉治》卷四方。

【组成】柴胡　青皮　枳壳　栀子　木通　钩藤　苏梗　黄芩　知母　甘草

【功用】清热泻肝，理气止痛。

【主治】肝胆有热，胁肋脘腹刺痛。

【解析】此方乃明·秦景明所制，为燥火胁腹痛的证治而设。多见满腹刺痛，攻注胁肋，口渴身热，烦躁不得寐，小便黄赤等症，乃肝胆有热攻冲作痛也。方中柴胡、黄芩清泄肝胆之热；佐以栀子、钩藤，则清肝泄热之力更强；青皮、枳壳、苏梗三者相伍，则疏肝理气止痛之力更盛；木通味苦气寒，性善通利，能活血通络止痛；知母滋阴清热；甘草调和药性。诸药相合，则肝胆热清而胁肋痛止。

柴胡栀连汤

【出处】明·秦景明《症因脉治》卷四方。

【组成】柴胡　黄芩　陈皮　甘草　黄连　栀子

【功用】清肝泻火。

【主治】肝火而致胁肋痛，痛连小腹，夜多不寐，每至五更，小腹左角一汛，急欲登厕，火性急速，一泻即止。

【解析】 此方乃明·秦景明所制，为肝火五更泻之证而设。多见胁肋痛，痛连小腹，夜多不寐，每至五更，小腹左角一汛，急欲登厕，火性急速，一泻即止等症。多因恼怒伤肝，肝气怫郁，或积热在内，肝胆不宁，肝主疏泄，木旺寅卯，至五更生旺之时，则肝火发泄而泻作矣。故用柴胡、黄芩清泄肝胆之火；黄连清热止利；佐以栀子清肝泄火；陈皮理气止痛；甘草和中。诸药相合，肝热除而脾土安，则泻自止。

加味柴胡汤

【出处】 明·秦景明《症因脉治》卷二方。

【组成】 柴胡 黄芩 陈皮 甘草 栀子 牡丹皮

【功用】 和解少阳，清热泻火。

【主治】 肝胆之火上冲，呃逆。

【解析】 此方乃明·秦景明所制，为内伤呃逆的证治而设。多因怒动肝火，肝气怫逆，上冲犯胃所致，故脉多见弦数。方中柴胡、黄芩清泄肝胆之热；辅以丹皮、栀子以加强清肝泄热之力；陈皮理气和中、和胃止呕；甘草既可和中，又可防诸药苦寒之弊。诸药合用，肝胆之热除，而胃和呃逆止。

柴胡养荣汤

【出处】 明·吴又可《温疫论》卷上方。

【组成】 柴胡 黄芩 陈皮 甘草 当归 白芍药 生地黄 天花粉 知母

【用法】 加姜、枣，水煎服。

【功用】 和解少阳，滋阴清热。

【主治】 温病下后，重亡津液，里证未尽，表有余热者。

【解析】 此乃明末·吴又可所制，为温病下后，重亡津液，里证未尽，表有余热者而设。本方由柴胡汤与清火养营汤合方而成。方中柴胡配黄芩和解少阳，生姜配大枣调和营卫，共奏泄热透邪之功。清火养营汤中之生地、当归、白芍，滋阴养血以润燥；知母、天花粉以清余热而生津液；复加陈皮利气畅中以防滋腻碍胃之弊；更以甘草以调和诸药，故本方有养阴润燥，清除余热之功。合以柴胡汤，共奏和解少阳，滋阴清热之效。

加味柴胡汤

【出处】 明·傅仁宇《审视瑶函》卷三方。

【组成】 柴胡 酒黄芩 荆芥穗 制半夏 甘草 川芎 白芷 防风 前胡各等份
薄荷五片

【用法】为粗末，加生姜三片，水煎，食后服。

【功用】和解少阳，散风止痛。

【主治】额角及眉棱骨痛。

【解析】此为明·傅仁宇所制，为额角及眉棱骨痛而设。本方由小柴胡汤去人参、大枣，加荆芥穗、川芎、白芷、防风、前胡、薄荷而成。盖肝火上炎，怒气甚者多有此病。方中柴胡体质轻清，气味俱薄，性主升散，能和少阳、解郁热、散邪气；佐以黄芩，则和解少阳之力更强；半夏、生姜味辛能散，有助于柴、芩和解少阳之郁热；加荆芥穗、防风、白芷、前胡辛温之品，以祛风解表；川芎行气开郁、活血止痛；薄荷行气解郁、疏风清热。诸药相合，共奏和解少阳，散风止痛之功。

柴 芎 汤

【出处】明·傅仁宇《审视瑶函》卷三方。

【组成】柴胡　川芎　茯苓　薄荷　细辛　制半夏　黄芩　炙甘草　陈皮　蔓荆子

【用法】为粗末，加生姜三片，水煎，食后服。

【功用】和解少阳，散风止痛。

【主治】太阳经头风头痛，寒热而呕。

【解析】此方为明·傅仁宇所制，为太阳经头风头痛，寒热而呕而设。方中柴胡、黄芩和解少阳而除寒热；薄荷既可助柴胡达郁，又可疏风散热而清利头目；川芎祛风活血止痛，为头风头痛要药；细辛散寒止头痛；蔓荆子清利头目；茯苓健脾益气；半夏、生姜和胃止呕；陈皮理气宽中；炙甘草调和诸药。诸药合用，共奏和解少阳，散风止痛之功。

柴胡参术汤

【出处】明·傅仁宇《审视瑶函》卷五方。

【组成】柴胡三分　人参　炒白术　熟地黄　白芍药各一钱半　炙甘草八分　川芎七分　当归二钱　青皮四分

【用法】水煎，食远服。

【功用】和解肝脾，补气养血。

【主治】怒伤元阴元阳而致的暴盲。

【解析】此乃明·傅仁宇所制，为怒伤元阴元阳而致的暴盲者而设。盖肝主怒，怒则伤肝，肝伤则两眼昏花，视物不明。怒伤元阴，血虚必矣，故用川芎、当归、白芍、熟地，合成四物汤补血养血；怒伤元阳，气虚必矣，故用人参大补元气，白术健脾益气，甘草益气和中，三者相合以益元阳；加青皮、柴胡疏肝理气以平肝怒。诸药合用，共奏和解肝脾，补气养血之功。

柴胡枳桔汤

【出处】清·张璐《张氏医通》卷十六方。

【组成】柴胡 黄芩 人参 炙甘草 半夏 生姜 大枣 枳壳 桔梗

【功用】和解少阳，理气除满。

【主治】少阳寒热，痞满。

【解析】此方乃清·张璐所制，为少阳证兼胸膈痞满的证治而设。本方即由小柴胡汤加枳壳、桔梗而成。方中小柴胡汤能和解少阳而除寒热；枳壳配桔梗，乃枳桔散也，二者一升一降，宣畅胸膈之气，开发上焦而理气痞满。两方合用，则具有和解少阳，理气除满之效。

大柴胡加元参地黄汤

【出处】清·黄元御《四圣悬枢》。

【组成】柴胡三钱 黄芩三钱 半夏三钱 芍药三钱 枳实三钱 大黄三钱 生姜三钱 大枣三枚 玄参三钱 地黄三钱

【用法】流水煎大半杯，温服。

【功用】和解少阳，通下里实，清热养阴。

【主治】治少阳经温疟，传阳明胃腑，呕吐泄利者。

【解析】方用大柴胡汤和解少阳，泻下里实；加玄参、生地清热凉血养阴。

和解四物汤

【出处】清·沈金鳌《妇科玉尺》卷四方。

【组成】熟地黄 当归 白芍药 川芎 柴胡 黄芩 人参 半夏 甘草

【用法】加生姜、大枣，水煎服。

【功用】和解少阳，养血滋阴。

【主治】产后寒热往来，盗汗，脉浮者。

【解析】此方载于《妇科玉尺》卷四，为产后热入血室的证治而设。症见寒热往来，盗汗，脉浮等。本方即由小柴胡汤合四物汤而成。因病起于产后，故用四物汤滋阴养血，调补冲任；又因兼见寒热往来等热入血室诸症，故用小柴胡汤和解少阳而除寒热。两方合用，则共奏和解少阳，养血滋阴之功。

柴 苓 汤

【出处】清·沈金鳌《杂病源流犀烛·六淫门》卷十五方。

【组成】柴胡一钱六分 泽泻一钱三分 赤茯苓 猪苓 白术各七分半 半夏七分 黄芩

人参　甘草各六分　桂心二分　生姜三片

【功用】和解少阳，淡渗利湿。

【主治】阳明疟。

【解析】此乃清·沈金鳌所制，为阳明疟而设。本方是由小柴胡汤与五苓散合方而成。因见口苦耳聋，胸胁满痛，或呕，身体懈怠，见人惕惕然，寒热俱不甚，汗出甚等少阳经病症，故用小柴胡汤和解少阳，清热解郁；又兼见小便不利，身体重痛，肢节烦疼，呕逆胀满等水湿内阻之证，故用五苓散淡渗利湿，化气利水；两方合用，组成柴苓汤则具有和解少阳，淡渗利湿之功，临床常用于治疗阳明疟之属少阳热郁兼阳明水湿内停者。

加味柴胡汤

【出处】清·沈金鳌《杂病源流犀烛·六淫门》卷十六方。

【组成】茵陈　柴胡　黄芩　半夏　黄连　豆豉　葛根　大黄

【功用】和解少阳，清热利湿。

【主治】酒后胃热，醉卧当风而致的酒疸，症见身目黄，腹如水状，心中懊侬不食，时欲吐，足胫满，小便黄赤，面黄而有赤斑者。

【解析】此乃清·沈金鳌所制，为酒后胃热，醉卧当风，水湿得之而致酒疸的证治而设。多见身目黄，腹如水状，心中懊侬不食，时欲吐，足胫满，小便黄赤，面黄而有赤斑等病症。方中茵陈苦寒，清热利湿、活血退黄，为退黄要药；柴胡、黄芩相合，为小柴胡汤之主药，清泄少阳邪热；大黄清热泻火；黄连清热燥湿；大黄、黄连相伍，则胃热除而湿亦却；半夏燥湿和胃止呕，且监制诸药苦寒之性；豆豉清宣郁热而除烦；葛根解肌退热消斑，兼有解酒之力。诸药相合，共奏和解少阳，清热利湿退黄之功。

柴胡枳桔汤

【出处】清·沈金鳌《杂病源流犀烛·脏腑门》卷一方。

【组成】麻黄　杏仁　枳壳　桔梗　柴胡　黄芩　半夏　知母　石膏　葛根各一钱
甘草五分

【用法】加生姜三片，水煎服。

【功用】和解少阳，宣肺祛痰。

【主治】伤寒潮热，咳嗽痰盛，胸胁痛，烦渴引饮，脉洪数。

【解析】此乃清·沈金鳌所制，为伤寒潮热，咳嗽痰盛，胸胁痛，烦渴引饮，脉洪数等证而设。方中麻黄散寒解表，开宣肺气；杏仁肃降肺气；麻、杏相伍，宣降相因；桔梗宣肺化痰，枳壳理气宽胸，枳、桔相合，一升一降，斡旋胸中之气；柴胡、黄芩清泄少阳邪热；半夏、生姜燥湿化痰，和胃止呕；柴、芩与姜、夏相伍，乃小柴胡汤去甘补药也，取其和解少阳之功；石膏辛甘大寒，清泄气分邪热；知母清热滋阴；两者相伍，乃取白虎汤清热生津之义；葛根既可解肌清热，又可生津止渴。诸药相伍，则肺气宣降正常，而痰化咳止，少阳枢机得利，而胸胁痛除，阳明邪热得清，而烦渴引饮自解。

柴芩清膈煎

【出处】清·俞根初《通俗伤寒论》。

【组成】柴胡八分　大黄（酒浸）　枳壳　黄芩　薄荷各一钱五分　焦栀子三钱　桔梗一钱　连翘二钱　甘草六分　淡竹叶三十六片

【功用】解表散邪，泻下清热。

【主治】治少阳表邪，内结膈中，膈上如焚，寒热如疟，心烦懊恼，大便不通。

【解析】本方即大柴胡汤加减而成。方用柴、芩和解少阳，大黄泻热下行，薄荷、连翘、淡竹叶、焦栀清解心胸烦热，枳壳、桔梗宽胸理气，解郁散邪，甘草调和诸药。

加减小柴胡汤

【出处】清·吴鞠通《温病条辨》卷二方。

【组成】柴胡三钱　黄芩二钱　人参一钱　丹皮一钱　白芍（炒）二钱　当归（土炒）一钱五分　谷芽一钱五分　山楂（炒）一钱五分

【用法】水八杯，煮取三杯，分三次温服。

【功用】宣展枢机，调达气血。

【主治】治疟邪热气，内陷变痢，而日久土虚，面浮腹膨，里急肛坠之中虚伏邪证。

【解析】本方以小柴胡汤去其姜、夏之温，甘、枣之壅，以柴胡、黄芩透达枢机，人参合谷芽宣补胃阳，丹皮、当归、芍药凉血养血护阴气，谷芽、山楂行积滞。吴鞠通论曰："疟邪在经者多，较之痢邪在脏腑者浅，痢则深于疟矣。内陷云者，由浅入深也。治之之法，不出喻氏逆流挽舟之议，盖陷而入者，仍提而使之出也。故以柴胡由下而上，入深出浅，合黄芩两和阴阳之邪，以人参合谷芽宣补胃阳，丹皮、归、芍内护三阴，谷芽推气分之滞，山楂推血分之滞。谷芽升气分故推谷滞，山楂降血分故推肉滞也。"

小柴胡加干姜陈皮汤

【出处】清·吴鞠通《温病条辨》卷二方。

【组成】柴胡三钱　黄芩一钱五分　半夏二钱　人参一钱　炙甘草一钱五分　生姜三片

大枣二枚　干姜二钱　陈皮二钱

【用法】水八杯，煮取三杯，分三次，温服。

【功用】和解少阳，温中理气。

【主治】治少阳疟如伤寒证，而寒重脉弦迟者。

【解析】方以小柴胡汤和解少阳，畅达枢机，加干姜，陈皮温中理气。吴鞠通解释本方说："少阳疟如伤寒少阳证，乃偏于寒重而热轻，故仍从小柴胡法。脉弦迟则寒更重矣，金匮谓脉弦迟者，当温之，故于小柴胡汤内，加干姜、陈皮温中，且能由中达外，使中阳得伸，逐邪外出也。"

加味柴胡汤

【出处】清·邹岳《外科真诠》方。

【组成】柴胡　荆芥　黄芩各一钱　半夏　甘草　防风各五分　陈皮三分　白芍药二钱

【功用】和解少阳，散风消肿。

【主治】胆经风火而致的水激丹，症见两胁虚肿红热。

【解析】此方载于《外科真诠》，本方是由小柴胡汤去甘补之人参大枣而加荆芥、防风、陈皮、白芍而成。方中柴胡、黄芩相伍，清泄肝胆之火、透散郁热；少佐半夏辛散以助柴、芩清透郁热；荆芥、防风二者，均有散风消肿之力；陈皮理气宽中；白芍既可养阴柔肝，又可监制诸祛风药辛温之弊；甘草调和诸药而致平和。诸药相伍，共奏和解少阳，散风消肿之功。临床常用于治疗因胆经风火而致的水激丹，症见两胁虚肿红热等。

加味小柴胡汤

【出处】清·张锡纯《医学衷中参西录》方。

【组成】柴胡　黄芩　知母　党参　鳖甲（醋炙）　酒曲　生姜各三钱　清半夏二钱　常山（酒炒）一钱半　草果　甘草各一钱　大枣二枚

【功用】和解少阳，滋阴截疟。

【主治】久疟不愈，脉象弦而无力。

【加减运用】若疟初起，减党参、鳖甲；热甚，加生石膏五钱至一两；寒甚，再加草果五分至一钱。

【解析】此方乃张锡纯所制，为久疟而设。疟邪不专在少阳，而实以少阳为主，故其脉恒露弦象。其先寒者，少阳之邪外与太阳并也。其后热者，少阳之邪内与阳明并也。故方中用柴胡以升少阳之邪，草果、生姜以祛太阳之寒，黄芩、知母以清阳明之热。又疟之成也，多挟痰挟食，故用半夏、常山以豁痰，酒曲以消食也。用人参者，因其疟久气虚，扶其正即所以逐邪外出。用鳖甲者，因疟久则胁下有痞积，消其痞积，然后能断疟根株也。用甘草、大枣者，所以化常山之猛烈而服之不致瞑眩也。

柴胡羚角汤

【出处】　清·俞根初、何廉臣增订，徐荣斋重订《重订通俗伤寒论》方。

【组成】　柴胡（鳖血制）　当归尾各二钱　碧玉散　羚羊角　大黄（醋炒）各三钱　桃仁九粒　青皮一钱五分　炒穿山甲　人参　红花各一钱

【用法】　水煎，调入牛黄膏一钱，冲服。

【功用】　清热开窍，泄热逐瘀。

【主治】　妇人温病发热，经水适断，昼日明了，夜则谵语，甚则昏厥，舌干口臭，便闭尿短。

【解析】　此方为清·俞根初所制，乃和解偏重破结法也。妇人温病发热，经水适断，昼日明了，夜则谵语，甚则昏厥，舌干口臭，便闭尿短，此为热结血室之证。乃少阳内陷阳明厥阴之危候。外无向表之机，内无下行之势，是证之重而又重者也。本方君以鳖血柴胡，入经达气，入络利血，提出少阳之陷邪，羚羊角解热清肝，起阴提神；臣以归尾、桃仁，破其血结；青皮下其冲气；佐以穿山甲、碧玉散、炒大黄，直达瘀结之处，以攻其坚，引血室之结热，一从前阴而出，一从后阴而出；妙在人参大补元气，以协诸药而神其用；牛黄膏清醒神志，以专治谵语如狂。本方乃和解阴阳，大破血结，背城一战之要方。

柴胡枳桔汤

【出处】　清·俞根初、何廉臣增订，徐荣斋重订《重订通俗伤寒论》方。

【组成】　柴胡　黄芩各一钱至一钱半　枳壳　姜半夏　橘皮各一钱半　生姜　桔梗　雨前茶各一钱

【功用】　和解少阳，理气宽胸。

【主治】　寒热往来，形如疟状，头晕咽干，胸胁痞满，或呕或哕，或耳聋目眩，脉弦苔白者。

【解析】　此乃清·俞根初所制，为"邪郁腠理，逆于上焦，少阳经病偏于半表证"而设。证既偏于半表，治当促邪外透为合，故于小柴胡汤和解少阳的基础上加枳壳、桔梗，二者一升一降，宣畅胸膈之气，开发上焦；去大枣留生姜，亦是用其辛散之力，助柴胡透邪；雨前茶清热降火，利水去痰，助黄芩清泄邪热。如此配合，使少阳经证偏于半表者，得外透而解，升降复而三焦通畅，自然诸症悉除。

加减小柴胡汤

【出处】　清·俞根初、何廉臣增订，徐荣斋重订《重订通俗伤寒论》方。

【组成】柴胡（鳖血炒）黄芩（酒炒）红花各一钱 牡丹皮 生地黄各二钱 当归尾一钱半 桃仁 益元散（包煎）各三钱

【功用】和解少阳，凉血逐瘀。

【主治】妇人中风七八日，寒热如疟，发作有时，热入血室，其血必结，经水适断者。

【解析】此方为清·俞根初所制，为妇人中风，热入血室之证而设，乃和解兼通瘀法也。方中君以柴胡、黄芩和解少阳而除寒热；臣以归尾、桃仁，破其血结；佐以生地、丹皮，凉血泄热，以解血中之伏火；使以益元散滑窍导瘀，从前阴而出。此为和解寒热，热结血室之良方也。

加味大柴胡汤

【出处】罗应章《经验医库》。

【组成】大黄 青皮 连翘 枳壳 柴胡 桔梗 栀子 厚朴 黄连 黄芩

【功用】清热泻火，行气解郁。

【主治】治疗气怒郁结生火，热多寒少，胸胁胀痛，呕吐腹痛，寒热往来，郁结在三焦，有升无降，口渴咽干，一饮即吐，脉弦数有力。

【解析】情志不遂，肝气失于条达，气机阻滞，郁而化火，致使三焦不畅，枢机不利，变生诸证。气火上逆，津液不能上承，则口渴咽干，一饮即吐；肝经循行两胁，气机不利，则胸胁胀痛；木郁克土，则呕吐腹痛；枢机不利，表里不和，则寒热往来。本方以柴胡、枳实、厚朴疏利肝胆，条达枢机；黄芩、黄连、栀子、连翘清热泻火；大黄荡涤实热；青皮、桔梗助柴胡、枳实等调理气机。本方较原方之行气清热之力更强。

加减大柴胡汤

【出处】罗应章《经验医库》方。

【组成】大黄 青皮 连翘 枳壳 柴胡 桔梗 栀子 厚朴 黄连 黄芩

【功用】和解少阳，泄热除满。

【主治】气怒郁结生火，热多寒少，胸胁胀痛，呕吐腹痛，寒热往来，郁结在三焦，有升无降，口渴咽干，一饮急吐，脉弦数有力。

【解析】此方载于《经验医库》，由大柴胡汤加减而成。方中柴胡、黄芩相伍，清泄肝胆之火，透散郁热而除寒热往来；大黄泻火通便；黄连清热泻火；青皮味苦而辛，性锐沉降，入肝胆气分，平下焦逆气，能疏肝破气、解郁除坚、通利止痛；桔梗配枳壳，升降相因，宣畅胸膈气机；厚朴行气导滞、消胀除满；栀子清肝泻热；连翘清热透邪散结。诸药相合，气郁解、火热泻而诸症悉除。临床常用于治疗因气怒郁结生火，热多寒少，胸胁胀痛，呕吐腹痛，寒热往来等病证。

加味小柴胡汤

【出处】王庆国，贾春华《日本汉医名方选》。

【组成】柴胡 6 克　黄芩 4 克　人参 4 克　甘草 2 克　生姜 2 克　大枣 6 克　半夏 2.5 克　竹茹 3 克　麦冬 3 克　黄连 1.5 克　滑石 4 克　茯苓 4 克

【用法】水煎内服。

【功用】和解退热，利湿治泻。

【主治】夏秋间伤寒协热利。以身热口苦，泄泻腹痛，烦热口渴，小便短数，大便黄褐而臭，肛门灼热，舌苔黄腻，脉濡数或滑数为应用指征。

【解析】本方为日本经验方，是以小柴胡汤加味而成，主治夏秋季伤寒协热利。所谓伤寒协热利，乃指感受外邪后，兼有发热恶寒之表证的泄泻下利而言。此病见于夏秋季节，多兼暑湿之邪，而暑湿作患，多壅碍气机，至三焦不畅，小便短赤，肛门灼热等症。本方以小柴胡汤通畅三焦，和解表里；以黄连合黄芩苦寒清热燥湿；以茯苓淡渗利湿，分消其势；以滑石合甘草利湿邪解暑热；竹茹甘寒，可清热除烦而止呕，麦冬甘寒，可益胃生津而清心，二药均可防暑邪之伤阴液扰心神。故而本方对夏秋间伤寒协热利有以上见症者有和解退热，利湿治泻之效。

大柴胡汤合茵陈蒿汤

【出处】王庆国，贾春华《日本汉医名方选》。

【组成】柴胡 6 克　半夏 4 克　黄芩　芍药　大枣　枳实各 3 克　生姜（干）2 克　大黄 1 克　茵陈蒿 4 克　栀子 3 克

【用法】水煎内服。

【功用】疏利肝胆，祛瘀清热退黄。

【主治】症见周身发黄如橘子色，或无发黄，口渴，头部汗出，腹满，心下急，胸胁满闷，腹诊时心下部坚实、厚硬、紧张、季肋下压迫无凹陷，或按压有抵抗及不快感，脉弦有力，舌红苔黄。

【解析】此方为日本经验方，系将《伤寒论》中大柴胡汤与茵陈蒿汤合方而成，主治黄疸之湿热壅聚，正盛邪实之证。方中以茵陈清热利湿退黄，导湿热之邪从小便而出，大黄攻瘀泄热，使瘀热之邪自大便而下；柴胡、黄芩疏利肝胆，清泄肝胆之热；栀子清三焦之热，且可助茵陈以退黄；半夏降逆下气，枳实行气祛痰，生姜降逆化饮，三药相合，一则助大黄推荡下行之力，一则可有利于湿邪之运化，一则可解呕逆痞满之症。芍药一则柔肝以缓急，一则行血以凉血，一则可推荡气机，助大黄以祛瘀泄热。本方药力较峻，故多用于正盛邪实之证，若体质偏虚者，以小柴胡合茵陈蒿汤为宜。

大柴胡汤合半夏厚朴汤

【出处】 王庆国，贾春华《日本汉医名方选》。

【组成】 柴胡 半夏各6克 黄芩 芍药 大枣 厚朴各3克 大黄1克 生姜4克 枳实 苏叶各2克 茯苓5克

【用法】 水煎服。

【功用】 调理枢机，泻热降逆化痰。

【主治】 喘咳不已，呼吸迫促，腹满便秘，脉沉有力者。

【解析】 本方是《伤寒论》大柴胡汤与《金匮要略》半夏厚朴汤的合方，日本汉医习用于喘息发作而体力充实者。本方为经验方，出处不详。方中大柴胡汤调理枢机而泻热，半夏厚朴汤理气降逆而化痰，合用则三焦气畅，邪热得泻，喘逆自平。

小柴胡合茵陈蒿汤

【出处】 王庆国，贾春华《日本汉医名方选》。

【组成】 柴胡7克 半夏5克 黄芩 大枣 人参 栀子各2克 甘草2克 茵陈蒿4克 大黄1克

【用法】 水煎服。

【功用】 疏利肝胆，清利湿热。

【主治】 身黄如橘子色（或无发黄），口渴，额头汗出，食欲不振，口苦，往来寒热，胸胁苦满，脉弦，舌苔白者。

【解析】 本方为日本经验合方之一，是将《伤寒论》小柴胡汤与茵陈蒿汤合方而成。方用小柴胡汤疏利肝胆之热，补益脾胃之虚，降逆止呕；以茵陈蒿汤清热利湿，祛瘀退黄。两方相合，肝脾同治，正邪兼顾，祛邪而不伤正，扶正而不恋邪，可使肝胆气机调达，脾胃运化复常，湿热分消而诸症悉除。

小柴胡汤合桂枝加芍药汤

【出处】 王庆国，贾春华《日本汉医名方选》。

【组成】 柴胡 芍药各6克 半夏5克 黄芩3克 生姜 大枣 桂枝各4克 甘草2克 人参3克

【用法】 水煎服。

【功用】 燮理枢机，调神缓急。

【主治】 癫痫、夜尿症、胃痛等，体力中等或稍低下者。

【解析】 本方为相见三郎治疗癫痫的专方。相见氏认为：癫痫也是休作有时，是表现在精神方面的正邪分争，因而，癫痫发作本身即属小柴胡汤证。血弱气尽则是发生癫痫的基础，属桂枝加芍药汤证，而癫痫发作不过是具有这种体质的人的症状之一。因而，对于癫痫用小柴胡汤与桂枝加芍药汤合方治疗是对证的。相见氏还发现，癫痫患者常常具有胸胁苦满和腹直肌拘挛的腹证，也是使用本方的依据。肝主疏泄，胆主决断，小柴胡汤能调理肝胆，燮理枢机，使一身气机畅达，则神亦得到调理；桂枝加芍药汤在桂枝汤调和营卫的基础上加重芍药用量，合以甘草而具有缓急止痛之功。以本方治疗癫痫，需坚持长期服药。本方组成同柴胡桂枝汤，惟芍药用量较重。

发 陈 汤

【出处】王庆国，贾春华《日本汉医名方选》。

【组成】柴胡 4克　黄芩 3克　人参 3克　甘草 2克　生姜 2克　大枣 6克　半夏 3克　桂枝 4克　芍药 4克　白术 4克　茯苓 5克

【用法】水煎内服。

【功用】和解少阳，调和营卫，利湿止泄，疏利肝胆，健脾和胃。

【主治】外感风寒暑湿之邪，邪气位于表里之间，发热恶寒或往来寒热，肢节烦痛，胸胁苦满，不欲饮食，心烦呕恶，口苦咽干，甚则腹痛下利者。又治内伤杂病中肝胆气机不畅，克伐脾土而致的胸满胁痛，心烦急躁，脘闷不适，食欲不振，恶心呕吐，腹痛下利之证。

【解析】此方出自永田德本氏《梅花无尽藏》一书，可以看作是《伤寒论》小柴胡汤、柴胡桂枝汤与日本经验方柴胡三白汤的合方。方中小柴胡汤外可和解少阳以运枢机，内可疏利肝胆以开郁结；桂枝汤外可调和营卫以解肌祛风，内可滋阴和阳以健脾胃；而所谓三白之白术、芍药、茯苓，乃健脾利湿，止泻止痢之经验之品。诸药相合，用于外感，可和解少阳，转运枢机，调和营卫，解肌发表，止泻止痢；对于伤于风寒暑湿之邪，邪气尚未入里而在表里之间所致诸证，均可赅而治之。用于内伤杂病，则疏利肝胆，开郁和胃，健脾利湿，诸功并行，对于肝胆不舒、克伐脾土、脾胃不健之证亦常奏佳效。本方配伍严谨，且照顾到外感、内伤、枢机、营卫、脾胃、肝胆诸多方面，故临床应用范围极广。

小柴胡加枳实汤

【出处】日·丹波元简《伤寒论辑义》引医经会解方。

【组成】柴胡　人参　黄芩　半夏　枳实　牡蛎　甘草　生姜

【功用】和解少阳，破结消痞。

【主治】治胁下痞闷者。

【解析】邪犯少阳，枢机不利，经气失和，故见胁下痞闷。方用小柴胡汤去大枣之甘满，疏利肝胆，运转枢机，加枳实破气消痞，牡蛎软坚散结，《珍珠囊》言其能："软痞积。……为软坚收涩之剂。"《汤液本草》释之尽详："牡蛎，入足少阴，咸为软坚之剂，以柴胡引之，故能去胁下之硬；以茶引之，能消结核。"

三 分 汤

【出处】日·丹波元简《伤寒论辑义》引保命集方。

【组成】柴胡　黄芩　半夏　生姜　人参　甘草　大枣　地黄　川芎　当归　芍药　茯苓　白术　黄芪

【用法】水煎服。

【功用】健脾益气，养血补虚。

【主治】治产后日久虚劳，针灸小药俱不效者。

【解析】妇人素体气血不足，又因生产耗伤气血，失于调养，而成虚劳之证。方用小柴胡汤宣展枢机，疏利肝胆，四物汤养血和营，茯苓、白术、黄芪助人参健脾益气。诸药合用，可使枢机得展，肝胆得利，气血得充，则虚劳可愈。

地骨皮散

【出处】日·丹波元简《伤寒论辑义》引《小儿药证直诀》方。

【组成】柴胡　黄芩　半夏　地骨皮　人参　茯苓　知母　生姜　甘草　大枣

【功用】和解枢机，清热退蒸。

【主治】治小儿虚热。

【解析】方用小柴胡汤和解疏透，加知母、地骨皮清热退蒸，茯苓助人参健脾益气。

参胡清热饮

【出处】日·丹波元简《伤寒论辑义》引伤寒蕴要近代名医加减法。又名清热生脉汤。

【组成】柴胡　黄芩　半夏　人参　五味子　麦门冬　甘草·生姜　大枣

【功用】和解少阳，益气养阴。

【主治】治脉弱虚发热，口渴不饮水者。

【解析】本方即小柴胡汤与生脉饮合方而成。方用小柴胡汤和解退热，生脉饮补益气阴。

参胡三白汤

【出处】日·丹波元简《伤寒论辑义》引伤寒蕴要近代名医加减法。

【组成】柴胡　黄芩　半夏　人参　白术　白茯苓　白芍药　甘草　生姜

大枣

　　【功用】疏肝扶脾，益气和胃。

　　【主治】治脉弦虚，发热口干，或大便不实，胃弱不食者。

　　【解析】方用小柴胡汤和解少阳，疏肝扶脾，加白术、茯苓增其健脾益气之功，加白芍柔肝抑木。

参胡石膏汤

　　【出处】日·丹波元简《伤寒论辑义》。

　　【组成】柴胡　黄芩　半夏　人参　石膏　知母　生姜　甘草　大枣　粳米

　　【功用】清热泻火，除烦止渴。

　　【主治】治脉洪数无外症，恶热内热甚，烦渴饮水者。

　　【解析】本方即小柴胡汤与白虎汤之合方。方用小柴胡汤和解少阳；白虎汤清泻阳明，除烦止渴。

柴 苓 汤

　　【出处】日·丹波元简《伤寒论辑义》引伤寒蕴要近代名医加减法。

　　【组成】柴胡　黄芩　半夏　生姜　党参　甘草　大枣　茯苓　猪苓　泽泻　白术

　　【功用】和解少阳，淡渗利湿。

　　【主治】治发热烦渴，脉浮弦而数，小便不利，大便泄利者。

　　【加减运用】内热多者，此名协热而利，加炒黄连、白芍药。

　　【解析】方用小柴胡汤和解少阳，加五苓散去桂枝之辛燥，淡渗利湿。

柴胡枳壳汤

　　【出处】日·丹波元简《伤寒论辑义》引伤寒蕴要近代名医加减法。

　　【组成】柴胡　黄芩　半夏　生姜　甘草　大枣　枳壳　桔梗

　　【功用】行气消痞。

　　【主治】治胸膈痞满不宽，或胸中痛，或胁下痞满，或胁下痛。

　　【解析】用小柴胡汤疏利少阳，去人参免其留邪之弊，加枳壳、桔梗行气宽胸，消痞散结。

柴胡建中汤

　　【出处】日·丹波元简《伤寒论辑义》引伤寒蕴要近代名医加减法。

【组成】柴胡 半夏 人参 桂枝 白芍 甘草 生姜 大枣

【功用】和解表里，疏风散邪。

【主治】治腹痛恶寒者，亦治自汗恶风，腹痛发热者。

【解析】方用小柴胡汤去黄芩之苦寒，疏利少阳，调畅枢机，用桂、芍调和阴阳，温运脾土。

柴 胡 散

【出处】日·丹波元简《伤寒论辑义》引圣惠方。

【组成】柴胡 黄芩 半夏 人参 生姜 大枣 炙甘草 麦门冬 枳壳 枇杷叶

【功用】清热除烦，降逆止呕。

【主治】治伤寒干呕不止，心胸烦躁，四肢热者。

【解析】用小柴胡汤和解清热，加麦冬、枇杷叶润肺降逆，枳壳理气舒胸。

柴 胡 散

【出处】日·丹波元简《伤寒论辑义》引圣惠方。

【组成】柴胡 黄芩 半夏 炙甘草 生姜 大枣 桔梗 枳壳 赤芍药

【功用】和解少阳，行气和血。

【主治】治热气结于胸中，往来寒热者。

【解析】用小柴胡汤和解少阳，去人参以防甘壅滞郁，加枳壳、桔梗、赤芍药调气血，宽胸膈。

柴 胡 散

【出处】日·丹波元简《伤寒论辑义》引圣惠方。

【组成】柴胡 黄芩 半夏 人参 生姜 大枣 炙甘草 麦门冬 芍药 犀角屑

【功用】和解少阳，清热养阴。

【主治】治妊娠伤寒微呕，外证未去，心下支结者。

【解析】用小柴胡汤和解表里，降逆止呕，加芍药、犀角凉营泻热，麦冬养阴生津。

镇 青 丸

【出处】日·丹波元简《伤寒论辑义》引保命集方。

【组成】柴胡 黄芩 半夏 人参 生姜 炙甘草 青黛

【用法】为细末，姜汁浸，蒸饼为丸。

【功用】和解少阳，清热止呕。

【主治】治上焦吐，头发痛，有汗脉弦者。

【解析】方用小柴胡汤去大枣之甘满，和解少阳，降逆止呕，加青黛增强其清泻肝胆邪热之力。

滋阴清热饮

【出处】日·丹波元简《伤寒论辑义》引伤寒蕴要近代名医加减法。

【组成】柴胡　黄芩　半夏　人参　知母　黄柏　牡蛎粉　甘草　生姜　大枣

【用法】水煎服。

【功用】疏利肝胆，滋阴清热。

【主治】治脉弦虚发热，或两尺且浮无力，此必有先因房事，或曾梦遗走泄，或病中还不固者。

【解析】方用小柴胡汤清利肝胆，加知母、黄柏清热滋阴，牡蛎固敛阴气。

增损柴胡汤

【出处】日·丹波元简《伤寒论辑义》引保命集方。

【组成】柴胡　黄芩　半夏　人参　生姜　大枣　甘草　石膏　知母　黄芪

【功用】两解表里，益气扶正。

【主治】治产后经水适断，感于异证，手足牵搐，咬牙昏冒者。

【解析】方用小柴胡汤和解少阳，石膏、知母清泻阳明，黄芪助人参补益元气。

第九章

四逆散方族

四逆散方族一览表

朝代	方　剂	出处	作者
汉	四逆散	伤寒论	张仲景
	枳实芍药散	金匮要略	
宋	逍遥散	太平惠民和剂局方	陈师文
明	加味逍遥饮	审视瑶函	傅仁宇
	加减逍遥散	症因脉治	秦景明
	柴胡清肝饮		
	疏肝散		
	清肝饮		
	清肝解郁汤	证治准绳	王肯堂
	加味逍遥散	校注妇人良方	薛己
	柴胡疏肝散	景岳全书	张景岳
清	疏土汤	辨证录	陈士铎
	开郁至神汤		
	加减逍遥散	痎科全书	梁希曾
	清肝汤	类证治裁	林珮琴
	加味逍遥散	杂病源流犀烛	沈金鳌
	枳壳疏肝散		
	通气散	医林改错	王清任
	黑逍遥散	医略六书	徐大椿
	清肝达郁汤	重订通俗伤寒论	俞根初、何廉臣增订，徐荣斋重订
现代	加味逍遥散加薏仁	日本汉医名方选	王庆国，贾春华

四逆散方族是指以四逆散为母方，经过加减化裁而发展形成的一个方剂系列。本方为和解之剂，专于宣散郁阳，条达脾土之气，堪称疏肝行气之祖方。后世医家在此方基础上出入变化，广泛应用于杂病，特别是用治"肝郁之病"。故而后世所制平肝诸方多由此方化裁而来，例如著名的柴胡疏肝散、逍遥散等。现将此类方剂详述于下。

四 逆 散

【出处】 汉·张仲景《伤寒论》。

【组成】 甘草（炙） 枳实（破，水浸，炙干） 柴胡 芍药

【用法】 上四味，各十分，捣筛，白饮和服方寸匕，日三服。

【加减运用】 咳者，加五味子、干姜各五分，并主下利。悸者，加桂枝五分。小便不利者，加茯苓五分。腹中痛者，加附子一枚，炮令坼。泄利下重者，先以水五升，煮薤白三升，煮取三升，去滓，以散三方寸匕，纳汤中，煮取一升半，分温再服。

【功用】 疏肝和胃，透邪达郁。

【主治】 四肢厥逆，或咳、或悸、或小便不利、或腹中痛、或泄利下重。此外还可见胸胁满闷或疼痛、神情抑郁、心烦易怒、不思饮食、脘腹痞满或疼痛、下利不爽或大便秘结、发热而手足不温等症。妇人还可见月经不调、经行腹痛、白带多、经期乳房胀痛等。其脉弦，常见腹肌紧张。

【解析】 四逆散是治疗少阴阳气郁遏，枢机不利而致四肢厥冷的主方。少阴为三阴之枢，是调节水火阴阳的重要枢纽。方中柴胡主升，疏肝解郁而透达阳气。枳实主降，行气散结而宣通胃络。柴胡配枳实则解郁开结以疏达阳气。芍药、甘草制肝和脾而益阴缓急，既利血脉以和阴气，四者相伍即所谓"治其阳者，必调其阴；理其气者，必调其血"。现代临床多用于肝胃气滞，阳郁致厥的证治。

枳实芍药散

【出处】 汉·张仲景《金匮要略》。

【组成】 枳实（烧令黑，勿太过） 芍药等份

【用法】 上二味，杵为散，服方寸匕，日三服，并主痈脓，以麦粥下之。

【功用】 宣通气血，止痛除满。

【主治】 产后腹痛，烦满不得卧。

【解析】 由于产后气血郁滞，而致腹痛心烦腹满，故以枳实理气消痞，破结通滞，烧黑善行血中之气；芍药止腹痛，行血痹，破阴结，行血中之气滞；以麦粥下之，取滑润益气血，补脾胃，故为治产后气血郁滞腹痛之良剂。本方能行血中之滞，故治痈脓。

逍 遥 散

【出处】 宋·陈师文《太平惠民和剂局方》卷九方。

【组成】 柴胡　炒当归　白芍药　白术　茯苓各一两　炙甘草五钱

【用法】 为粗末，每服二钱，加煨姜一块，薄荷少许，水煎，不拘时服。

【功用】 疏肝解郁，健脾养血。

【主治】 肝郁血虚而致的两胁作痛，头痛目眩，口燥咽干，神疲食少，或见寒热往来，月经不调，乳房作胀。

【解析】 本方从四逆散发展而来，为肝胃血虚，肝强脾弱之证而设，是疏肝和胃的常用方。肝藏血，若肝郁气滞，每致肝血不足，血虚则见头目眩晕；肝喜条达，肝郁则胁痛、寒热等症随之而起；肝郁气滞影响脾胃运化，故见神疲乏力。同时脾虚不运，又不能化生营血以养肝，则肝气愈虚，肝气愈郁。《内经》云："木郁达之"。故治疗之法，必先顺其条达之性，开其郁遏之气，并养血健脾，达到治肝补脾的目的。方中柴胡疏肝解郁为君，白芍养血敛阴、柔肝缓急，当归养血和血，茯苓、白术、甘草健脾益气和中，并佐以薄荷、生姜辛散达郁，诸药合用，共奏疏肝解郁、健脾养血之功。

加味逍遥散

【出处】 明·薛己《校注妇人良方》卷二十四方。又名丹栀逍遥散、八味逍遥散。

【组成】 炙甘草　炒当归　芍药（酒炒）　茯苓　炒白术各一钱　柴胡　牡丹皮　炒栀子各五分

【功用】 疏肝健脾，清热凉血。

【主治】 肝脾血虚有热，遍身瘙痒，或口燥咽干，发热盗汗，食少嗜卧，小便涩滞，以及瘰疬流注等。

【解析】 此方由逍遥散加丹皮、栀子而成。血虚故可生热，肝郁亦能化火。加味逍遥散所治既有肝郁，又有血虚，且化火生热，所以增见诸症。此时单用逍遥散治疗，已不足平其火热，故加丹皮凉血散瘀；栀子透散郁热；两者相合，以清肝泻热，导热下行，且二药皆入营血，故加此二味治疗肝郁血虚而热证明显者。

清肝解郁汤

【出处】 明·王肯堂《证治准绳·疡医》卷三方。

【组成】 人参　茯苓　贝母　炒栀子　熟地黄　炒芍药各一钱　白术　当归各一钱五分　柴胡　川芎　陈皮各八分　甘草五分

【用法】 加牡丹皮，水煎服。

【功用】疏肝健脾，清热解郁。

【主治】肝经血虚风热，或肝经郁火伤血，乳内结核，或为肿溃不愈。

【解析】此方由王肯堂所制，主治肝经血虚风热，或肝经郁火伤血，乳内结核，或为肿溃不愈诸症。方中柴胡疏肝理气、解郁清热；栀子清热平肝；当归、熟地、川芎、芍药名为四物汤，养血补血；人参、茯苓、白术、甘草名四君子，健脾益气，气旺血足则肝得血养而气平；陈皮行气以防补药壅塞之弊；贝母既可清热化痰，又可解郁散结。诸药合用，共奏疏肝健脾，清热解郁之功。

柴胡疏肝散

【出处】明·张景岳《景岳全书·古方八阵》卷五十六方。

【组成】陈皮 (醋炒)　柴胡各二钱　川芎　枳壳 (麸炒)　芍药　香附各一钱半　炙甘草五分

【用法】水煎，食前服。

【功用】疏肝行气，活血止痛。

【主治】肝气郁结，胁肋疼痛，寒热往来。

【加减运用】《张氏医通》方有栀子（姜汁炒黑）一钱，煨姜一片。

【解析】此乃张景岳所制，为肝气郁结，胁肋疼痛，寒热往来的证治而设。本方由四逆散加香附、陈皮、川芎，枳实代以枳壳而成。方中取四逆散疏肝达郁之力；加香附、陈皮、川芎三者以增强行气疏肝，和血止痛之效。故服后肝气条达，血脉通畅，营卫自和，痛止而寒热亦除矣。诸药相伍，则有疏肝行气，活血止痛之效。

加减逍遥散

【出处】明·秦景明《症因脉治》卷四方。

【组成】当归　白术　柴胡　陈皮　茯苓　牡丹皮　甘草　栀子　白芍药

【用法】为粗末，水煎服。

【功用】疏肝解郁。

【主治】厥阴经证，三日一发。

【加减运用】若热多加黄芩；寒多加生姜；恶寒加羌活、升麻。

【解析】此方乃明·秦景明所制，为三阴疟的证治而设。因其发于寅申巳亥者，厥阴经证也。乃因厥阴经脏气不和，六淫之邪，得以外入，其脉弦数者多热，弦迟者多寒。本方由丹栀逍遥散加陈皮而成。方中取逍遥散疏肝解郁、理脾养血；丹皮泄血分之伏火；栀子清透肝胆之郁热；陈皮理气开郁。诸药相伍，则厥阴肝经脏气和而疟自止矣。

柴胡清肝饮

【出处】 明·秦景明《症因脉治》卷三方。

【组成】 柴胡　栀子　牡丹皮　青皮　苏梗　白芍药　钩藤

【功用】 疏肝解郁，清热缓急。

【主治】 胆胀，胸前胀满，胁肋作痛，口苦太息。

【加减运用】 若肝胆热，加龙胆草、青黛。

【解析】 此方乃明·秦景明所制，为胆胀的证治而设。症见胸前胀满，胁肋作痛，口苦太息等。肝胆属木，最喜条达，不得疏通，胆胀乃成。方中柴胡苦辛平，善开肝胆之气郁；白芍养血滋阴以养肝体而平肝旺；佐以栀子、钩藤清肝泄热；丹皮清热凉血、活血散瘀；青皮、苏梗相伍，疏肝理气止痛之力更强。诸药相合，肝木条达则胆胀消矣。

疏 肝 散

【出处】 明·秦景明《症因脉治》卷三方。

【组成】 柴胡　苏梗　青皮　钩藤　栀子　白芍药　陈皮　甘草

【用法】 为末，冲服。

【功用】 疏肝解郁，理气止痛。

【主治】 怒动肝火不得卧，胁肋胀痛，痛连小腹及阴器，夜卧常惊，口渴多饮。

【解析】 此方乃明·秦景明所制，为肝火不得卧的证治而设。多见胁肋胀痛，痛连小腹及阴器，夜卧常惊，口渴多饮，左关独大，或见弦数等症。其因恼怒伤肝，肝气怫郁，郁久化火，肝主藏血，阳火扰动血室，则夜寐不宁也。方中柴胡疏肝解郁、理气止痛；白芍养阴柔肝、缓急止痛；栀子、钩藤清肝泄火；青皮疏肝解郁、理气止痛；辅以陈皮、苏梗以加强理气止痛的作用；甘草和诸药。诸药相伍，肝郁得疏，而气行痛止。

清 肝 饮

【出处】 明·秦景明《症因脉治》卷三方。

【组成】 柴胡　黄芩　栀子　连翘　桔梗　川芎　甘草

【功用】 清肝泻火。

【主治】 肝火腹胀。

【解析】 此方乃明·秦景明所制，为肝火腹胀的证治而设。多见目睛黄，两胁痛，小腹胀急，或攻刺作痛，或左边胀甚，小便赤，夜不得寐，脉左关弦数，或见沉弦，或见沉数，或见沉细弦数等症。多因恼怒伤肝，肝气怫郁，或好饮酒伤，热聚于胆，木火乘脾，则膈塞不利，而腹胀之证作矣。方中柴胡、黄芩、栀子清泄肝胆之热；连翘清热散结；桔梗、甘草宣肺利膈；连翘、桔梗、甘草三者相伍，以佐金平木；川芎行气开郁、活血止痛。诸药相伍，肝火泄，膈塞除，而腹胀消。

加味逍遥饮

【出处】明·傅仁宇《审视瑶函》卷五方。

【组成】当归（酒炒） 白术（土炒） 茯神 甘草梢 白芍药（酒炒） 柴胡各一钱 炒栀子 牡丹皮各七分

【用法】为粗末，水煎，食远服。

【功用】疏肝和胃，健脾养血。

【主治】怒气伤肝，脾虚血少，致目暗不明，头目涩痛，妇人经水不调等症。

【解析】此方为明·傅仁宇所制，为怒气伤肝，脾虚血少，而致目疾而设。盖肝者将军之官，故主怒，怒则肝伤气逆，气逆则血亦逆，故血少；眼者肝之窍，又曰：目得血而能视，今肝伤血少，故令目暗。治法为疏肝和胃，健脾养血，方名曰逍遥，亦是疏散之意。柴胡能升，所以达其逆也；芍药能收，所以损其过也；丹皮、栀子能泻，所以伐其实也。木盛则土衰，白术、甘草扶其所不胜也。肝伤则血病，当归所以养其血也。木实则火燥，茯神所以宁其心也。

疏 土 汤

【出处】清·陈士铎《辨证录》卷四方。

【组成】白术 茯苓各一两 肉桂 白芍药 枳壳各三分 柴胡 半夏各五分

【功用】疏肝和胃，理气解郁。

【主治】脾胃气郁，心腹饱满作胀，时或肠鸣，欲大便，甚则心疼，两胁填实，为呕为吐，或吐痰涎，或呕清水，或泻利暴注，以致两足跗肿。

【解析】此乃清·陈士铎所制，为土郁之病而设。夫土气喜于升腾，不喜下降，肝木来侮，则土气不升；肺金来窃，则土气反降。不升且降，而土气抑制不伸，势必反克夫水矣，则诸症乃成。方中柴胡疏解肝郁，推陈致新；白芍滋阴养血柔肝，肝木得养，则木能疏土；重用白术、茯苓健脾益气，则土气得升而不郁；半夏燥湿化痰，和胃降逆，则呕逆之症悉除；枳壳行气宽肠消胀；肉桂温补脾肾之阳，则土健以制水，而脾运肿消。诸药合用，共奏疏肝和胃，理气解郁之功。临床多用于治疗脾胃气郁，心腹饱满作胀，或吐痰涎，或泻利暴注，以致两足跗肿等病症。

开郁至神汤

【出处】清·陈士铎《辨证录》卷四方。

【组成】人参　白术　炒栀子各一钱　香附三钱　茯苓　当归各二钱　陈皮　甘草柴胡各五分

【功用】疏肝健脾，理气解郁。

【主治】肝胆气郁，上不能行于心包，下必刑于脾胃，畏寒畏热，似风非风，头痛颊疼，胃脘饱闷，甚则胸胁相连满胀，膈呕不通，吞酸吐食，见食则喜，食完作楚，甚则耳鸣如洗，昏眩欲仆，目不识人。

【解析】此乃清·陈士铎所制，为肝胆气郁，横逆诸脏所致病证而设。盖肝胆之气一郁，上不能行于心包，下必刑于脾胃。木克土则运化纳呆，气血生化不足，则土益病而木益郁。且土益病则土不生金，肺金必弱而肝木无制，则愈不自安而作祟矣，治宜急疏肝胆之木气。方中柴胡、香附疏肝解郁，理气止痛；栀子清透肝胆之郁热；当归补血养肝；人参、白术、茯苓、甘草益气健脾以滋养肝血，血润肝木则郁尽解；陈皮理气消胀，使补而不滞。诸药相合，共奏疏肝健脾，理气解郁之功。

黑逍遥散

【出处】清·徐大椿《医略六书·女科指要》卷二十六方。

【组成】柴胡　甘草各五分　白芍药　白术　茯苓各一钱五分　当归三钱　生地黄五钱

【用法】为粗末，每服二钱，加生姜一片，薄荷少许，水煎服。

【功用】疏肝健脾，养血调经。

【主治】肝郁脾虚，妇女崩漏，脉弦虚数者。

【解析】本方即逍遥散加生地而成，治疗逍遥散证而血虚较甚者。因血虚较甚，故加生地滋养阴血兼以凉血。临床常用于治疗肝郁脾虚，妇女崩漏，脉弦虚数者。

加味逍遥散

【出处】清·沈金鳌《杂病源流犀烛·身形门》卷二十六方。

【组成】白芍药　白术各一钱　麦门冬　茯苓　生地黄各六分　甘草　桔梗各二分当归　地骨皮各八分　栀子　黄柏各三分（一方有知母）

【功用】理血调经，清热燥湿。

【主治】湿胜项强，潮热虚甚，经候不调。

【解析】此方为清·沈金鳌所制。方中白芍滋阴柔肝；当归养血和血；生地清热凉血；白芍、当归、生地，三者相合则滋养阴血、调补冲任；麦冬养阴生津；白术、茯苓、甘草健脾益气以生气血；桔梗宣肺气、开上焦以渗湿热；地骨皮清血凉血；栀子气清而寒，能解肝经之郁热，清利湿热；黄柏气味俱厚，性主沉降，为清泻下焦湿热之要药。诸药合用，共奏理血调经，清热燥湿之功。临床常用于治疗湿胜项强，潮热虚甚，经候不调等病证。

枳壳疏肝散

【出处】清·沈金鳌《杂病源流犀烛·脏腑门》卷十七方。

【组成】枳壳 枳实 川芎 柴胡 陈皮 香附 白芍药 炙甘草

【用法】为末,水煎服。

【功用】疏肝止痛,理气达郁。

【主治】肝实火盛,左胁疼痛。

【解析】此方为清·沈金鳌所制,由四逆散加枳壳、陈皮、香附、川芎而成,亦即柴胡疏肝散加枳实也。方中四逆散疏肝理脾、透邪解郁;加枳壳、陈皮行气止痛;香附辛散苦降,芳香性平,能疏肝解郁、理气止痛;川芎为血中之气药,行气开郁、活血止痛;香附、川芎相伍,则理气和血止痛之力更强。诸药配伍,共奏疏肝止痛,理气达郁之功。临床常用此方治疗肝实火盛,左胁疼痛等病证。

通 气 散

【出处】清·王清任《医林改错》上卷方。

【组成】柴胡 香附各一两 川芎五钱

【用法】为末,早晚开水冲服三钱。

【功用】疏肝解郁。

【主治】耳聋不闻雷声。

【解析】此乃清·王清任所制,为气滞血凝的久年耳聋之证而设。方中重用柴胡疏肝理气,升阳达郁;香附辛散苦降,芳香性平,能理气开郁散滞;少佐辛散温通、味清气雄之川芎,行气开郁。药仅三味,但效专力宏,三药相合,则气郁得疏,血凝得活,而耳能闻声矣。

清 肝 汤

【出处】清·林珮琴《类证治裁》卷六方。

【组成】白芍药一钱半 当归 川芎各一钱 栀子 牡丹皮各四分 柴胡八分

【功用】疏肝解郁,理气止痛。

【主治】气滞胁痛。

【解析】此清·林珮琴所制,为胆郁气滞胁痛的证治而设。盖肝脉布胁,胆脉循胁,故胁痛皆肝胆为病。又肝木最喜条达,最恶郁滞,肝木一郁,则胁痛作矣。方中柴胡苦辛平,善开肝胆之气郁;重用白芍以养阴柔肝、缓急止痛;当归养血活血;当归、白芍相伍,滋养肝血则肝木得润而不郁滞;丹皮、栀子清泄肝胆之郁热;川芎行气开郁、活血止痛。诸药合用,则气疏血活,肝郁得开而胁痛自除。

加减逍遥散

【出处】清·梁希曾《疬科全书》。

【组成】柴胡　牡丹皮　焦栀子　煅牡蛎　陈皮各一钱半　茯苓　白芍药各三钱　白术　当归　半夏　白芥子各二钱　炙甘草一钱　薄荷叶三分

【用法】为粗末，每服三至五钱，水煎服。

【功用】疏肝解郁，清热散结。

【主治】伤肝病，凝结不消。

【解析】此方为《疬科全书》所集，临床用于治疗伤肝病，凝结不消等病症。本方由丹栀逍遥散加煅牡蛎、陈皮、白芥子、半夏而成。方中逍遥散疏肝解郁、养血健脾；丹皮辛苦性寒，其气清芬，能清热凉血、活血散瘀；栀子体性轻浮，善清肝泻热、解郁行滞；半夏、陈皮，理气化痰散结；白芥子辛散走窜，通经走络，搜剔痰涎，能行气豁痰、散结止痛；再伍以咸寒之牡蛎，软坚积、消痞块、化痰结、散壅滞。诸药合用，肝郁疏、邪热清而凝结散。

清肝达郁汤

【出处】清·俞根初、何廉臣增订，徐荣斋重订《重订通俗伤寒论》。

【组成】栀子三钱　白芍药　菊花各一钱五分　当归　橘白各一钱　柴胡　薄荷各四分　牡丹皮二钱　炙甘草六分　鲜橘叶五片

【功用】清肝泄火，疏郁宣气。

【主治】肝郁不伸，胸满胁痛，或腹满而痛，甚则欲泄不得泄，即泄亦不畅。

【加减运用】若暴怒气盛者，加制香附三钱，青皮（醋炒）八分；肠鸣飧泄者，加僵蚕一钱五分、乌梅炭三钱；疝气肿痛者，加小茴香二分、炒橘核三钱、荔枝一钱三分。

【解析】此乃清·俞根初所制，为肝郁不伸而致胸胁腹痛诸症而设。乃清疏肝郁法，为加味逍遥散的变方。肝喜条达，达则无病，郁于肠间，则腹满而痛，甚则欲泄不得泄，即泄亦不畅，故以丹溪逍遥散法，疏肝达郁为君。然气郁者多从热化，丹溪所谓气有余者便是火也，故又以丹皮、栀子、菊花清泄肝火为臣，佐以鲜橘叶清芬疏气，以助柴胡、薄荷之达郁。此为清泄肝火，疏郁宣气之良方。暴怒气盛者，加制香附、青皮，暂为平气以伐肝；肠鸣飧泄者，加乌梅、僵蚕升达肠气以泄肝；疝气肿痛者，加小茴香、橘核、荔枝核，疏泄肝气以止痛。

加味逍遥散加薏仁

【出处】王庆国，贾春华《日本汉医名方选》。

【组成】当归　芍药　白术　茯苓　柴胡各3克　丹皮　山栀各2克　甘草1.5克

薄荷 1克　干姜 0.5克　薏苡仁 6克

　　【用法】 水煎服。

　　【功用】 疏肝解郁，健脾补虚。

　　【主治】 肝郁脾虚，气血两亏之肝斑。并见两胁作痛、神疲食少、月经不调等。

　　【解析】 本方选自于《汉方治疗百话摘编》，主要针对肝郁血虚，脾失健运之病机而设。肝为藏血之脏，性喜条达而主疏泄，体阴而用阳，若七情郁结，肝失条达，阴血暗耗，或生化之源不足，肝体失养，皆可致肝气横逆，出现烦躁、胁痛，月经不调等症。脾虚气弱则见神疲食少；气血两亏，皮肤失养故见肝斑。此时，在治疗上疏肝解郁是当务之急，但益气养血亦不可偏废。方用柴胡疏肝解郁；当归、白芍养血柔肝；白术、茯苓、薏苡仁健脾祛湿，使运化有权，气血有源；炙甘草益气补中，缓肝之急；干姜温阳和中，又可防丹、栀之过凉；由于"气有余便是火"，肝郁日久必化生火热，故用薄荷少许，辛散既可助柴胡疏肝，又能散肝郁而生之热。丹皮、栀子清热泻火凉血。如此配伍，则既补肝体，又助肝用，气血兼顾，肝脾并治，立法全面，用药周到，故为调肝脾之名方。

第十章
泻心汤方族

泻心汤方族一览表

朝代	方　剂	出处	作者
汉	大黄黄连泻心汤	伤寒论	张仲景
	附子泻心汤		
	半夏泻心汤		
	生姜泻心汤		
	甘草泻心汤		
	黄连汤		
	干姜黄芩黄连人参汤		
	泻心汤	金匮要略	
唐	三黄汤	银海精微	孙思邈
	三黄丸		
	七宝洗心散		
	三黄丸	千金翼方	
	三黄汤	备急千金要方	
	泻心汤		
宋	三黄丸	太平惠民和剂局方	陈师文
	黄连散	太平圣惠方	王怀隐
	大黄丸	圣济总录	医官合编
金	当归六黄汤	兰室秘藏	李杲
	大金花丸	宣明论方	刘完素
	神芎丸		
元	既济解毒汤	卫生宝鉴	罗天益
	三黄丸	脉因症治	朱震亨

续表

朝代	方　　剂	出处	作者
明	三黄枳朴丸	幼科发挥	万全
	四黄散	证治准绳	王肯堂
	黑散	证治准绳	
清	消炎化毒汤	医醇賸义	费伯雄
	三黄丹	外科传薪集	马培之
	五瘟丹	杂病源流犀烛	沈金鳌
	三黄泻心汤		
	三黄解毒汤	妇科玉尺	
	三黄二香散	温病条辨	吴鞠通
	人参泻心汤		
	加减人参泻心汤		
	半夏泻心汤去干姜甘草加枳实杏仁方		
	半夏泻心汤去人参干姜甘草大枣加枳实生姜方		
	加减泻心汤		
	三黄四物汤	医宗金鉴	吴谦等
	人中黄丸	张氏医通	张璐
日	四味人参汤	伤寒论辑义	丹波元简
现代	四黄煎	日本汉医名方选	王庆国，贾春华
	林钟丸		
	治头痛一方		

　　泻心汤方族是指以半夏泻心汤为母方，经过加减化裁而发展形成的一个方剂系列。这类方剂的特点是寒温并用，辛开苦降甘调于一炉共治，为和解脾胃寒热而设。此法为临床治疗脾胃疾病开辟了一条的新途径，故而为后世医家所习用。

　　在《伤寒论》五个泻心汤中，调和脾胃阴阳而治心下痞气的只有半夏泻心、生姜泻心、甘草泻心汤三方。余如大黄黄连泻心汤和附子泻心汤，乃是针对寒热具体情况而制定的，然气机痞于心下，而使胃脘之气不和则一，故而在此一并论述。

大黄黄连泻心汤

【出处】汉·张仲景《伤寒论》。

【组成】大黄二两　黄连一两

【用法】上二味，以麻沸汤二升浸之须臾，绞去滓，分温再服。

【功用】泻热消痞。

【主治】心下痞，按之濡，其脉关上浮者。由于无形火热充盛于上，还可见吐血、衄血、目赤肿痛、口舌生疮、烦渴、头痛、面赤、舌红等表现。

【解析】此为热痞而设，乃中焦邪热痞塞不通而成。故用大黄苦寒泻热和胃开结，黄连苦寒以清心胃之火，二者合用，使热去结开，则痞塞自消。又因苦寒药物气厚味重，煎煮之后，多走肠胃而具泻下作用，故本方用法不取煎煮，而以麻沸汤浸泡、少顷、绞汁即饮，以取其气，薄其味，使之利于清上部无形邪热，而不在泻下里实之法。

泻心汤

【出处】汉·张仲景《金匮要略》。

【组成】大黄二两　黄连　黄芩各一两

【用法】水煎，顿服。

【功用】泻火解毒，化湿泄热。

【主治】热盛迫血妄行，吐血衄血，或三焦实热，高热烦躁，面红目赤，口疮痈肿，及湿热黄疸，霍乱等症。

【解析】此为热盛吐衄的证治而设。治以泻心汤，取大黄、黄连、黄芩煮取顿服，苦寒清泄，直折其热，使火降而血亦自止。正如《血证论》云："……方名泻心，实则泻胃，胃气下泄，则心火有所消导，而胃中之热气亦不上壅，斯气顺而血不逆矣。"本方与大黄黄连泻心汤应予鉴别。本方证治吐衄，故加黄芩一两，且煮取顿服，则泻热之力更强。而大黄黄连泻心汤则为无形热痞，故不用黄芩，且用麻沸汤绞汁服之，则泻热之力减，而取其轻轻泻热消痞之功。

附子泻心汤

【出处】汉·张仲景《伤寒论》。

【组成】大黄二两　黄连一两　黄芩一两　炮附子一两（炮，去皮，破，别煮取汁）

【用法】上四味，切三味，以麻沸汤二升渍之须臾，绞去滓，纳附子汁，分温再服。

【功用】泻热消痞，扶阳固表。

【主治】心下痞，而复恶寒、汗出。还可见心烦、便秘、上身热而有汗、面赤、吐衄、口干等热证，又可见肢冷、下利腹痛、腰以下恶风、欲近衣被等阳虚证。

【解析】此为热痞兼阳虚而设。因见"心下痞"之热痞证，故用泻心汤之苦寒，以麻沸汤浸渍，少顷，绞去滓，取其味薄气轻，以清泄上部无形之邪热，达到消痞的目的。又症见"恶寒汗出"之阳虚证，故取附子久煎别煮取汁，使辛热之药发挥温经扶阳固表的作用。于此，尤在泾云："按此证，邪热有余而正阳不足，设治邪而遗正，则恶寒益甚，若补阳而遗热，则痞满愈增。此方寒热补泻并投互治，诚不得已之苦心，然使无法以制之，鲜不混而无功矣。方以麻沸汤渍寒药，别煮附子取汁，合和与服，则寒热异其气，生熟异其性，药虽同行，而功则各奏，乃先圣之妙用也。"

半夏泻心汤

【出处】汉·张仲景《伤寒论》。

【组成】半夏半升（洗） 黄芩 干姜 人参 甘草（炙）各三两 黄连一两 大枣十二枚（擘）

【用法】上七味，以水一斗，煮取六升，去滓，再煎取三升，温服一升，日三服。

【功用】和中降逆，开结消痞。

【主治】心下痞，但满而不痛，呕而肠鸣。苔多滑腻，脉或弦或滑。

【解析】此为伤寒误下而成寒热错杂之心下痞证而设。本方证以呕吐为主症，故用半夏降逆和胃止呕为君。盖痞因寒热错杂、气机痞塞而成，故用黄芩、黄连苦寒以泄热，用干姜、半夏辛温以散寒，佐以人参、甘草、大枣甘温建中，以补脾胃之虚，而复其升降之职，诸药配合，为辛开苦降、寒温并用、阴阳并调之法，从而达到恢复中焦升降、消除痞满的目的。因本方具有和阴阳、顺升降、调虚实的作用，故亦属和解剂。方后注云"去滓重煎"者，使其药性和合、不偏不烈，而利于和解之义。

生姜泻心汤

【出处】汉·张仲景《伤寒论》。

【组成】生姜四两（切） 甘草三两（炙） 人参三两 干姜一两 半夏半升（洗） 黄芩三两 黄连一两 大枣十二枚（擘）

【用法】上八味，以水一斗，煮取六升，去滓，再煎取三升，温服一升，日三服。

【功用】和胃降逆，散水消痞。

【主治】心下痞硬，干噫食臭，胁下有水气，腹中雷鸣，下利。此外，尚可见小便不利，脉弦，舌苔水滑等。

【解析】此为胃虚不化水气致痞的证治而设。本方由半夏泻心汤减少干姜用量，再加生姜而成，其组方原则与半夏泻心汤大同小异，仍属辛开苦降甘调之法。因本证胃虚食滞，兼有水饮内停，故加生姜四两为君，加强了消水散饮的作用，所以治疗重点在于胃中不和而挟水饮。半夏与生姜相伍，则降逆化饮和胃之力更强。生姜、半夏与黄芩、黄连配合，辛开苦降，以开泄寒热痞塞之结滞。佐以人参、甘草、大枣健脾益胃，以复中焦升降之职。

甘草泻心汤

【出处】汉·张仲景《伤寒论》。

【组成】甘草四两（炙） 黄芩 人参 干姜各三两 黄连一两 大枣十二枚（擘） 半夏半升（洗）

【用法】上七味，水一斗，煮取六升，去滓，再煎，温服一升，日三服。

【功用】和胃补中，消痞止利。

【主治】下利日数十行，谷不化，腹中雷鸣，心下痞硬而满，干呕，心烦不得安。《金匮要略》中用治狐惑病，症见状如伤寒，默默欲眠，目不得闭，卧起不安，不欲饮食，恶闻食臭，其面乍赤、乍黑、乍白，蚀于上则声喝。

【解析】此为脾胃气虚痞利俱甚的证治而设。此方药物组成与半夏泻心汤相同，但重用炙甘草四两为君，其义有二，一方面能补中益气，加强补益脾胃以复升降之职而消痞的作用，另一方面又能甘温除热。本方亦属于辛开苦降甘调之法，仲景用本方治疗脾胃虚弱而内生虚热之心下痞证和狐惑病。

黄 连 汤

【出处】汉·张仲景《伤寒论》方。

【组成】黄连三两 甘草三两（炙） 干姜三两 桂枝三两（去皮） 人参二两 半夏半升（洗） 大枣十二枚（擘）

【用法】上七味，以水一斗，煮取六升，去滓，温服，昼三、夜二。

【功用】平调寒热，和胃降逆。

【主治】胸中有热，胃中有邪气，腹中痛，欲呕吐。此外还可见下利或便秘、胃脘疼痛、痞满、呕吐等症。

【解析】此为上热下寒，腹痛欲呕的证治而设。本方即半夏泻心汤去黄芩加桂枝而成。方中黄连苦寒以清在上之热，干姜辛热以温在下之寒，桂枝辛温既可以散寒，又能交通上下之阳气；人参、甘草、大枣益胃和中，以复中焦升降之职；半夏降逆和胃以止呕吐。本方乃治寒热之邪分居于上下，其症以腹中痛、欲呕吐为主，故重用黄连，并加桂枝，而与半夏泻心汤治疗寒热杂糅、痞结心下、中挟痰气而以呕吐为主有本质区别。

干姜黄芩黄连人参汤

【出处】汉·张仲景《伤寒论》。

【组成】干姜 黄芩 黄连 人参各三两

【用法】上四味，以水六升，煮取二升，去滓，分温再服。

【功用】和调寒热，开结达郁。

【主治】食入即吐，下利弥增。

【解析】此为寒热相格的证治而设。本方证寒热格拒而上热剧吐尤甚，故重用黄芩、黄连苦寒以清上热，热除而呕吐自止，配干姜辛温以祛下寒，寒去则利自除，佐以人参补益中气，中气健则清热祛寒之药各得其所，更易发挥效果。《长沙方歌括》概括本方的配伍意义云："芩连苦降借姜开，济以人参绝妙哉，四物平行各三两，诸凡拒格此方该。"堪称要言不烦。

三　黄　丸

【出处】唐·孙思邈《千金翼方》卷十九方。

【组成】春三月：黄芩　黄连各四两　大黄三两　夏三月：黄芩六两　黄连七两　大黄一两　秋三月：黄芩六两　黄连三两　大黄二两　冬三月：黄芩三两　大黄五两　黄连二两

【用法】为细末，炼蜜为丸，大豆大，每服五至七丸，日三次。

【功用】泻火解毒。

【主治】男子五劳七伤，消渴不生肌肉；妇女带下，手足寒热。

【解析】此乃唐·孙思邈所集，为男子五劳七伤，消渴不生肌肉等证治而设。盖五劳指心肝脾肺肾五脏虚劳，七伤乃指男子肾气亏损的七个症状，即《诸病源候论》云："七伤者，一曰阴寒，二曰阴痿，三曰里急，四曰精连，五曰精少，六曰精清，七曰小便苦数，临离不卒。"诸症皆由火热耗伤精气所致，故治宜泻火解毒以保阴精。方中黄芩、黄连、大黄相合，泻火解毒之力更强，火毒去则阴精自保而诸症悉除，但三者剂量应随四时而调整，则疗效更佳。

三　黄　汤

【出处】唐·孙思邈《银海精微》卷上方。

【组成】黄连　黄芩　大黄各一两

【功用】清热泻火。

【主治】脾胃积热，胬肉攀睛。

【加减运用】若热甚，目眦赤脉红盛，加黄柏、石膏、生地黄。

【解析】此乃明末·傅仁宇所载，为胬肉攀睛而设。盖胬肉攀睛多因嗜食五辛酒浆，而致脾胃积热，邪热上攻于目，而致脉络瘀滞，血壅于眼而成。治宜泻火解毒，釜底抽薪。方中黄芩、黄连清热泻火解毒；大黄苦寒，泻火散瘀，解毒通便。三药合用，则便通热降瘀散而胬肉攀睛症除。

三　黄　丸

【出处】唐·孙思邈《银海精微》卷上方。

【组成】黄连　黄芩各一两　大黄（酒浸炒）三两

【用法】为细末，炼蜜为丸，梧桐子大，每服三十丸，热水送下。

【功用】清热泻火。

【主治】大眦赤脉传睛，症见大眦常壅涩，看物不准，及目赤，眼内生虚肉，形似鸡冠蚬肉者。

【解析】此乃明末·傅仁宇所载，为赤脉传睛而设。盖此证多因恣食五辛、脾胃蕴热，心火上炎，壅于两眦，脉络瘀阻。方中黄连清心火；黄芩清上焦之火；大黄泻火解毒、凉血行瘀；三药合用，则火降热除瘀散而赤脉传睛症却。

三 黄 汤

【出处】唐·孙思邈《备急千金要方》卷十九方。

【组成】大黄　黄芩各三两　栀子十四枚　甘草一两　芒硝二两

【用法】各为粗末，先煎黄芩、栀子、甘草，去渣，下大黄，煮一二沸，再下芒硝，分三次服。

【功用】泻火通便。

【主治】骨极，及肾热病则膀胱不通，大小便闭塞，颜焦枯黑，耳鸣虚热。

【解析】此方乃孙思邈所集，为骨极而设。骨极者，主肾也。此因肾水之涸，不能涵养少火，而致孤阳独发，中外皆从火化，所以骨极肾热，则膀胱不通，大小便闭塞，颜焦枯黑，耳鸣虚热。方中栀子、黄芩清热泻火；大黄、芒硝、甘草乃小承气汤也，泻火通便。诸药合用，急夺其阳，以保伤残之余。若以肾伤不敢峻用三黄，而用滋水制阳，此与杯水救车薪之燎无异也。

七宝洗心散

【出处】唐·孙思邈《银海精微》卷上方。

【组成】当归　赤芍药　大黄　黄连　栀子各一两　麻黄二两　荆芥五分

【用法】为末，每服三至四钱，水煎，食远服。

【功用】清热泻火，理血散风。

【主治】心经实火，目大眦赤脉传睛，目常赤，视物不准。

【解析】此方载于《银海精微》，临床常用于治疗因心经实火而致的目大眦赤脉传睛，目常赤，视物不准等病症。治疗当以清热泻火，理血散风为主，方中黄连清泄心经实火；大黄泻火解毒、凉血消瘀；栀子清泄三焦之火兼以凉血；三者相合，清泄火热之力更强；当归养血和血；赤芍药清解血分之热而又具凉血活血之功；伍以麻黄、荆芥辛温之品，以祛风散寒而明目。诸药相伍，心经之火得泻而眦和目明。

泻 心 汤

【出处】唐·孙思邈《备急千金要方》卷十五方。

【组成】人参　甘草　黄芩　橘皮　栝楼根各一两　干姜一两半　黄连二两　半夏三两

【用法】为粗末，水煎服，分三次服。

【功用】和中降逆，生津止呕。

【主治】卒大下痢热，唇干口燥，呕逆引饮。

【解析】此方为唐·孙思邈所集，为卒大下痢热，唇干口燥，呕逆引饮等证治而设。此证乃湿热蕴结中焦，升降失和而致。本方即由半夏泻心汤加橘皮、栝楼根二药而成。方取半夏泻心汤和中降逆止呕；盖湿热蕴结，则必有脾胃气机阻滞，故加橘皮理气宽中以消气滞；缘有唇干口燥、引饮等津伤之证，故加栝楼根以生津止渴润燥。诸药相合，共奏和中降逆，生津止呕之功。

黄 连 散

【出处】宋·王怀隐《太平圣惠方》卷八十三方。

【组成】黄连　升麻　黄芩　大黄　麦门冬　炙甘草各十两　茯神三分

【用法】为粗末，每服半钱，竹沥调下，日三至四次。

【功用】清热泻火，镇惊安神。

【主治】小儿心热，夜卧狂语，烦渴。

【解析】此方载于《太平圣惠方》，为小儿心热，夜卧狂语，烦渴的证治而设，治宜清热泻火，镇惊安神。本方乃仲景泻心汤加升麻、麦冬、茯神、炙甘草而成，方中黄连清泄心热而安心神，为方中主药；黄芩清上焦之热；大黄清热泻火通便；三黄合用则泻火治其本之力更强；伍以升麻升散清热解毒；麦冬养阴生津，清心除烦；稍佐茯神养心安神以治其标；用竹沥清热涤痰除烦而安心神，甘草和中以防诸黄苦寒败胃之弊。诸药合用，标本兼顾，心热除则心神得安而诸症自解。

三 黄 丸

【出处】宋·陈师文《太平惠民和剂局方》卷六方。

【组成】黄连　黄芩　大黄各十两

【用法】为细末，炼蜜为丸，梧桐子大，每服三十丸，熟水吞下。

【功用】清热泻火。

【主治】三焦积热，上焦有热，致目赤头痛，口舌生疮；中焦有热，致心肠烦躁，饮食不美；下焦有热，致小便赤涩，大便秘结；五脏俱热，疮疖疮痍；及治五般痔疾，肛门肿痛，或下鲜血；并治小儿积热。

【解析】此方载于《太平惠民和剂局方》，为火热毒盛，充斥三焦所致诸症的证治而设。盖三焦积热，在上可见目赤头痛，口舌生疮；在中可见心肠烦躁，饮食不美；在下可见小便赤涩，大便秘结，五般痔疾，肛门肿痛，或下鲜血；五脏俱热，则发疽疔疮痍。治宜清热泻火，方中黄连泻心火，兼泻中焦之火；黄芩清肺热，泻上焦之火；大黄清热解毒，泻火通便，使火热之邪从下撤而诸症易除。三黄相合，清热泻火之力强，则上中下三焦积热悉除而病易痊愈。

大 黄 丸

【出处】宋·医官合编《圣济总录》卷九十二方。

【组成】炒大黄　黄芩　黄连　当归（焙）　赤茯苓（上黑皮）　黄芪　干地黄（焙）赤芍药　柴胡各三分　栀子半两

【用法】为细末，炼蜜为丸，梧桐子大，每服二十丸，不拘时服。

【功用】清热散火，补气滋阴。

【主治】虚劳骨蒸，心神烦躁，大小便难，四肢疼痛。

【解析】此方由仲景三黄泻心汤加味而成。临床常用于治疗热邪耗气伤阴所致诸症，如虚劳骨蒸，心神烦躁，大小便难，四肢疼痛等，治宜清热散火，补气滋阴。方中大黄、黄芩、黄连相伍，则清热泻火解毒之力更强；柴胡体质轻清，气味俱薄，性主升散，能清透郁热；重用栀子通泻三焦之热；茯苓健脾益气；黄芪为补气之要药；当归养血和血；地黄滋养阴血；赤芍清热凉血。诸药相合，邪热得清，气阴得培，扶正祛邪而诸症易除。

大金花丸

【出处】金·刘完素《宣明论方》卷四方。

【组成】栀子　黄柏　黄芩　大黄各一两

【用法】为末，滴水为丸，小豆大，每服十至三十丸，新汲水送下；小儿丸如麻子大，每服三至五丸。

【功用】清热泻火。

【主治】中外诸热，寝汗咬牙，睡语惊悸，溺血淋秘，咳血，衄血，瘦弱头痛，肺痿喘气。

【加减运用】若自利，去大黄，加栀子。

【解析】此方载于《宣明论方》，为中外诸热的证治而设。方中栀子通泻三焦之火，导热下行；黄柏泻下焦之火；黄芩清肺热，泻上焦之火；大黄清热泻火通便。四药相伍，则清热泻火之力强。临床常用于治疗中外诸热，溺血淋秘，咳血，衄血等病证。

神芎丸

【出处】金·刘完素《宣明论方》卷四方。

【组成】大黄 黄芩各二两 牵牛子 滑石各四两 黄连 薄荷 川芎各半两

【用法】为细末，水泛或炼蜜为丸，小豆大。始服十至十五丸，以后每次加十丸，日三次，以利为度。

【功用】泻火解毒，化湿散热。

【主治】一切热证，痰热酒食停积，头目不清，咽膈不利，二便秘涩，或小儿积热惊风，涎潮抽搐，及妇人经病，产后血滞，腰脚重痛。

【解析】此方载于《宣明论方》，乃由仲景泻心汤加牵牛子、滑石、薄荷、川芎而成。方中三黄泻心汤清热泻火，解毒通便，三黄配伍则使火热毒邪迅速从二便而解；滑石气寒味淡，质重滑利，善清热利湿；牵牛子辛开苦降，泻下积滞；薄荷味辛气凉，清香走窜，上行头目，能疏风清热、清利头目；川芎辛散温通，味清气雄，能行气开郁、活血止痛，与薄荷相伍，则头目清利。诸药合用，则火毒泻、湿热除而诸症悉除。临床常用于治疗一切热证，痰热酒食停积，或小儿积热惊风，及妇人经病，产后血滞，腰脚重痛等病证。

当归六黄汤

【出处】金·李杲《兰室秘藏·自汗门》方。

【组成】当归 生地黄 熟地黄 黄连 黄芩 黄柏各等份 黄芪量加一倍

【用法】为粗末，每服五钱，水煎，食前服，小儿量减半。

【功用】滋阴清热，固表止汗。

【主治】阴虚有火而致的盗汗发热，面赤口干，心烦唇燥，便难尿赤，舌红脉数者。

【解析】本方用治阴虚有火而致发热盗汗的证候。内热熏蒸形成阳盛阴虚，营阴不守，卫外不固，故发热，盗汗；虚火上炎，故见面赤心烦；火耗阴津，乃见口干，唇燥，舌红，脉数。方中当归、生地、熟地取其育阴养血，培本以清内热，是为主药；"三黄"泻火除烦，清热坚阴，用为辅药；佐倍量黄芪，益气固表以治盗汗。综观全方配伍，一是养血育阴与泻火彻热并进，以使阴固则水能制火，热清则耗阴无由；二是益气固表与育阴泻火相配，乃为内外兼顾之方，以使营阴内守，卫外固密，于是内热、外汗皆可相应而愈。

既济解毒汤

【出处】元·罗天益《卫生宝鉴》卷二十三方。

【组成】大黄（酒蒸） 黄连（酒炒） 黄芩（酒炒） 炙甘草 桔梗各二钱 柴胡 升麻

连翘　当归身各一钱

【用法】为粗末，水煎去滓，食后服。

【功用】泻火解毒，宽胸散热。

【主治】上热，头目赤肿而痛，胸膈烦闷不得安卧，身半以下皆寒，足所尤甚，大便微秘。

【解析】此方载于《卫生宝鉴》，临床常用于治疗上焦邪热炽盛所致诸症，如头目赤肿而痛，胸膈烦闷不得安卧，身半以下皆寒，足所尤甚，大便微秘等。方中大黄清热解毒，泻火通便；黄连泻心火；黄芩清上焦之热；三黄同用，则泻火解毒之力更强；桔梗开宣肺气，宣畅胸膈之气机；升麻、柴胡二药，均有升清之力，既可引诸药上行以清解上热，又能清热解毒，宣透郁热；升麻、柴胡与三黄相伍，升降相因，使上热解而下寒除，上下既济而诸症悉除；连翘体质清扬，味苦性寒，升浮宣散，能清宣胸膈之郁热；当归养血活血，并有润肠通便之功；甘草调和诸药而致平和。诸药合用，共奏泻火解毒，宽胸散热之功。

三　黄　丸

【出处】元·朱震亨《脉因症治》卷上方。

【组成】大黄半两　芒硝　地黄各二钱　黄连　黄芩　栀子各一钱

【用法】为细末，炼蜜为丸服。

【功用】泻火通便，清热凉血。

【主治】出血不止，大便燥结。

【解析】此方乃明·秦景明所制，为出血不止，大便燥结等证治而设。盖出血之证多由火热炽盛，迫血妄行所致，故治疗当泻火通便，清热凉血。方中大黄清热解毒，泻火通便；芒硝泻热通便，润燥软坚；大黄与芒硝相伍，乃承气汤之义，则邪热通便之力更强；地黄清热凉血；黄连泻心火；黄芩清上焦之热；栀子则通泻三焦之热。诸药相伍，清热泻火之力增强，则热清血宁而血证自止。

三黄枳朴丸

【出处】明·万全《幼科发挥》卷三方。

【组成】黄连（酒炒）　黄芩（酒炒）　黄柏（酒炒）各三钱　大黄（酒煨）五钱　枳实（麸炒）　厚朴（姜汁炒）　槟榔各二钱

【用法】为末，酒糊为丸，麻子大，姜汤送下。

【功用】清热燥湿，消积止痢。

【主治】湿热痢疾，并有食积者。

【解析】此方乃明·万密斋所制，为湿热痢疾，并有食积者而设。盖痢不兼赤白，皆从积治。湿热者，食积之所生也，痢初得之，其法宜下，积不去，则痢不止。

初病痢者，腹中急痛，大便窘迫，小便赤涩，身热饮水。治宜清热燥湿，消积止痢。方中黄连、黄芩、黄柏、大黄四者酒制，既可清热燥湿，又能入血理血而除便脓；枳实、厚朴、槟榔三者，行气消积则后重自除。诸药合用，则湿热去，食积化而痢自止；盖调血则便脓自愈，行气则后重自除也。

黑　散

【出处】　明·王肯堂《证治准绳·幼科》集二方。

【组成】　黄连　黄芩　大黄　黄柏各二钱

【用法】　共烧存性，为细末，雄猪胆汁同蜜调敷患处。

【功用】　清热化瘀。

【主治】　小儿狐疝气，偏有大小，时时上下。

【解析】　此方乃明·王肯堂所制，为小儿狐疝气，偏有大小，时时上下的证治而设。盖狐疝一证，治宜内服用蜘蛛散，外用黑散烧灰存性，为细末，雄猪胆汁同蜜调敷患处。故本方用黄连清心火；黄芩清上焦之热；黄柏清下焦之火；大黄既可清热泻火，又可活血化瘀。四黄共用，则清热化瘀之力更强，而狐疝之证易除。

四 黄 散

【出处】　明·王肯堂《证治准绳·幼科》集三方。

【组成】　黄连　黄柏　黄芩　大黄　滑石各五钱　五倍子二钱半

【用法】　为细末，每次二至三钱，清油调敷患处。

【功用】　清热燥湿。

【主治】　小儿热毒疮痰，燥痒抓破，有汁不干。

【解析】　此方乃王肯堂所制，为小儿热毒疮痰，燥痒抓破，有汁不干的证治而设。乃湿热为患所致，故治宜清热燥湿，取四黄散为细末，每次二至三钱，清油调敷患处。方中黄连、黄柏、黄芩、大黄四黄外用，均有清热解毒，燥湿敛疮之效；伍以滑石清热收敛；合用五倍子解毒消肿，收湿敛疮。诸药共研细末外敷，则清热燥湿敛疮之力更强，而小儿热毒疮痰诸症易除。

人中黄丸

【出处】　清·张璐《张氏医通》卷十六方。

【组成】　大黄三两　黄芩　黄连　人参各一两　人中黄　苍术　桔梗　滑石各二两　防风五钱　香附一两三钱

【用法】　为细末，神曲糊为丸，每服二至三钱，清热解毒汤送下。

【功用】　泻火解毒，解表化湿。

【主治】温疫热毒。

【解析】此方乃张璐所制，为瘟疫诸热毒而设。此方专以伊尹三黄大解湿热疫疬之邪，其奥妙全在人中黄一味，以污秽之味同气相求，直清中上污秽热毒，合滑石，益元之制，则兼清渗水道，用苍术、香附者，宣其六气之郁也。用桔梗者，清膈上之气也，用防风者，开其肌腠之热也。十味祛风散毒药，不得人参鼓其势，无以呈迅扫之力也。用丸者，取其留中而易化也，更需清热解毒汤下之，即人参白虎汤，合并升麻、葛根汤，去粳米，加羌活、黄芩、黄连、生地，总解内外之热，略佐生姜之辛，以行诸药之性，散诸经之毒耳。

三黄四物汤

【出处】清·吴谦等《医宗金鉴·妇科心法要诀》卷四十四方。

【组成】当归　白芍药　川芎　生地黄　黄连　黄芩　大黄

【用法】为粗末，水煎服。

【功用】清热凉血。

【主治】热盛经前吐衄。

【解析】此方乃清·吴谦等所集，为热盛经前吐衄而设。本方由仲景三黄泻心汤合四物汤而成。盖经前吐血衄血，多因内热壅盛，迫血上行所致，治宜清热凉血止衄。方中黄连、黄芩、大黄相合，清热泻火，火降则衄止；四物凉血调经。两方合用，标本兼顾，气血并调，热清血和则吐衄止。

五瘟丹

【出处】清·沈金鳌《杂病源流犀烛·六淫门》卷十五方。

【组成】黄连　黄柏　黄芩　甘草　香附　紫苏子各一两

【用法】为细末，用大黄三两熬膏和丸，弹子大，朱砂、雄黄为衣，再贴金箔，每服一丸，井水磨服。

【功用】泻火解毒，理气解表。

【主治】疫疟。

【解析】此方乃清·沈金鳌所制，为疫疟而设。盖疫疟者，一方长幼相似，因染时行不正之气，变成寒热，须参气运用药。方中黄连、黄柏、黄芩相合，则泻火解毒之力更强；香附配紫苏，乃香苏散之义，取其理气解表；甘草既可益气和中，又能防三黄苦寒之弊。诸药合用，则有泻火解毒，理气解表之效。

三黄泻心汤

【出处】清·沈金鳌《杂病源流犀烛·脏腑门》卷六方。

【组成】大黄　黄连各二钱　黄芩一钱

【用法】为粗末，以麻沸汤浸良久，去渣，分二次服。

【功用】泻热解毒。

【主治】狐蜃，舌白齿晦，面目乍白、乍赤、乍黑，变异无常，四肢沉重，默默多眠，喉蚀声哑，上唇生疮。

【解析】此乃清·沈金鳌所制，为狐蜃多眠的证治而设。症见舌白齿晦，面目乍白、乍赤、乍黑，变异无常，四肢沉重，默默多眠，喉蚀声哑，上唇生疮等。盖狐蜃之病，多因脾虚生湿，湿蕴化热，中焦湿热蕴结所致。方中大黄、黄连、黄芩清热燥湿，泻火解毒。三药合用，则心下之湿热除而狐蜃多眠之证亦解。

三黄解毒汤

【出处】清·沈金鳌《妇科玉尺》卷二方。

【组成】大黄　黄连　黄柏　黄芩　焦栀子各等份

【功用】清热泻火。

【主治】妊娠伤寒五六日后，表邪悉去，但烦躁发热大渴，小便赤，大便秘，或利下赤水，六脉沉实，邪在里者。

【加减运用】若得沉弦有力之肝脉，内症烦满消渴，倍栀子，加当归一钱半、甘草五分；得沉数有力之心脉，内症烦躁心中热，倍黄连，加麦门冬一钱；得沉缓有力之脾脉，内症腹胀满谵妄，倍大黄，加枳实、厚朴各一钱；得沉滑有力之肺脉，内症喘咳胸满多嚏，倍黄连，加桔梗五分、葶苈子一钱；得沉石有力之肾脉，内症下重足肿，寒而逆，倍黄柏，加熟地黄一钱、炮姜五分。

【解析】此方载于《妇科玉尺》，为妊娠伤寒五六日后，表邪悉去，邪纯在里，里热充斥诸症的证治而设。盖表邪悉去，纯为里热炽盛，故治宜有故无殒，当清热泻火。方中大黄泻火通便；黄连泻心火；黄芩清上焦之热；黄柏泻下焦之火，栀子则通泻三焦之火。诸药合用，则清热泻火之力更强而诸症易却。临床常用于治疗妊娠伤寒表去，但烦躁发热大渴，小便赤，大便秘，或利下赤水，六脉沉实，邪在里者。

三黄二香散

【出处】清·吴鞠通《温病条辨》卷一方。

【组成】黄连　黄柏　生大黄各一两　乳香　没药各五钱

【用法】为细末，初用茶水调敷，干则易之，继用香油调敷。

【功用】清热泻火，解毒消肿。

【主治】温毒外肿。敷水仙膏后，皮间有小黄泡如黍米大者。

【解析】此清·吴鞠通所制，为温毒外肿的证治而设。此方乃苦辛芳香立法也，方中黄连、黄柏、生大黄取其清热泻火、解毒消肿，峻泻诸火而不烂皮肤，乳香、没药芳香透达络中余热而定痛。诸药相伍，则火泻肿消而痛止。

人参泻心汤

【出处】清·吴鞠通《温病条辨》卷二方。

【组成】人参　干姜　白芍药各二钱　黄连　黄芩各一钱五分　枳实一钱

【功用】辛通苦降，护阳助阴。

【主治】上焦湿热未清，里虚内陷，神识如蒙，舌滑脉缓。

【解析】此方乃吴鞠通发展仲景泻心法辨治湿温病证而创。为上焦湿热未清，里虚内陷，神识如蒙，舌滑脉缓诸症而设。因里虚故用人参护里阳为君；白芍以护真阴，湿陷于里，故用干姜、枳实之辛通；湿中兼热，故用黄芩、黄连之苦降。此邪已内陷，其势不能还表，法用通降，从里治也。

加减人参泻心汤

【出处】清·吴鞠通《温病条辨》卷二方。

【组成】人参　生姜　牡蛎各二钱　黄连　干姜各一钱五分　枳实一钱

【功用】辛通苦降，补脾健胃。

【主治】疟伤胃阳，气逆不降，热劫胃液，不饥不饱，不食不便，渴不欲饮，味变酸浊。

【解析】此方乃吴鞠通所制，乃苦辛温复咸寒法也。盖疟伤胃阳，气逆不降，热劫胃液，故见不饥不饱，不食不便，渴不欲饮，味变酸浊等症。方中人参补中护里阳；黄连、干姜苦辛通降；枳实行气降逆；生姜散水气而消痰食；牡蛎咸寒育阴，制酸降逆。诸药合用，共奏辛通苦降，补脾健胃之功。

半夏泻心汤去干姜甘草加枳实杏仁方

【出处】清·吴鞠通《温病条辨》卷二方。

【组成】半夏一两　黄连二钱　黄芩三钱　枳实二钱　杏仁三钱

【用法】水八杯，煮取三杯，分三次服。

【功用】辛开苦降，行气消痞。

【主治】治阳明暑温，脉滑数，不食不饥不便，浊痰凝聚，心下痞者。

【加减运用】虚者复纳人参二钱，大枣三枚。

【解析】阳明暑温，痰浊中阻，则不食不饥不便；湿热互结而阻中焦气分，则心下痞满。本方以半夏、枳实开气分湿结，黄连、黄芩开气分热结，杏仁宣肺润肠，去干姜之燥热，参、枣、草之壅滞，以其不宜于暑温证，有助湿作满之嫌也。

半夏泻心汤去人参干姜甘草大枣加枳实生姜方

【出处】清·吴鞠通《温病条辨》卷二方。

【组成】半夏六钱　黄连二钱　黄芩三钱　枳实三钱　生姜三钱

【用法】水煎，分三次服。虚者复纳人参、大枣。

【功用】清热燥湿，行气消痞。

【主治】治阳明湿温，呕甚而痞之证。

【解析】阳明湿温，呕而兼痞，是因热邪内陷，与水湿搏结，而固结不通之故。本方在半夏泻心汤基础上，去参、姜、甘、枣之温补，以半夏辛开降逆止呕，黄芩、黄连苦寒清热燥湿，更加枳实、生姜宣通胃气。

加减泻心汤

【出处】清·吴鞠通《温病条辨》卷三方。

【组成】川连　黄芩　干姜　银花　楂炭　白芍　木香汁

【功用】清热止痢，行气和血。

【主治】治噤口痢之湿热太甚而见左脉细数，右脉弦，干呕腹痛，里急后重，积下不爽者。

【解析】本方即半夏泻心汤去参、枣、草、夏等补中守土之品，而以芩、连之苦以泻热，干姜之辛以开郁，更添银花清解热毒，楂炭行血，木香理气，白芍益阴和营。吴鞠通解释说："此亦噤口痢之实证，而偏于湿热太重者也。脉细数，温热著里之象；右手弦者，木入土中之象也。故以泻心去守中之品，而补以运之，辛以开之，苦以降之；加银花之败热毒，楂炭之克血积，木香之通气积，白芍以收阴气，更能于土中拔木也。"

消炎化毒汤

【出处】清·费伯雄《医醇賸义》卷四方。

【组成】黄连六分　黄芩　木通　青皮　赤芍药各一钱　大黄四钱　金银花　天花粉各二钱　甘草五分　当归一钱半　淡竹叶二十张

【功用】清热解毒，调气理血。

【主治】火盛下利，昼夜不休，作渴腹痛，时下脓血。

【解析】此乃清·费伯雄所制，为火盛下利而设。方中黄连、黄芩、大黄清热泻火解毒，以治下利之本；金银花性寒而气香，两兼清热解毒，凉血止痢之能；赤芍凉血清热；当归补血活血；青皮散积化滞、行气止痛；木通味苦气寒，善走血分，能凉血消瘀；盖调血则便脓自愈，行气则后重自除；天花粉清热生津、凉血消肿止痛；竹叶清热泻火；甘草和诸药。诸药合用，气血并治，则具清热解毒，调气理血之效。临床多用于治疗火盛下利便脓血者。

三 黄 丹

【出处】 清·马培之《外科传薪集》方。

【组成】 大黄三两　黄柏一两　黄连三钱　煅石膏二两　炉底少许

【用法】 为细末，黄连水调敷患处。

【功用】 清热解毒，燥湿敛疮。

【主治】 风毒黄水疮。

【解析】 此为清·马培之所集，为风毒黄水疮而设。方中煅石膏微温而涩，能祛腐生新、收湿敛疮、消肿止血；大黄泻火解毒、凉血散瘀消肿；黄柏解火毒、消痈肿、生新肉、去腐浊、收湿敛疮；黄连泻火热、燥脾湿、消肿解毒。诸药合用，则有清热解毒，燥湿敛疮之效。

四 黄 煎

【出处】 王庆国，贾春华《日本汉医名方选》。

【组成】 黄连　黄芩　大黄　地黄各等份

【用法】 水煎服。

【功用】 清热解毒，凉血止血。

【主治】 肺热鼻衄。

【解析】 本方见于片仓元周所著之《产科发蒙》，系由仲景泻心汤加地黄组成。方中黄芩泻火解毒，长于清肺热，与凉血止血的地黄同用，又有止血作用，对于内热亢盛，迫血妄行所致的鼻衄尤为合适。大黄、黄连，加强黄芩清热泻火作用，使火降而血自平。大黄有活血化瘀的作用，又能防止止血留瘀之弊。四味同用，诚有清热解毒，凉血止血功效。

林 钟 丸

【出处】 王庆国，贾春华《日本汉医名方选》。

【组成】 大黄180克　黄连　甘草各60克

【用法】 上三味，杵筛为末，糊丸如梧桐子大，每服二十丸，白汤送下。

【功用】 泻热消痞。

【主治】 心烦不大便者。

【解析】 本方是吉益东洞家传方，载于《东洞先生家塾方》。此方源于《伤寒论》治热痞之大黄黄连泻心汤，是由原方加甘草而成。《伤寒论》云："心下痞，按之濡，其脉关上浮者，大黄黄连泻心汤主之。"心下即胃脘，又称脘腹，为中焦之部位，属脾胃所主。脾为阴脏，其气上升；胃为阳腑，其气下降。心下部位正是阴阳气机升降之要道。今邪热气结，阻滞上下气机升降，则可见心下气痞而心烦。黄连苦寒，善清心胃之热，大黄苦寒，喜泻热开结，荡涤肠道，合甘草，甘缓和中，防止苦寒败胃，攻伐伤正，又可使大黄留中泻热，而免于峻烈攻下，三味合而为丸，诚可泻热消痞。

治头痛一方

【出处】王庆国，贾春华《日本汉医名方选》。

【组成】黄芩 3克　黄连 1克　大黄 1克　半夏 2.5克　枳实 3克　干姜 2克　吴茱萸 4克　甘草 2克

【用法】水煎内服。

【功用】清上温下，祛痰降逆。

【主治】浊饮上逆头痛，症见心下痞满，大便不爽，舌苔黄腻者。

【解析】此方为和田东郭所制，是对《伤寒论》半夏泻心汤加以改变而成方，以治浊饮上逆之头痛。此症多因脾失健运，痰浊中阻，上蒙清窍，清阳不展而作，虚者以半夏白术汤治之为宜，若痰浊郁久化热，则宜本方。方中半夏化痰浊而降逆气；干姜、吴茱萸温中散寒，化饮降逆；大黄、黄芩、黄连清热泻火，导热下行；枳实破气行痰，助半夏、吴茱萸以开结；甘草调和诸药，奠定中州，安内以攘外。如此辛开苦降，清上温下，痰浊化，郁热清，则气机复常，清空得利而头痛可愈。

四味人参汤

【出处】日·丹波元简《伤寒论辑义》引保幼大全方。

【组成】干姜　黄芩　黄连　人参

【功用】温胃止呕，清热和中。

【主治】治伤寒脉迟，胃冷呕吐。

【解析】本方组成与《伤寒论》之干姜黄芩黄连人参汤相同，用治伤寒脉迟，胃冷呕吐之证。方用黄芩、黄连苦寒以清上热，干姜辛温以祛中寒，人参甘温而补益中气，中气健则清热祛寒之药各得其所，更易发挥作用。诸药合用，则上下交通，寒热平复，呕吐可止。

第十一章
旋覆代赭汤方族

旋覆代赭汤方族一览表

朝代	方　剂	出处	作者
汉	旋覆代赭汤	伤寒论	张仲景
	旋覆花汤	金匮要略	
宋	茯苓汤	三因极一病证方论	陈言
	旋覆花汤		
	旋覆花汤	普济本事方	许叔微
	旋覆花汤	济生方	严用和
	旋覆半夏汤		
	旋覆花汤	圣济总录	医官合编
明	旋覆花汤	赤水玄珠	孙一奎
	旋覆代赭汤	证治汇补	李用粹
	香附旋覆花汤	温病条辨	吴鞠通
	增减旋覆代赭汤	重订通俗伤寒论	俞根初、何廉臣增订，徐荣斋重订
清	镇逆汤	医学衷中参西录	张锡纯
	参赭培气汤		
	参赭镇气汤		
	清降汤		
	保元清降汤		
	温降汤		
	寒降汤		
	保元寒降汤		

旋覆代赭汤方族是指以旋覆代赭汤为母方，经过加减化裁而发展形成的一个方剂系列。《伤寒论》中本方用治痰气痞而见心下痞硬，噫气不除之证，有益气和胃、降逆化痰之功。后世应用本方，则不仅限于伤寒汗吐下之后，杂病而见胃失和降，脘痞噫气者，亦多用之，尤其是用于气逆呕吐，常加重代赭石之用量，每收良效。

旋覆代赭汤

【出处】汉·张仲景《伤寒论》。

【组成】旋覆花三两　人参二两　生姜五两　代赭石一两　甘草三两（炙）　半夏半升（洗）　大枣十二枚（擘）

【用法】上七味，以水一斗，煮取六升，去滓，再煎取三升，温服一升，日三服。

【功用】益气和胃，降逆化痰。

【主治】伤寒发汗吐下后，心下痞硬，噫气不除。还常见呕吐痰涎、或泛清水、头目眩晕、饮食不下、甚则吞咽梗噎不顺或大便秘结等症。其舌质淡、舌苔白滑、脉弦。

【解析】此为痰气痞的证治而设。方取旋覆花之咸，消痰下气散结，以软痞硬。虚则气浮，重剂可以镇之，故取代赭石之重，以镇虚逆。辛者散也，半夏、生姜之辛，以散虚痞。甘者缓也，人参、甘草、大枣之甘，以补胃弱。

旋覆花汤

【出处】汉·张仲景《金匮要略》。

【组成】旋覆花三两　葱十四茎　新绛少许

【用法】水煎顿服。

【功用】行气散结，活血通经。

【主治】肝着，症见胸胁痞闷不舒，甚则痛胀，其人常欲蹈其胸上，初起时欲得热饮者，并治妇人半产漏下。

【解析】此为络瘀肝着病而设。其病机为气郁血滞，阳气闭结，治疗当宗"疏其血气，令其条达，而致和平"之旨，用行气活血，通阳散结法。方中旋覆花微咸性温，能理气舒郁，宽胸开结，特别善通肝络而行气；佐以葱管之辛温，既能芳香宣浊以开痹，又能温通阳气而散结，叶天士谓其有通络之功；新绛以活血化瘀见长，故为治疗肝经血滞之要药。三药共主，"顿服之"，使肝经气行血畅，阳气通而瘀血化，则肝着可愈。

旋覆花汤

【出处】宋·医官合编《圣济总录》卷八十四方。

【组成】旋覆花一两　赤茯苓　桑白皮　半夏各二两　紫苏茎一两　大腹皮（连皮、子）五枚

【用法】为粗末，每服五钱匕，加大枣二枚，水煎去滓，入生姜汁一合，空腹服；如要疏利，入槟榔末二钱，汤成下。

【功用】降逆化痰，行气止呕。

【主治】瘅毒、脚气、头旋吐痰，心闷气膈，见食恶心，心下拘急。

【解析】此方为《圣济总录》所集。方中旋覆花辛散温通、咸润苦降、降气消痰、行气止呕；半夏燥湿化痰、和胃止呕；紫苏行滞气、开胸膈、化痰饮，行气宽中；茯苓健脾益气以杜生痰之源；桑白皮清泄肺热、降气和中、消痰散郁；大腹皮下气消胀而降气逆。诸药合用，则有降逆化痰，行气止呕之效。临床常用于治疗瘅毒、脚气、头旋吐痰，心闷气膈等病证。

旋覆花汤

【出处】宋·许叔微《普济本事方》卷三方。

【组成】旋覆花　细辛　橘皮　桂心　人参　炙甘草　炒桔梗　白芍药　半夏各五钱　赤茯苓三分

【用法】为粗末，每服四钱，加生姜七片，水煎服。

【功用】益气暖胃，降逆化痰。

【主治】心腹中脘痰水冷气，心下汪洋嘈杂，肠鸣多唾，口中清水自出，胁肋急胀，痛不欲食，脉沉弦细迟。

【解析】此宋·许叔微所集。方中旋覆花消痰行水、降气止呕为君；人参、甘草、茯苓益气健脾，以杜生痰之源；细辛、桂心温中散寒止痛，以除痰火冷气；半夏温中散寒、燥湿和中，能祛痰除饮、降浊逆、止呕吐；陈皮理气化痰；桔梗辛开苦泄、祛痰泄浊；白芍滋阴养血、缓急止痛，且防诸药辛散之弊。诸药合用，共奏益气暖胃，降逆化痰之功。临床多用于治疗心腹中脘痰水冷气，心下汪洋嘈杂，肠鸣多唾，口中清水自出，胁肋急胀，痛不欲食，脉沉弦细迟者。

茯 苓 汤

【出处】宋·陈言《三因极一病证方论》卷十一方。

【组成】半夏三两　茯苓　熟地黄各一两八钱　橘皮　细辛　人参　芍药　川芎　旋覆花　桔梗　炙甘草各一两二钱

【用法】为粗末，每服四大钱，加生姜七片，水煎，空腹服。

【功用】益气理血，降逆化痰。

【主治】忧怒兼并，气攻血溢，停留胃管，嗳闻血腥，呕吐食饮及妊娠中脘宿冷，冷血侵脾而致的恶阻。

【解析】此方为陈无择所制。方中旋覆花降逆化痰；半夏、茯苓、陈皮、甘草，此四者乃二陈汤也，具理气燥湿化痰之功；熟地滋养阴血；川芎行血中之气；白芍滋阴理血；熟地、川芎、白芍，此三者相合则调理阴血之力更强；细辛行气散寒；人参大补元气；桔梗宣肺化痰。诸药配伍，共奏益气理血，降逆化痰之功。临床常用于治疗忧怒兼并，气攻血溢，停留胃管，嗳闻血腥，呕吐食饮及妊娠中脘宿冷，冷血侵脾而致的恶阻等病证。

旋覆花汤

【出处】宋·陈言《三因极一病证方论》卷十七方。

【组成】旋覆花　荆芥穗　半夏曲　五味子　杏仁（去皮尖，麸炒）　麻黄　炙甘草　前胡　赤芍药　茯苓各等份

【用法】为粗末，每服四大钱，加生姜五片、大枣一枚，水煎，食前服。

【功用】降逆化痰，解表宣肺。

【主治】产后伤风，咳嗽喘满，痰涎壅塞，坐卧不宁。

【解析】此乃宋·陈无择所集，为产后伤风，感寒暑湿，咳嗽喘满而设。方中旋覆花泄散风寒、降气消痰、逐饮平喘；半夏燥湿化痰；荆芥穗祛风解表；麻黄解表散寒，宣肺止咳；杏仁降气化痰；茯苓健脾益气，以杜生痰之源；前胡宣散风邪、降气祛痰，止咳平喘；五味子敛肺防辛散太过；赤芍滋阴理血，为产后之体而设。诸药合用，共奏降逆化痰，解表宣肺之功。

旋覆花汤

【出处】宋·严用和《济生方》卷二方。

【组成】旋覆花　半夏　橘红　炮姜各一两　槟榔　人参　甘草　白术各半两

【用法】为粗末，每服四钱，加生姜七片，水煎，不拘时服。

【功用】益气健脾，降逆化痰。

【主治】中脘伏痰，吐逆眩晕。

【解析】此为宋·严用和所集，为宿寒在胃，中脘伏痰，吐逆眩晕而设。方中旋覆花辛散温通，软坚散结，能降气消痰；半夏燥湿运脾，祛痰降浊；橘红苦能燥湿，温能散寒，能和中消胀，降痰浊而止眩晕；炮姜温中散寒；白术、人参、甘草益气健脾，以杜生痰之源；槟榔调中气、化痰气、通滞气、消胀满而止吐逆眩晕。诸药合用，共奏益气健脾，降逆化痰之功。

旋覆半夏汤

【出处】宋·严用和《济生方》卷七方。

【组成】旋覆花　川芎　细辛　人参　炙甘草各五钱　当归　半夏　赤茯苓　干姜　陈皮各一两

【用法】为粗末，每服四钱，加生姜五片，水煎，不拘时服。

【功用】益气养血，温胃化痰。

【主治】妊娠恶阻，心下愦闷，吐逆不食，恶闻食气，头晕，四肢骨节烦痛，多卧少起。

【解析】此为宋·严用和所集，为治疗妊娠恶阻而设。盖恶阻之病，由妇人素虚，平时喜怒不节，当风取冷，中脘素有痰饮，受妊经血既闭，饮血相搏，气不宣通，遂致心下愦闷，头晕眼花，四肢沉重懈怠，恶闻食气，喜食咸酸，多卧少起，甚则吐逆不能自持，治当顺气、理血、豁痰。方中旋覆花消痰导饮、散结利气、降气止呕；佐以川芎，上行头目，下调经水，中开郁结，乃血中气药也；细辛辛散顺气理血；当归养血活血调经；人参、炙甘草、茯苓益气健脾，以杜生痰之源；半夏运脾燥湿，温化寒痰，降逆止呕；干姜温中散寒；陈皮理气化痰。诸药合用，共奏益气养血，温胃化痰之功。

旋覆花汤

【出处】明·孙一奎《赤水玄珠》卷四方。

【组成】旋覆花　橘红　半夏　茯苓　甘草　厚朴　芍药　细辛

【用法】加生姜三片，水煎服。

【功用】降逆化痰，理气宽胸。

【主治】胸中嘈杂汪洋，常觉冷涎泛上，兀兀欲吐，饱闷。

【解析】此方为孙一奎所制。方中旋覆花苦辛咸，开结气，降痰涎；陈皮辛苦温，能理气健脾，燥湿化痰；半夏燥湿祛痰，消痞散结；茯苓健脾益气以杜生痰之源；再加甘草则名二陈汤，具理气化痰之功；厚朴苦辛温，能燥湿行气，消胀除满；细辛理气散寒；芍药调理阴血，以防辛温之散。诸药相合，共奏降逆化痰，理气宽胸之功。临床常用于治疗胸中嘈杂汪洋，常觉冷涎泛上，兀兀欲吐，饱闷等病证。

旋覆代赭汤

【出处】清·李用粹《证治汇补》卷五方。

【组成】旋覆花三钱　代赭石（研）一钱

【用法】用旋覆花煎调赭石末服。

【功用】理气降逆。

【主治】肝胃不和，胸胁胀满，呕吐呃逆者。

【解析】此方由李用粹所制，为肝胃不和，胸胁胀满，呕吐呃逆者而设，治宜理气降逆。方中旋覆花，花者质轻在上，有上行之特点，而味咸又有下降的作用，能升能降，所以既能疏肝利肺，又能消散凝结之气；代赭石重镇，入肝经而有镇肝降逆的作用，使肝气下行条达为顺，所以用量宜小不宜大，以免其质重直走下焦。二药相合，气顺而呃逆止。

香附旋覆花汤

【出处】清·吴鞠通《温病条辨》卷三方。

【组成】生香附　旋覆花（绢包）苏子霜　茯苓各三钱　陈皮二钱　半夏　薏苡仁各五钱

【用法】水煎，分三次服。

【功用】理气化痰。

【主治】伏暑湿温胁痛，或咳或不咳，无寒但潮热，或寒热如疟者。

【加减运用】若腹满加厚朴；痛甚加降香末。

【解析】此乃清·吴鞠通所制，为伏暑湿温，积留支饮，悬于胁下，而成胁痛的证治而设。此亦即《金匮》水在肝而用十枣汤之证。彼因里水久积，非峻攻不可；此因时令之邪，与里水新搏，其根不固，不必用十枣之大峻。只以香附、旋覆花，善通肝络而逐胁下之饮；苏子、杏仁，降肺气而化饮，所谓建金以平木；陈皮、半夏清痰饮之正；茯苓、薏苡仁，开太阳而阖阳明，所谓治水者必实土，中流涨者开支河之法也。用之得当，不过三五日自愈。

增减旋覆代赭汤

【出处】清·俞根初、何廉臣增订，徐荣斋重订《重订通俗伤寒论》方。

【组成】旋覆花（包煎）　代赭石各三钱　炒吴茱萸一分　黄连六分　制香附二钱　半夏　陈皮各一钱半　沉香汁（冲）二匙

【用法】先用竹茹四钱，鲜枇杷叶（去毛）一两，煎汤代水，再入诸药煎服。

【功用】降逆化痰，行气止呕。

【主治】痰涎壅甚，心下痞硬，呕吐不止，胁下胀痛，气逆不降等症。

【加减运用】若呃逆甚者，加公丁香九只，柿蒂三十个；痞胀甚者，加川厚朴一钱半，槟榔汁（冲）二匙；食滞者，加炒莱菔子一钱半，拌炒砂仁八分；便秘者，加苏子一钱半，拌捣郁李仁四钱。

【解析】此乃清·俞根初所制，为肝逆呕逆证而设，乃清降肝逆法。肝性刚而善怒，轻则嗳气胸痞，重则呃逆胃胀，皆有肝气横逆也。故以旋覆花、代赭石重降气逆为君。臣以吴茱萸、黄连、橘皮、半夏，苦辛通降，以清肝和胃。沉香、香附辛香流气，以疏肝平逆。妙在佐以竹茹，清热降逆。肝气中结者，使之旁达，佐以杷叶，和胃降逆；肝气上逆者，使之清降，此为清肝降逆，佐金制木之良方。呃逆甚者，加公丁香、柿蒂，辛通苦涩以止呃；痞胀甚者，加川朴、槟榔，辛开重降以宽胀；因于食滞者，加莱、砂，消食和气以导滞；便秘者加苏子、郁李仁，辛滑流气以通便。

镇 逆 汤

【出处】清·张锡纯《医学衷中参西录》方。

【组成】代赭石六钱　清半夏　龙胆草各三钱　青黛　生姜　党参各二钱　生白芍药四钱　吴茱萸一钱

【功用】清泻胆火，和胃降逆。

【主治】胃气上逆，胆火上冲而致的呕吐。

【解析】此方乃张锡纯所制，临床常用于治疗胃气上逆，胆火上冲而致的呕吐等病症。方中代赭石苦寒质重，善降有余之火，抑亢盛之阳，能清降肝胆之火，和胃止呕；半夏为降胃安冲之主药，佐以生姜，则和胃降逆止呕之力更强；龙胆草、青黛相伍，清泄肝胆之火，肝胆之火泻则胃气和；生白芍养阴柔肝，肝得滋养而不致上逆犯胃；少佐苦辛热之吴茱萸，以温肝降逆止呕。诸药相合，共奏清泻胆火，和胃降逆之功。

参赭培气汤

【出处】清·张锡纯《医学衷中参西录》方。

【组成】党参六钱　肉苁蓉　天门冬各四钱　代赭石八钱　清半夏　当归身各三钱　知母　柿霜饼（含化）各五钱

【功用】补气养血，滋阴降逆。

【主治】膈食，吞咽噎嗳不顺，饮食不下。

【解析】此乃张锡纯所制，为膈食，吞咽噎嗳不顺，饮食不下而设。此乃中气不旺，胃气不能息息下降，而冲气转因胃气不降，而乘虚上干，而致痰涎亦随逆气上并，以壅塞贲门而致膈食也。治此证者，当以大补中气为主，方中人参是也；以降逆安冲为佐，以清痰理气为使，方中之赭石、半夏、柿霜是也。又人参、半夏性燥，故又加知母、天冬、当归、柿霜以清热润燥、生津生血也。用肉苁蓉者，以其能补肾，既能敛冲，冲气不上冲，则胃气易于下降。且患此证者，多有便难之虞，苁蓉与当归、赭石并用，其润便通结之功，又甚也。诸药合用，共奏补气养血，滋阴降逆之功也。

参赭镇气汤

【出处】清·张锡纯《医学衷中参西录》方。

【组成】党参 白芍药各四钱 生芡实 生山药各五钱 山茱萸 龙骨 代赭石 牡蛎各六钱 炒苏子二钱

【功用】补肾固气，和胃降逆。

【主治】阴阳两虚，喘逆迫促，有将脱之势；并治肾虚不摄，冲气上干，胃气不降作满闷。

【解析】此方由张锡纯所制。方中代赭石压力最胜，能镇胃气、冲气上逆，开胸膈，坠痰涎，止呕吐；人参借赭石下行之力，挽回将脱之元气，以镇安奠定之，亦取旋覆代赭汤中人参、代赭石并用之义也；龙骨、牡蛎重镇止呃，收敛冲气，更以收敛肾气，而厚其闭藏之力；山药补肾兼能补肺，且饶有收敛之力，其治喘之功最强；白芍滋阴柔肝，肝和则不上逆也；苏子清痰降逆，下气平喘，使逆气转而下行，即能引药力速于下达也；山茱萸补益肝肾之阴以敛冲；党参补气以敛虚脱之喘。诸药配伍，则有补肾固气，和胃降逆之效。临床常用于治疗阴阳两虚而致的喘脱等症。

清 降 汤

【出处】清·张锡纯《医学衷中参西录》方。

【组成】生山药一两 清半夏三钱 山茱萸五钱 生赭石六钱 炒牛蒡子二钱 白芍药四钱 甘草一钱五分

【功用】降逆和胃，纳气止喘。

【主治】因吐衄不止，致阴分亏损，不能潜阳而作热，不能纳气而作喘。甚或冲气因虚上干，为呃逆、眩晕；心血因虚甚不能内荣，为怔忡、惊悸不寐；或咳逆，或自汗，诸虚证蜂起之候。

【解析】此方乃张锡纯所制，为虚证喘逆的证治而设。方中重用山药一两，在上大能补肺生津；则多用半夏降逆和胃，且不虑其燥，在下大能补肾敛冲，则冲气得养，自安其位。山茱萸补益肝肾，敛冲逆；白芍养阴柔肝，肝得阴养则冲气自敛；炒牛蒡子清痰降逆，使逆气转而下行；甘草调和药性。诸药合用，则有降逆和胃，纳气止喘之效。临床常用于治疗因吐衄不止，致阴分亏损，不能潜阳而作热，不能纳气而作喘。甚或冲气因虚上干，为呃逆、眩晕；心血因虚甚不能内荣、为怔忡、惊悸不寐；或咳逆，或自汗，诸虚证蜂起之候。

保元清降汤

【出处】清·张锡纯《医学衷中参西录》方。

【组成】生赭石八钱　党参五钱　生芡实　生山药　生白芍药各六钱　炒牛蒡子二钱　甘草一钱半

【功用】益气健脾，降逆和胃。

【主治】吐衄证，其人下元虚损，中气衰惫，冲气胃气因虚上逆，其脉弦而硬急，转似有力者。

【解析】此方由张锡纯所制，临床常用于治疗吐衄证，本证乃因下焦虚损，冲气不摄上冲，胃气不降所致。方中代赭石重镇降逆，和胃敛冲；盖张锡纯认为治吐衄之证，当以降胃为主，而降胃之药，实以生赭石为最效；佐以生芡实收敛冲气而不致上逆；生山药养胃阴而降逆气；生白芍养肝阴而平肝逆；牛蒡子清痰降逆，使逆气转而下行；党参补其中气，使中气健旺以斡旋诸药成功；甘草调和药性。诸药合用，共奏益气健脾，降逆和胃之功。

温 降 汤

【出处】清·张锡纯《医学衷中参西录》方。

【组成】白术　清半夏　干姜各三钱　山药　代赭石（轧细）各六钱　白芍药　生姜各二钱　厚朴一钱半

【功用】益气降逆，温胃化痰。

【主治】吐衄脉虚濡而迟，饮食停滞胃口，不能消化，属因凉而胃气不降而致者。

【解析】此方由张锡纯所制，为吐衄之证而设。然此证乃因凉而胃气不降所致，故以生赭石重镇降胃，胃气降则血易止；半夏和胃降逆化痰；盖因凉之故，加干姜温胃祛寒；因凉犹用白芍药者，所以防干姜之热力入肝也，且肝为藏血之脏，得芍药之凉润以养之，则宁谧收敛而血不妄行。且芍药、生姜同用能和营卫、调经络，引血循经，则血自止矣；又因凉而兼脉虚，故兼佐以白术，温补脾气；山药补阴敛冲；厚朴行气除满；半夏、干姜、厚朴、白术相伍，温补开通，祛寒气而降胃气，则血止矣。诸药相合，共奏益气降逆，温胃化痰之功。临床用于治疗吐衄而脉虚濡而迟者。

寒 降 汤

【出处】清·张锡纯《医学衷中参西录》方。

【组成】生赭石六钱　炒瓜蒌仁　白芍药各四钱　清半夏　竹茹　炒牛蒡子各三钱　甘草一钱五分

【功用】降逆化痰，清热和胃。

【主治】因热胃气不降而致的吐血、衄血，脉洪滑而大，或上入鱼际者。

【解析】此方为张锡纯所制，为吐血、衄血之病而设。此因热而胃气不降所致也，故以寒凉重坠之药，降其胃气而血止矣。方中重用生赭石，苦寒降泄，走血分，能清热降逆、去瘀生新、凉血止血；佐以瓜蒌仁清热化痰润燥，且能凉胃而滑肠；白芍养血柔肝则宁谧收敛而血不妄行；半夏降阳明胃气之逆；盖吐衄之证多由胃气、冲气上逆，并迫肺气上逆所致，故加竹茹清热化痰；牛蒡子疏风清热，兼能润肠通便，便通则气降；竹茹、牛蒡子、瓜蒌仁，三者相合，则热清便通而逆气自止；甘草和诸药。诸药相伍，则有降逆化痰，清热和胃之效。

保元寒降汤

【出处】清·张锡纯《医学衷中参西录》。

【组成】生山药一两　党参二钱　生赭石八钱　知母　生地黄各六钱　生白芍药　炒牛蒡子各四钱　三七粉二钱（冲服）

【功用】益气止血，降逆止咳。

【主治】吐血过多，气分虚甚，喘促咳逆血脱而气亦将脱，其脉上盛下虚，上焦兼烦热者。

【解析】此方由张锡纯所制。方中重用山药补肺生津，益肾敛冲，且养阴则血自宁；知母滋阴清热；生地清热凉血养阴；生白芍养阴柔肝敛冲；山药、知母、生地、生白芍四者相合，固其阴血之本以防其脱；生赭石质重善降，能降摄肺胃之逆气，除哕噫而泄郁烦以治其标；炒牛蒡子清痰热、降逆气；三七化瘀止血，止血而不留瘀；党参大补中气，以防气血两脱，且可使中气斡旋而诸药成功矣。诸药配伍，共奏益气止血，降逆止咳之功。临床常用于治疗吐血过多，气分虚甚，喘促咳逆而致气血两脱者。

第十二章
理中汤方族

理中汤方族一览表

朝代	方　　剂	出处	作者
汉	理中汤（丸）	伤寒论	张仲景
	桂枝人参汤		
	甘草干姜汤		
唐	麦门冬理中汤	备急千金要方	孙思邈
宋	四君子汤	太平惠民和剂局方	陈师文
	附子理中丸		
	枳实理中丸		
	胡椒理中丸		
	六君子汤	妇人良方	陈自明
	异功散	小儿药证直诀	钱乙
	白术饮	济生方	严用和
	加味治中汤		
	和解汤	鸡峰普济方	张锐
	治中汤	类证活人书	朱肱
金	附子温中丸	医学发明	李杲
	沉香温胃丸	内外伤辨惑论	
元	陈曲丸	卫生宝鉴	罗天益
	附子温中汤		
	正元饮	丹溪心法	朱震亨
明	丁附汤	证治要诀类方	戴元礼
	附子理中汤	万病回春	龚廷贤
	理中汤		
	理中汤	症因脉治	秦景明
	补中汤		
	连理汤		

朝代	方　　剂	出处	作者
明	加味理中汤	伤寒六书纂要辨疑	童养学
	养脏汤	证治准绳	王肯堂
	温中丸		
	温中散		
	温胃散		
	香砂理气汤		
	理中化痰丸	明医杂著	王纶
	圣术散	景岳全书	张景岳
	黄芽丸		
	养中煎		
	理中加丁香汤		
	温胃饮		
	五噎丸	备急千金要方	
清	消肿健脾汤	医学传灯	陈德求
	健脾利水生化汤	傅青主女科	傅山
	温胃丁香散		
	苓桂参甘厚朴汤	四圣悬枢	黄元御
	苓桂参甘椒附汤		
	参甘姜苓半夏汤		
	苓桂参甘黄芪汤		
	苓桂参甘归附汤		
	苓桂参甘芍药附子汤		
	黄芽汤	四圣心源	
	苓蔻人参汤		
	治中汤	类证治裁	林珮琴
	理中安蛔汤		
	理中降痰汤	杂病源流犀烛	沈金鳌
	加减附子理中汤	温病条辨	吴鞠通
	附子理中汤去甘草加厚朴广皮汤		
	温胃饮	医宗金鉴	吴谦，等
	缓肝理脾汤		
	加味连理丸		
	枳实理中汤	伤寒约编	徐大椿

续表

朝代	方　剂	出处	作者
清	枳实理中汤	伤寒约编	徐大椿
	香连治中汤	重订通俗伤寒论	俞根初、何廉臣增订，徐荣斋重订
	理苓汤	张氏医通	张璐
	理饮汤	医学衷中参西录	张锡纯
日	延年增损理中丸	伤寒论辑义	丹波元简
	扶老理中散		
	范汪理中加二味汤		
现代	半附理中汤	日本汉医名方选	王庆国，贾春华
	逆挽汤		
	建理汤		
	养中煎		
	理中散		

　　理中汤方族是指以理中汤为母方，经过加减化裁而发展形成的一个方剂系列。理中汤为温调脾土之剂，是温补中土第一方。在临床实践中，后世医家一方面将本方的应用进一步推广，运用于杂病的治疗，正如清人文梦香所说："仲景取治霍乱之寒多不用水者，及大病后不了了喜唾者，皆取之以温之，其实不止此也。凡脾胃虚寒中气不固者，皆可用之以理中焦。"另一方面，后世医家在此方基础上加减化裁，创制了许多传世名方，如附子理中汤、理阴煎、连理汤、四君子汤、治中汤等。对此，江南名医曹仁伯说："理中是足太阴极妙之方，……设脾家当用理中，而胃家有火，则古人早定连理一方矣。设气机壅滞，古人早定治中一方矣。设脾家当用理中，而其人真阴亏者，景岳早有理阴煎矣。其肾中真阳衰者，加附子固然矣；其衰之甚者，古人又有启峻汤一方矣。此外，加木瓜则名和中，必兼肝气；加枳实、茯苓，治胃虚挟实。古人成方，苟能方方如此用法，何患不成名医哉。"（《增评柳选四家医案》）下面就将此类方剂详述如下。

理中汤（丸）

【出处】汉·张仲景《伤寒论》。

【组成】人参　干姜　甘草（炙）　白术各三两

【用法】上四味，捣筛，蜜和为丸如鸡子黄许大，以沸汤数合和丸，研碎，温服之，日三四、夜二服。腹中未热，益至三四丸，然不及汤。汤法：以四物依两数切，用水八升，煮取三升，去滓，温服一升，日三服。若脐上筑者，肾气动也，去术加桂四两。吐多者，去术加生姜三两。下多者，还用术。悸者，加茯苓二两。渴欲得水者，加术足前成四两半。腹中痛者，加人参足前成四两半。寒者加干姜足前成四两半。腹满者，去术加附子一枚。服汤后，如食顷，饮热粥一升许，微自温，勿发揭衣被。

【功用】 温中祛寒，补气健脾。

【主治】 霍乱，症见吐利、头痛、发热、身疼痛、寒多不用水；大病瘥后，胸上有寒，喜唾，久不了了；胸痹属中焦虚寒、寒气上冲者，症见心中痞气、胸满、胁下逆抢心；太阴病，腹满而吐，食不下，自利益甚，时腹自痛，不渴。腹痛喜温喜按、腹虽满而不坚，常兼见倦怠乏力、手足欠温，或黄疸色晦，或肢体浮肿，或吐衄便血、崩漏不止；其舌质淡、舌苔白，脉沉缓迟弱。

【解析】 本方所治之证，乃由中阳不足，脾胃虚寒，失其运化、升降、统摄之职而致。治宜温运中焦，补益脾胃，使中气健运，升降复常，统摄有权，诸症可愈。方用辛热之干姜，温中祛寒，以复脾阳为主；人参甘温，大补元气，强壮脾胃为辅；佐以白术健脾燥湿，三药一温一补一燥，配伍甚当；炙甘草益气和中，调和诸药为使。四药合用，使中焦之寒得辛热而去，中焦之虚得甘温而复，清阳升而浊阴降，运化健而中焦治，故曰"理中"。《伤寒论后条辨》称："阳之动，始于温，温气得而谷精运，谷立生而中气赡，故名理中，实以燮理之功，予中焦之阳也。若胃阳虚即中气失守，膻中无发宣之用，六腑无洒陈之功，犹如釜薪失焰，故下利清谷，上失滋味，五脏凌夺，诸症所由来也。参、术、炙草所以固中州，干姜辛以守中，必假之以焰釜薪而腾阳气，是以谷气入于阴，长气于阳，上输华盖，下摄州都，五脏六腑，皆以受气矣，此理中之旨也。"

桂枝人参汤

【出处】 汉·张仲景《伤寒论》。

【组成】 桂枝四两（别切） 甘草四两（炙） 白术三两 人参三两 干姜三两

【用法】 上五味，以水九升，先煮四味，取五升，纳桂，更煮取三升，去滓，温服一升，日再、夜一服。

【功用】 温中解表。

【主治】 太阳病误下后而致下利不止、心下痞硬、或腹痛喜温喜按，发热恶寒、头痛身痛。脉浮而迟弱，舌淡苔白。

【解析】 本方由理中汤加桂枝而成，主治太阳病误下后，脾气虚寒而表邪不解的"协热利"。方中以理中汤温中散寒止利，用桂枝后下以解太阳之表，共奏辛温解表，温肠止利之功，为表里两解之法。

甘草干姜汤

【出处】汉·张仲景《伤寒论》。

【组成】甘草四两（炙）　干姜二两

【用法】上二味，以水三升，煮取一升五合，去滓，分温再服。

【功用】温中复阳。

【主治】中焦虚寒、脾弱肺寒之证，症见四肢厥冷、咽中干、烦躁、吐逆、或肺痿而见吐涎沫、其人不渴、必遗尿、小便数、头眩。此外，脾胃虚寒之脘腹疼痛、喜温喜按、吐酸、腹泻；脾阳虚衰，失于统摄所致吐血、衄血、便血；脾虚肺寒之咳嗽，其特点是痰多稀白、咳则遗尿等症也是本方所治范畴。舌象多见舌质淡苔白而润，脉象多为沉弱迟涩。

【解析】该方可被视作理中丸、四逆汤等著名温里方剂的基本方，既可用于伤寒之阴，也可用于虚寒肺痿。方用甘草、干姜辛甘化阳，可振奋中阳，补土暖金。

麦门冬理中汤

【出处】唐·孙思邈《备急千金要方》卷二十方。

【组成】麦门冬　芦根　竹茹　陈仓米各一升　生姜四两　白术五两　甘草　茯苓各二两　陈皮　人参　玉竹各三两　莼心五合

【用法】为粗末，水煎，分三次服。

【功用】温中补虚，滋阴清热。

【主治】上焦热，腹满不欲食，或食则先吐后泻，肘挛痛。

【解析】本方由麦门冬汤与理中汤合方并加减而成，主治脾阴阳俱虚，脾阴虚而生热，熏灼于肺而出现咳逆上气；脾阳虚而生寒，胃肠功能失职而出现腹满、吐泻之证。方用麦门冬汤滋养脾肺，清热下气；恐半夏温燥伤阴，故去之；加芦根、竹茹、玉竹、莼心以增清虚热之功。用理中汤温运中焦，补益脾胃，以生姜易干姜增其温通降逆之力，加茯苓、陈皮以健脾燥湿，淡渗利水。诸药合用，阴阳双补，平调寒热，疏畅气机，则上中下三焦之症可除。

异 功 散

【出处】宋·钱乙《小儿药证直诀》。

【组成】人参　白术　炙甘草　茯苓　陈皮各等份

【用法】上药为细末，每服二钱，水一盏，生姜五片，大枣两个，同煎至七分，食前，温，量多少与之。

【功用】益气健脾，理气和中。

【主治】脾胃虚弱。食欲不振，或胸脘痞闷不舒，或呕吐泄泻。

【解析】本方即四君子汤加陈皮而成。方以四君子汤益气健脾，陈皮芳香健脾醒胃，使甘温缓补之中更兼理气调中，燥湿化痰之功。

治 中 汤

【出处】宋·朱肱《类证活人书》卷十八方。

【组成】人参　炮姜　白术　炙甘草　陈皮　青皮各等份

【用法】为细末，每服三钱，水煎数沸热服。

【功用】温中散寒，行气和胃。

【主治】脾胃伤冷物，胸膈不快，腹疼气不和。

【解析】本方由理中丸加减化裁而成，所治证乃由中阳素虚，复被冷物所伤，致肝脾不调而成。方中用炮姜辛热，温健脾胃，以祛寒邪，为主药；人参、白术健脾益气，为辅药；青皮、陈皮调肝健脾，理气止痛，为佐药；炙甘草益气补中扶正，并调和诸药，为使药。诸药合用，共成温里散寒，行气止痛之效。

四君子汤

【出处】宋·陈师文《太平惠民和剂局方》。

【组成】人参（去芦）　甘草（炙）　茯苓（去皮）　白术各等份

【用法】为粗末，水煎服，每服二钱。

【功用】益气健脾。

【主治】脾胃气虚。面色萎白，语声低微，四肢无力，食少或便溏，舌质淡，脉细缓。

【解析】本方主治脾胃气虚证。饮食劳倦损伤脾胃，则导致气血生化之源不足。吴崑《医方考》中说："夫面色萎白，则望之而知其气虚矣；言语轻微，则闻之而知其气虚矣；四肢无力，则问之而知其气虚矣；脉来虚弱，则切而知其气虚矣。"脾虚不运，胃纳呆滞，则饮食减少，大便不实，法当健脾益气。故方中以人参为君，甘温大补元气，健脾养胃。以白术为臣，苦温健脾燥湿。佐以茯苓，甘淡渗湿健脾；苓、术合用，健脾除湿之功更强，促其运化。使以甘草，甘温调和扶正。全方甘温益气，淡渗利湿，健脾和胃。本方即理中汤去辛热之干姜，加甘淡之茯苓，使原方温中之力减弱，而利湿之功增强。

此方能使脾胃之气健旺，运化复常，资生气血，故为补气的基本方。后世以补气健脾为主的许多方剂，多从本方发展而来。

张璐论曰："气虚者，补之以甘。参、术、苓、草，甘温益胃，有健运之功，具冲和之德，故为君子。若合之二陈，则补中微有消导之意。盖人之一身，以胃气为本，胃气旺，则五脏受萌；胃气伤，则百病丛生，故凡病久不愈，诸药不效者，惟有益胃补肾两途，故用四君子随证加减。无论寒热补泻，先培中土，使药气四达，则周身之机运流通，水谷之精微敷布，何患其药之不效哉？是知四君、六君为司命之本也。"

附子理中丸

【出处】宋·陈师文《太平惠民和剂局方》卷五方。

【组成】附子（炮，去皮脐）　人参　白术　炮姜　炙甘草各三两

【用法】为细末，炼蜜为丸，每两作十丸，每服一丸，以水一盏化破，煎至七分，空腹、食前服。

【功用】温阳祛寒，补气健脾。

【主治】脾胃虚寒而致的呕吐泻利，脘腹绞痛，心下逆满，手足厥寒，腹中雷鸣，饮食不进，及霍乱转筋等症。

【解析】本方由理中丸加炮附子并化裁而成，主治脾胃虚寒所致的呕吐泻利，手足厥寒等症。故用理中丸温运中焦，补益脾胃；加用炮附子大辛大热，温壮元阳，增强救脱回阳之力，配合人参则效力更强，共成抑阴回阳之剂。

枳实理中丸

【出处】宋·陈师文《太平惠民和剂局方》卷三方。

【组成】枳实（麸炒）一两　白术　人参　炙甘草　茯苓（去皮）　炮姜各二两

【用法】为细末，炼蜜为丸，鸡子黄大，每服一丸。热汤化下，连进二三服，不拘时服。

【功用】理中焦，除痞满，逐痰饮，止腹痛。

【主治】伤寒结胸欲绝，心膈高起，实满作痛，手不得近。

【解析】本方为温中祛寒，消痞散结之方剂。方中用炮姜辛热，温健脾胃，以祛寒邪，为主药；人参、白术健脾益气为辅药；枳实行气导滞，散满除胀；茯苓健脾渗湿，共为佐药；甘草益气补中扶正，并调和诸药，为使药。故诸药相配，中焦得温，则寒邪去而腹痛除；脾胃健运，升降正常，则诸症自愈。

胡椒理中丸

【出处】宋·陈师文《太平惠民和剂局方》卷四方。

【组成】款冬花　胡椒　炙甘草　荜茇　高良姜　细辛（去苗）　橘皮（去白）　干姜各四两　白术五两

【用法】为细末，炼蜜为丸，梧桐子大，每服三十至五十丸，白开水或温酒或米饮送下，日二次。

【功用】温脾暖肺，降逆止咳。

【主治】肺胃虚寒，气不宣通，咳逆喘急，逆气虚痞，胸膈噎闷，腹胁满痛，迫塞短气，不能饮食，呕吐痰水。

【解析】本方由理中丸加减化裁而成。主治肺胃虚寒，气不宣通，升降失调所致的诸般证候。方中胡椒、干姜、高良姜、荜茇辛热入脾胃，可温中散寒，中焦得温则肺阳自充，故为主药；细辛温阳散寒化饮，白术益气除湿，共为辅药；款冬花温肺化痰，降逆止咳，橘皮理气健脾，祛湿消滞，共为佐药；炙甘草和中调药，故为使药。若以温酒或米饮调服，则取其温中益脾之功。诸药合用，共奏温脾暖肺，降逆止咳之功。

和 解 汤

【出处】宋·张锐《鸡峰普济方》卷五方。

【组成】白芍药　桂枝各二分　甘草　干姜　白术　人参　茯苓各一两

【用法】为粗末、每服二钱，加生姜三片、大枣一枚，水煎，去渣服。

【功用】温中散寒，补气养血。

【主治】血气虚弱，外感寒邪，身体疼倦，壮热恶寒，腹中疼痛，鼻塞头晕，痰多咳嗽，大便不调等症。

【解析】本方由理中丸、桂枝汤合方加茯苓而成，所治证乃由中气虚寒，营血亏虚，复感寒邪所致，故用理中丸温运中焦，补益脾胃，以内缓里证；用桂枝汤解肌散邪，调和营卫，以外解表证；加茯苓以健脾渗湿。本证外感是标，宿疾为本，本方亦标本兼顾之方，庶阳气得复，肌表自固，不仅外邪可解，腹痛等症亦可获愈。

六君子汤

【出处】宋·陈自明《妇人良方》。

【组成】四君子汤加陈皮、半夏各一钱。

【用法】水煎服。

【功用】健脾止呕。

【主治】脾胃气虚兼有痰湿。不思饮食，恶心呕吐，胸脘痞闷，大便不实，或咳嗽痰多稀白等症。

【解析】脾胃气虚，运化失健，痰湿内生，气机不利，故见不思饮食，恶心呕吐，胸脘痞闷，大便不实等症。方用四君子汤益气健脾，半夏、陈皮燥湿化痰。本方较四君子汤，侧重于补脾气，化痰湿，使从扶脾治本中兼化痰湿，是为标本两顾之方。

白 术 饮

【出处】宋·严用和《济生方》卷一方。

【组成】白术　人参　草果仁　炮姜　姜厚朴　煨肉豆蔻　橘红　木香　炒麦芽各一两　炙甘草五钱

【用法】为粗末，每服四钱，加生姜五片、大枣一枚，水煎，食前服。

【功用】温中散寒，益气固肠。

【主治】脾劳虚寒，呕吐不食，腹痛泄泻，胸满喜噫，多卧少起，情思不乐，肠鸣体倦。

【解析】本方由理中汤加味而成。主治中气虚寒，寒凝气滞，运化失职所致的脾劳病，治疗当以温中开结立法。方中炮姜能逐痼冷，而散痞通关，肉豆蔻能温中行水，逐冷消食，温脾止呕吐，固肠止泻利，二者共为主药；人参、白术益气补中，健脾和胃，共为辅药；草果仁、厚朴、橘红、木香燥湿健脾，理气和胃，开结消满；炒麦芽健脾消食化积，共为佐药；炙甘草、生姜、大枣温中补虚而缓里急，且有调和药性之功效，共为使药。诸药合用，共奏温中散寒，益气固肠之效。

加味治中汤

【出处】宋·严用和《济生方》。

【组成】炮干姜　白术　青皮（去白）　陈皮（去白）　缩砂仁各一两　人参（去芦）　炙甘草各半两　生姜五片　大枣一枚

【功用】温中补虚，理气健脾。

【主治】脾胃不足，饮食不节，过食生冷，肠鸣腹痛，泄泻注下。

【解析】本方由《类证活人书》治中汤加味而成，主治素体脾胃虚寒，复因饮食不节，过食生冷所致的肝脾不和证。本方用治中汤温里散寒，行气止痛，加入砂仁芳香醒脾，生姜温胃散寒，大枣甘缓和中。诸药合用，共奏温中补虚，理气健脾之功，使脾健胃和，肝气调畅，则诸症自除。

沉香温胃丸

【出处】金·李杲《内外伤辨惑论》卷中方。

【组成】附子（炮，去皮脐）　巴戟天（酒浸，去心）　炮姜　炮茴香各一两　肉桂七钱　沉香　炙甘草　当归　吴茱萸（洗、炒、去苦）　人参　白术　白芍药　茯苓（去皮）　高良姜　木香各五钱　丁香三钱

【用法】为细末，醋糊为丸，梧桐子大，每服五十至七十丸，空腹食前米饮送下，日三服。

【功用】温中散寒，益气补脾。

【主治】中焦气弱，脾胃受寒，饮食不美，气不调和，脏腑积冷，心腹疼痛，大便滑泄，腹中雷鸣，霍乱吐泻，手足厥逆，便利无度；又治下焦阳虚，脐腹冷痛，及疗伤寒阴湿，形气沉困，自汗。

【解析】本方由理中丸加味而成。主治中焦气弱，脾胃受寒，气不调和，脏腑积冷之证；又治下焦阳虚诸症。方中炮姜、炮茴香、吴茱萸、高良姜温中祛寒，调肝止痛，炮附子、巴戟天、肉桂温补元阳，散寒除湿，共为主药；人参、白术、茯苓补中益气，健脾燥湿，当归补血活血，共为辅药；沉香、木香、丁香温中降逆，暖肝肾而开寒结，芍药和里缓急，共为佐药；炙甘草和中调药，为使药。诸药合用，共奏温中散寒，益气补脾，暖肝温肾之效。

附子温中丸

【出处】金·李杲《医学发明》卷九方。

【组成】附子　干姜　白术各一两　肉桂　炙甘草各半两　高良姜七钱

【用法】为细末，炼蜜为丸，一两作十丸，每服一丸，细嚼，生姜、橘皮煎汤或米饮送下，食前服。

【功用】温中健脾，化饮燥湿。

【主治】呕吐，噎膈，留饮，肠鸣，湿冷泄注。

【解析】本方既可视作四逆汤加味，也可认为是理中丸加减而成，主治中焦虚寒，水气内停所致的呕吐、泄泻等症。方中四逆汤温中回阳为主；加肉桂佐附子以温脾肾之阳，加良姜佐干姜以温胃散寒；白术补气健脾燥湿，共为辅药；生姜散寒降逆，温中化阴；橘皮调肝健脾、理气止呕；米饮益气和中，共为佐使。诸药合用，则中焦得温，寒饮得去，诸症可除。

陈　曲　丸

【出处】元·罗天益《卫生宝鉴》卷十六方。

【组成】陈曲一两半　肉桂　人参　干姜　白术　当归　炙甘草　厚朴各半两

【用法】为末，炼蜜为丸，梧桐子大，每服二十至五十丸，食前温酒或淡醋调下，日二次。

【功用】温中祛寒，益气宽中。

【主治】腹中冷痛。

【解析】本方由理中丸加味而成。本证由中气虚寒，气机郁滞所致，故治宜温中祛寒，益气宽中，用理中丸温运中焦，补益脾胃；肉桂温通气血，助干姜以祛里寒；当归补血活血，缓急止痛；厚朴宽中缓急；陈曲健脾以助运化。诸药合用，可起到标本兼顾之效。

附子温中汤

【出处】元·罗天益《卫生宝鉴》卷二十三方。

【组成】炮姜　附子（炮，去皮脐）各七钱　人参　炙甘草　白芍药　茯苓　白术各五钱　草豆蔻（面裹煨，去皮）　厚朴（姜制）　陈皮各三钱

【用法】为粗末，每服五钱至一两，加生姜五片，水煎去渣，食前服。

【功用】温中补虚，理气健脾。

【主治】中寒腹痛自利，水谷不化或不欲饮食，懒言困倦嗜卧。

【解析】本方由理中汤与真武汤合方，并加味化裁而成，主治素体中焦虚寒，复被寒邪所中所致的脾失运化，气机阻滞之证。方用理中汤温运中焦，补益脾胃为主；真武汤温阳化气行水为辅；佐以草豆蔻、厚朴芳香化浊，和中导滞；陈皮调肝益脾，理气止痛。诸药合用，共奏温中补虚，理气健脾之功。

正 元 饮

【出处】元·朱震亨《丹溪心法》卷四方。

【组成】炒红豆　炮姜各三钱　人参　炙甘草　白术　茯苓各二两　肉桂　炮川乌各五钱　炮附子　川芎　山药（姜汁炒）　乌药　葛根各一两　陈皮二钱　炙黄芪一两五钱

【用法】为粗末，每服三钱，加生姜三片、大枣一枚、盐少许，水煎，送服黑锡丹。

【功用】温脾暖肾，益气补血。

【主治】早起头晕，须臾自定，日以为常者。

【解析】本方由理中汤加味而成，主治脾肾阳虚，气血生化不足所致的虚劳病。治宜温脾暖肾，益气补血。方中炮姜温中散寒，肉桂温暖下焦，附子温补元阳，三药合用可温脾肾，补命门，取益火生土之意，共为主药；人参、黄芪补中益气，合附子以固本元；白术、山药益气除湿，合炮姜以温中阳，四者共为辅药；炒红豆、茯苓健脾利湿，乌药、陈皮健脾温中化湿，葛根升举阳气，炮川乌散寒除湿，川芎行气活血，共为辅药；炙甘草、生姜、大枣温中补虚，调和药性，盐引药入肾，共为使药。诸药合用，则脾肾之阳得补，气血化源充足，则头晕可愈。

丁 附 汤

【出处】明·戴元礼《证治要诀类方》卷一方。

【组成】人参　白术　甘草　干姜　陈皮　青皮　丁香　附子

【功用】温中补虚，降逆止呕。

【主治】寒呕，中脘停寒，喜食辛热，物入吐出。

【解析】本方由理中丸加味而成，所治之证乃由素体阳虚，中脘停寒，胃气上逆所致。治宜温中补虚，降逆止呕。方中附子大辛大热，通行十二经，温阳祛寒，干姜亦为辛热之品，长于温中祛寒，共为主药；人参、白术补中益气，健脾和胃，共为辅药；丁香暖胃降逆，青皮、陈皮调肝健脾，理气止呕，共为佐药；甘草和中调药，为

使药。诸药合用，对于中脘停寒之寒呕，能收益阳消阴，扶正达邪之功。

理中化痰丸

【出处】明·王纶《明医杂著》卷六方。

【组成】人参　炒白术　干姜　炙甘草　茯苓　姜半夏

【用法】为细末，和丸，梧桐子大，每服四十至五十丸，开水送下。

【功用】温中健脾，止咳化痰。

【主治】脾胃虚寒，痰涎内停，呕吐少食，或大便不实，饮食难化，咳吐痰涎。

【解析】本方由理中丸加茯苓、姜半夏（类似小半夏加茯苓汤）而成，主治脾胃虚寒，痰涎内停，下则浸渍于肠，上则波及于肺之证。方用理中丸温运中焦，补中益脾胃为主；佐以茯苓健脾利水，姜半夏降逆化痰。诸药合用，共奏温中健脾，止咳化痰之功。

附子理中汤

【出处】明·龚廷贤《万病回春》卷二方。

【组成】附子（炮，去脐）　干姜　炮吴茱萸　肉桂　人参　当归　陈皮　厚朴（姜炒）　白术　炙甘草

【用法】加生姜、大枣，水煎热服。

【功用】温中回阳，益气养血。

【主治】中寒厥倒。

【解析】本方由理中汤加味而成，主治素体中焦虚寒，复被寒邪所中，猝然厥倒之症。方用理中汤温运中焦，补益脾胃为主；加炮附子、肉桂佐干姜以温脾肾之阳，加炮吴茱萸佐干姜以暖肝降浊；当归养血活血，佐人参以气血双补；陈皮、厚朴疏肝理气，宽中导滞，促进白术健脾之力；生姜、大枣温中益气散寒，且调和诸药，与炙甘草共为使药。诸药合用，共奏温中回阳，益气养血之功。

理　中　汤

【出处】明·龚廷贤《万病回春》卷三方。

【组成】人参　茯苓　白术　炒干姜　陈皮　藿香　丁香　姜半夏　炒砂仁　肉桂各二分

【用法】为粗末，加生姜三片，乌梅一个，水煎徐徐服。

【功用】温中祛寒，理气化饮。

【主治】胃寒，呕吐清水冷涎。

【加减运用】若寒极，手足冷，脉微，吐不出者，去肉桂，加附子；烦躁加朱

砂、炒米。

【解析】 本方为《伤寒论》理中汤的加减方。主治脾胃虚寒，中气上逆，水饮停于中焦之证。方用理中汤温运中焦，补益脾胃为主；甘草性缓，有碍气之虞，故去之；佐以茯苓健脾利水，陈皮理气燥湿，姜半夏燥湿除气，和胃止呕，藿香、丁香、砂仁芳化湿浊，和胃悦脾，温中降逆，肉桂通阳散寒；使以生姜、乌梅和中降逆，理气缓急。合而成方，共奏温中祛寒，理气化饮之功，使湿浊内化，清升浊降，气机调畅，则诸症自愈。

养 脏 汤

【出处】 明·王肯堂《证治准绳·幼科》。

【组成】 人参 炙甘草各二钱半 白芍药 白术各半两 木香 肉桂（去皮）各一钱 肉豆蔻 罂粟壳（蜜水炒） 诃子肉各一钱半

【用法】 为粗末，每服二钱，加生姜二片，大枣一枚，或加陈仓米，水煎，空腹服。

【功用】 温中散寒，涩肠止痢。

【主治】 治脾胃虚寒，泄泻下痢。

【解析】 方以理中丸去干姜加味而成。以参、草补益脾气，白术健脾燥湿，肉桂、木香温中调气，芍药和营缓急，合甘草酸甘化阴，肉蔻、罂粟壳、诃子肉温中止利。

温 中 丸

【出处】 明·王肯堂《证治准绳·幼科》。

【组成】 人参 白术 甘草各等份

【用法】 为细末，姜汁糊为丸，绿豆大，每服二十至三十丸，不拘时米饮送下。

【功用】 温中健脾。

【主治】 治小儿胃寒泻白，肠鸣腹痛，吐酸不入，霍乱吐泻。

【解析】 方用人参补脾益气，白术健脾燥湿，甘草和中安正。

温 中 散

【出处】 明·王肯堂《证治准绳·女科》。

【组成】 人参 白术 干姜 当归 草豆蔻各一两 制厚朴一两半

【用法】 为粗末，每服三钱，水煎服。

【功用】 温中散寒，行气燥湿。

【主治】 治产后霍乱，吐泻不止者。

【解析】方用理中丸去甘草温中健脾，厚朴、草豆蔻行气燥湿，当归和血通络。

温 胃 散

【出处】明·王肯堂《证治准绳·幼科》。

【组成】人参　白术　干姜　甘草　肉豆蔻　半夏（矾水浸，炒黄）各五钱　丁香一两

【用法】为粗末，每服一钱，加生姜二片，水煎，食前服。

【功用】温胃散寒，化饮摄涎。

【主治】治小儿脾冷流涎。

【解析】本方在理中丸温中补气基础上，加丁香温胃降逆，半夏、肉豆蔻温脾化饮摄涎。

香 砂 理 气 汤

【出处】明·王肯堂《证治准绳·类方》第三册方。

【组成】藿香　砂仁　人参　炮姜　炙甘草　白术

【功用】温中祛寒，理气健脾。

【主治】中寒腹痛，肢冷便清，或呕吐脘满，苔白腻，脉沉弦。

【解析】本方由理中汤加藿香、砂仁而成，主治素体中焦虚寒，复被寒邪所中，出现的脾失运化，升降失调之证。方用理中汤温运中焦，补益脾胃为主；佐以藿香、砂仁芳香化浊，理气健脾。诸药合用，共奏温中祛寒，理气健脾之功。

圣 术 散

【出处】明·张景岳《景岳全书·新方八阵》卷五十一方。

【组成】炒白术五钱至二两　炒干姜　肉桂各一至二钱　陈皮（酌用或不用）

【功用】温中祛寒，理气健脾。

【主治】饮食偶伤，或吐或泻，胸膈痞闷，或胁肋疼痛，或过用克伐之药，致伤脏气，有同前证，而脉息无力，气怯神倦者。

【加减运用】若虚寒泻痢呕吐，加人参、炙甘草之类；中虚感寒，加麻黄、柴胡。

【解析】本方所治证属素体中阳不足，复因饮食不节，恣食生冷，或过用克伐之药，致脾气大伤，升降失常之证，治宜温中祛寒，理气健脾。方中白术除湿益气，和中补阳为主；辅以干姜温中散寒，肉桂温暖下焦；酌用陈皮理气健脾止呕。诸药合用，对于伤脾之吐泻等症，能收益阳消阴，扶正祛邪之功。

黄 芽 丸

【出处】明·张景岳《景岳全书·新方八阵》卷五十一方。

【组成】人参二两　焦干姜三钱

【用法】为细末，炼蜜为丸，芡实大，嚼服。

【功用】温中益气。

【主治】脾胃虚寒，饮食不化，或时多胀满泄泻，吞酸呕吐等证。

【解析】本方为理中之半，主治脾胃虚寒，运化失职，升降失调之证。方用人参、干姜辛甘化阳，可大补元气，温中祛寒，恢复中焦之职，则诸症可除。

养 中 煎

【出处】明·张景岳《景岳全书·新方八阵》卷五十一方。

【组成】人参一至三钱　茯苓　炒山药各二钱　干姜（炒黄）一至二钱　炙甘草一钱　炒扁豆二至三钱

【功用】温中怯寒，益气健脾。

【主治】中气虚寒，为呕为泄者。

【解析】本方由理中汤加减而成，主治中气虚寒，升降失调之证。治宜温中祛寒，益气健脾。方用辛热之干姜，温中祛寒，以复脾阳为主；人参甘温，大补元气，补脾和中为辅；佐以山药、扁豆、茯苓补脾渗湿止泻；炙甘草益气和中，调和诸药为使。诸药合用，共奏温中补脾，降逆和中，渗湿止泻之功。

五 噎 丸

【出处】明·张景岳《备急千金要方》卷十六方。

【组成】干姜　川椒　食茱萸　桂心　人参各五分　细辛　白术　茯苓　附子各四分陈皮六分

【用法】为细末，炼蜜为丸，梧桐子大，每服三至十丸，温酒送下，日三次。

【功用】温中散寒，降逆止呕。

【主治】胸中久寒，呕逆结气，饮食不下。

【解析】本方由理中丸加减而成，主治中气虚寒，结于胸中，阻滞气机上下之证。治宜温中散寒，降逆止呕。方中干姜、川椒、食茱萸温中散寒，降逆消痞，开结宣滞，共为主药；桂心温经散寒，细辛散寒除湿，附子温补元阳，共为辅药；人参、白术益气补中，健脾和胃，茯苓、陈皮健脾渗湿，理气开胃，共为佐使。诸药合用，使真阴得助，中焦得温，升降自调，久寒痼冷自可消除。

理中加丁香汤

【出处】 明·张景岳《景岳全书·古方八阵》卷五十八方。

【组成】 人参　炒白术　炒干姜　炙甘草各三两　丁香十粒

【功用】 温中和胃，散寒降逆。

【主治】 中脘停寒，喜辛物，入口即吐或哕。

【加减运用】 若兼痛者，丁香可加至一或二钱。

【解析】 本方由理中汤加丁香而成，主治中脘停寒，胃气上逆之证。本方用理中汤温运中焦，补益脾胃，加丁香温胃散寒降逆。诸药相得，则使胃寒去，逆气平，胃虚复，吐逆自止。

温 胃 饮

【出处】 明·张景岳《景岳全书·新方八阵》卷五十三方。

【组成】 人参　炒白术各一至三钱（或一两）　炒扁豆二钱　陈皮一钱（或不用）　干姜（炒焦）二至三钱　炙甘草一钱　当归一至二钱（滑泄者如用）

【用法】 水煎，食远服。

【功用】 温中祛寒，益气健脾。

【主治】 中寒呕吐吞酸，泄泻，不思饮食，及妇人脏寒呕恶，胎气不安等证。

【加减运用】 如下寒带浊者，加补骨脂一钱；气滞或兼胸腹痛者，加藿香、丁香、木香、白豆蔻、砂仁、白芥子之属；兼外邪及肝肾之病者，加桂枝、肉桂，甚者加柴胡；脾气陷而身热者，加升麻五至七分；水泛为痰而胸腹痞满者，加茯苓一二钱；脾胃虚极，大呕大吐不能止者，倍用参、术，仍加胡椒二三分煎熟，徐徐服之。

【解析】 本方所治证属寒邪损伤脾胃阳气，以致脾胃升降功能失调，治宜温中、祛寒、补虚为主。方中炮姜温胃祛寒为主药；人参、白术、扁豆益气补中，健脾和胃共为辅药；炙甘草补脾和中，当归补血活血且能安胎，陈皮理气健脾均为佐使。诸药配合，能使寒邪散，中焦得温，升降自调，而呕泄诸症可愈。

加味理中汤

【出处】 明·童养学《伤寒六书纂要辨疑》。

【组成】 干姜　肉桂各四分　白术一钱　人参　陈皮　茯苓各八分　甘草三分

【用法】 水二盅，姜一片，枣二枚入煎，槌法入炒陈壁土一匙调服。

【功用】 温中散寒。

【主治】 治足太阴脾经受邪，自利不渴，手足温，身无热，脉来沉而无力，属脏有寒者。

【加减运用】厥冷，消渴，气上撞心，饥不欲食，吐蛔腹痛，大便实者，加大黄、蜜少许以利之；腹濡满时减者去甘草；呕吐入半夏、姜汁；蜷卧沉重，利不止者，少加附子；利后身体痛者，急温之，加附子；自利腹痛，木香磨姜汁调入服以和之。

【解析】方用理中汤温中健脾，加肉桂助其温阳之功，陈皮、茯苓、姜、枣化湿和中。

理 中 汤

【出处】明·秦景明《症因脉治》卷二方。

【组成】人参　白术　炮姜　炙甘草　陈皮

【功用】温补脾肺，降逆散寒。

【主治】气虚喘逆有寒者。

【解析】本方由理中丸加味而成，所治之证乃由肺气虚寒，虚气上逆所致。"虚则补其母"，故治宜温补脾肺，降逆散寒，使中气健运，升降失常。方中炮姜辛热，温健脾胃，以祛寒邪，为主药；人参、白术健脾益气为辅药；陈皮理气健脾为佐药；炙甘草益气补中扶正，并调和诸药，为使药。诸药配合，使中焦得温，清阳升而浊阴降，而喘逆之症可愈。

补 中 汤

【出处】明·秦景明《症因脉治》卷四方。

【组成】白术　人参　干姜　茯苓　陈皮　甘草

【功用】温中祛寒，理气健脾。

【主治】太阴寒气霍乱，恶寒身痛，腹痛吐利。

【解析】本方由理中丸加味而成，所治之证乃由太阴虚寒，气机逆乱所致。治宜温中祛寒，理气健脾为主。方中干姜辛热，温中焦脾胃而祛寒，为主药；人参、白术补中益气，健脾燥湿，为辅药；茯苓健脾渗湿，陈皮理气健脾，共为佐药；甘草益气补中扶正，并调和诸药，为使药。故诸药相配，中焦得温，则太阴寒气得祛，气机升降复常，寒痛吐利诸症自愈。

连 理 汤

【出处】明·秦景明《症因脉治》卷二方。

【组成】人参　白术　干姜　炙甘草　黄连

【功用】温中补脾，调和寒热。

【主治】外感寒邪，发热，呕吐酸水，脉弦迟。

【解析】方中干姜辛热，温中焦脾胃而祛寒；黄连苦寒，清中焦心胃而泻热，二药合用，平调寒热，人参甘温入脾，补中益气，助运化而顺升降；白术健脾燥湿；炙甘草补中扶正，调和药性。诸药合用，中焦之寒得辛热而去，中焦之热得苦寒而清，中焦之虚得甘温而复，清阳升而浊阴降，运化健而中焦治，寒热调而脾胃和，而成平调寒热，降逆制酸之方。

健脾利水生化汤

【出处】清·傅山《傅青主女科·产后编》。

【组成】川芎　炒白术各一钱　茯苓一钱五分　当归二钱　炮姜四分　陈皮　炙甘草各五分　人参三钱　制肉豆蔻一个　泽泻八分

【功用】健脾益气，祛湿止泻。

【主治】治产后血块已除而泄泻者。

【解析】方用理中丸健脾益气，温中燥湿，加苓、泽淡渗利湿，归、芎和血，陈皮调气，肉豆蔻温脾止泄。

温胃丁香散

【出处】清·傅山《傅青主女科·产后编》。

【组成】当归　白术　炮姜　丁香各四分　人参一钱　陈皮　炙甘草　前胡　藿香各五分

【用法】加生姜三片，水煎服。

【功用】温中健脾，行气止呕。

【主治】治产后七日以外，呕逆不食者。

【解析】方用人参、白术、炮姜、丁香健脾温中，前胡、生姜蠲饮降逆，陈皮、藿香理湿和中，当归调理血分，甘草调和诸药。

理 苓 汤

【出处】清·张璐《张氏医通》卷十六方。

【组成】人参　干姜　白术　炙甘草　猪苓　茯苓　泽泻　桂枝

【功用】温中补虚，利水渗湿。

【主治】胃虚食滞，喘胀浮肿，小便不利。

【解析】本方即理中汤与五苓散的合方。主治中阳虚衰，不能运化水液，并波及下焦，膀胱气化无力，所导致的饮食停滞，喘胀浮肿，小便不利。方用理中汤温运中焦，补益脾胃；五苓散利水渗湿，温阳化气。如此则中焦健运，下焦气化得行，水饮得祛，诸症可除。

消肿健脾汤

【出处】清·陈德求《医学传灯》。

【组成】人参　白术　茯苓　甘草　车前子　泽泻　厚朴　薏苡仁　炮姜　附子　陈皮　山药

【用法】水煎服。

【功用】温中益气，健脾除湿。

【主治】治湿泻，所泻皆水，或遍身发肿，日久肢冷脉细，元气大虚，乃久泻脾虚发肿者。

【解析】方用理中丸加附子健脾温中，益气扶正为基础，加茯苓、泽泻、车前子利水消肿，厚朴、陈皮理气除满，山药、薏苡仁助理中丸健脾益气除湿止利。

温 胃 饮

【出处】清·吴谦等《医宗金鉴·外科心法要诀》。

【组成】人参　炮姜　沉香　甘草　制附子各一钱　炒白术二钱　丁香五分　吴茱萸七分　柿蒂十四个

【用法】加生姜三片、大枣二枚，水煎，不拘时服。

【功用】温中健脾，化饮降逆。

【主治】治痈疽脾胃虚弱；或内伤生冷，外感寒邪，胃脘疼痛，呕吐清水，呕逆等。

【解析】方用理中丸加附子、大枣温中健脾，沉香、丁香、吴茱萸、柿蒂、生姜温胃降逆。

缓肝理脾汤

【出处】清·吴谦等《医宗金鉴·幼科心法要诀》。

【组成】桂枝　人参　茯苓　炒白芍药　白术（土炒）　陈皮　炒山药　炒扁豆　炙甘草

【用法】加煨姜、大枣，水煎服。

【功用】健脾渗湿，抑木扶土。

【主治】治小儿慢惊，缓缓抽搐，时作时止，昏睡合眼，或睡卧露睛，大便色青，脉来迟缓，属脾虚肝旺者。

【解析】本方乃桂枝汤合理中丸衍化而成。方用参、术、苓、山药、扁豆、陈皮健脾化湿，桂枝汤调理阴阳，暖肝缓急。

加味连理丸

【出处】清·吴谦等《医宗金鉴·外科心法要诀》卷六十五方。

【组成】白术二钱 人参 茯苓 黄连 干姜各一钱 甘草五分

【功用】和调寒热，补气健脾。

【主治】胃热脾寒，口糜气臭，腹泻。

【解析】本方由连理汤加茯苓而成。本证由胃热脾寒，中焦不运所致，故用连理汤平调寒热，恢复中焦气机升降之职。加茯苓可增强健脾渗湿作用。诸药合用，共奏平调寒热，补气健脾之功。

黄 芽 汤

【出处】清·黄元御《四圣心源》。

【组成】人参三钱 甘草二钱（炙） 茯苓二钱 干姜二钱

【用法】煎大半杯，温服。

【功用】温中补气，培土制水。

【主治】中气不足之证。

【加减运用】心火上炎，慌悸烦乱，加黄连、白芍以清心；肾水下寒，遗泄滑溏，加附子、川椒以温肾；肝血左郁，凝涩不行，加桂枝、丹皮以舒肝；肺气右滞，痞闷不通，加陈皮、杏仁以理肺。

【解析】脾主升清，胃主降浊，如此则气机得以升降出入。若水湿中阻，升降反作，清阳下陷，浊阴上逆，则诸症从生。治当泻水补火，扶阳抑阴，使中气轮转，清浊复位。方用人参、干姜崇阳补火，茯苓、甘草培土泻水。

苓蔻人参汤

【出处】清·黄元御《四圣心源》。

【组成】人参二钱 甘草二钱 白术三钱 干姜三钱 茯苓三钱 肉蔻一钱（煨，研） 桂枝三钱

【用法】煎大半杯，温服。

【功用】温中散寒，涩肠止泻。

【主治】泄利之证。

【加减运用】大便寒滑不收，小便热涩不利，加石脂以固大肠，粳米以通水道。

【解析】黄元御对本方解释说："泄利缘肠胃寒滑，法以仲景理中丸为主，而加茯苓燥土，肉蔻敛肠，桂枝疏土，泄利自止。"

苓桂参甘厚朴汤

【出处】清·黄元御《四圣悬枢》。

【组成】人参三钱　甘草二钱　干姜三钱　茯苓三钱　桂枝三钱　厚朴三钱

【用法】流水煎大半杯，温服。

【功用】温中健脾，行气除满。

【主治】治寒疫太阴腹满者。

【解析】方用茯苓健脾除湿；桂枝通阳散寒；人参补气健脾；甘草和中扶土；干姜温中散寒；厚朴行气除满。

苓桂参甘椒附汤

【出处】清·黄元御《四圣悬枢》。

【组成】人参三钱　甘草三钱　桂枝三钱　茯苓三钱　蜀椒三钱（去目）　附子三钱（炮）芍药三钱　粳米半杯

【用法】流水煎大半杯，温服。

【功用】温中健脾，散寒止痛。

【主治】治寒疫太阴腹痛者。

【解析】方用茯苓健脾除湿；人参补气健脾；桂枝、蜀椒、附子温中散寒止痛；芍药酸甘益阴，配以甘草缓急止痛；甘草、粳米补脾和胃。

参甘姜苓半夏汤

【出处】清·黄元御《四圣悬枢》。

【组成】人参三钱　甘草二钱　茯苓三钱　半夏三钱　干姜三钱　生姜三钱

【用法】流水煎大半杯，温服。

【功用】温胃止呕，散寒除湿。

【主治】治寒疫太阴呕吐者。

【解析】方用茯苓健脾除湿；人参补气健脾；甘草甘缓和中；半夏、生姜降逆和胃止呕；干姜温胃散寒。

苓桂参甘黄芪汤

【出处】清·黄元御《四圣悬枢》。

【组成】人参一钱　甘草一钱　茯苓二钱　桂枝一钱　黄芪三钱

【用法】流水煎半杯，温服。

【功用】补气健脾，生肌敛疮。

【主治】治溃烂无痂者。

【解析】方用茯苓健脾除湿；桂枝温通阳气；人参补气扶正；甘草甘缓和中；黄芪补气生肌敛疮。

苓桂参甘归附汤

【出处】清·黄元御《四圣悬枢》。

【组成】人参—钱 甘草一钱 茯苓三钱 桂枝二钱 附子二钱 当归二钱

【用法】流水煎半杯，温服。

【功用】温阳救逆。

【主治】治厥逆不止者。

【解析】方用茯苓健脾和胃；桂枝温阳散寒；人参补气健脾；附子温阳散寒，回阳救逆；当归养血和营。

苓桂参甘芍药附子汤

【出处】清·黄元御《四圣悬枢》。

【组成】人参—钱 甘草一钱 茯苓三钱 桂枝二钱 附子二钱 芍药二钱

【用法】流水煎半杯，温服。

【功用】温中健脾，散寒止痛。

【主治】治腰痛腹痛者。

【解析】方以茯苓健脾除湿；桂枝温经通络；人参补气健脾；甘草甘缓和中，配以芍药缓急止痛；附子温阳散寒。

枳实理中汤

【出处】清·徐大椿《伤寒约编》。

【组成】白术钱半（炒） 小枳实八分（炒） 炮姜炭八分 白茯苓三钱 甘草灰

【用法】水煎去渣温服。

【功用】温中健脾，行气除满。

【主治】治谷疸腹满。

【加减运用】脉迟者，合五苓散使用。

【解析】此方是徐氏针对《伤寒论》"阳明病，脉迟腹满，食难用饱，饱则微烦头眩，必小便难，此欲作谷疸。虽下之，腹满如故。所以然者，脉迟故也。"而提出的。徐氏解方："胃虚寒伏，遏湿于中，则中气不化，而腹满小便难，故身体淡黄，名曰谷疸。白术健脾，枳实破滞，炮姜合草灰温中气以化湿祛寒，茯苓佐草灰渗脾湿以安中除满也。必偶之以五苓，则清升浊降，而小便自利，谷疸自痊矣。"

理中降痰汤

【出处】清·沈金鳌《杂病源流犀烛·脏腑门》卷七方。

【组成】人参　白术　茯苓　甘草　干姜　半夏　苏子

【功用】温中补虚，降气化痰。

【主治】痰盛汗自流。

【解析】本方由理中汤加味而成，主治脾胃虚寒，津液调控失司，停于内则为痰涎，渗于外则为自汗。痰涎内停则为喘息咳唾。方用理中汤温运中焦，补益脾胃为主；佐以茯苓健脾利水，半夏降逆化痰，苏子降气平喘。诸药合用，共奏温中补虚，降气化痰之功。

加减附子理中汤

【出处】清·吴鞠通《温病条辨》卷二方。

【组成】白术三钱　附子二钱　干姜二钱　茯苓三钱　厚朴二钱

【用法】水五杯，煮取二杯，分二次温服。

【功用】温中散寒，行气除湿。

【主治】治中寒湿盛之自利腹满，小便清长，脉濡而小者。

【解析】脾主运化，当外受寒邪或内伤生冷，脾阳伤而运化失职，寒湿停滞，胃肠气机不畅，则腹满或痛；脾伤而升降机能失常，清阳不升，脾气下陷则自利；阳气不足，膀胱气化无权，则小便清长。本方即理中汤去甘守之人参、甘草，以附子温阳散寒，干姜、白术温中化湿，更加茯苓、厚朴通运湿浊郁结。

附子理中汤去甘草加厚朴广皮汤

【出处】清·吴鞠通《温病条辨》卷二方。

【组成】生毛术三钱　人参一钱五分　炮干姜一钱五分　厚朴二钱　广皮一钱五分　生附子一钱五分（炮黑）

【用法】水五杯，煮取八分二杯，分二次服。

【功用】温中散寒，健脾除湿。

【主治】治阳明寒湿而见舌白腐，肛坠痛，便不爽，不喜食者。

【解析】本方在理中汤基础上，以苍术易白术加味而成。方以人参扶正益气，苍术补脾燥湿，姜、附运脾阳以祛寒，加厚朴、陈皮行气消满，去甘草之壅滞。全方取辛苦发散，辛苦能通之义。吴鞠通论曰："九窍不和，皆属胃病。胃受寒湿所伤，故肛门坠痛而便不爽；阳明失阖，故不喜食。理中之人参补阳明之正，苍术补太阴而渗湿，姜、附运坤阳以劫寒，盖脾阳转而后湿行，湿行而后胃阳复。去甘草，畏其满中也。加厚朴、广皮，取其行气。合而言之，辛甘为阳，辛苦能通之义也。"

治 中 汤

【出处】清·林珮琴《类证治裁》卷三方。

【组成】人参　白术　干姜　炙甘草　青皮　陈皮　半夏　生姜

【功用】温中补虚，理气化痰。

【主治】脾胃虚寒，腹痛，呕吐泄泻。

【解析】本方由理中丸、小半夏汤合方加青皮、陈皮而成，所治证乃由脾胃虚寒，肝气横逆，气机升降失调所致，故用理中丸温运中焦，补益脾胃；用小半夏汤化痰降逆止呕；加青皮、陈皮调肝健脾，理气止痛。诸药合用，共奏温中补虚，理气化痰之功，则痛吐泄泻诸症自除。

理中安蛔汤

【出处】清·林珮琴《类证治裁》卷三方。

【组成】人参三钱　白术　茯苓　干姜各一钱半　炒川椒十四粒　乌梅三个

【功用】温中安蛔。

【主治】气冲心痛，饥不欲食，吐蛔者。

【解析】本方由理中丸加减化裁而来。患者素有蛔虫内扰，以致脾胃虚寒，故方中重用人参、白术、茯苓补中益气，健脾燥湿，扶养脾胃为主药；辅以乌梅、川椒驱杀蛔虫。古人云，蛔虫喜温而恶寒，况本已脏寒，故佐以干姜、川椒温脏安蛔。诸药合用，共奏益气温中安蛔之效。

理 饮 汤

【出处】清·张锡纯《医学衷中参西录》。

【组成】白术四钱　干姜五钱　桂枝尖　炙甘草　茯苓　白芍药各二钱　橘红　厚朴各一钱五分

【功用】温中降逆，燥湿除满。

【主治】因心肺阳虚，致脾湿不升，胃郁不降，饮食不能运化精微，变为饮邪，停于胃口为满闷，溢于膈上为短气，浸满肺窍为喘促，滞腻咽喉为咳吐黏涎，甚或阴霾布满上焦，心肺之阳不能畅舒，转郁而作热，或阴气逼阳外出为身热，迫阳气上浮为耳聋，脉必弦迟细弱者。

【解析】本方由苓桂术甘汤加味而成，主治因心肺阳虚，致脾失健运，胃失和降，而聚湿成饮之病。治宜温中降逆，燥湿除满，方中以辛热之干姜、温中祛寒，以复脾阳；桂枝辛甘而温，通行一身阳气，三者共为主药；茯苓、白术健脾燥湿，淡渗利水，使水湿从小便而利，为辅药；橘红、厚朴下气导滞，化湿行水，使气行则湿化，为佐药；芍药酸甘而寒，可制约诸药温燥之性，为反佐；使以炙甘草调和诸药，益脾和中。诸药相伍，可温补一身阳气，使水饮得去，诸症可愈。

香连治中汤

【出处】 清·俞根初、何廉臣增订，徐荣斋重订《重订通俗伤寒论》。

【组成】 党参（米炒）二钱　木香八分　炮姜三分　炒陈皮一钱　黄连（醋炒）　青皮各六分　生白术一钱半　炙甘草五分

【功用】 温中健脾，理气止泻。

【主治】 大便飧泄，肠鸣腹痛，欲泄而不得畅泄；即泄亦里急气坠，脉左弦右弱者。

【解析】 本方由《类证活人书》治中汤与香连丸合方，并化裁而成，主治素体脾胃虚寒，复因恣食辛辣炙煿酒浆，酿湿生热，内滞大肠所致的寒热错杂证。本方用治中汤温里散寒，理气止痛；香连丸清热燥湿，行气化滞。诸药合用，共奏平调寒热，调肝益脾，理气止泻之功。

半附理中汤

【出处】 王庆国，贾春华《日本汉医名方选》。

【组成】 半夏　附子　人参　白术　干姜　甘草

【用法】 水煎服。

【功用】 温中散寒，降逆止呕。

【主治】 妊娠呕吐。

【解析】 此方见于《产科发蒙》，由《伤寒论》理中丸加附子、半夏组成。方用人参、甘草健脾益气，干姜温中散寒，白术健脾燥湿，四味合用，对于脾虚而寒湿中阻，中焦升降失调，精微不生，反酿痰浊者尤为适合。加半夏燥湿化痰，洁净中州，降逆止呕，协调中运，附子温肾暖脾，有补火暖土之功。六味配伍，脾阳健运，寒湿得去，则中州升降调和而呕吐自止。方中附子辛热有毒，原则上孕妇忌用，但对于脾肾阳衰者，又有安胎之效。

逆挽汤

【出处】 王庆国，贾春华《日本汉医名方选》。

【组成】 人参 4 克　白术 4 克　干姜 2 克　甘草 2.5 克　桂枝 3 克　枳实 4 克　茯苓 5 克

【用法】 水煎内服。

【功用】辛温解表，温中止泄。

【主治】外感时邪，发热恶寒，肢体酸痛，且泄泻清稀，或如水样，腹痛肠鸣，喜热恶寒，或伴有里急后重之感，苔薄白或白腻，脉濡缓。

【解析】此方乃名古屋玄医所传，主治脾气虚寒而表邪不解之泄泻，是在《伤寒论》桂枝人参汤的基础上加枳实、茯苓而成。方中人参、白术、甘草健脾益气，运化水湿；干姜温运中阳，祛寒止痛；桂枝辛温解肌，以散表邪；茯苓淡渗利湿，分消止泄；枳实行气宽中，与健脾温中药配合，消补兼施，可加强止泻之功，并可消除里急后重之感。因本方外可解风寒之表，解肌退热；内可温中散寒，健脾止泻，故对于泄泻见有里气虚寒兼表证不解者最为适宜。

建 理 汤

【出处】王庆国，贾春华《日本汉医名方选》。

【组成】人参 4 克　黄芪 4 克　白术 4 克　当归 4 克　川芎 4 克　附子 0.2 克　干姜 2 克　桂枝 3 克　丁香 2 克　甘草 2.5 克　茯苓 6 克

【用法】水煎内服。

【功用】补气健脾，温阳散寒。

【主治】脾胃虚弱，中气虚寒之证。症见脘腹痞闷，大便溏薄，腹痛时作，喜温喜按，自利不渴，喜唾清水，舌淡，脉弱者。

【解析】本方乃日本经验方，其方名之意，原为建中汤与理中汤合方，故名建理汤。但方中理中汤之药可见，然余药与小建中、大建中及黄芪建中等皆不同，故不知其建中汤出于何处。然纵观方中药味，是以健脾益气、温阳散寒为主。方中人参、茯苓、白术、甘草乃四君子汤，为益气健脾之要药，再加甘温补气升阳之黄芪，其力尤胜；干姜、附子、桂枝辛温性热，温补脾胃之阳，祛除中焦虚寒之气，更加丁香辛温行气而止痛，其温阳散寒之功尤著；当归、川芎二药补血和血行气，一可润胃之燥，一可防辛温香燥之药伤及胃阴。全方相合，具补气升阳，温中散寒，止痛润燥之功，故对中焦虚寒诸证颇为适宜。

养 中 煎

【出处】王庆国，贾春华《日本汉医名方选》。

【组成】人参　白术　干姜　甘草　白扁豆　当归　阿胶　艾叶

【用法】水煎服。服后食顷，饮热粥一升许，微自温，勿发揭衣被。

【功用】健脾温中，补气摄血。

【主治】妊妇中焦虚寒，下利呕吐，腹痛厌食。亦治妊娠吐血因于阳虚不摄者。

【解析】本方出《产科发蒙》，为片仓鹤陵治疗妊娠阳虚吐血之经验方，是在《伤寒论》理中汤基础上加入白扁豆、当归、阿胶、艾叶而成。妊娠妇女，若素体不足，又因妊娠时气血趋于养胎而更觉气血匮乏，则气受寒侵，发为吐利腹痛之证。亦有因气虚阳衰不能摄血而致吐血者。本方以人参大补元气，白术健脾燥湿，干姜温中祛寒，炙甘草益气和中，白扁豆健脾而除湿。五药配合，中焦之寒得辛热而去，中焦之虚得甘温而复，清阳升而浊阴降，运化健而中焦治，阳气复而血得摄。更以当归、阿胶养血而滋阴，艾叶温经而止血安胎。共奏健脾温中，养血和血，温经安胎，补气摄血之效。故而本方用于妊娠虚寒吐利腹痛及阳虚吐血之证均可奏良效。

理 中 散

【出处】王庆国，贾春华《日本汉医名方选》。

【组成】茯苓15克　人参　苍术各9克　桂枝　干姜　甘草各6克

【用法】散剂或汤剂内服。上六味为散服，或水煎亦可。

【功用】益气健脾，温阳化湿。

【主治】溏泄肠鸣，胸下痞硬，小便不利者；又治淋家腰脚冷，小便频数及尿膪；还可用治癫痫之脾虚失旺痰湿偏盛者。

【解析】本方乃片仓元周《青囊琐探》所载德本十九方之一。脾胃属土，职司运化，脾主升清，胃主降浊；脾胃阳虚有寒，则运化无权，清浊升降之机受阻，吐利腹痛诸症随之而起。本方乃《伤寒论》理中汤去白术加苍术、茯苓、桂枝而成，亦即桂枝人参汤去白术加苍术、茯苓而成。方中茯苓健脾益气，渗泄下行，配以通阳化气之桂枝同用，能入阴通阳，温阳化饮；苍术燥湿健脾，又去风湿，既可助茯苓健脾渗泄之力，又助桂枝散风解表，故苍术较白术更能治病之标；人参补气健脾，干姜温中祛寒，甘草和中补土，调和诸药。此方不仅具有理中汤之温补中焦作用，还能同时通阳化湿解表，比桂枝人参汤表里同治之功更为兼全。

延年增损理中丸

【出处】日·丹波元简《伤寒论辑义》。

【组成】人参　白术　干姜　茯苓　厚朴　甘草

【功用】温中散寒，行气燥湿。

【主治】治霍乱。

【解析】方用理中丸健脾益气，温中燥湿，加茯苓、厚朴利湿除满。

扶老理中散

【出处】日·丹波元简《伤寒论辑义》引小品方。

【组成】人参　白术　干姜　茯苓　麦门冬　附子　甘草

【功用】温中健脾，益阴和阳。

【主治】治羸老冷气，恶心食饮不化，腹虚满，拘急短气，及霍乱呕逆，四肢厥冷，心烦气闷流汗者。

【解析】方用理中丸加附子、茯苓温阳健脾利湿，加麦门冬益阴济阳。

范汪理中加二味汤

【出处】日·丹波元简《伤寒论辑义》。

【组成】人参 白术 干姜 当归 芍药 甘草

【功用】温中除湿，行气和血。

【主治】治霍乱胸满，腹痛吐下者。

【解析】方用理中丸温中健脾燥湿，加当归养血和血；芍药敛阴和营，配甘草而缓急止痛。

第十三章
建中汤方族

建中汤方族一览表

朝代	方　剂	出处	作者
汉	小建中汤	伤寒论	张仲景
	黄芪建中汤	金匮要略	
	大建中汤		
唐	当归建中汤	千金翼方	孙思邈
	内补当归建中汤	备急千金要方	
元	大建中汤	丹溪心法	朱震亨
明	人参建中汤	景岳全书	张景岳
	加减大建中汤	普济方	朱橚
清	加减建中汤	伤寒约编	徐大椿
现代	加味建中汤	杂病证治新义	胡光慈
	小建中汤合大建中汤	日本汉医名方选	王庆国，贾春华
	归芪建中汤		

　　建中汤方族是指以小建中汤为母方，经过加减化裁而发展形成的一个方剂系列。小建中汤即桂枝汤倍芍药加饴糖而成，但不以桂枝加味名方，是因其重点不在于解表，而在于建中，已从解表之方变为建中之剂，故其有温养中气，补虚缓急，平补阴阳，调和气血，调和营卫之功。本方开辟了内伤甘药补虚的法门，亦如浅田惟常所说："凡论中治中焦之剂，有建中，有理中，而一和一温，一润一燥，颇异趣，而奏迹则一也，后世温养之法，虽千万乎，皆不能出二方之范围矣。"

　　《金匮要略》之大建中汤与本方药物组成不同，但二方建中之功则一，故并列于此。是以名建中汤方族之因。

小建中汤

【出处】汉·张仲景《伤寒论》。

【组成】桂枝三两（去皮） 甘草二两（炙） 大枣十二枚（擘） 芍药六两 生姜三两（切） 胶饴一升

【用法】上六味，以水七升，煮取三升，去滓，纳饴，更上微火消解，温服一升，日三服。呕家不可用建中汤，以甜故也。

【功用】温中补虚，和里缓急。

【主治】原著中用于治疗：①伤寒里虚邪乘，土衰木横，症见腹中急痛，阳脉涩，阴脉弦；②平素气血不足之人感寒之后，出现心中烦悸。《金匮要略》中则用于治疗：①虚劳里急，症见悸、衄、腹中痛、梦失精、四肢酸疼、手足烦热、咽干口燥；②虚劳萎黄、小便自利；③妇人里虚，腹中痛。此外，还可见神疲乏力、虚怯少气、盗汗、面色无华、饮食无味、胁肋腹胀、头重不举、少腹拘急、小便频数、久病羸弱等众多症状。舌象一般为舌淡苔白，脉象可见弦、涩、缓弱、细沉、大而无力等。

【解析】本方是桂枝汤倍用芍药加饴糖而成。方中重用饴糖，甘温补脾益气，和胃缓急，为主药；桂枝温阳气，芍药益阴血，二者为辅药；甘草甘温益气，既助饴糖、桂枝益气温中，又和芍药和里缓急、止痛为佐药；又以生姜之辛温，大枣之甘温，辛甘相合，健脾胃，和营卫，调诸药，共为佐使。因此，本方具有温以祛寒，甘以缓急，辛以宣通，温中补虚，和里缓急的作用。所谓"建中"，即是通过以上作用，建复中气。中气健则气血化源不乏，阴阳虚损之证自愈。

黄芪建中汤

【出处】汉·张仲景《金匮要略》。

【组成】桂枝（去皮） 甘草（炙） 生姜各三两 芍药六两 胶饴一升 大枣十二枚 黄芪一两半

【用法】上七味，以水七升，煮取三升，去滓，纳胶饴，更上微火，温服一升，日三服。

【功用】温中补气，和里缓急。

【主治】虚劳里急，诸不足。

【加减运用】气短胸满者加生姜；腹满者去枣，加茯苓一两半；及疗肺虚损不足，补气加半夏三两。

【解析】本方为小建中汤加黄芪而成，是治疗虚劳病的重要方剂。方中黄芪甘温入脾，健脾益气是其所长，饴糖甘甜而性平和，入脾胃肺经，可补虚养五脏，且能缓急止痛，共为方中主药；桂枝辛甘而温，能通补一身之阳气，芍药酸寒，养血滋阴，调和肝脾，二药合用以为辅；方中饴糖配桂枝，甘辛化阳以补中虚，饴糖配芍药，甘酸化阴而缓里急；炙甘草、生姜、大枣温中补虚而缓里急，且有调和药性之功效，共为佐使。诸药相配，五脏可养，中焦得健，诸虚得补，故名"黄芪建中"。《医宗金鉴》称"黄芪建中汤，建立中外两虚，非单谓里急一证之治也。……经曰：劳者温之，甘药调之，是以温以甘为主也。由此推之，诸药之药性味功能加减出入，其妙无穷也。"《金匮要略本义》称"气虚甚加黄芪，津枯甚加人参，以治虚劳里急。此言里急非单指里急之谓也，乃虚劳诸不足腹痛之谓也，故名其方为建中，正所以扶持正气，使渐生阴阳，达于荣卫，布于肢体也。急者缓之以甘，不足者补之必以温，而充虚寒，则以黄芪尤有专长也。"

大建中汤

【出处】 汉·张仲景《金匮要略》。

【组成】 蜀椒二合（炒去汗）　干姜四两　人参二两

【用法】 上三味，以水四升，煮取二升，去滓，纳胶饴一升，微火煎取一升半，分温再服，如一炊顷，可饮粥二升，后更服，当一日食糜，温复之。

【功用】 温中补虚，降逆止痛。

【主治】 心胸中大寒痛，呕不能饮食，腹中寒，上冲皮起，出见有头足（注：上冲皮起，出现有头足，是形容腹中寒气攻冲，皮肤突起如头足样的块状物），上下痛而不能触近，大建中汤主之。

【解析】 本方主治证为脘腹剧痛，系中阳虚弱，阴寒之气上逆所致。治宜温建中阳。方中蜀椒味辛性热，温中下气，降逆止痛为主药；干姜辛热，温中祛寒，和胃止呕为辅药；人参益脾胃，扶持正气；重用饴糖建中缓急，既能增椒、姜止痛之功，又可调和椒、姜之燥烈，共为佐使，合而成为温中补虚，降逆止痛之剂。

内补当归建中汤

【出处】 唐·孙思邈《备急千金要方》卷三方。

【组成】 当归四两　芍药　生姜各六两　甘草二两　桂心三两　大枣十枚

【用法】 为粗末，水煎，一日分三次服。

【功用】 温补气血，缓急和里。

【主治】 产后虚羸，腹中疼痛，吸吸少气，或小腹拘急，痛引腰背，不能饮食。

【加减运用】 若大虚加饴糖六两（烊化）；若出血过多，崩伤内竭不止者，加地黄六两、阿胶（烊化）二两。

【解析】 本方即小建中汤去饴糖加当归而成。方中重用当归，并冠以方名者，重在补血和血，为方中主药；桂枝温阳气，芍药益阴血，并为辅药；炙甘草甘温益气，既助桂枝益气温中，又合芍药酸甘化阴，缓急止痛；生姜、大枣调和营卫，温胃补脾，均为佐使药。诸药合用，既可温中养血治其本，又可缓急止痛治其标，但主要补虚调中，故方名"当归建中"。若大虚者仍需加饴糖。

当归建中汤

【出处】唐·孙思邈《千金翼方》卷六方。

【组成】当归（或川芎）四两　芍药　饴糖各六两　桂心　生姜各三两　大枣二十枚　炙甘草二两

【用法】为粗末，水煎，去渣，入饴糖熔化，分三次服。

【功用】温补气血，和里缓急。

【主治】产后虚羸不足，腹中时痛，少气，或小腹拘急，痛引腰背，不能饮食。

【加减运用】若失血过多，加生地黄六两，阿胶二两。

【解析】本方即小建中汤加当归而成。其组方原理与内补当归建中汤类似，只是其虚象较后方证更重。

大建中汤

【出处】元·朱震亨《丹溪心法》卷二方。

【组成】黄芪　当归　桂心　芍药各二钱　人参　甘草各一钱　半夏　附子（炮、去脐）各二钱半

【用法】为粗末，每服五钱，加生姜三片，大枣二枚，水煎，食前服。

【功用】温补气血，调中和胃。

【主治】无根之火聚于胸中，独熏于肺，传于皮肤而发阴斑，斑点如蚊、虱、蚤咬状，见于胸背、手足，稀少微红者。

【解析】本方由黄芪建中汤加减化裁而成，主治气血两亏，中焦虚寒，阴火上攻所致的阴斑。方中人参大补元气，益脾和中，黄芪补益脾肺，升举阳气，当归养血活血，三药合用可助气血生化之源，共为主药；桂枝温经散寒，芍药敛阴和营，两药合用，可调和营卫，附子温壮元阳，配合桂枝还可扶阳消阴，共为辅药；半夏降逆和中，为佐药；炙甘草、生姜、大枣温中补虚，调和药性，共为使药。诸药配合，共奏温补气血，调中和胃之效，则阴火得降，阴斑可除。

加减大建中汤

【出处】明·朱橚《普济方》卷三百二十三方。

【组成】芍药二两　当归　川芎　黄芪　肉桂各一两　炙甘草　白术各三分

【用法】为粗末，每服二钱五分，加姜、枣，水煎服。

【功用】温补气血，和里缓急。

【主治】妇人胎前产后，一切虚损，月水不调，脐腹疼痛，往来寒热，自汗口渴。

【解析】本方由黄芪建中汤加减化裁而成，主治妇人胎前产后，中气虚寒，气血凝滞的诸般症候。方中黄芪补脾益气，当归养血活血，为主药；肉桂温补脾肾，芍药益阴血，共为辅药；川芎行气活血，白术健脾益气，并为佐药；生姜温胃，大枣补脾，合而升腾中焦升发之气，炙草既可和中缓急，又可调和诸药，三药共为使药。诸药配伍，共奏温补气血，和里缓急之功。

人参建中汤

【出处】明·张景岳《景岳全书·古方八阵》卷五十三方。

【组成】炙甘草　桂枝　生姜各三两　大枣十二枚　芍药一两　饴糖一升　人参二两

【用法】水煎去滓，纳饴糖微火稍煎，分三次服。

【功用】温补气血，调荣和卫。

【主治】虚劳自汗。

【解析】本方由小建中汤加人参并化裁而成，主治气血亏虚，营卫不和所致的自汗证。治宜温补气血，调荣和卫。方中以小建中汤温中补虚，调和气血。加人参大补元气，以固本元，则虚劳得愈。

加减建中汤

【出处】清·徐大椿《伤寒约编》。

【组成】制首乌（酒炒）五钱　川桂枝六分　白芍药（酒炒）钱半　淡豆豉钱半　当归身三钱　炙甘草钱半　白茯神（去木）钱半　陈皮钱半　鲜生姜三片　肥大枣五枚

【用法】水煎，去渣，温服。

【功用】解表散寒，滋阴养营。

【主治】主治营气不足而感受寒邪的里虚外实证，其症见发热、恶寒、无汗、身疼、脉浮弱等。

【解析】徐大椿对本方解释说："此养营解邪之剂。血少则营气不足，络脉空虚，寒邪得以留恋经中。故用首乌滋血，归、芍养营，淡豆豉解表，姜、桂祛寒，茯神安神启胃，炙甘草、大枣缓中益虚，缓方和剂，合之陈皮共襄养心祛邪之力。"

加味建中汤

【出处】胡光慈《杂病证治新义》方。

【组成】桂枝　白芍药　炙甘草　生姜　大枣　党参　黄芪　当归

【功用】温补气血，和里建中。

【主治】虚黄，面色萎黄，精神倦怠，小便清白。

【解析】本方由桂枝汤加党参、黄芪、当归而成，主治脾胃虚弱，气血亏虚的虚黄。方中桂枝汤调和营卫，加党参、黄芪补中益气，当归养血活血，共奏温补气血，和里建中之效。

小建中汤合大建中汤

【出处】王庆国，贾春华《日本汉医名方选》。

【组成】桂枝 4 克　甘草　蜀椒各 2 克　大枣 4 克　芍药 6 克　干姜　人参各 3 克　胶饴 20 克

【用法】水煎服。

【功用】温中补虚，缓急降逆止痛。

【主治】习惯性便秘，因开腹术后粘连、肠管狭窄所致肠蠕动亢进和腹痛、便秘，也用于因粘连、肠管狭窄所致轻度肠梗阻。

【解析】本方为大塚敬节创制，并命名为中建中汤。患者一般体力较低下，腹壁菲薄，腹肌弹力差，脉弱，气色不佳，易着凉。若不甚虚者可于方中减去饴糖，虚寒甚者加重饴糖。小建中汤与大建中汤俱出自《金匮要略》。小建中汤主治虚劳里急，腹中痛等症，大建中汤主治心胸中大寒痛，呕不能饮食，腹中寒，上冲皮起，出见有头足，上下痛而不可触及等症。方中饴糖合桂枝、人参、大枣甘温相得，温中补虚；饴糖、甘草合芍药，苦甘相须，和里缓急；川椒温中下气，降逆止痛；干姜温中散寒，和胃止呕。因方中有干姜，故不再用生姜。诸药合用，有补虚温中散寒，缓急降逆止痛之功。

归芪建中汤

【出处】王庆国，贾春华《日本汉医名方选》。

【组成】当归 4 克　桂枝 4 克　生姜 4 克　大枣 4 克　芍药 5~6 克　甘草 2 克　黄芪 2~4 克　胶饴 20 克

【用法】汤剂内服。先煎诸药汤成去滓，兑入胶饴温服。

【功用】调理脾胃，补益气血。

【主治】身体虚弱，疲倦乏力或病后气血不足，易出虚汗。

【解析】本方是日本医家华冈青州的家传方剂，是在《伤寒论》小建中汤的基础上加减变化而成。小建中汤为温中补虚，和里缓急的效方，其主治证候为"虚劳里急、悸、衄、腹中痛、梦失精"。方中饴糖甘温质润，益脾气而养脾阴，温补中焦，兼可缓肝之急，润肺之燥；甘草甘温益气，既助饴糖、桂枝益气温中，又合芍药酸甘化阴而益肝滋脾；桂枝温阳化气，芍药补益阴血，二药相合，一阴一阳，阴阳双补，气血俱荣；生姜温胃，大枣补脾，合而升腾中焦生发之气而行津液，和营卫。六味配合，于辛甘化阳之中，又具酸甘化阴之用，共奏温中补虚，和里缓急之用。俾中气健，化源充，则五脏有所养，里急腹痛，手足烦热，心悸虚烦诸症可除，故为补益剂之祖方。在我国，以此方加味有黄芪建中汤、当归建中汤，前者补气之功尤胜，后者兼有补血之能。华冈青州于小建中汤内加入黄芪、当归，命名为归芪建中汤，其意在以黄芪之甘温益气升阳，增强其益气建中之力，以当归之苦辛补血和血，增强其滋补阴血之功。故而对中气不足，气血亏虚之人皆可应用。

第十四章

四逆汤方族

四逆汤方族一览表

朝代	方　剂		出处	作者
汉	四逆汤		伤寒论	张仲景
	茯苓四逆汤			
	白通汤			
	白通加猪胆汁汤			
	四逆加人参汤			
	通脉四逆汤			
	通脉四逆加猪胆汁汤			
	附子粳米汤		金匮要略	
唐	温中汤		千金翼方	孙思邈
宋	二气丹		太平惠民和剂局方	陈师文
	四柱散			
	桂附汤		三因极一病证方论	陈言
	正阳散		太平圣惠方	王怀隐
	实脾散		重订严氏济生方	严用和
	姜附丸		圣济总录	医官合编
金	浆水散		素问病机气宜保命集	刘完素
元	羌活附子汤		卫生宝鉴	罗天益
	加减白通汤			
明	回阳返本汤		古今医鉴	龚信
	益元汤		伤寒六书	陶华
	回阳救急汤			
	回阳返本汤			
	姜附汤		证治准绳	王肯堂

续表

朝代	方　剂	出处	作者
明	四维散	景岳全书	张景岳
	茵陈四逆汤		
	四味回阳饮		
	六味回阳饮		
清	茵陈术附汤	医学心悟	程国彭
	羌活附子汤		
	天魂汤	四圣心源	黄元御
	乌肝汤		
	苓甘姜附汤		
	拯阳汤	罗氏会约医镜	罗国纲
	姜附汤	杂病源流犀烛	沈金鳌
	大固阳汤		
	急救回阳汤	医林改错	王清任
	椒附白通汤	温病条辨	吴鞠通
	附姜白通汤	医门法律	喻嘉言

　　四逆汤方族是指以四逆汤为母方，经过加减化裁而发展形成的一个方剂系列。四逆汤药仅三味，然脾肾之阳同建，温补并用，力专而效宏，为回阳救逆的基本方剂。无论《伤寒论》还是后世所制相类之方，都是在本方基础上化裁而成。现将此类方剂逐一论述。

四 逆 汤

【出处】汉·张仲景《伤寒论》。

【组成】甘草二两（炙）　干姜一两半　附子一枚（生用，去皮，破八片）

【用法】上三味，以水三升，煮取一升二合，去滓，分温再服。强人可大附子一枚，干姜三两。

【功用】回阳救逆。

【主治】阳气虚衰，阴寒内盛之证。原著中用于治疗：①三阴寒证，症见脉沉，手足厥冷，自利不渴或下利清谷，或大汗出、热不去、内拘急、四肢疼而恶寒，或呕而脉弱、小便复利、身有微热而见厥；②霍乱吐利，症见汗出、发热恶寒、四肢拘急、手足厥冷，或小便复利而大汗出、下利清谷、内寒外热、脉微欲绝；③阳虚之体复感外邪或伤寒误治伤阳，虽有身体疼痛等表证，而以里证为急，如发热、头痛、脉反沉，或伤寒误下后续得下利清谷不止，或下利腹胀满；④阳虚不化、寒饮内停之干呕等。此外，还常见神疲欲寐、恶寒蜷卧、腹中冷痛、口鼻气冷、口淡不渴或喜热饮等症；舌象多见质淡苔白，脉象多为沉、细、弱、迟、微。

【解析】 本方是回阳救逆法中的主要方剂。方中大辛大热之附子，通行十二经，温阳、祛寒，回阳以救逆，为主药；干姜亦为辛热之品，长于温中祛寒，与主药协同，温阳祛寒之力甚强，为辅药；以炙甘草为佐使者，一则补脾胃而调药，二则能缓附子、干姜辛烈之性。三药合用，共奏回阳救逆之功。《绛雪园古方选注》称"四逆者，四肢逆冷，因证以名方也。凡三阴一阳证中，有厥者皆用之。故以少阴用以救元海之阳，太阴用以温脏中之寒，厥阴薄厥，阳欲立之，非此不救。至于太阳误汗之阳亦用之者，以太少为水火之主，非交通中土之气，不能内复真阳。故以生附子、生干姜彻上彻下，开辟群阴，迎阳归舍，交接于十二经。反复以炙甘草监之者，亡阳不至于大汗，则阳未必尽之，故可缓制留中，而为外召阳气之良法。"

茯苓四逆汤

【出处】 汉·张仲景《伤寒论》。

【组成】 茯苓四两 人参一两 附子一枚（生用，去皮，破八片） 甘草二两（炙） 干姜一两半

【用法】 上五味，以水五升，煮取三升，去滓，温服七合，日二服。

【功用】 回阳益阴，益气安神。

【主治】 原著中用于治疗伤寒误汗误下后病仍不解，反增烦躁之证。此外，还可见四肢厥冷、恶寒、烦躁、心悸、惊惕不安或小便不利、浮肿等症。其脉沉微，苔白而润。

【解析】 本方由四逆汤加茯苓、人参而成，主治伤寒误治后阴阳俱虚之烦躁。方中干姜、生附子回阳以救逆；人参益气生津，安精神，定魂魄；姜附与人参配伍，回阳之中有益阴之效，益阴之中有助阳之功；佐以茯苓健脾宁心安神；甘草益气和中，调和诸药，为使药。诸药合用，共奏回阳益阴，益气安神之效。

白 通 汤

【出处】 汉·张仲景《伤寒论》。

【组成】 葱白四茎 干姜一两 附子一枚（生，去皮，破八片）

【用法】 上三味，以水三升，煮取一升，去滓，分温再服。

【功用】 破阴回阳，宣通上下。

【主治】 阴寒内盛，虚阳被抑不得宣通或浮越于上而见手足厥逆、畏寒背冷、咽喉痛而其色淡滞、下利清谷或白滑、脉微或沉伏等；若是虚阳上越，则可见面赤如妆，即所谓戴阳证。

【解析】 本方由四逆汤去甘草，加葱白而组成。方中附子大辛大热，为温肾回阳之要药；干姜亦为辛热之品，长于温中祛寒，二药协同，温阳祛寒之力甚强；葱白辛

滑行气，可以通行阳气，解散寒邪，阳通则阴消而脉复。三药合用，纯阳无阴，相得益彰，共收破阴回阳，宣通内外之效。

白通加猪胆汁汤

【出处】汉·张仲景《伤寒论》。

【组成】葱白四茎　干姜一两　附子一枚（生，去皮，破八片）　人尿五合　猪胆汁一合

【用法】上五味，以水三升，煮取一升，去滓，纳胆汁、人尿，和令相得，分温再服。若无胆，亦可用。

【功用】破阴回阳，宣通上下，引阳入阴。

【主治】阴寒内盛，阳亡阴竭，虚阳上越而见下利不止，厥逆无脉，干呕，烦躁。此外，还可见面赤如妆等症。

【解析】本方为白通汤加猪胆汁、人尿而组成。方中附子大辛大热，为温肾回阳之要药；干姜亦为辛热之品，长于温中祛寒；葱白辛滑行气，可以通行阳气，解散寒邪，阳通则阴消而脉复。三药合用，纯阳无阴，相得益彰，共奏破阴回阳，宣通内外之效。猪胆汁、人尿咸寒苦降，从阴引阳，一则制姜附过热躁动浮火之弊，二则降低上越浮阳的虚性、升散性，免致本已虚极之阳，因其虚性、发散性而减弱，甚至脱竭，即所谓引阳入阴的道理，亦即有名的反佐法之一。

四逆加人参汤

【出处】汉·张仲景《伤寒论》。

【组成】甘草二两（炙）　附子一枚（生，去皮，破八片）　干姜一两半　人参一两

【用法】上四味，以水三升，煮取一升二合，去滓，分温再服。

【功用】回阳救逆，益气固脱。

【主治】阳气欲亡，阴液欲竭之证。原著用于治疗霍乱下利，忽而自止，恶寒脉微。此外还可见四肢厥逆、汗多、呼吸浅促、神疲嗜睡等症，其脉或迟弱或疾促，或微细欲绝。

【解析】本方用四逆汤回阳固脱，加人参以益气生津，共成回阳救逆之峻剂。

通脉四逆汤

【出处】汉·张仲景《伤寒论》。

【组成】甘草二两（炙）　附子大者一枚（生用，去皮，破八片）　干姜三两（强人可四两）

【用法】上三味，以水三升，煮取一升二合，去滓，分温再服。其脉即出者愈。面色赤者，加葱九茎。腹中痛者，去葱加芍药二两。呕者，加生姜二两。咽痛者，去芍药加桔梗一两。利止脉不出者，去桔梗加人参二两。病皆与方相应者，乃服之。

【功用】通阳破阴，回阳通脉。

【主治】霍乱吐利之后而见下利清谷，里寒外热，汗出，手足厥逆，脉微欲绝，身反不恶寒，其人面色赤，或腹痛，或干呕，或咽痛，或利止脉不出。此外，还可见口鼻气冷、躁扰不宁、渴而得水不欲咽等症。除脉微欲绝外，尚可见洪大无伦，按之则无；舌质淡、苔白滑或黑滑。

【解析】本方所治诸证，乃寒邪深入少阴，肾阳衰微，阴寒内盛所致。故方用大辛大热之附子，通行十二经，温阳以祛寒，回阳以救逆为主药；干姜温中散寒，以助附子为辅药；生附子有大毒，与干姜同用，其性峻烈，故又用益气温中之炙甘草为佐药，既能解毒，又能缓姜、附辛烈之性。三药合用，功专效宏，共奏回阳救逆之功。《古今名医方论》称："仲景真武汤一方，于水中补火；四逆与通脉四逆二方，是于水中温土。二方用药无异，分两不同，主治又别。所以然者，前方脉沉，为阳气不鼓，四逆为阳微不周，然真阳未尽之也。君以炙甘草之甘温，温养微阳；臣以干姜、附子之辛温，通关节，走四肢。此因内阳微而外寒甚，故制为阳气外达之剂。后方里寒外热，浮是肾中阴寒逼阳于外，故君以干姜，树帜中宫；臣以国老，主持中外；更以附子，大壮元阳，共招外热返之于内。盖此时生气已离，存之俄顷，若以柔缓之甘草为君，何能疾呼外阳？……阳微于里，主以四逆；阳格于外，主以通脉。"

通脉四逆加猪胆汁汤

【出处】汉·张仲景《伤寒论》。

【组成】甘草二两（炙）　干姜三两（强人可四两）　附子大者一枚（生，去皮，破八片）　猪胆汁半合

【用法】上四味，用水三升，煮取一升二合，去滓，加入猪胆汁，分二次温服。

【功用】回阳救逆，益阴和阳。

【主治】霍乱吐利之后而见吐已下断，汗出而厥，四肢拘急不解，脉微欲绝。还可见转筋、眼眶凹陷、肌肉枯削、干呕等。

【解析】本方由通脉四逆汤加猪胆汁而成，主治霍乱吐利致阳亡阴竭之证。故以通脉四逆汤回阳而救逆。猪胆汁苦寒而性滑，一可借其性寒，引姜附大辛大热药物入阴，以制盛阴对辛热药物之格拒不受，具有"甚者从之"之意；二则借其苦润以润燥滋阴，既可补益吐下后之液竭，又可制约姜附辛热伤阴劫液之弊，此所谓益阴和阳之法。

附子粳米汤

【出处】汉·张仲景《金匮要略》。

【组成】附子一枚（炮）　半夏　粳米各半升　甘草一两　大枣十枚

【用法】上五味，以水八升，煮米熟汤成，去滓，温服一升，日三服。

【功用】温中止痛，化湿降逆。

【主治】腹中寒气，雷鸣切痛，胸胁逆满，呕吐。

【解析】本方主治脾胃虚寒，水湿内停的腹满痛。治宜温中止痛，化湿降逆。方中附子温中散寒以止腹痛，为主药；半夏化湿降逆以止呕吐，为辅药；粳米、甘草、大枣扶益脾胃以缓急迫，为佐使。合而用之则回阳，散寒止痛之功卓著。

温 中 汤

【出处】唐·孙思邈《千金翼方》卷二十三方。

【组成】炙甘草 干姜 炮附子各一两半 川椒二百四十枚

【用法】为粗末，水煎，分二次服。

【功用】温中回阳。

【主治】阴寒痈疽，寒中下痢。

【解析】本方为四逆汤加蜀椒而成。方中四逆汤以辛温大热药物组成，壮肾阳，温脾阳，回阳救逆；蜀椒温中散寒止痛，合而用之则回阳，散寒止痛之功卓著。

正 阳 散

【出处】宋·王怀隐《太平圣惠方》卷十一方。

【组成】附子（炮，去皮脐）一两 皂角（去皮、子，酥炙）一枚 炮姜 炙甘草各一分 麝香（另研）一钱

【用法】为细末，每服二钱，水煎和滓热服。

【功用】回阳救逆，通关散结。

【主治】阴寒伤毒，面青，张口出气，心下硬，身不热，只额上有汗，烦渴不止，舌黑多唾，四肢俱冷。

【解析】本方由四逆汤加味化裁而成，主治素体阳虚，复感阴毒，经脉阻塞，瘀血阻滞之证。方以四逆汤回阳救逆，皂角辛温燥烈，祛痰开窍，麝香辟秽化浊，豁痰开窍。诸药合用，则共奏回阳救逆，通关散结之功，为标本兼治之方。设阳回痰去，则血脉自和，诸症可除。

二 气 丹

【出处】宋·陈师文《太平惠民和剂局方》卷五方。

【组成】硫黄末 肉桂末各一分 炮姜末 朱砂（研，为衣）各二钱 炮附子末半两

【用法】研匀，面糊为丸，梧桐子大，每服三十丸，空腹食前，煎艾汤放冷送下。

【功用】助阳消阴，散寒温中。

【主治】内虚里寒，冷气攻击，心胁脐腹刺痛，泄利无度，呕吐不止，自汗时出，小便不禁，阳气渐微，手足厥冷，及伤寒阴证，霍乱转筋，久下冷痢，少气羸困，一切虚寒痼冷等。

【解析】本方主治中阳素虚，阴寒凝滞，终至冷气攻窜表里上下之证，又治伤寒阴证等。方中炮姜能逐痼冷，而散痞通关；附子辛热燥烈，走而不守，上助心阳以通脉，中温脾阳以健运，下补肾阳以益火，外固卫阳以祛寒，为温里、扶阳、祛寒之要药，二者共为主药；肉桂温肾助阳，引火归元，硫黄温补命门，暖肾消寒，均为辅药；以朱砂为衣，既防腐防虫，又可重镇降逆；艾汤可温中祛寒，放冷送下，则免格药之弊。诸药合用，可助阳消阴，正气温中，用于一切虚寒痼冷。

四 柱 散

【出处】宋·陈师文《太平惠民和剂局方》卷三方。

【组成】煨木香 茯苓 人参 炮附子各一两

【用法】为粗末，每服二钱，加生姜三片、大枣一枚、盐少许，水煎，食前服。

【功用】温中益气。

【主治】元脏气虚，真阳衰惫，头晕耳鸣，四肢怠倦，脐腹冷痛，小便滑数，泄泻不止。

【解析】本方主治元脏气虚，真阳衰惫所致诸证。方用大辛大热之附子通行十二经，温阳以祛寒，回阳以救逆，为主药；人参甘温，大补元气，强壮脾胃，为辅药；茯苓健脾渗湿，宁心安神，木香行气止痛，调理胃肠，共为佐药；生姜、大枣温中补脾，调和药性，盐引药入肾，共为使药。诸药合用，共奏温中益气之功。

姜 附 丸

【出处】宋·医官合编《圣济总录》。

【组成】炮附子 炮乌头各一分 炮姜三分 吴茱萸（汤浸一夜，烤干，炒） 姜厚朴各半两

【用法】为末，炼蜜为丸，梧桐子大，每服三丸，空腹酒送下，日三夜一服。

【功用】温阳散寒，行气止痛。

【主治】治心中寒，心痛彻背，背痛彻心，如虫蛀之状。

【解析】方以干姜附子汤回阳救逆为基础，加炮乌头温经散寒止痛，吴茱萸补肝缓急，厚朴行气和中。

桂 附 汤

【出处】宋·陈言《三因极一病证方论》。

【组成】附子 桂心 炮姜 芍药 炙甘草 茯苓 炒桃仁各一两

【用法】为粗末，每服四钱，水煎去滓，食前服。

【功用】温阳散寒，扶正止痛。

【主治】治少阴伤风，胸满心烦，咽喉痛，自汗，腰痛连脐骨酸痛，呕吐涎沫，头痛，其脉沉弦者。

【解析】方即四逆汤合芍药甘草附子汤加味而成。方以姜、桂、附温阳散寒，芍药、甘草酸甘化阴，茯苓宁心除烦，桃仁配芍药活血通络。

实 脾 散

【出处】宋·严用和《重订严氏济生方·水肿门》。

【组成】厚朴（去粗皮，姜汁炒） 白术 木瓜（去瓤） 木香（不见火） 草果仁 大腹子 附子（炮，去皮脐） 茯苓（去皮） 炮姜各一两 炙甘草半两

【用法】为粗末，每服四钱，水一盏半，生姜五片，大枣一枚，煎至七分，去滓，温服，不拘时候。

【功用】温阳健脾，行气利水。

【主治】阳虚水肿，症见腰以下肿甚，胸腹胀满，身重食少，手足不温，口中不渴，小便短少，大便溏薄，舌淡厚腻，脉沉迟或沉细。

【解析】本方所治之证，是谓阴水，缘于脾肾阳虚，阳不化水，水气内停所致，故治宜温阳健脾，行气利水。方中以附子、干姜温壮脾肾，扶阳益阴，为主药；茯苓、白术健脾燥湿，淡渗利水，使水湿从小便而利，为辅药；木瓜芳香醒脾，化湿利水，以兴脾主运化之功，厚朴、木香、大腹皮、草果下气导滞，化湿行水，使气行则湿化，共为佐药；使以甘草、生姜、大枣调和诸药，益脾和中。诸药相伍，共奏温脾暖肾，行气利水之效。因本方温补脾土之功偏胜，确有脾实则水治之功，故得"实脾"之名。《医方考》："脾胃虚寒，不能制水，则水妄行，故肢体浮肿，以无郁热，故口不渴，而大小皆利。是方也，用白术、茯苓、甘草之甘温者补其虚，用干姜、附子之辛热者温其寒，用木香、草果之辛温者行其滞，用厚朴、腹皮之下气者攻其邪，用木瓜之酸温者抑其所不胜。名曰实脾散者，实土以防水也。虽其药味不皆实土，然能去其邪，乃所以使脾气之自实也。"

浆 水 散

【出处】金·刘完素《素问病机气宜保命集》卷中方。

【组成】半夏二两 炮附子 干姜 桂枝 炙甘草各五钱 高良姜二钱半

【用法】为末，每服三至五钱，浆水煎，和滓热服。

【功用】回阳救逆，温胃和中。

【主治】霍乱阳虚，呕吐泄泻，身凉肢冷，汗多脉微。

【解析】本方所治证属里虚寒而外亡阳，治当回阳温里，以止吐泻。方中四逆汤

回阳救逆，为主药；加肉桂佐附子以温脾肾之阳，加良姜佐干姜以温胃散寒，加半夏佐甘草以治上吐下泻，共为辅佐；用浆水以治水土相混之病，对伏暑湿热，吐泻烦渴效佳（暑月吐泻亡阳者用姜附等回阳，宜用浆水散服，若非暑月，不宜用浆水）。诸药相合，外亡之阳得以回复，脾胃升降之权振奋，则周身冷汗，脉微而弱，水泻呕吐不止。

羌活附子汤

【出处】 元·罗天益《卫生宝鉴》。

【组成】 木香 炮附子 羌活 炒茴香各半两 干姜一两

【用法】 为细末，每次服二钱，加盐一捻，水煎二十沸，和渣热服。

【功用】 温中降逆。

【主治】 治客寒犯胃之呃逆者。

【解析】 方以干姜、附子温中散寒；木香、茴香暖胃调中，加羌活助其行气通络。

加减白通汤

【出处】 元·罗天益《卫生宝鉴》卷二十二方。

【组成】 炮附子 炮姜各一两 肉桂 炙甘草 半夏 煨草豆蔻 人参 白术各五钱

【用法】 为粗末，每服五钱，加生姜五片、葱白五茎，水煎，空腹服。

【功用】 回阳救逆，益气和中。

【主治】 形寒饮冷，大便自利，完谷不化，脐腹冷痛，足寒而逆。

【解析】 本方由白通汤加味化裁而成，主治素体阳虚，复因形寒饮冷，重伤脾肾之阳所出现的证候。治宜回阳救逆，益气和中。方中炮附子温壮元阳，炮姜温中祛寒，共为主药；肉桂温暖下焦，人参、白术补中益气，健脾燥湿，共为辅药；半夏降逆和中，草豆蔻行气燥湿，共为佐药；炙甘草和中调药为使。诸药合用，可恢复中焦运化，下焦气化之职，复祛寒邪，故诸症自除。

益 元 汤

【出处】 明·陶华《伤寒六书·杀车槌法》方。

【组成】 炮附子 干姜 艾叶 黄连 知母 人参 麦门冬 五味子 葱白 甘草

【用法】 加生姜一片，大枣二枚，水煎，临卧槌法入童便三匙，冷服。

【功用】 回阳逐寒，滋阴降火。

【主治】 戴阳证，症见面赤身热头疼，不烦而躁，饮水不得入口。

【解析】本方为四逆汤合生脉散加味而成，为回阳救逆，益气复脉之剂。方中用大辛大热之附子补益先天命门之真火，人参甘平，大补元气为主药；干姜辛温，温中散寒助附子升发阳气，麦冬甘寒，养阴生津，补虚除烦，五味子酸温敛阴益气，葱白辛开以通阳，艾叶温暖少阳，共为辅药；黄连苦寒，知母咸寒，清虚热，泻燥热为佐药；炙甘草既解毒又缓和附、姜辛燥之性，不致有暴散之虞，生姜、大枣温中益气散寒且调和诸药，共为使药。诸药相合，正如《素问·至真要大论》所言："寒淫于内，治以甘热，佐以苦辛，以咸泻之，以辛润之，以苦坚之。""寒淫所胜，平以辛热，佐以苦甘，以咸泻之。"因阴盛于内，格阳于外，故又以童溲为引，导药入于阳分，共奏回阳救逆，益气生脉之功。

回阳救急汤

【出处】明·陶华《伤寒六书·杀车槌法》卷三方。

【组成】熟附子　干姜　肉桂　人参　白术　茯苓　陈皮　甘草　五味子　半夏

【用法】加麝香三厘，生姜三片，水煎，临卧服。

【功用】回阳救逆，益气生脉。

【主治】阴寒内盛，阳气衰微，无身热，无头痛，恶寒，四肢厥冷，战栗、腹疼吐泻，不渴，引衣自盖，蜷卧沉重，或手指甲唇青，或口吐涎沫，或脉来沉迟无力，或无脉。

【解析】本方由四逆汤、六君子汤合方加味化裁而成。主治阴寒内盛，阳气衰微，脾胃虚弱，痰凝气滞之证。方中附子辛热燥烈，走而不守，能上助心阳以通脉，中温脾阳以健运，下补肾阳以益火，外固卫阳以祛寒；干姜辛热，温中散寒止痛，二药配合可疗阳气不运之腹中冷痛，肠鸣腹泻，共为主药；肉桂温暖下焦，合附子则补命门，取益火生土之意；五味子敛肺滋肾，敛心气，安心神，下气消食；人参、白术益气补中，健脾和胃，四药共为辅药；半夏和脾降逆，茯苓健脾和胃，宁心安神，陈皮理气健脾止呕，共为佐药；甘草、生姜益气温中，调和药性，麝香辟秽化浊，豁痰开窍，共为使药。诸药合用，共奏回阳救逆，益气生脉，健脾和胃，顺气除痰之功。

回阳返本汤

【出处】明·陶华《伤寒六书·杀车槌法》卷三方。

【组成】熟附子　干姜　甘草　人参　麦门冬　五味子　腊茶　陈皮

【用法】加蜜五匙，水煎，临卧冷服，以取汗为度。

【主治】阴盛格阳，阴极发躁，微渴，面赤，欲坐卧泥水井中，脉来无力或脉全无欲绝者。

【加减运用】若面戴阳者,加葱七茎、黄连少许,用澄清泥浆煎服。

【解析】本方由四逆汤、生脉饮合方加味化裁而成。主治阴盛格阳,阴极发躁所致的真寒假热证。方中附子辛热燥烈,走而不守,能上助心阳以通脉,中温脾阳以健运,下补肾阳以益火,外固卫阳以祛寒;干姜辛热,温中散寒止痛,二药配合则回阳救逆,破阴开结之力甚强,共为主药。人参甘温,益气生津,麦门冬甘寒养阴生津,五味子酸温,敛肺止汗而生津,三药合用可从阴引阳,一则制姜附过热躁动浮火之弊,二则降低上越浮阳的虚性升散性,免致本已虚极之阳,因其虚性,发散性而减弱,甚至脱竭,即所谓引阳入阴的道理,故均为辅药。腊茶清心安神除烦,陈皮理气健脾燥湿,共为佐药。甘草、蜜味甘,益气补中,调和药性,共为使药。诸药合用,共奏回阳救逆,益气生脉,清心安神之功。

回阳返本汤

【出处】明·龚信《古今医鉴》卷七引云林方。

【组成】人参　白术　炒干姜　甘草　陈皮　制半夏　制附子各一钱　丁香　茯苓　白豆蔻各八分　炒神曲六分　沉香五分

【用法】为粗末,加生姜三片,大枣二枚,盐水少许,水煎服。

【功用】温肾回阳,益气和中。

【主治】手足冷,指甲青,少腹疼痛,外肾挛缩。

【解析】本方由四逆汤、六君子汤合方加味化裁而成。主治脾肾阳虚,阴寒内盛,气滞湿阻之证。方中附子辛热燥烈,走而不守,能上助心阳以通脉,中温脾阳以健运,下补肾阳以益火,外固卫阳以祛寒;干姜辛热,温中散寒止痛,二药配合则回阳救逆,破阴开结之力甚强,共为主药;人参、白术益气补中,健脾和胃,共为辅药;丁香暖胃降逆,温肾助阳,半夏和脾降逆,白豆蔻温中醒脾,茯苓健脾和胃渗湿,陈皮理气健脾止呕,沉香行气止痛通脉,神曲消食导滞,共为佐药;甘草、生姜、大枣温中益气,调和药性,盐引药入肾,共为使药。诸药合用,共奏温肾回阳,益气和中,散寒通脉之功。

姜　附　汤

【出处】明·王肯堂《证治准绳·疡门》。

【组成】人参　附子(炮,去皮脐)各一两　炮姜　白术各五钱

【用法】分为二剂,水煎服。

【功用】温阳固表,补气健脾。

【主治】治疮疡真阳亏损,或误行汗下,或脓血过多,失于补托,以致上气喘急,自汗盗汗,气短头晕者。

【解析】方即理中丸化裁而成。以附子、炮姜温补真阳,人参、白术补益元气。

四 维 散

【出处】明·张景岳《景岳全书·新方八阵》卷五十一方。

【组成】人参—两　制附子　炒干姜各二钱　炙甘草—至二钱　乌梅肉五分至一钱

【用法】为末，加水拌湿，蒸后烘干研匀，每服一至二钱，温水调下。

【功用】回阳固脱。

【主治】脾肾虚寒，滑脱至甚，或泄利不能止，或气虚下陷，二阴血脱不能禁者。

【解析】本方由四逆汤加味化裁而成。主治脾肾虚寒，中气下陷，阴不内守的阳亡血脱证。治宜回阳固脱。方用四逆汤回阳固脱，加人参以益气补血生津。乌梅酸平，入肝肾脾经，收敛肝脾，益胃生津，涩肠止泻。如此则阳回阴复，清升浊降，诸症自除。

茵陈四逆汤

【出处】明·张景岳《景岳全书·古方八阵》卷五十八引韩氏方。

【组成】茵陈二两　炮姜—两半　炮附子—个　炙甘草—两

【用法】分四帖，水煎服。

【功用】回阳利湿。

【主治】发黄，肢体逆冷，腰以上自汗，脉沉细迟者。

【解析】本方由四逆汤加茵陈而成。主治素体脾胃阳虚，或病后脾阳受伤，湿从寒化，寒湿阻滞中焦，胆液被阻，溢于肌肤的阴黄病。治宜温中回阳利湿。方中茵陈为治黄疸之专药，功擅清热利湿，利胆退黄，与附子并用，则可温化寒湿退黄，二者并为主药；干姜为辛热之品，长于温中祛寒，为辅药；炙甘草益气和中，调和药性，为使药。诸药合用，使中阳恢复，寒湿得去，黄疸自愈。

四味回阳饮

【出处】明·张景岳《景岳全书·新方八阵》卷五十一方。

【组成】人参—至二两　制附子　炮姜各二至三钱　炙甘草—至二钱

【功用】回阳救逆，益气固脱。

【主治】元阳虚脱，恶寒肢冷，气息微弱，冷汗如油。

【解析】本方由四逆汤加人参而成。主治元阳虚脱，阴不内守的脱证。方用四逆汤回阳固脱，加人参大补元气，养血生津，共成回阳救逆，益气固脱之效。本方实为《伤寒论》四逆加人参汤的变制，主治证也类似。

六味回阳饮

【出处】明·张景岳《景岳全书·新方八阵》卷五十一方。

【组成】人参数钱至二两 制附子 炮姜各二至三钱 炙甘草一钱 熟地黄五钱至一两 当归身（泄泻或血动者用白术易之）三钱

【功用】回阳救逆，益阴固脱，补气养血。

【主治】阴阳将脱证。

【加减运用】若肉振汗多，加炙黄芪四钱至一两，或白术三至五钱；泄泻，加乌梅二枚，或五味子二十粒；阳虚上浮，加茯苓二钱；肝经郁滞，加肉桂二至三钱。

【解析】本方系四逆加人参汤合当归、熟地而成。方用甘温力宏之人参，大补元气，扶阳以救脱，附子大辛大热，温壮元阳，二药配用，则救脱回阳之力既专又强，为主药；干姜温中散寒，与附子相合，温脾阳，壮肾阳，一守一走，相得益彰，回阳之力雄厚，为辅药；当归甘补辛散，苦泄温通，景岳谓其"专能补血""又能行血"，具有"养营养血，补气生精，安五脏，强形体，益神志"的功效。熟地甘温味厚，滋阴养血，生精补髓，二药相伍，精血同补，共培真阴之基，有"阴生阳长"之意，为佐药；炙甘草益气温中，调和诸药，为使药。诸药合用，共奏益气回阳之功。

附姜白通汤

【出处】清·喻嘉言《医门法律·中寒门》。

【组成】附子（炮，去皮脐） 炮姜各五钱 葱白（取汁，五茎） 猪胆半枚

【用法】水煎前二味，取汁，兑入葱白汁、猪胆汁，和匀温服。

【功用】回阳救逆，引阳入阴。

【主治】暴卒中寒，厥逆呕吐，泻利色青气冷，肌肤凛栗无汗，阴盛无阳之症。

【解析】本方由白通汤加猪胆，并化裁而成。主治素体阳虚，卒中寒邪，冷气充斥上下内外，气机升降失调所致的阴盛无阳之证。治宜回阳救逆，引阳入阴。方中附子大辛大热，为温肾回阳之要药；干姜亦为辛热之品，长于温中祛寒；葱白辛滑行气，可以通行阳气，解散寒邪，阳通则阴消而脉复。三药合用，纯阳无阴，相得益彰，共奏破阴回阳，宣通内外之效。猪胆汁咸寒苦降，引阳入阴，为反佐。诸药合用，功专效宏，直达病所，运化健而中焦治，诸症可愈。

茵陈术附汤

【出处】清·程国彭《医学心悟》卷二方。

【组成】茵陈 炙甘草各一钱 白术二钱 附子 干姜各五分 肉桂（去皮）三分

【功用】温阳利湿。

【主治】寒湿阻滞而致的阴黄，身目熏黄，身冷不渴，小便自利，脉沉细。

【解析】本方由四逆汤加味化裁而成。主治寒湿阻滞中焦，胆液被阻，溢于肌肤而致的阴黄病。治宜温阳利湿。方中茵陈为治黄疸之专药，与温中回阳之四逆汤并用，则可温化寒湿退黄；肉桂暖肝温肾祛寒，白术益气温中燥湿。诸药合用，共奏温中健脾、利湿退黄之功。

羌活附子汤

【出处】清·程国彭《医学心悟》。

【组成】羌活一钱　附子　干姜各五分　炙甘草八分

【用法】水煎服。

【功用】温阳散寒。

【主治】治客寒犯脑，脑痛连齿，手足厥逆，口鼻气冷。

【解析】方以四逆汤温阳散寒，加羌活辛温走表，通络散寒。

天 魂 汤

【出处】清·黄元御《四圣心源》。

【组成】甘草三钱　桂枝三钱　茯苓三钱　干姜三钱　人参三钱　附子三钱

【用法】煎大半杯，温服。

【功用】扶阳温脾，补土泻湿。

【主治】脾土虚弱。

【加减运用】若肝血虚弱，不能生火，则用归、地、首乌以培阳升之源。

【解析】火为阳而阳升于肝脾，脾陷而肝木不升，温气颓败，则阳无生化之源。脾陷之根，因于土湿，土湿之由，原于水寒。甘草、茯苓培土而泻湿；干姜、附子暖脾而温肾；人参、桂枝达木而扶阳。

乌 肝 汤

【出处】清·黄元御《四圣心源》。

【组成】甘草二钱　人参三钱　茯苓三钱　干姜三钱　附子三钱（炮）　首乌三钱（蒸）芍药三钱　桂枝三钱

【用法】煎大半杯，温服。

【功用】回阳益阴。

【主治】阳虚阴脱之证。

【解析】方用附子、干姜回阳固脱；人参益气生津，安精神、定魂魄；姜附与人参配伍，回阳之中有益阴之效，益阴之中有助阳之功；茯苓健脾扶正；首乌不寒、不燥、不腻，有补益精血之功；桂枝、芍药调和阴阳；甘草调和诸药。

苓甘姜附汤

【出处】清·黄元御《四圣心源》。

【组成】甘草　茯苓　干姜　附子

【功用】温阳散寒。

【主治】治太阳寒水。

【解析】方用附子、干姜温阳散寒，茯苓淡渗利水，甘草甘缓和中。

姜　附　汤

【出处】清·沈金鳌《杂病源流犀烛·身形门》。

【组成】杜仲　炮姜　炮附子

【用法】水煎服。

【功用】温阳散寒。

【主治】治腰冷痛如冰，得热则减，得寒则剧，脉紧者。

【解析】方以干姜附子汤温阳散寒，加杜仲补肾壮腰。

大固阳汤

【出处】清·沈金鳌《杂病源流犀烛·身形门》卷二十八方。

【组成】炮附子一个（切片）　白术　炮姜各五钱　木香二钱半

【用法】水煎候冷灌服，须臾又进一服。

【功用】回阳救逆。

【主治】脱阳症，大吐大下之后，四肢厥冷，面黑气喘，冷汗自出，外肾搐缩，不省人事。

【解析】本方主治素体阳虚，复因大吐大下，阳亡欲脱，肾气不纳所致的脱阳症。治宜回阳救逆。方中大辛大热之附子，通行十二经，温阳祛寒，回阳救逆，为主药；炮姜亦为辛热之品，长于温中祛寒，与主药协同，温阳祛寒之力甚强，为辅药；白术补中益气，健脾燥湿，木香辛温入胃与大肠，能和胃理肠，二者共为佐使。诸药合用，可回阳抑阴，补气固脱，调理气机，诸症可除。

拯　阳　汤

【出处】清·罗国纲《罗氏会约医镜》。

【组成】蜜炙黄芪一两　白术三钱　附子二至三钱　干姜（炒黄）一钱半　炙甘草一钱

熟地黄一两　当归身三钱

【功用】补气益血，温阳固脱。

【主治】治血脱气亦随之而脱，以致昏愦者。

【加减运用】方中加人参更佳；若泄泻，去当归之滑利，加乌梅二枚以酸敛收涩。

【解析】方以四逆汤加黄芪、白术温固阳气，加熟地、当归补养阴血，而黄芪助之，可敛阴血之脱。

椒附白通汤

【出处】清·吴鞠通《温病条辨》卷二方。

【组成】生附子（炒黑）三钱　川椒（炒黑）二钱　淡干姜二钱　葱白三茎　猪胆汁半烧酒杯（去渣后调入）

【用法】水五杯，煮取二杯，分二次凉服。

【功用】温阳散寒，通阳破阴。

【主治】治足太阴寒湿而见舌白滑或灰，脉迟，不食，不寐，大便窒塞，浊阴凝聚，阳伤脾痛，痛甚则肢逆之证。

【解析】本方在白通汤基础上，加猪胆汁、川椒而成。方以附子为君，温阳散寒，以干姜温中除湿，川椒燥湿消胀为臣，以葱白通阳为使，反佐猪胆汁以解除格阳之势，全方取苦辛热为法。吴鞠通对本方证论说："此足太阴寒湿，兼足少阴、厥阴证也。白滑灰滑，皆寒湿苔也。脉迟者，阳为寒湿所困，来去俱迟也。不食，胃阳痹也。不寐，中焦湿聚，阻遏阳气不得下交于阴也。大便窒塞，脾与大肠之阳，不能下达也。阳为湿困，返逊位于浊阴，故浊阴得以蟠踞中焦而为痛也；凡痛皆邪正相争之象，虽曰阳困，究竟阳未绝灭，两不相下，故相争而痛也。椒附白通汤，齐通三焦之阳，而急驱浊阴也。此苦辛热法复方也。苦与辛合，能降能通，非热不足以胜重寒而回阳。附子益太阳之标阳，补命门之真火，助少阳之火热。盖人之命火，与太阳之阳少阳之阳旺，行水自速。三焦通利，湿不得停，焉能聚而为痛，故用附子以为君，火旺则土强。干姜温中逐湿痹，太阴经之本药，川椒燥湿除胀消食，治心腹冷痛，故以二物为臣。葱白由内而达外，中空通阳最速，亦主腹痛，故以为之使。浊阴凝聚不散，有格阳之势，故反佐以猪胆汁，猪水畜，属肾，以阴求阴也；胆乃甲木，从少阳，少阳主开泄，生发之机最速。此用仲景白通汤，与许学士椒附汤，合而裁制者也。"

急救回阳汤

【出处】清·王清任《医林改错》卷下方。

【组成】党参　附子各八钱　干姜　白术各四钱　甘草三钱　桃仁　红花各二钱

【功用】回阳救逆，活血化瘀。

【主治】吐泻转筋，身凉汗多，口渴饮冷。

【解析】本方由四逆汤加味而成。主治素体阳虚，复感寒邪，因吐泻而重亡阳气，不能温煦筋脉，致气血瘀阻之证。方以四逆汤回阳救逆，加党参、白术补中益气，燥湿和中，加桃仁、红花活血祛瘀生新。诸药合用，共奏回阳救逆，活血化瘀之功。

第十五章
五苓散方族

五苓散方族一览表

朝代	方 剂		出处	作者
汉	五苓散		伤寒论	张仲景
	猪苓汤			
	茯苓桂枝白术甘草汤			
	茯苓桂枝甘草大枣汤			
	茯苓甘草汤			
	茵陈五苓散		金匮要略	
	猪苓散			
	甘姜苓术汤			
	茯苓泽泻汤			
	泽泻汤			
	茯苓戎盐汤			
宋	茯苓汤		三因极一病证方论	陈言
	六物附子汤			
	白术散		普济本事方	许叔微
金	桂苓甘露散		宣明论方	刘完素
	大橘皮汤			
	桂苓甘露散		儒门事亲	张从正
	桂苓白术丸			
	桂苓白术散		医学启源	张元素
	桂苓甘露饮			
元	茯苓琥珀汤		卫生宝鉴	罗天益
	五饮汤		医垒元戎	王好古
	香苓散		世医得效方	危亦林
	四苓散		丹溪心法	朱震亨
	胃苓汤			

续表

朝代	方　剂	出处	作者
明	春泽汤	证治要诀类方	戴元礼
	春泽汤	奇效良方	方贤
	加味四苓散	寿世保元	龚廷贤
	防风四苓散	症因脉治	秦景明
	导赤散	伤寒六书	陶华
	辰砂五苓散	伤寒六书纂要辨疑	童养学
	茯苓桂甘大枣汤		
	胃苓丸	幼科发挥	万全
	姜术汤	证治准绳	王肯堂
	木香分气汤		
	四苓散	温疫论	吴又可
	大分清饮	景岳全书	张景岳
清	桂苓神术汤	医醇賸义	费伯雄
	天一丸	医碥	何梦瑶
	术甘苓泽汤	四圣心源	黄元御
	达郁汤		
	苓桂浮萍汤		
	苓桂阿胶汤		
	苓桂半夏汤		
	苓桂丹参汤		
	苓桂柴胡汤		
	五饮汤	类证治裁	林珮琴
	茯苓白术散	杂病源流犀烛	沈金鳌
	渗湿汤		
	渗湿汤		
	折郁汤		
	姜苓术甘汤	温热经纬	王士雄
	四苓合芩芍汤	温病条辨	吴鞠通
	五苓散加寒水石方		
	五苓散加防己桂枝薏仁方		
	四苓加木瓜厚朴草果汤		
	四苓加厚朴秦皮汤		
	苓姜术桂汤		

续表

朝代	方　剂	出处	作者
清	茴楝五苓散	医宗金鉴	吴谦，等
	附子六物汤		
	除湿胃苓汤		
	天一丸	重订通俗伤寒论	俞根初、何廉臣增订，徐荣斋重订
日	加味五苓散	伤寒论辑义	丹波元简
	通神散	观聚方要补	
现代	加减五苓散	经验医库	罗应章
	连珠饮	日本汉医名方选	王庆国，贾春华
	针砂汤		
	明朗汤		
	变制心气饮		
	定悸饮		
	猪苓汤合四物汤		

　　五苓散是治疗水湿内停之证的代表方剂，具有利水渗湿，温阳化气之功。《伤寒论》中用本方治疗太阳蓄水证，在《金匮要略》中治癫眩之水气病。仲景及后世医家又以本方为基础，化裁出茵陈五苓散，治湿热发黄；胃苓汤治伤湿食滞，脘腹胀痛泄泻，小便短少；四苓散治湿伤脾胃，便溏尿少；桂苓甘露饮，治湿热壅结，小便不利，烦热而渴等证。这些方剂都为临床医家所习用。他如《温病条辨》中焦篇寒湿的论治，皆以五苓散去桂加厚朴、秦皮，或加木瓜、草果等作为起手之法，亦皆源于本方。这些衍化可谓师古不泥，不落窠臼，新意自出。现将此类方剂详述于下。

五　苓　散

【出处】汉·张仲景《伤寒论》。

【组成】猪苓十八铢（去皮）　泽泻一两六铢　白术十八铢　茯苓十八铢　桂枝半两（去皮）

【用法】上五味，捣为散，以百饮和服方寸匕，日三服。多饮暖水，汗出愈。如法将息。

【功用】利水渗湿，温阳化气。

【主治】原著用于治疗：①太阳蓄水证，症见汗出、脉浮、小便不利、微热、消渴、或发汗已、脉浮数而烦渴；②水逆证，症见中风发热、六七日不解而烦、有表里证、渴欲饮水、水入则吐；③水痞，症见心下痞、与泻心汤痞不解、其人渴而口燥烦、小便不利；④霍乱，症见头痛、发热、身疼痛、热多欲饮水者。《金匮要略》中用于治疗痰饮，脐下悸，吐涎沫而癫眩。此外，还可见头目眩晕、少腹满而胀急、心下膨满、胃脘部有振水音、身面浮肿、下利、心悸等症，舌苔白或水滑舌。

【解析】本方治太阳表邪未解，内传太阳之腑，以致膀胱气化不利，遂成太阳经腑同病之蓄水证。表邪未尽，故仍见头痛、发热、脉浮；邪入膀胱，气化不行，小便不利则为蓄水。水蓄下焦，气不化津，水精不布，故烦渴欲饮；饮入之水，不得输布，故水入即吐而成"水逆证"。故治以化气行水，兼解外邪。方中重用泽泻，取其甘淡性寒，直达膀胱，利水渗湿；以茯苓、猪苓之淡渗利湿，导水下行而增强利水化饮之功；白术苦温燥湿利水，健脾益气，转输脾气以行水生津；桂枝辛温，通阳化气，解肌祛风，既能温化膀胱而行水，又能解肌表之邪。诸药散服，多饮暖水以助药力，意在发汗以利小便，使外窍通则下窍利。五药合方，则水行气化，表解脾健，而蓄水留饮诸疾自除。

《医宗金鉴》对此方评道："乃治水热小便不利之主方也。君泽泻之咸寒，咸走水府，寒胜热邪。佐二苓之淡渗，通调水道，下输膀胱，并泻水热也。用白术之燥湿，健脾助土，为之堤防以制水也。用桂之辛温，宣通阳气，蒸化三焦以行水也。泽泻得二苓下降，利水之功倍，小便利而水不蓄矣。白术须桂上升，通阳之效捷，气腾津化渴自止也。"

茵陈五苓散

【出处】汉·张仲景《金匮要略》。

【组成】茵陈蒿末十分　五苓散五分

【用法】上二物和，先食饮方寸匕，日三服。

【功用】清热利湿，化气行水。

【主治】原著用于治疗湿重于热的黄疸病，症见形寒发热、食欲减退、小便不利等。

【解析】本方是治疗黄疸病，湿重于热证的常用方剂。方中茵陈苦寒清热，利湿退黄；五苓散淡渗利湿，化气行水。陈元犀论曰："五苓散功专发汗利水，助脾转输，茵陈蒿功专治湿退黄，合五苓散为解郁利湿之用也。盖黄疸病由于湿热瘀郁熏蒸成黄，非茵陈蒿推陈致新，不足以除热退黄，非五苓散转输利湿，不足以发汗行水，二者之用取其表里两解为治黄之良剂也。"

猪　苓　汤

【出处】汉·张仲景《伤寒论》。

【组成】猪苓（去皮）　茯苓　泽泻　阿胶　滑石（碎）各一两

【用法】上五味，以水四升，先煮四味取二升，去滓，纳阿胶烊消，温服六合，日三服。

【功用】清热利水，育阴润燥。

【主治】原著用于治疗阳明津伤，水热互结之证，症见脉浮、发热、渴欲饮水、小便不利；或少阴阴虚有热，水气不利之证，症见下利、咳而呕渴、心烦不得眠。还常见尿道涩痛、小便数赤、尿血等症，其舌质红、舌苔黄腻、脉细数。

【解析】伤寒之邪传入阳明或少阴，化而为热，与水相搏，遂成水热互结，邪热伤阴，小便不利之证。水热相搏，不得气化，阴津不布，加之热邪伤阴，故口渴欲饮；水热互结，气化不行，则小便不利；水湿下渗于大肠，则见下利；水气上逆于肺，则为咳逆；中攻于胃，则为呕逆；阴虚且邪热上扰，则心烦不寐。此时急当利其小便以渗水湿，兼事清热养阴之法治之。方以二苓、泽泻渗利小便；滑石清热通淋；阿胶甘咸，滋阴润燥。五药合方，渗利与清热养阴并进，利水不伤阴，滋阴不敛邪，使水气去，邪热清，阴液复，诸证自解。但总以渗利为主，清热养阴为辅。

本方与五苓散同为利水之剂，用治水气停滞小便不利证。五苓散用泽泻、二苓配桂枝以通阳化气，伍白术以崇土制水，合成化气利水之剂，主治膀胱气化不利之蓄水证。猪苓汤以二苓、泽泻配滑石以清热通淋，益阿胶以滋阴润燥，合成清热滋阴利水之剂，主治水热互结之小便不利证。

猪 苓 散

【出处】汉·张仲景《金匮要略》。

【组成】猪苓　茯苓　白术各等份

【用法】上三味，杵为散，饮服方寸匕，日三服。

【功用】健运中焦，利水化饮。

【主治】原著用于治疗停饮致呕之证。症见呕吐清水，口渴。

【解析】呕吐而病在膈上，并非因呕吐后导致膈上疾病，而是膈上有病出现呕吐。究其原因，是因胃中停饮上逆于胸膈而引起呕吐；呕吐后口渴欲饮，是饮去阳复之象，但因胃弱不能消水，势必旧饮尚未尽除，而新饮必然复增，故用本方健脾利水。方中二苓淡渗利水，白术健脾以运湿。配制散剂，是取"散者散也"之意，使水饮得散，中阳复运，气化水行，诸症自愈。

茯苓桂枝白术甘草汤

【出处】汉·张仲景《伤寒论》。

【组成】茯苓四两　桂枝三两（去皮）　白术　甘草各二两（炙）

【用法】上四味，以水六升，煮取三升，去滓，分温三服。

【功用】温阳健脾，利水降逆。

【主治】原著用于治疗伤寒病误吐误下所致的心下逆满，气上冲胸，起则头眩，脉沉紧。《金匮要略》中用于治疗心下有痰饮所致的胸胁支满，目眩，短气，背寒等。此外，还可见心悸、胸闷、形寒、口淡、泛吐清涎、小便清白或不利、大便溏薄等症。其面白唇淡、舌胖淡润或水滑苔、脉弦或沉紧。若发咳喘，则其痰稀白量多；若水气上冲咽喉、头部，还可见咽中如有炙脔、耳鸣、头晕、头痛、鼻塞以及眼部症状。

【解析】诸症皆由脾胃气虚，水气上逆或痰饮内停所致，治宜温阳健脾，利水降冲。方中茯苓淡渗利水，宁心安神；桂枝通阳化气，降逆平冲；白术健脾燥湿，培土制水；甘草补益脾气，合桂枝温助心阳。

关于本方与真武汤的区别，《医宗金鉴》论曰："身为振振摇者，即战振身摇也，身振振欲擗地者，即战振欲堕于地也。二者皆为阳虚失其所恃，一用此汤，一用真武者，盖真武救青龙之误汗，其邪已入少阴，故主以附子，佐以生姜、苓、术，是壮里阳以制水也。此汤救麻黄之误汗，其邪尚在太阳，故主以桂枝，佐以甘草、苓、术，是扶表阳以涤饮也。至于真武汤用芍药者，里寒阴盛，阳衰无依，于大温大散之中，若不佐以酸敛之品，恐阴极格阳，必速其飞越也；此汤不用芍药者，里寒饮盛，若佐以酸敛之品，恐饮得酸，反凝滞不散也。"

茯苓桂枝甘草大枣汤

【出处】汉·张仲景《伤寒论》。

【组成】茯苓半斤　桂枝四两（去皮）　甘草二两（炙）　大枣十五枚（擘）

【用法】上四味，以甘澜水一斗，先煮茯苓减二升，纳诸药。煮取三升，去滓，温服一升，日三服。作甘澜水法：取水二斗，置大盆内，以勺扬之，水上有珠子五六千颗相逐，取用之。

【功用】温通心阳，化气行水。

【主治】原著用于治疗发汗损伤心阳之后，而见脐下悸动不安，欲作奔豚。抑或奔豚已发，气冲心胸，而见心悸、胸闷、惊恐、呼吸不利等症。此外，还可见小便不利、头眩、短气等。脉多沉弦，舌苔多淡白水滑。

【解析】本证因于心阳不足，水气上犯而致，治宜温通心阳，降冲制水。方中重用茯苓，淡渗利湿，降水逆而伐肾邪，以宁心安神；桂枝通阳下气，以制阴邪之逆；甘草、大枣健脾益气，培土以制水泛，而桂枝、甘草相合，温补心阳；桂枝、茯苓相伍，化气行水。方用甘澜水煎药，意在取其不助水邪。

莫文泉："此桂枝甘草汤加茯苓也；为诸苓桂并用方之祖。苓桂并用者，即《内经》开鬼门，洁净府之意，苓洁净府，桂开魄门。此方治发汗后脐下悸者，以肾气动也。苓伐肾邪，故重倍于桂。理中加减法，小柴胡加减法，并曰悸者，加茯苓即此方所由立。"

《医宗金鉴》："此方即苓桂术甘汤，去白术加大枣倍茯苓也。彼治心下逆满，气上冲胸，此治脐下悸，欲作奔豚，盖以水停中焦，故用白术，水停下焦，故倍茯苓。

脐下悸，是邪上干心也，其病由汗后而起，自不外乎桂枝之法。仍以桂枝、甘草补阳气，生心液，倍加茯苓以君之，专伐肾邪，用大枣以佐之，益培中土，以甘澜水煎，取其不助水邪也。土强自可制水，阳健则能御阴，欲作奔豚之病，自潜消而潜化矣。若已作奔豚，肾阴邪盛，又非此药所能治，则当从事乎桂枝加桂汤法矣。"

茯苓甘草汤

【出处】汉·张仲景《伤寒论》。

【组成】茯苓二两　桂枝二两（去皮）　甘草一两（炙）　生姜三两（切）

【用法】上四味，以水四升，煮取二升，去滓，分温三服。

【功用】温中化饮，通阳利水。

【主治】原著用于治疗汗出、不渴、肢厥、心下悸、下利、脘腹逆满、心下有振水音、或泛吐清水、或小便不利。舌苔白滑、脉弦。

【解析】本证由于饮停中焦，阳气被遏所致，治当温中化饮，通阳行水。本方系苓桂术甘汤去白术加生姜而成。方中重用生姜温胃化饮；茯苓淡渗利水；桂枝通阳化气；甘草扶中补虚。

《医宗金鉴》："是方乃仿桂枝、五苓二方之义，小制其法也。有脉浮数汗出之表，故主以桂枝。去大枣、芍药者，因有小便不利之里，恐滞敛而有碍于癃闭也。五苓去术、泽、猪苓者，因不渴不烦，里饮无多，惟小便一利可愈，恐过干燥渗伤阴也。"

甘姜苓术汤

【出处】汉·张仲景《金匮要略》。

【组成】甘草　白术各二两　干姜　茯苓各四两

【用法】上四味，以水五升，煮取三升，分温三服，腰中即温。

【功用】温脾胜湿。

【主治】肾着之病，其人身体重，腰中冷，如坐水中，形如水状，反不渴，小便自利，饮食如故，身劳汗出，腰以下冷痛，腹重如带五千钱。

【解析】肾着，即寒湿痹着于腰部所致，因腰为肾之外府，故名肾着。本病多起于劳动汗出之后，因为腰部感受寒湿，阳气痹着不行，所以有腰部冷痛和沉重的感觉，即如坐水中、形如水状、腹重如带五千钱之谓。由于病在于下，内脏尚无病变，所以口不渴、小便不利、饮食如常，故在治法上，不必温肾，只需使其在经之寒去湿除，则肾着可愈。方以甘草配干姜以辛甘化阳，温中散寒；茯苓配白术以健脾除湿，补中利水。四味相合，共奏扶土制水，散寒渗湿之功。

尤怡："盖所谓清湿袭虚，病起于下者也。然其病不在肾之中藏而在肾之外府，故其治法，不在温肾以散寒，而在燠土以胜水。甘姜苓术，辛温甘淡，本非肾药，名肾着者，原其病也。"

茯苓泽泻汤

【出处】汉·张仲景《金匮要略》。

【组成】茯苓半斤 泽泻四两 甘草二两 桂枝二两 白术三两 生姜四两

【用法】上六味，以水一斗，煮取三升，纳泽泻，再煮取二升半，温服八合，日三服。

【功用】化气利水，和胃止呕。

【主治】原著用于治疗饮阻气逆之证，症见呕吐、渴欲饮水、头眩、心下悸等。

【解析】本证因胃有停饮，失其和降，则上逆而吐；饮停不化，脾失输津不上承，故口渴欲饮。由于水饮上泛，故呕吐频作，因渴复饮，更助饮邪，如此，愈吐愈饮，愈饮愈渴，致成呕吐不止的胃反，治宜利水化饮。方以苓、泽淡渗利水为君，协以桂枝通阳化气；生姜温胃化饮，止呕降逆；佐以白术、甘草健脾和中。诸药合用，使气化水行，则呕渴自止。

本证"吐而渴欲饮水"与五苓散证之消渴水逆，在病机证治上颇为相似，所不同的是：五苓散证重点在于膀胱气化不行，故以小便不利为主症；本方重点在于胃内停饮，中阳不运，故以呕渴不已为主症。在方剂的配伍方面，五苓散偏于通利小便；泽泻用量独重，配以二苓、桂枝；本方偏于温胃化饮止呕，故重用茯苓，去猪苓，配以甘草、生姜。

泽 泻 汤

【出处】汉·张仲景《金匮要略》。

【组成】泽泻五两 白术二两

【用法】上二味，以水二升，煮取一升，分温再服。

【功用】健脾化饮。

【主治】心下有支饮，其人苦冒眩。

【解析】水停心下，清阳不升，浊阴上冒，故头目昏眩，这也是痰饮常见的症状。治以补土镇水。方以泽泻利水渗湿除饮；白术补脾制水燥湿，使中阳转运，水湿得行，气得升降，则眩冒自止。

茯苓戎盐汤

【出处】汉·张仲景《金匮要略》。

【组成】茯苓半斤 白术二两 戎盐弹丸大一枚

【用法】上三味，先将茯苓、白术煎成，入戎盐再煎，分温三服。

【功用】益肾清热，健脾利湿。

【主治】小便不利。

【解析】本证乃由中焦脾虚，下焦湿甚而致，故治以健脾利湿益肾。戎盐，即青盐，性味咸寒，以润下之性，而就渗利之职，可助水脏，益精气。苓、术健脾利湿，补中益气。三味合用，通中有补，共成健脾利湿益肾之剂。

曹颖甫论曰："茯苓戎盐汤为膏淋、血淋阻塞水道通治之方也。茯苓白术以补中而抑水，戎盐以平血热，泄瘀浊，而小便乃无所窒碍矣。此又小便不利，兼有淋证之治也。"

白 术 散

【出处】宋·许叔微《普济本事方》卷四方。

【组成】泽泻　白术　茯苓各等份

【用法】为细末，每服一钱，温水调下。

【功用】健脾化饮。

【主治】食后多吐，欲作翻胃。

【解析】由于饮食不节，脾胃受伤，不主运化，水谷不归正化，变为痰饮，停于胃中，失其和降，气逆于上，故食后多吐。其机制则如《症因脉治·呕吐》所说："痰饮呕吐之因，脾气不足，不能运化水谷，停痰留饮，积于中脘，得热则上炎而呕吐，遇寒则凝塞而呕吐矣。"方以白术健脾燥湿，茯苓、泽泻淡渗利湿以去水饮之邪。

茯 苓 汤

【出处】宋·陈言《三因极一病证方论》卷十三方。

【组成】茯苓四两　桂心　白术各三两　炙甘草二两

【用法】为粗末，每服四大钱，加生姜三片，水煎，空腹服。

【功用】温通心阳，化气行水。

【主治】心气不行，郁而生涎，痰饮停积胸中，胸胁支满，目眩。

【解析】本方即苓桂术甘汤加生姜，增白术一两。心气不行，水饮不化，痰饮中阻，支撑胸胁，故见胸胁支满；气机阻滞，清阳难升，则见目眩。方以苓桂术甘汤温阳化气，行水利湿；生姜温散水饮；增白术以加强健脾和中之力，脾健则津液得以输布。

六物附子汤

【出处】宋·陈言《三因极一病证方论》。

【组成】炮附子　桂心　防己各四两　白术　茯苓各三两　炙甘草二两

【用法】为末，每服四钱，加生姜七片，水煎服。

【功用】温阳散寒，化气利湿。

【主治】治湿气流注足太阴经，骨节烦疼，四肢拘急，自汗短气，小便不利，恶风怯寒，头面手足时时浮肿。

【解析】本方即甘草附子汤合苓桂术甘汤化裁而成。湿气流注足太阴经，脾为湿困，四肢、关节失其所主，故而骨节烦疼，四肢拘急；气被湿遏，卫外不固，则自汗短气，恶风怯寒；膀胱气化无权，则小便不利；水湿外溢肌表，则头面手足时时浮肿。方以附子温经散寒；茯苓、桂枝、白术、甘草温阳化气，补脾制水；防己利湿通络。

桂苓甘露散

【出处】金·刘完素《宣明论方》卷六方。又名桂苓白术散、桂苓甘露饮。

【组成】茯苓　泽泻各一两　炙甘草　石膏　寒水石各二两　白术　肉桂　猪苓各半两　滑石四两

【用法】为末，每服三钱，温水或生姜煎汤调下。

【功用】清暑泄热，化气利湿。

【主治】中暑受湿，头痛发热，烦渴引饮，小便不利；及霍乱吐下，腹痛满闷；或小儿吐泻惊风。

【解析】本方即六一散合五苓散，加石膏、寒水石而成。主要用于既受暑热所伤，又有水湿内停之证。暑热伤人，故见发热头痛；热盛伤津，故见烦渴引饮；湿盛于里，阻滞气机，故见小便短少；暑湿俱盛，内伤脾胃，升降失司，清浊相干，则为"霍乱吐下"之证。治法上，既要清解暑热之邪，又要助膀胱气化而利小便。故方中用六一散祛暑利湿，配伍石膏、寒水石之大寒，以加强清解暑热之功；再用肉桂助下焦气化，合二苓、泽泻以利水祛湿；白术健脾益气，使升降之机得以恢复正常，则使暑消湿去，诸症自愈。本方清暑利湿之力较大，对暑湿俱盛，证情较重者适用。

张秉成论曰："夫暑湿一证，有伤于表者，有伤于里者。在表者邪留经络，当因其轻而扬之；在里者邪留脏腑，非用重剂清热利湿，终归无济。石膏、寒水石，大寒质重，直清肺胃之热；滑石寒能清热，滑能利窍，外开肌表，内达州都；猪苓、茯苓、泽泻，导湿于下，从小便而出；然湿为阴邪，无阳则不能化，虽利湿而湿亦不能尽除，故用肉桂之辛热，以散阴邪；加白术扶土和中，安内攘外。此方用三石以清上焦，五苓以利下焦，甘草以合上下，亦治暑之大法耳。"

大橘皮汤

【出处】金·刘完素《宣明论方》卷八方。

【组成】橘皮（去白）　茯苓（去皮）各一两　木香一分　滑石六两　槟榔三钱　猪苓（去皮）　泽泻　白术　肉桂各半两　甘草二钱

【用法】为粗末，每服五钱，加生姜五片，水煎服；若大小便秘，先服十枣汤二至三日后再取此药。

【功用】健脾化湿，理气行水。

【主治】湿热内盛，心腹胀满，水肿，小便不利，大便滑泄。

【解析】本方即五苓散合六一散，加陈皮、木香、槟榔而成。水湿之邪郁而化热，阻滞气机，则见心腹胀满；水湿外溢肌表，则见水肿；膀胱气化不利，则小便不利；水湿走于肠间，则见大便滑泄。方用五苓散淡渗利湿；六一散清热祛湿，通利水道，分消其热；陈皮、木香、槟榔行气燥湿和中。

桂苓甘露散

【出处】金·张从正《儒门事亲》卷十二方。

【组成】肉桂　人参　藿香各五钱　茯苓　白术　甘草　葛根　泽泻　石膏　寒水石各一两　滑石二两　木香一分

【用法】为细末，每服三钱，白水或生姜煎汤送下。

【功用】清热祛暑，化气行水。

【主治】伏暑烦渴，渴欲饮水，水入即吐，及水泻不止，疟疾等症。

【解析】方以人参、白术、茯苓补中益气，健脾渗湿；肉桂、藿香、木香芳香醒脾，行气化湿；葛根疏风散湿；滑石、泽泻、寒水石清热利湿，通利水道；甘草调和诸药。

桂苓白术丸

【出处】金·张从正《儒门事亲》。

【组成】肉桂　茯苓　半夏各一两　白术　干生姜各一分　橘皮　泽泻　黄连各半两　黄柏二两

【用法】为细末，面糊为丸，小豆大，每服三十至五十丸，食后姜汤送下。

【功用】健脾除湿，行气和中。

【主治】治诸湿肿满，霍乱泄泻，胕肿骨痛，及腰膝头项痛，风痹，痿厥等症。

【解析】方即苓桂术甘汤合五苓散加减而成。方用姜、桂温中，苓、术、泽泻健脾利湿，半夏、橘皮燥湿行气，连、柏清热利湿。

桂苓白术散

【出处】金·张元素《医学启源》。

【组成】木香　桂枝　藿香　人参　茯苓（去皮）各半两　炙甘草　白术　葛根　泽泻　寒水石各一两　滑石二两　石膏一两

【用法】为末，每服三钱，白汤、新水或生姜汤调下。

【功用】清热利湿，行气健脾。

【主治】治冒暑，饮食所伤转甚，湿热内甚，霍乱吐泻，转筋急痛，胸满痞闷，及小儿吐泻惊风等。

【解析】方即五苓散加减而成。方用参、苓、术健脾利湿，桂枝、藿香、木香行气通阳化湿，葛根疏风散湿，滑石、泽泻、石膏、寒水石清热利湿，炙甘草调和诸药。

桂苓甘露饮

【出处】金·张元素《医学启源》卷中方。

【组成】茯苓（去皮） 白术 猪苓 炙甘草 泽泻各一两 寒水石（另研）一两 桂枝（去粗皮）半两 滑石（另研）二两

【用法】为末，或水煎，或水调，每服二、三钱，亦可入蜜少许。

【功用】清热化湿，健脾利水。

【主治】饮水不消，呕吐泻利，水肿腹胀，泄泻不能止；兼治霍乱吐泻，下利赤白，及中暑烦渴等症。

【解析】本方即五苓散加甘草、寒水石、滑石而成。水热互结于内，胃失和降，则见饮水不消；气逆于上，则有呕吐；外溢肌表，则见水肿腹胀；下注于肠，则泄泻不止。方以五苓散健脾利湿，化气行水；滑石、寒水石清热利湿；甘草调和诸药。

五 饮 汤

【出处】元·王好古《医垒元戎》。

【组成】旋覆花 人参 枳实 陈皮 厚朴 半夏 前胡 芍药 甘草 白术 茯苓 猪苓 泽泻 桂心各等份

【用法】锉，每两分四服，水二盏，加生姜十片，同煎至七分，取清，温饮，不拘时，忌食肉、生冷滋味等物。

【功用】行气化饮，利水渗湿。

【主治】治酒后伤寒饮冷过多所致的五饮证：饮留心下；饮僻胁下；饮留胃中；饮溢膈上及饮留肠间。

【加减运用】若因酒而停饮者，加葛根、葛花、砂仁。

【解析】本方取苓桂术甘汤、茯苓甘草汤及五苓散组方之意，加味而成。饮证之发，主要在于中阳素虚，复加外感寒湿，或为饮食、劳倦所伤，致使三焦气化失宣，肺脾肾通调转输蒸化无权，阳虚阴盛，水饮内停。治当以温药和之。方以苓、术、桂、泽化气行水，蠲饮利湿，参、草补气健脾而制水，枳、朴、旋覆花利气消痰，姜、夏、陈皮燥湿化痰，前胡祛痰止嗽，芍药配甘草化阴气，以合阴阳互济之义。

茯苓琥珀汤

【出处】元·罗天益《卫生宝鉴》卷十七方。

【组成】茯苓（去皮）琥珀白术各半两泽泻一两滑石七钱猪苓（去皮）半两炙甘草桂心各三钱

【用法】为末，每服五钱，食前甘澜水调下，少时以美膳压之。

【功用】清热利湿，化气行水。

【主治】湿热内蓄，小便频数，脐腹胀满，腰脚沉重，脉沉缓时时带数。

【解析】本方即五苓散合六一散，加琥珀而成。湿热内蓄，水湿内停，气机不利，枢机不转，故见脐腹胀满；膀胱气化不利，故而小便频数；水湿流注于下，故见腰脚沉重；湿热壅滞，故见脉沉缓或时时带数。方以五苓散利水渗湿，六一散清热利湿，琥珀利尿通淋。

香 苓 散

【出处】元·危亦林《世医得效方》。

【组成】泽泻二两半桂心山药（姜汁炙）茯苓茯神远志（去心，姜汁炒）黄芪各一两猪苓（去皮）赤茯苓（去皮）白术煨木香各一两半人参桔梗炙甘草各半两朱砂三钱麝香一钱

【用法】为末，每服一大钱，天门冬、麦门冬煎汤调下，空腹服，日三次。

【功用】利水渗湿，补气滋阴。

【主治】治小便赤浊，诸药不效者。

【解析】方以五苓散化气行水为基础，加木香、麝香利气通窍，人参、山药、黄芪、炙甘草补益正气，远志、赤茯苓、朱砂、茯神补心经而利小肠，桔梗宣开肺气而肃水之上源，麦冬、天冬滋阴利窍。

四 苓 散

【出处】元·朱震亨《丹溪心法》卷二方。

【组成】茯苓猪苓泽泻白术各等份

【用法】为细末，每服二钱，空腹调服。

【功用】健脾化湿。

【主治】小便赤少，大便溏泄。

【解析】本方即五苓散去桂枝之辛温，以茯苓、白术健脾利湿，猪苓、泽泻淡渗利水。本方功专渗湿利水，可随证加味，而用于各种水湿内停，小便不利之证。

胃 苓 汤

【出处】元·朱震亨《丹溪心法》卷四方。又名对金饮子。

【组成】甘草　茯苓　苍术　陈皮　白术　肉桂　泽泻　猪苓　厚朴

【用法】为粗末，每服五钱，加生姜五片，大枣二枚，水煎服。

【功用】健脾和中，利水渗湿。

【主治】伤湿停食，脘腹胀满，泄泻，小便短少。

【加减运用】《古今医鉴》卷五亦有本方，但多炒白芍一味。

【解析】本方即五苓散合平胃散而成。脾主运化，喜燥恶湿，若湿浊困阻脾胃，运化失司，则饮食难化；湿阻气机，则脘腹胀满；水湿走于肠间，则泄泻；膀胱气化无权，则小便短少。方以五苓散化气行水，淡渗利湿；苍术苦温性燥，最善除湿运脾；厚朴行气化湿，消胀除满；陈皮理气化滞，燥湿和胃；甘草、生姜、大枣甘缓和中，补中和胃。诸药合用，可使水湿得化，气机调畅，脾胃复健，则诸症自除。

春 泽 汤

【出处】明·戴元礼《证治要诀类方》卷一方。

【组成】白术　桂枝　猪苓　泽泻　茯苓　人参

【功用】祛暑利湿，补气行水。

【主治】伤暑，泻定仍渴者。

【解析】暑邪每多挟湿，且易耗气伤津，若为暑邪所伤，则多见大便溏泄，口渴等症。方用五苓散淡渗利湿，化气行水；人参益气生津。

导 赤 散

【出处】明·陶华《伤寒六书·杀车槌法》。

【组成】茯苓　猪苓　泽泻　桂枝　白术　甘草　滑石　栀子

【用法】水二盅，生姜一片，灯心二十茎，入盐少许调服。

【功用】清热利湿，化气行水。

【主治】小水不利，小腹满，或下焦蓄热，或引饮过多，或小水短赤而渴，脉沉数者。

【解析】湿热内蕴，下注膀胱，气化不利，故见小便不利；津液不能上承，故而口渴；湿热壅滞，气机被遏，故见少腹满。方用五苓散利水渗湿，化气行水；栀子、滑石、灯心清热利湿，通利小便；生姜、甘草和胃安中。

春 泽 汤

【出处】明·方贤《奇效良方》卷五方。

【组成】泽泻三钱　猪苓　茯苓　白术各二钱　桂心　柴胡各一钱　人参　麦门冬各一钱半

【用法】为粗末，每服七钱，加灯心二十茎，水煎，食远服。

【功用】清热利水，补气滋阴。

【主治】伏暑发热，烦渴引饮，小便不利。

【加减运用】渴甚去桂，加五味子、黄连各二钱。

【解析】本方即五苓散加柴胡、人参、麦冬而成。伏暑是伏气温病之一，乃因长夏受暑湿之邪，留伏体内，至秋后发病者。因发作时间早迟不同，有伏暑秋发、晚发，伏暑伤寒，冬月伏暑等名称。暑湿之邪内伏，耗气伤津，故而有口渴多饮，小便不利等症。方用五苓散化气行水，淡渗利湿；柴胡调畅气机，通达三焦，燮理枢机；人参、麦冬补气养阴。

胃 苓 丸

【出处】明·万全《幼科发挥》卷三方。

【组成】苍术（米泔浸）　厚朴　陈皮　猪苓　泽泻　白术　茯苓各一两　甘草　肉桂　草果仁各三钱

【用法】为末，面糊为丸，麻子大，米汤送下。

【功用】健脾和中，利水渗湿。

【主治】小儿一身尽肿。

【解析】脾主运化精微，主传化水气，为水之堤防，脾健土旺，则水湿自能运行。小儿脏腑娇嫩，形气未充，后天之本不固。若脾虚则土不制水而反受其侮，致使水不归经而横溢皮肤，渗于脉络，从而产生周身浮肿。五苓散淡渗利湿，化气行水；平胃散祛湿和胃；草果辛香浓烈，燥湿行气。

姜 术 汤

【出处】明·王肯堂《证治准绳·类方》第五册方。

【组成】干姜　白术　茯苓　半夏曲各一钱　桂枝　甘草各五分

【用法】加生姜三片，大枣一枚，水煎，不拘时服。

【功用】温阳化饮，利水渗湿。

【主治】停饮怔忡。

【解析】心为阳脏，上居清旷之地。若脾肾阳虚，不能蒸化水液，聚而为饮，饮邪上犯，心阳被遏，以致血运不畅；或劳役之后，恣饮冷水，因热伤冷，中阳暴遏，运化失健，寒水为饮，上逆凌心，而致心悸怔忡。亦即《伤寒论》中所说"夫病人饮水多，必暴喘满。凡食少饮多，水停心下，甚者则悸"，"饮水多，必心下悸"的道理所在。方用苓桂术甘汤振奋心阳，行气化饮；干姜温中除湿；半夏蠲饮降逆。

木香分气汤

【出处】明·王肯堂《证治准绳·类方》第二册方。

【组成】木香　猪苓　泽泻　赤茯苓　半夏　枳壳　槟榔　灯心草　苏子各等份

【用法】为末，每服一两，水煎，入麝香少许服。

【功用】理气行水。

【主治】气滞湿停，胸满腹急，胁肋膨胀，四肢肿胀，小便臭浊。

【解析】方用茯苓、猪苓、泽泻利水渗湿；木香、槟榔、枳壳行气止痛；半夏燥湿化痰；灯心草利尿通淋；苏子消痰下气，犹宜于胸膈不利者。麝香芳香走窜，引药达于上下内外。

加味四苓散

【出处】明·龚廷贤《寿世保元》卷三方。

【组成】白术—钱半　茯苓　猪苓　泽泻　木通　黄芩各二钱　栀子　白芍药各三钱　甘草八分

【用法】为粗末，加灯心十茎，水煎，空腹服。

【功用】清热利水，缓急止痛。

【主治】泄泻腹痛，泻水如热汤，痛一阵，泄一阵者。

【解析】本方即五苓散去桂枝，加木通、黄芩、栀子、芍药、甘草、灯心而成。方用茯苓、猪苓、泽泻、白术利水渗湿，利小便而实大便；黄芩、栀子、木通、灯心清热利湿；白芍敛阴和营，合甘草以缓急止痛。因本证热势较重，故去辛温之桂枝。

大分清饮

【出处】明·张景岳《景岳全书·新方八阵》卷五十一方。

【组成】茯苓　泽泻　木通各三钱　猪苓　栀子（或倍量）　枳壳　车前子各一钱

【用法】水煎，食远服。

【功用】利水渗湿，清热通利。

【主治】积热闭结，小便不利，或腰腹下部极痛；或湿热下利，黄疸溺血；邪热蓄血，腹痛淋闭等症。

【加减运用】如内热甚，加黄芩、黄柏、龙胆草；大便坚硬胀满，加大黄二至三钱；黄疸、小便不利热甚，加茵陈二钱；邪热蓄血腹痛，加红花、青皮各一钱五分。

【解析】方用茯苓、猪苓、泽泻利水渗湿；木通、车前子利尿通淋；枳壳行气宽中；栀子清热利湿，通达三焦。

辰砂五苓散

【出处】明·童养学《伤寒六书纂要辨疑》。
【组成】辰砂　白术　猪苓　泽泻各一两　肉桂六钱　赤茯苓一两
【用法】为细末，每服二钱，沸汤调服。
【功用】淡渗利湿，养心安神。
【主治】治伤寒表里未解，及瘅疟烦闷诸热。中暑烦闷，小便赤涩者，用新水调下。
【解析】方用五苓散淡渗利水，辰砂养心安神。

茯苓桂甘大枣汤

【出处】明·童养学《伤寒六书纂要辨疑》。
【组成】茯苓四钱　桂枝三钱　白术二钱　甘草一钱　大枣五枚
【功用】健脾利湿，温阳降逆。
【主治】治汗吐下后，里虚气急，逆上冲心，腹痞满者。
【解析】方用苓、术健脾利湿，桂枝温阳化饮，平冲降逆，草、枣补益中土。

防风四苓散

【出处】明·秦景明《症因脉治》卷四方。
【组成】防风　茯苓　猪苓　泽泻　白术
【用法】为粗末，水煎服。
【功用】利水渗湿。
【主治】水谷偏走渗大肠，大便溏，小便不利。
【解析】"泄泻之本，无不由于脾胃。"若脾胃运化失司，小肠不能分清泌浊及大肠传导功能失常，则水反为湿，谷反为滞，合污而下，即可发生泄泻。《景岳全书·泄泻》指出："凡泄泻之病，多由水谷不分，故以利水为上策……水谷分，则泻自止，故曰治泻不利小水，非其治也。"方用四苓淡渗利湿，防风祛风胜湿，正如《医宗必读·泄泻》所说："气属于阳，性本上升，胃气注迫，辄而下陷，升、柴、羌、葛之类，鼓舞胃气上腾，则注下自止。又如地上淖泽，风之即干。故风药多燥，且湿为土病，风为木药，木可胜土，风亦胜湿，所谓下者举之是也。"

四 苓 散

【出处】明·吴又可《温疫论》卷下方。

【组成】茯苓二钱　泽泻　猪苓各一钱五分　陈皮一钱

【用法】为细末，冲服。

【功用】理气化饮。

【主治】口渴引饮，自觉水停心下。

【解析】水停中焦，津液失于正常输布，不能上承，故见口渴引饮。方用五苓散去桂枝之辛燥，白术之甘壅，以猪苓、泽泻淡渗利水，茯苓健脾利湿，更助陈皮行气除湿消满。

茴楝五苓散

【出处】清·吴谦等《医宗金鉴·杂病心法要诀》卷四十二方。

【组成】猪苓　白术　茯苓　泽泻　桂枝　小茴香　川楝子　葱　盐

【功用】温阳化饮，理气利湿。

【主治】膀胱水疝，尿不利。

【解析】水疝之病多因水湿下注或感受风寒湿邪而致。治当行气利水。方用五苓散化气行水，复州都气化之职，加小茴香、川楝子暖肝疏肝，行气而助利水，葱之辛通，盐之咸渗，均以助五苓利湿。

附子六物汤

【出处】清·吴谦等《医宗金鉴·外科心法要诀》。

【组成】附子　甘草各一钱　防己　白术（土炒）　茯苓各八分　桂枝五分

【用法】加生姜三片，水煎，食远服。

【功用】温经除湿，通阳止痛。

【主治】治附骨疽，骨节酸痛，四肢拘急，自汗气短，小便不利，手足浮肿者。

【解析】方即苓桂术甘汤合桂枝附子汤化裁而成。附骨疽之病，初起多见寒热往来，病处多漫肿无头，皮色不变。继则筋骨疼痛如锥刺，甚至肢体难以屈伸转动。久则郁而化热，肉腐成脓，溃后稀脓淋漓不尽，色白腥秽，不易收口。本方所治则属阳虚而寒湿内停之证。方以桂枝、附子温经扶阳；茯苓、白术健脾利湿；防己配桂、附除湿通络止痛；甘草、生姜调胃安中。

除湿胃苓汤

【出处】清·吴谦等《医宗金鉴·外科心法要诀》。

【组成】炒苍术　厚朴（姜炒）　陈皮　猪苓　泽泻　赤茯苓　白术（土炒）　滑石　防风　生栀子　木通各一钱　肉桂　生甘草各三分　灯心五十寸

【用法】水煎，食前服。

【功用】行气利水，清热祛湿。

【主治】治缠腰火丹属湿盛者。

【解析】缠腰火丹又名火带疮、蛇串疮。是指生于胸胁及腹部一侧的疱疹性疾病。由心肝二经火邪湿毒凝结而成。初起患处刺痛发红，继而出现米粒样水疱，疱液透明，累累如串珠，呈束带状排列。治宜清热利湿解毒。方以五苓散淡渗利湿，加苍术、厚朴、陈皮燥湿行气，木通、栀子利湿解毒，防风疏风散毒，灯心清心利湿。

天 一 丸

【出处】清·何梦瑶《医碥》卷四方。

【组成】赤茯苓　茯苓　茯神各三两　灯心（用米粉浆水洗，晒干，研末，入水取浮者）二两半　泽泻　猪苓各五两　滑石（牡丹皮二两同煮半日，去牡丹皮）　人参　白术各六两　甘草四两

【用法】前七味为细末，后三味熬膏为丸，龙眼大，朱砂为衣，贴金箔，每服一丸。

【功用】健脾和中，利水渗湿。

【主治】小儿百病。

【解析】方以赤茯苓、茯神利水渗湿，宁心安神；泽泻、猪苓、茯苓利水渗湿；灯心草、滑石利尿通淋，清心除烦；人参、白术、甘草健脾益气，培土胜湿。

术甘苓泽汤

【出处】清·黄元御《四圣心源》。

【组成】甘草　茯苓　白术　泽泻

【功用】健脾利湿。

【主治】治太阴湿土。

【解析】脾主运化水湿，今脾虚不运，则水湿内停，变生诸证。方用白术健脾燥湿，茯苓、泽泻利水渗湿，甘草和中扶正，助茯苓、白术之用。

达 郁 汤

【出处】清·黄元御《四圣心源》。

【组成】桂枝三钱　鳖甲三钱（醋炙焦，研）　甘草二钱　茯苓三钱　干姜三钱　砂仁一钱

【用法】煎大半杯，温服。

【功用】补脾行气，散结消积。

【主治】治积在脐腹左胁者。

【解析】本方用桂枝、甘草辛甘化阳，配以干姜而补肝脾之气虚；茯苓健脾利水；砂仁化湿行气；鳖甲软坚散结。黄元御解释本方说："肺胃积气，在胸膈右肋，肝脾积气，在脐腹左胁，皆中气虚败之病也。补之则愈闷，破之则愈结。盖其本益虚，其标益实，破之其本更虚，补之其标更实，是以俱不能效。善治者，肺胃之积，泻多而补少，肝脾之积，补多而泻少。半补而半行之，补不至于壅闭，行不至于削伐，正气渐旺，则积聚消磨矣。"

苓桂浮萍汤

【出处】清·黄元御《四圣心源》。

【组成】茯苓三钱　泽泻三钱　半夏三钱　杏仁三钱　甘草二钱　浮萍三钱　桂枝三钱

【用法】煎大半杯，热服。覆衣，取汗。

【功用】燥湿利水。

【主治】水湿肿胀。

【解析】方用茯苓、泽泻利水渗湿，桂枝温阳化气；半夏辛温燥湿；杏仁宣散疏利；浮萍利水消肿；甘草调和诸药。

【加减运用】中气虚，加人参；寒加干姜；肺热，加麦冬、贝母。

苓桂阿胶汤

【出处】清·黄元御《四圣心源》。

【组成】茯苓三钱　泽泻三钱　甘草二钱　桂枝三钱　阿胶三钱

【用法】煎大半杯，热服。

【功用】利水祛湿。

【主治】水湿肿胀。

【解析】方用茯苓、泽泻利水渗湿；桂枝温阳化气；阿胶滋阴润肺，上源得通，则水湿自行；甘草甘缓和中，调和诸药。

【加减运用】小便不清，加西瓜浆；热加栀子；中虚加人参；寒加干姜。

苓桂半夏汤

【出处】清·黄元御《四圣心源》。

【组成】茯苓三钱　泽泻三钱　甘草二钱　桂枝三钱　半夏三钱　干姜三钱　生姜三钱
芍药三钱

【用法】煎大半杯，温服。

【功用】祛湿化痰，升清降浊。

【主治】噎膈。

【解析】黄元御对本证解释说："噎膈者，阳衰土湿，上下之窍俱闭也。脾阳左升，则下窍能开，胃阴右降，则上窍不闭。下窍开，故旧谷善出，上窍开，故新谷善纳，新旧递嬗，出纳无阻，气化循环，所以无病。其上下之开，全在中气。中气虚败，湿土湮塞，则肝脾遏陷，下窍闭涩而不出，肺胃冲逆，上窍梗阻而不纳，是故便结而溺癃，饮碍而食格也。"方用茯苓、泽泻淡渗利湿；半夏辛温燥湿，降逆和胃；桂枝温阳化气；干姜、生姜温中降逆；芍药柔肝泻木；甘草调和诸药。

【加减运用】上脘不开，加以痰涎胶黏，故食阻不下，法宜重用半夏，以降胃气。痰盛者，加茯苓、橘皮，行其瘀浊，生姜取汁，多用益善。

苓桂丹参汤

【出处】清·黄元御《四圣心源》。

【组成】丹皮三钱　甘草二钱　干姜三钱　茯苓三钱　桂枝三钱　丹参三钱

【用法】煎大半杯，温服。

【功用】温中散寒，活血祛瘀。

【主治】治经前腹痛。

【解析】方用干姜温中散寒；桂枝温经通络；茯苓健脾祛湿；丹皮活血散瘀；丹参补血调经，活血祛瘀；甘草调和诸药。

苓桂柴胡汤

【出处】清·黄元御《四圣心源》。

【组成】茯苓三钱　甘草二钱　丹皮三钱　桂枝三钱　芍药三钱　柴胡三钱　半夏三钱

【用法】煎大半杯，温服。

【功用】通阳利湿，疏肝解蒸。

【主治】治骨蒸。

【加减运用】热蒸不减，加生地、黄芩；蒸退即用干姜、附子以温水土。

【解析】水寒土湿，肝木不升，湿气下郁，陷于肾水，则骨蒸夜热。方用桂枝通阳散寒；茯苓淡渗利湿；丹皮退黄清虚热；半夏辛温燥湿；芍药柔肝敛阴；柴胡疏肝解郁；甘草调和诸药。

茯苓白术散

【出处】清·沈金鳌《杂病源流犀烛·脏腑门》卷三方。

【组成】茯苓　白术　人参　桂枝二钱半　滑石一两　寒水石　石膏　泽泻　甘草各五钱

【用法】为末，每服三钱，白开水或生姜煎汤调下。

【功用】清热祛暑，补气化湿。

【主治】中暑，霍乱吐泻既多，津液暴亡，以致烦渴引饮者。

【解析】中暑、霍乱吐泻既多，津液暴亡，以致烦渴引饮者，是为邪在阳分，表不解而热在里，气化不行、升降失常，津液不能上承，水液偏走于胃肠而致。方以五苓散去猪苓淡渗分消，外疏内利；用滑石、甘草清热利湿；寒水石清热利湿；石膏清解暑热；人参益气补阴，安胃和中。

渗　湿　汤

【出处】清·沈金鳌《杂病源流犀烛·奇经八脉门》卷十一方。

【组成】茯苓　猪苓　白术　泽泻　苍术　陈皮　黄连　栀子　秦艽　防己葛根

【功用】健脾利湿，清热祛风。

【主治】肾着病，腰痛冷如冰，身重腰如带五千钱，小便利，因劳汗出，衣里冷湿而致者。

【解析】肾着，即寒湿痹着于腰部所致，因腰为肾之外府，故名肾着。本病多起于劳动汗出之后。因为腰部感受寒湿，阳气痹着不行，所以腰部有冷痛和沉重的感觉。由于病在躯体下部，虽属下焦但内脏尚未病变，所以小便利。方用五苓散去桂枝以淡渗利湿；加防己、苍术除湿通络；秦艽、葛根通经疏风祛湿；陈皮和中燥湿；黄连、栀子清热燥湿。

渗　湿　汤

【出处】清·沈金鳌《杂病源流犀烛·脏腑门》卷九方。

【组成】苍术　白术　茯苓　猪苓　陈皮　泽泻　川芎　香附　厚朴　砂仁　甘草　生姜　灯心

【功用】健脾化饮，理气通淋。

【主治】湿痰日久而成淋病者。

【解析】湿痰日久不去，困脾阻胃，脾胃益虚，变生淋证，而致小便艰涩疼痛，尿有余沥。方以五苓散去桂枝加灯心以利湿通淋，加苍术、陈皮、厚朴、砂仁醒脾燥湿，川芎、香附调气行血，生姜、大枣和中安胃。

折郁汤

【出处】清·沈金鳌《杂病源流犀烛·内伤外感门》卷十八方。

【组成】白术　茯苓　猪苓　泽泻　肉桂　丁香　木通　白蔻仁

【功用】温阳化饮，行气利水。

【主治】水郁。

【解析】方用五苓散温阳行气，利水渗湿；丁香、白蔻芳香醒脾，助脾之转运，辛香行气，气行则水亦行；木通清热利湿，引水下行。

四苓合芩芍汤

【出处】清·吴鞠通《温病条辨》卷二方。

【组成】苍术　猪苓　茯苓　泽泻　白芍药　黄芩　厚朴各二钱　陈皮一钱五分　木香一钱

【用法】水五杯，煮取二杯，分二次温服，久痢不在用之。

【功用】健脾和中，利水渗湿。

【主治】自利不爽，欲作滞下，腹中拘急，小便短少。

【解析】方用四苓淡渗利湿而开支河，黄芩、芍药清热和血，陈皮、木香、厚朴调理气机，方取苦辛寒合法。吴鞠通论曰："既自利（俗谓泄泻）矣，理当快利，而又不爽者何？盖湿中藏热，气为湿热郁伤，而不得畅遂其本性，故滞。脏腑之中，全赖此一气之转输，气既滞矣，焉有不欲作滞下之理乎！曰欲作，作而未遂也；拘急，不爽之象，积滞之情状也；小便短者，湿注大肠，阑门（小肠之末，大肠之始）不分水，膀胱不渗湿也。故以四苓散分阑门，通膀胱，开支河，使邪不直注大肠；合芩芍法宣气分，清积滞，预夺其滞下之路也。此乃初起之方，久痢阴伤，不可分利，故方后云：久痢不在用之。"

五苓散加寒水石方

【出处】清·吴鞠通《温病条辨》卷二方。

【组成】即于五苓散内加寒水石三钱。

【用法】如服五苓散法，久痢不在用之。

【功用】利水除湿，清热止利。

【主治】用于湿温下利而脱肛者。久痢不在用之。

【解析】湿温内蕴，夹杂饮食停滞，气不得运，血不得行，遂成下利。方以五苓散淡渗利湿，急开支河，俾湿去而利自止，更加寒水石清其内热。诸药合用，则湿热俱去，而下利可止。

五苓散加防己桂枝薏仁方

【出处】清·吴鞠通《温病条辨》卷二方。

【组成】本方在五苓散基础上加防己一两、桂枝一两半足前成二两、薏苡仁二两。

【用法】杵为细末，每服五钱，百沸汤和，日三服，剧者日三夜一服，得卧则勿令服。

【功用】利水除湿，缓急止挛。

【主治】用治霍乱转筋而证属寒湿者。

【加减运用】寒甚者，加附子大者一枚。

【解析】转筋之证，多由血气不足，风冷或寒湿侵袭所致。此证常并发于霍乱吐泻后，津液暴脱，筋脉失养之时。方以五苓散淡渗利湿，加桂枝温经散寒，防己祛寒除湿，薏苡仁既能渗湿，又能舒筋脉，缓和挛急。吴鞠通对此解释说："肝藏血，主筋，筋为寒湿搏急而转，故于五苓和霍乱之中，加桂枝温筋，防己急驱下焦血分之寒湿，薏苡仁主湿痹脚气，扶土抑木，治筋急拘挛。"

四苓加木瓜厚朴草果汤

【出处】清·吴鞠通《温病条辨》卷二方。

【组成】白术三钱　猪苓一钱五分　泽泻一钱五分　赤苓块五钱　木瓜一钱　厚朴一钱　草果八分　半夏三钱

【用法】水八杯，煮取三杯，分三次服。

【功用】淡渗利湿，行气温中。

【主治】治足太阴寒湿而见四肢乍冷，自利，目黄，舌白滑，甚则灰，神倦不语，邪阻脾窍，舌謇语重之证。

【加减运用】阳气素虚者，加附子二钱。

【解析】方以猪苓、茯苓、白术、泽泻淡渗利湿，木瓜味酸入肝，平肝木以防克土，厚朴温中行滞，草果温阳燥湿，芳香达窍，全方取苦热兼酸淡为法。吴鞠通论之说："脾主四肢，脾阳郁故四肢乍冷。湿渍脾而脾气下溜，故自利。目白睛属肺，足太阴寒则手太阴不能独治，两太阴同气也，且脾主地气，肺主天气，地气上蒸，天气不化，故白睛黄也。白滑与灰，寒湿苔也。湿困中焦，则中气虚寒，中气虚寒，则阳光不治，主正阳者心也，心藏神，故神昏。心主言，心阳虚故不语。脾窍在舌，湿邪阻窍，则舌謇而语声迟重。湿以下行为顺，故以四苓散驱湿下行，加木瓜以平木，治其所不胜也。厚朴以温中行滞，草果温太阴独胜之寒，芳香而达窍，补火以生土，驱浊以生清也。"

四苓加厚朴秦皮汤

【出处】清·吴鞠通《温病条辨》卷二方。

【组成】茅术三钱　厚朴三钱　茯苓五钱　猪苓四钱　秦皮二钱　泽泻四钱

【用法】水八杯，煮成八分三杯，分三次服。

【功用】利水渗湿。

【主治】治足太阴寒湿而见腹胀，小便不利，大便溏而不爽，若欲滞下者。

【解析】本方在五苓散基础上，去桂枝之辛温，以四苓之辛淡渗湿，开膀胱之闭郁，以厚朴消满，秦皮调理肝气。本方与五苓散比较，则后者性味偏于温，而前方较为平和。吴鞠通论曰："太阴之气不运，以致膀胱之气不化，故小便不利。四苓辛淡渗湿，使膀胱开而出邪，以厚朴泻胀，以秦皮洗肝也。"

苓姜术桂汤

【出处】清·吴鞠通《温病条辨》卷二方。

【组成】茯苓五钱　生姜三钱　炒白术三钱　桂枝三钱

【用法】水五杯，煮取八分二杯，分温再服。

【功用】宣通阳气，健脾除湿。

【主治】治寒湿伤脾胃两阳，而见寒热，不饥，吞酸，形寒，或脘中痞闷，或酒客湿聚者。

【解析】寒湿困阻脾胃，中阳不运，气机阻滞，则见寒热，不饥，吞酸，形寒，或脘中痞闷等症。方以苓桂术甘汤加减而成，去甘草之壅滞，加生姜宣胃除湿，茯苓、白术补脾渗湿，桂枝通阳化气，全方取苦辛温为法。

五 饮 汤

【出处】清·林珮琴《类证治裁》卷二方。

【组成】人参　白术　橘皮　枳壳　半夏　厚朴　桂枝　白芍药　泽泻　甘草　猪苓　茯苓　旋覆花

【功用】健脾益气，通阳化饮。

【主治】饮证。

【解析】方用五苓散通阳化饮，利水渗湿；芍药敛阴和营；半夏、厚朴、枳实、陈皮理气和中；人参、甘草补脾益气；旋覆花消痰行水降气。

姜苓术甘汤

【出处】　清·王士雄《温热经纬》。

【组成】　生姜　茯苓各三钱　白术二钱　甘草八分

【功用】　健脾祛湿，温中和胃。

【主治】　治寒湿下痢，痢色纯白者。

【解析】　本方即茯苓甘草汤去桂加术而成。方以苓、术健脾利湿，生姜温中行气，甘草安胃和中。

桂苓神术汤

【出处】　清·费伯雄《医醇賸义》卷三方。

【组成】　桂枝八分　茯苓三钱　白术　苍术　陈皮　厚朴　砂仁各一钱　薏苡仁八钱　半夏一钱三分　生姜三片

【功用】　健脾渗湿，化气行水。

【主治】　溢饮，水流四末，肢节作肿，身重无力。

【解析】　溢饮，是水饮流行于四肢肌肉之间，近于体表，本可随汗液而排泄，但不能得汗，而致身体疼痛而沉重者之谓也。方用茯苓、白术健脾利湿；陈皮、厚朴、砂仁理气燥湿；桂枝通阳化气，助苍术、薏苡仁逐肌表之水湿；生姜、半夏化饮和中。

通神散

【出处】　《观聚方要补》卷六引《烟霞圣效方》方。

【组成】　猪苓　茯苓　白术　泽泻　桂枝　滑石　甘草

【功用】　温阳化气，利水通淋。

【主治】　小便癃闭，脐下结硬，小便灼热，或砂石淋、脓血淋，疼痛不可忍。

【解析】　癃闭是指小便量少，点滴而出，甚则小便闭塞不通为主症的一种疾患。淋证则是指小便频数短涩，滴沥刺痛，欲出未尽，小腹拘急，或痛引腰腹的病证。本方所治之癃闭、淋证皆因膀胱为水湿所阻，导致气化不利而成，故其治一也。方用五苓散淡渗利湿，六一散清热利湿通淋。

天一丸

【出处】　清·俞根初、何廉臣增订，徐荣斋重订《重订通俗伤寒论》方。

【组成】　灯心二两五钱　赤茯苓　茯苓　茯神　滑石各五两　猪苓二两　泽泻三两

【用法】为细末，党参适量熬膏为丸，龙眼大，朱砂为衣，飞金裹，每服一丸，白开水送下。

【功用】祛痰化饮。

【主治】痰胀，腹胀喘肿已减者。

【解析】痰饮内停，阻滞气机，上干于肺，外溢肌表，则见腹胀喘肿等症。方用茯苓、猪苓、泽泻利水渗湿，赤茯苓、茯神利水宁心安神，滑石、灯心利尿通淋，党参补脾益气。

加减五苓散

【出处】罗应章《经验医库》方。

【组成】茯苓 猪苓 泽泻 白术 干姜 陈皮 紫苏 附子 木香 白芍药 甘草

【功用】温阳化饮，行气降逆。

【主治】膀胱呕吐证，症见小腹胀痛，呕吐，手足微寒，脉沉紧。

【解析】五苓散去桂枝加干姜、陈皮、紫苏、附子、木香、芍药、甘草而成。水蓄下焦，膀胱气化无权，饮阻气机，故见小腹胀痛；饮随气逆，则见呕吐；气机阻滞，失于温煦，则手足微寒。方以四苓利水渗湿，附子、干姜温中散寒，陈皮、木香、紫苏行气宽中，芍药、甘草酸甘化阴。全方温中行气，淡渗利湿。

连 珠 饮

【出处】王庆国，贾春华《日本汉医名方选》。

【组成】茯苓 5克 桂枝 4克 当归 川芎 芍药 地黄 白术各 3克 甘草 2克

【用法】水煎服。

【功用】补血调血，健脾化饮。

【主治】血虚眩晕，心下逆满，发热自汗。

【解析】本方为本间枣轩之经验方，乃是《伤寒论》之苓桂术甘汤与《和剂局方》四物汤之合方。方取苓桂术甘汤健脾渗湿，温化水饮之功，以镇水气之上逆，用四物汤养血补血之效，以治血虚。故对血虚、水逆所致之眩晕者有显著效果。然而本方不能用于口唇、眼结膜、指甲等严重贫血和胃肠虚衰之易下利者。本方临床应用之要点，要辨明血虚之轻重与水饮之有无，凡血虚挟水饮内滞者，可应用本方，对脾虚泄利者，不宜本方，实恐四物汤滑肠之故。

针 砂 汤

【出处】王庆国，贾春华《日本汉医名方选》。

【组成】白术　桂枝　牡蛎各4克　茯苓6克　人参3克　针砂　甘草各1克

【用法】水煎服。

【功用】健脾益气，养血安神。

【主治】心悸气短，面色萎黄，眩晕虚烦。

【解析】针砂汤为原南阳之经验方。该方是在《伤寒论》苓桂术甘汤的基础上加针砂（制钢针时磨下的细屑，与中药生铁落相类似）、牡蛎、人参而成。临床主要用于因气血亏虚所致心悸短气，眩晕虚烦，夜卧不安，耳鸣，面白浮肿。方中白术、茯苓、人参健脾益气，以滋生血之源；桂枝、甘草温补心阳，以助茯苓宁心止悸之效，气血充盛，心阳温煦，则悸动自止，虚烦自除；牡蛎对由阴虚阳亢所致之烦躁不安，心悸失眠，头晕目眩耳鸣卓有疗效；用针砂之重坠，以取镇坠宁心，诸药合用健脾益气生血，通阳宁心止悸，是一首治疗因心脾血虚而兼有阳亢所致心悸、虚烦、眩晕之良剂。本方应用要点以虚为主而兼有阳亢，若属纯虚者，则应去牡蛎、针砂为宜，该方除治虚悸虚烦外，尚可治疗因脾虚所致之浮肿。

明　朗　汤

【出处】王庆国，贾春华《日本汉医名方选》。

【组成】茯苓6克　桂枝3克　白术4克　甘草2.5克　车前子4克　细辛3克　黄连1.5克

【用法】水煎服。

【功用】降气平冲，清热散风。

【主治】风眼，即见风流泪证。症见羞明，目赤，流泪，脉沉，心下部有振水音，伴见动悸、眩晕者。

【解析】本方为和田东郭所制，是在《伤寒论》苓桂术甘汤的基础上加入车前子、细辛、黄连而成。苓桂术甘汤本为水停心下，水气上冲证而设，有温阳利水，降逆平冲之效，故本方所治之风眼，系心下有水气，从上部溢出，因此，除心下部有振水音，心动悸，头眩等水气上冲证外又兼有结膜充血、流泪多等症状。方中以苓桂术甘汤温阳利水，降逆平冲；以车前子利水通淋，清肝明目；细辛辛温走窜，祛风化饮，宣通上窍；黄连清热解毒燥湿。七药相合，有利水平冲，燥湿祛风，清热明目之效，不惟可用于水停中焦，冲逆于上之风眼，对于一切逆气上冲眼中及心肝有热而生云翳者也有疗效。若伴见大便秘结者，可并用芎黄散以活血泻热，疗效更佳。

变制心气饮

【出处】王庆国，贾春华《日本汉医名方选》。

【组成】桂枝3克　茯苓5克　半夏2.5克　木通4克　桑白皮3克　槟榔4克　苏子2克　鳖甲4克　甘草2克　枳实4克　吴茱萸3克

【用法】水煎内服。

【功用】温阳化气。

【主治】水气郁滞体内诸症。如心下逆满，心中动悸，胸胁痞满，四肢沉重浮肿，麻痹拘挛，额上及目下色黑，头眩，小便不利等。

【解析】本方为日本经验方，是《宝庆集》分心气饮的变方，故名变制心气饮，是为诸水郁之证而设。方中桂枝温阳化气，茯苓淡渗利湿，为方中主药。木通逐水气，利小便，桑白皮宣肺气，开上源，以为茯苓之助。半夏燥湿散结，宣散水气，以治水湿之留滞停蓄。水饮内停，气机必然阻滞而不畅，气机阻滞，又更加重水饮之内蓄，故用槟榔、枳实行气而利水，俾气行而水行，水去则气畅。水寒之气内停，多有随三焦之气，变动不居，上冲心胸之证，如胸脘痞闷，头眩，心悸概属此也，故用吴茱萸、苏子温阳化湿，降气平冲。方中用鳖甲之意，因水气久留，每易结为巢穴，甚则"心下坚，大如盘，边如旋杯，水饮所作"，故以此为软坚散结之用。由于方中药味较多，寒热不同，气味有异，故用甘草以作调和之用，且兼以扶脾护正，若水气较重而阳虚甚，方中可加附子以温肾阳，助气化。如水气留蓄，几成巢窟，可加犀角斩关夺将以破之。

定 悸 饮

【出处】王庆国，贾春华《日本汉医名方选》。

【组成】茯苓 6 克　桂枝 3 克　白术 3 克　甘草 4 克　吴茱萸 4 克　牡蛎 4 克　李根白皮 3 克

【用法】水煎内服。

【功用】温阳化饮，平冲降逆。

【主治】奔豚症，自觉有气从少腹或心下上冲胸脘、咽喉。发时痛苦异常，多伴有头眩、小便不利、舌质淡、苔薄白、脉沉紧。

【解析】此方为日本经验方，出自多纪氏，系在《伤寒论》苓桂术甘汤基础上加味而成，主治阳虚水气上冲之奔豚症。方中茯苓淡渗利水，桂枝温阳平冲，白术、甘草补脾和中以治水邪。更加吴茱萸疏肝下气，温阳散寒；牡蛎重镇平冲，收涩潜阳；李根白皮下气降逆。因此，本方较苓桂术甘汤温阳利水，平冲降逆之功更佳，故而对阳虚水气上逆之奔豚症有良效。此外，对于因阳虚水逆之心悸、脐下悸，伴有头晕目眩之症者，也可斟酌用之。

猪苓汤合四物汤

【出处】王庆国，贾春华《日本汉医名方选》。

【组成】当归 3~4 克　芍药 3~4 克　川芎 3~4 克　地黄 3~4 克　猪苓 3 克　茯苓 3 克　滑石 3 克　泽泻 3 克　阿胶 3 克

【用法】水煎服。

【功用】补血活血，清热利水养阴。

【主治】排尿困难，尿痛，尿后余沥不尽，尿频，并见有皮肤枯燥，气色不佳而胃肠功能正常者。对妇女慢性泌尿系感染久治不愈兼有血虚症状者，效果尤佳。

【解析】本方为《伤寒论》猪苓汤和《太平惠民和剂局方》四物汤的合方。猪苓汤以猪苓、茯苓、泽泻渗利小便，滑石清热通淋，阿胶滋阴润燥。五药合方，渗利与清热养阴并进，利水不伤阴，滋阴不敛邪，使水邪去，邪热清，阴液复，主治水热互结，气化不行，阴液被伤之小便不利证兼有发热、心烦、口渴等症状者。四物汤是治血之祖剂，归、芎、芍、地四药相合，组方得体，补血而不滞血，行血而不破血，为治疗妇科疾病及诸多血分病证的基础方。猪苓汤与四物汤合方，则更增强了猪苓汤滋阴补血之力，且又益以调血活血之用，因此对在猪苓汤证基础上兼见有皮肤枯燥，气色不佳及其他气虚血滞症状和妇女因泌尿系感染日久而体虚者，尤为适宜。

加味五苓散

【出处】日·丹波元简《伤寒论辑义》引济生方。

【组成】猪苓　茯苓　泽泻　白术　桂枝　车前子

【功用】利水渗湿。

【主治】治伏暑热二气，及冒湿泄泻注下，或烦，或小便不利者。

【解析】方用五苓散淡渗利湿，加车前子利湿清热。

第十六章
肾气丸方族

肾气丸方族一览表

朝代	方　剂	出处	作者
汉	肾气丸	金匮要略	张仲景
唐	肾气丸	备急千金要方	孙思邈
宋	六味地黄丸	小儿药证直诀	钱乙
	十补丸	济生方	严用和
	加味肾气丸		
	滋补济阴丸	类证活人书	朱肱
金	益阴肾气丸	兰室秘藏	李杲
	地黄饮子	宣明论方	刘完素
明	三一肾气丸	丹溪心法附余	方广
	古庵心肾丸		
	加减八味丸	审视瑶函	傅仁宇
	明目地黄丸		
	滋阴地黄汤	万病回春	龚廷贤
	清火滋阴汤	寿世保元	
	八仙长寿丸		
	明目壮水丸	古今医鉴	龚信
	纳气丸	症因脉治	秦景明
	归芍地黄汤		
	加减地黄汤		
	人参补肺汤	证治准绳	王肯堂
	大补地黄丸		
	滋阴地黄丸		
	加味地黄丸		
	滋肾生肝饮	校注妇人良方	薛己

朝代	方　　剂	出处	作者
明	右归饮	景岳全书	张景岳
	右归丸		
	归肾丸		
	左归饮		
	左归丸		
	大补元煎		
	当归地黄饮		
	滋阴八味丸		
清	荆防地黄汤	验方新编	鲍相璈
	润肝汤	辨证录	陈士铎
	杞菊地黄丸	医级	董西园
	八味地黄丸	傅青主女科	傅山
	润燥安胎汤		
	七味地黄丸	疡医大全	顾世澄
	芦柏地黄丸		
	加味地黄汤		
	加味六味地黄汤		
	加减六味地黄丸	疡科全书	梁希曾
	加减左归饮		
	滋阴大补丸		
	右归饮	类证治裁	林珮琴
	益阴汤		
	温肾汤	罗氏会约医镜	罗国纲
	补肾壮筋汤	伤科补要	钱秀昌
	温肾丸	妇科玉尺	沈金鳌
	滋阴地黄丸		
	救肾安逆汤	杂症会心录	汪蕴谷
	耳聋左慈丸	王旭高医书六种	王旭高
	滋肾保元汤	医宗金鉴	吴谦
	都气丸	医宗己任编	杨乘六
	滋肾清肝饮		

续表

朝代	方　　剂	出处	作者
清	滋肝益肾汤	医宗己任编	杨乘六
	滋水清肝饮		
	龟柏地黄汤	重订通俗伤寒论	俞根初、何廉臣增订，徐荣斋重订
	纳气丸	张氏医通	张璐
	香茸八味丸		
	既济汤	医学衷中参西录	张锡纯
	耳聋左磁丸	重订广温热论	何廉臣

　　肾气丸方族是指以肾气丸为母方，经过加减化裁而发展形成的一个方剂系列。肾气丸是补肾之祖方，后世地黄类方剂皆从此方加减衍化而来，其中最著名者当推钱乙之六味地黄丸。肾气丸温补肾阳，"益火之源，以消阴翳"；六味地黄丸滋补肾阴，"壮水之主，以制阳光"，二方可谓是历千古而不坠于地。余如都气丸、杞菊地黄丸、知柏地黄丸、麦味地黄丸等也是本肾气丸之旨而制，而为临床医家所习用。下面将此类方剂一一论述。

肾 气 丸

【出处】汉·张仲景《金匮要略》。

【组成】干地黄八两　山药　山茱萸各四两　泽泻　丹皮　茯苓各三两　桂枝　附子（炮）各一两

【用法】上八味末之，炼蜜和丸，梧桐子大，酒下十五丸，加至二十丸，日再服。

【功用】温补肾阳。

【主治】肾阳不足。腰痛脚软，下半身常有冷感，少腹拘急，小便不利，或小便反多。尺脉沉细，舌质淡而胖，苔薄白不燥。以及脚气、痰饮、消渴、转胞等证。

【解析】本方为补肾名方，主治肾阳不足证。以干地黄甘温滋阴补肾为主；辅以山茱萸、山药补肝益脾，以充精血，再配少量的附子、桂枝温肾助阳，意在微微生火，以鼓舞肾气，取"少火生气"义，故方名"肾气"；佐以泽泻通调水道，茯苓健脾渗湿，丹皮清泄肝火，三药合用，协调肾、肝、脾三脏，与他药相伍，意在补中寓泻，以使补而不腻。综观全方，阴阳相伍，相辅相成，补中有泻，寓泻于补，共奏温补肾阳之效。方中补阴药与补阳药并用，即《景岳全书》称"善补阳者，必于阴中求阳，则阳得阴助，而生化无穷"之义。柯韵伯称："命门之火，乃水中之阳。夫水体本静，而川流不息者，气之动，火之用也，非指有形者言也。然水火则生气，火壮则食气，故火不可亢，亦不可衰。所云火生土者，即肾家之火，游行其间，以息相吹耳！若命门火衰，少火几于熄矣。欲暖脾胃之阳，必先温命门之火。此肾气丸纳桂、附于滋阴剂之中，是藏心于渊，美厥灵根也。命门有火，则肾有生气矣。故不曰温肾，而名肾气，斯知肾以气为主。肾得气而土自生也。且形不足者，温之以气，则脾胃因虚寒而病者固痊，即虚火不归其部而失血亡阳者，亦纳气而归封蛰之本矣。"

肾气丸

【出处】唐·孙思邈《备急千金要方》卷十九方。

【组成】桂心四两　干地黄一斤　泽泻　山药　茯苓各八两　牡丹皮六两　半夏二两

【用法】为末，炼蜜为丸，梧桐子大，每服十丸，酒送下，日三次。

【功用】温补肾阳，降逆化饮。

【主治】肾气不足，形体日趋羸瘦，少气，耳聋目黦。

【解析】肾为先天之本，如果肾气不足，一则关门不固，阴精不能充实肌体，二则气化不能，水饮反泛滥为害。本方主治肾气不足所致诸证。方中干地黄，甘温滋阴补肾为主；辅以山药益气健脾，助运填精，桂心温肾助阳，以生元阳，助气化。佐以茯苓健脾助运，淡渗泄浊，泽泻泻肾火而利水，丹皮泻肝火而散瘀，半夏降逆化饮散结。全方阴阳双补，动静结合，可恢复肾司开合之职。

六味地黄丸

【出处】宋·钱乙《小儿药证直诀》卷下方。

【组成】熟地黄八钱　山茱萸肉　山药各四钱　泽泻　牡丹皮　茯苓（去皮）各三钱

【用法】为末，炼蜜为丸，梧桐子大，每服三丸，空腹温开水送下。

【功用】滋补肝肾。

【主治】肝肾阴虚，腰膝酸软，头晕眼花，耳鸣耳聋，盗汗遗精，或骨蒸潮热，或足心热，或消渴，或虚火牙痛，舌燥喉痛，舌红少苔，脉细数者。

【解析】本方由《金匮要略》肾气丸减附子、肉桂，以熟地黄易干地黄而成。方中熟地滋阴填髓，大补真阴，为主药；山萸肉温补肝肾而涩精，山药健脾固肾而益精，俱为辅药，是本方的"三补"，用以治本。由于肝肾阴虚，常可导致虚火上炎，故又以泽泻泻肾火，丹皮泻肝火，茯苓渗脾湿，是本方的"三泻"，用以治标。六药合成三补三泻，使其方收中有散，寓泻于补，补而不滞，成为大补元阴的代表方。元阴者，其在肾，故此方功专于肾，可谓滋阴补肾之首方。《古今名医方论》称："肾虚不能藏精，坎宫之火无所附而妄行，下无以奉春生之令，上绝肺金之化源。地黄禀甘寒之性，制熟味更厚，是精不足者，补之以味也，用以大滋肾阴，填精补髓，壮水之主。以泽泻为使，世或恶其泻肾而去之，不知一阴一阳者，天地之道，一开一阖者，动静之机。精者属癸，阴水也，静而不足，为肾之体；溺者属壬，阳水也，动而不居，为肾之用。是以肾主五液，若阴水不守，则真水不足；阳水不流，则邪水道行。

故君地黄以护封蛰之本，即佐泽泻以疏水道之滞也。然肾虚不补其母，不导其上源，亦无以固封蛰之用。山药凉补，以培癸水之上源；茯苓淡渗，以导壬水之源；加以茱萸之酸温，借以收少阳之气也。滋化源，奉生气，天癸居其所矣。壮水制火，特其一端耳。"

滋补济阴丸

【出处】宋·朱肱《类证活人书》卷四方。

【组成】熟地黄五两　山萸肉　山药各三两　茯苓　泽泻　牡丹皮　芍药　地骨皮　龟甲各二两　黄柏　知母　青蒿　五味子各一两二钱半　牛膝　杜仲各一两五钱

【用法】为细末，炼蜜为丸，每服三至五钱，早空心白滚汤吞服。

【功用】滋阴降火。

【主治】心肾不交，水火不济，心液竭而心火独亢，肾水枯而骨蒸劳热，或干嗽痰红，或精滑淋漓。

【解析】本方由知柏地黄丸加味而成，主治心肾不交，水火不济之证。方以知柏地黄丸滋阴降火为主；辅以龟甲、白芍滋阴潜阳，养血柔肝；地骨皮、青蒿清阴分伏热；五味子生津安神，敛气涩精；杜仲补益肝肾，壮阳固精。并以牛膝补肝肾而强筋骨，引药下行。诸药合用，滋阴降火之力更强。

十 补 丸

【出处】宋·严用和《济生方》卷一方。

【组成】炮附子　五味子各二两　山茱萸　炒山药　牡丹皮　鹿茸（去毛，酒蒸）　肉桂（去皮）　茯苓（去皮）　泽泻各一两

【用法】为细末，炼蜜为丸，梧桐子大，每服七十丸，空腹盐酒或盐汤送下。

【功用】温补肾阳，敛阴益精。

【主治】肾脏虚弱，面色黧黑，足冷足肿，耳鸣耳聋，肢体羸瘦，足膝软弱，腰背疼痛，小便不利。

【解析】本方由肾气丸加鹿茸、五味子而成。方中附子、肉桂温阳暖肾，鼓舞肾气而为主药；熟地、山药、山萸肉、泽泻、茯苓、丹皮三补三泻，滋补肾阴，乃"阴中求阳"之意，使阳得阴助而生化无穷，共为辅药；鹿茸温肾壮阳，益精填髓，五味子敛肺滋肾，固涩精气，助上药之温肾填精，亦为辅佐。合方共奏温补肾阳，填精益髓之功。

加味肾气丸

【出处】宋·严用和《济生方》卷四方。又名济生肾气丸、资生肾生丸。

【组成】炮附子二个 茯苓 泽泻 山茱萸 炒山药 车前子（酒蒸） 牡丹皮各一两 肉桂 州牛膝（酒浸） 熟地黄各半两

【用法】为细末，炼蜜为丸，梧桐子大，每服七十丸，空腹米饮送下。

【功用】温补肾阳，利水消肿。

【主治】肾虚腰重，脚肿，小便不利。

【解析】本方主治与《金匮要略》肾气丸略同。腰为肾之外府，肾阳虚则腰重；肾气不足则膀胱气化不利，故脚肿，小便不利。方中熟地滋阴养血，益精填髓，为主药；山药健脾渗湿，山茱萸补肝涩精，共助中焦生化之源，附子温壮元阳，肉桂温中助阳，鼓舞气血之化生，共为辅药；车前子、泽泻、茯苓利水渗湿，健脾泄热，丹皮清泻肝火，共为佐药；牛膝补肝肾、强腰膝，并能引诸药下行，直达病所，为使药。全方合为温补肾阳，利水消肿之剂。

地黄饮子

【出处】金·刘完素《宣明论方》卷二方。

【组成】熟地黄 巴戟天 山茱萸 石斛 肉苁蓉（酒浸，焙） 炮附子 五味子 肉桂 茯苓 麦门冬 菖蒲 远志各等份

【用法】为末，每服三钱。

【功用】补肾益精，宁心开窍。

【主治】喑痱，肾虚弱厥逆，语声不出，足废不用。

【解析】方中熟地黄、山茱萸滋补肾阴；肉苁蓉、巴戟天温壮肾阳，共为主药。配以附子、肉桂之辛热，协上药以温养真元，摄纳浮阳；麦冬、石斛、五味子滋阴敛液，清虚火，并制附、肉桂之刚燥性质，共为辅药。菖蒲、远志、茯苓开窍化痰，与大量补肾药相伍，则能交通心肾，使水火相济，则心不致妄动，虚阳不致上浮，为佐药。煎加生姜、大枣和营卫，小量薄荷以散风，以纠正诸药之呆滞，俱为使药。诸药合用，使阴阳平，痰浊化，窍开痰除，虚阳亦清，则喑痱可愈。

益阴肾气丸

【出处】金·李杲《兰室秘藏·眼耳鼻门》方。

【组成】泽泻 茯苓二钱五分 生地黄（酒洗） 牡丹皮 山茱萸 当归尾（酒洗） 五味子 山药 柴胡各五钱 熟地黄二两

【用法】为细末，炼蜜为丸，梧桐子大，朱砂为衣，每服五十丸，空腹淡盐汤送下。

【功用】滋补肾水，养肝明目。

【主治】肾脏虚亏，神水宽大，视物初觉昏暗，渐睹空中有黑花，物成二体，久则光不收，及内障神水淡绿色或淡白色。

【解析】本方由六味地黄丸加味化裁而成，主治肾水亏虚，肝失所养所致的多种眼症。方以六味地黄丸滋补肝肾，生地与熟地并用则滋阴养血之力更强；并辅以当归尾养血柔肝，五味子敛气涩精，使以柴胡升举清阳，调和脾胃，使后天化源旺盛则血液可生，并引药入肝；淡盐汤送下则引药入肾。诸药合用，共奏滋补肾水，养肝明目之功。

三一肾气丸

【出处】明·方广《丹溪心法附余》卷十九方。

【组成】熟地黄　生地黄　山药　山茱萸肉各四两　牡丹皮　赤白茯苓　泽泻　锁阳　龟甲各三两　牛膝（川者）　枸杞子（甘州）　人参（辽）　麦门冬　天门冬各二两　知母　黄柏　五味子（辽）　肉桂各一两

【用法】上为细末，炼蜜为丸，如桐子大，每服五十丸，渐加至六、七十丸，空心，盐酒下，或温酒下。

【功用】滋阴降火，补气助阳。

【主治】心肾阴亏。症见火动遗泄，惊悸怔忡，健忘失眠，头目眩晕，腰膝酸软。

【加减运用】虚甚加鹿茸一两，虎骨胫一两。

【解析】本方由肾气丸、知柏地黄丸、麦味地黄丸、生脉散合方加减而成。方中熟地、山药、山萸肉、泽泻、丹皮、茯苓六味滋阴补肾，固涩、精气，知母、黄柏、生地滋阴降火，凉血清热，合用则滋心肾之阴而清降虚火；龟甲滋阴潜阳，亦增知母、地黄功力；人参大补元气，锁阳、肉桂温助元阳，枸杞、麦门冬、天门冬柔肝滋肾，润肺清心，五味子固精敛气，安神定悸，牛膝补肝肾，强筋骨，调血脉，性善下走。合方应用，阴阳并举，补泻兼施，共奏滋阴降火，补气助阳之功。

古庵心肾丸

【出处】明·方广《丹溪心法附余》卷十九方。

【组成】熟地　生地（酒浸，竹刀切）　山药　茯神（去木）各三两　山茱萸肉（酒浸，去核）　枸杞子（甘州者，酒洗）　龟甲（去裙，醋炙）　牛膝（去芦）各一两　鹿茸（火去毛，炙）一两　当归（酒洗，去芦）　泽泻（去毛）　黄柏（炒褐色）各一两五钱　辰砂（为衣）　黄连（去毛，酒洗）各一两　生甘草半两　牡丹皮（去心）一两组成

【用法】上药为细末，炼蜜为丸，如桐子大，每服五十丸，渐加至一百丸，空心，温酒或淡盐汤送下。

【功用】滋阴降火，补养心肾。

【主治】心肾不足。症见惊悸怔忡，遗精盗汗，失眠健忘，腰酸膝软，目暗耳鸣，舌红少苔，脉象细数。

【解析】本方由六味地黄丸加味化裁而成，主治心肾之阴不足，心火独亢之证。方以六味地黄丸滋补肝肾，生地与熟地并用则可清热凉血，滋阴补血，阴生水旺则虚火可息；以茯神代茯苓，宁心安神之力更强。辅以当归、枸杞、龟甲养血滋阴，鹿茸温肾益精。佐以黄柏、黄连清泻肾火并直折心火，除烦安神。牛膝补肝肾而强筋骨，引药下行；甘草调和诸药；辰砂为衣可清心重镇安神，又可防腐，三药均为使药。诸药综合使阴血足，心火清而心神自安。

滋肾生肝饮

【出处】明·薛己《校注妇人良方》卷八方。

【组成】山药　山茱萸各一钱　熟地黄二钱　泽泻　茯苓　牡丹皮各七分　五味子（杵炒）五分　柴胡　白术　当归　甘草各三分

【功用】益肾舒肝，健脾解郁。

【主治】肾虚肝郁，症见月经不调，小便淋沥不利，或两胁胀闷，或小腹作痛等。

【解析】本方由六味地黄丸加味而成，主治妇人肾阴亏虚，肝郁脾虚之证。方以六味地黄丸滋补肝肾为主；当归养血柔肝，白术健脾燥湿，五味子固肾涩精，并为辅药；柴胡升举清阳，调和脾胃，引药入肝，甘草益气和中，调和诸药，并为佐使。本方肝脾肾三脏并调，补而不滞，为治疗妇人病的良方。

明目壮水丸

【出处】明·龚信《古今医鉴》卷九方。

【组成】人参一两　当归（酒洗）一两　熟地黄（酒蒸）二两　生地黄（酒洗）二两　天门冬（去心）二两　麦门冬（去心）二两　石枣（酒蒸，去核）二两　枸杞子（酒洗）一两六钱　五味子一两　菟丝子（酒制）一两　白茯神（去皮、木）二两　干山药一两　川牛膝（去芦，酒洗）一两三钱　柏子仁（去壳，炒）一两　泽泻一两　牡丹皮（酒洗）一两　家菊花（去梗）三两　黄柏（乳拌匀炒）一两半　知母（乳汁拌匀，晒干，炒）二两半　白豆蔻（去壳净，能去眼中一切尘垢翳膜）三钱

【用法】上药为末，炼蜜为丸，如梧桐子大，每服百丸，空心清盐汤送下。忌生冷、莱菔。

【功用】滋阴壮水，补肾养肝，生血明目。

【主治】肝肾不足，眼目昏暗，常见黑花，多泪。

【解析】本方用于肝肾不足，阴虚火旺所致诸症，治宜补肾滋肝，养血明目，滋阴降火。本方为六味地黄丸以枸杞子代山茱萸另加他药而成，为滋补肝肾之名方。用枸杞子，取其益精明目之功；再辅以五味子、川牛膝、菟丝子以增强补肝肾的作用，其中菟丝子阴中求阳，以治其"冷泪"；又以人参、石枣益气健脾生血；当归、生地补血滋阴；天门冬、麦门冬滋阴壮水；再用黄柏、知母苦寒坚阴，使上炎之虚火得以

下降，菊花与其协同，又有明目之功；柏子仁能养心安神，少佐白豆蔻以化湿行气，使其补而不滞。诸药合用，共奏补益肝肾，益气健脾，养血明目，滋阴降火之效。

滋阴地黄汤

【出处】 明·龚廷贤《万病回春》卷五方。

【组成】 熟地黄一钱六分　山药　山茱萸　酒当归　煨白芍药　川芎各八分　牡丹皮　泽泻　茯苓　远志　菖蒲　酒知母　酒黄柏各六分

【用法】 水煎，空腹服。

【功用】 滋阴降火，养血通窍。

【主治】 色欲伤及病后耳聋。

【解析】 本方由知柏地黄丸、四物汤合方加味而成，主治色欲过度或大病初愈后，阴虚火旺，肝血不足，清窍失养所致的耳聋。方以知柏地黄丸滋阴降火，四物汤补血调血，加远志、菖蒲化痰开窍，宁心安神，共成滋阴降火，养血通窍之剂。

人参补肺汤

【出处】 明·王肯堂《证治准绳·疡医》卷二方。

【组成】 人参　黄芪　白术　茯苓　陈皮　当归各一钱　山茱萸　山药各二钱　麦门冬七分　炙甘草　五味子各五分　熟地黄一钱半　牡丹皮八分

【用法】 加生姜、大枣，水煎服。

【功用】 滋肾补脾，益气敛肺。

【主治】 肺痈咳喘短气，或肾水不足，虚火上炎，痰涎壅盛，或吐脓血，发热作渴，小便短涩。

【解析】 本方由四君子汤、麦味地黄丸去泽泻加黄芪、当归、陈皮而成。方中人参、黄芪补肺益脾，共为主药；白术、茯苓、山药健脾助运，燥湿去痰，帮助参、芪健脾之力，山茱萸益肾固精，熟地滋补肾阴，当归养血活血，陈皮理气化痰，共为辅药；麦冬养阴润肺，五味子敛肺生津，丹皮凉血散瘀，可泻肝火，炙甘草补中而调和诸药，生姜、大枣和中健脾，为佐使药。诸药合用，三阴并益，补正为主，补而不滞，润燥相兼，共奏补肺益肾，健脾化痰之功。

大补地黄丸

【出处】 明·王肯堂《证治准绳·类方》第一册方。

【组成】 黄柏（盐酒炒）　熟地黄（酒蒸）各四两　当归（酒洗）　山药　枸杞子各三两　知母（盐酒炒）　山茱萸　白芍药各二两　生地黄二两五钱　玄参　肉苁蓉（酒浸）各一两五钱

【用法】 为细末，炼蜜为丸，梧桐子大，每服七十至八十丸，空腹淡盐汤送下。

【功用】滋阴清热，养血润燥。

【主治】营血枯涸而现燥热。

【解析】本方治证，阴虚燥热是其着眼点。方中熟地甘而微温滋阴养血，益精填髓，黄柏苦寒泻肾火，退虚热，二药相配，其性偏凉，滋阴清热之功益彰，为主药；山茱萸、枸杞、山药滋阴补肾，当归、白芍、生地养血敛阴，生津润燥，共为辅药；玄参、知母、苁蓉清热，养阴通便，知母配黄柏可增强其清泄相火，退热除蒸之效，苁蓉配当归，润肠以通便，则泻火之功显著，共为佐使药。各药合用，使阴精得补，虚热自消，诸症可愈。

滋阴地黄丸

【出处】明·王肯堂《证治准绳·幼科》集三方。

【组成】熟地黄一两　山茱萸五钱　茯苓　菊花　牡丹皮　何首乌（黑豆蒸三次）　黄柏各四钱

【用法】为细末，炼蜜为丸，梧桐子大，每服三十至五十丸。

【功用】滋阴降火。

【主治】肾阴不足，两耳虚鸣，脓汁不干。

【解析】本方由六味地黄丸加减化裁而成，主治肾阴不足，虚火上攻清窍所致的两耳虚鸣，脓汁不干。方中熟地滋阴补肾，益精填髓，为主药；山茱萸、何首乌补肝肾、益精血、固涩精气，为辅药；茯苓健脾渗湿，助运填精，丹皮清泄肝火，黄柏透泄肾火，并为佐药；菊花轻清上浮，疏风清热，解毒开窍，为使药。诸药共成滋阴降火之方。

加味地黄丸

【出处】明·王肯堂《证治准绳·类方》第八册方。

【组成】干山药　山茱萸肉　牡丹皮　泽泻　白茯苓　熟地黄　生地黄　柴胡　五味子各另为末等份

【用法】将二黄捣碎，酒拌湿，杵膏入前末，和匀，加炼蜜为丸，如桐子大，每服百丸，空心白汤下。

【功用】滋养肝肾。

【主治】肝肾阴虚疮证，或耳内痒痛出水，或眼昏痰气喘嗽，或作渴，发热，小便赤涩等症。

【解析】本方由六味地黄丸加柴胡、五味子，并化裁而成。主治肝肾阴虚，虚火上攻清窍所致的耳目疮证。方以六味地黄丸滋补肝肾，且生地与熟地并用，可滋充肾阴，养血凉血，清降虚火；加柴胡可疏肝解郁，透热解肌；加五味子可滋肾固精，生津止渴，是对六味地黄丸的灵活化裁。

清火滋阴汤

【出处】 明·龚廷贤《寿世保元》卷四方。

【组成】 天门冬　麦门冬　生地黄　牡丹皮　赤芍药　栀子　黄连　山药　山茱萸　泽泻　赤茯苓　甘草

【用法】 为粗末，水煎，入童便服。

【功用】 滋阴清火。

【主治】 阴虚，先吐血后见痰者。

【解析】 本方由六味地黄丸加味化裁而成，主治阴虚火旺，血热妄行所致的先吐血后见痰。方以六味地黄丸滋补肝肾，清热凉血为主；天冬、麦冬养阴退热，退虚火为辅；赤芍凉血活血、清热散瘀，黄连、栀子苦寒，清泄三焦实火，并为佐药；甘草调和诸药，童便凉血散瘀，并为使药。本方补中有泻，凉血活血，吐血自止。

八仙长寿丸

【出处】 明·龚廷贤《寿世保元》卷四方，又名麦味地黄丸。

【组成】 生地黄（酒洗净，入砂锅内蒸黑为度，如病弱畏滞，再加生姜汁拌匀再蒸半晌，取出，手掐断入后药，同捣成饼）八两　山茱萸（酒蒸剥去核，取肉晒干）　山药各四两　茯苓（去皮）　牡丹皮　泽泻各三两　五味子　麦门冬（去心）各二两（一方有炒益智仁二两，无泽泻）

【用法】 为细末，炼蜜为丸，梧桐子大，每服三钱，空腹温酒、或炒盐汤、夏秋用热开水调下。

【功用】 补肾敛肺。

【主治】 年高之人，阴虚筋骨柔弱无力，面无光泽或暗淡，食少痰多，或喘或咳，或便溺数涩，阳痿，足膝无力，以及形体瘦弱无力，憔悴盗汗，发热作渴等症。

【加减运用】 若腰痛，加木瓜、续断、鹿茸、当归；消渴，加五味子、麦门冬各二两。

【解析】 本方由六味地黄丸加五味子、麦冬而成。主治年高之人，肾阴亏虚之证。方以六味地黄丸滋补肝肾，加五味子敛肺滋肾，固涩精气，麦冬清心润肺，养胃生津。本方补而不滞，宜于常服，为老年人益寿延年之良方。

右 归 饮

【出处】 明·张景岳《景岳全书·新方八阵》卷五十一方。

【组成】 熟地黄二钱至二两　山茱萸一钱　炒山药　枸杞子　杜仲（姜制）各二钱　炙甘草　肉桂一至二钱　制附子一至三钱

【用法】 水煎，食远服。

【功用】温补肾阳。

【主治】肾阳不足，气怯神疲，腹痛腰酸，肢冷，舌淡，脉沉细等症。

【加减运用】如气虚血脱，或厥、或昏、或汗、或晕、或虚狂、或短气者，加人参、白术；火衰不能生土，为呕哕吞酸者，加炮姜二至三钱；阳衰中寒，泄泻腹痛，加人参、肉豆蔻；小腹冷痛者，加吴茱萸五至七分；淋滞不止，加补骨脂一钱；血少血滞，腰膝软痛者，加当归二至三钱；阴盛格阳，真寒假热者，加泽泻二钱，冷服。

【解析】本方所治之证，乃因肾阳虚乏，阴寒内盛所致，治宜培补肾脏之元阳，即"益火之源"。方中附子、肉桂温补肾阳而祛寒，为主药；熟地滋肾填精，山萸、枸杞养肝血，是为辅药；杜仲补肝肾壮筋骨，山药、甘草补中养脾，同为佐使药。诸药合用有温肾阳、补精血的作用。吴仪洛称："此益火之剂也，凡命门之阳衰阴胜者宜此方加减主之。如治阴盛格阳，真寒假热等证，宜加泽泻二钱煎成，用凉水浸冷服之；尤妙。"

右 归 丸

【出处】明·张景岳《景岳全书·新方八阵》卷五十一方。

【组成】熟地黄八两　炒山药　枸杞子（微炒）　鹿角胶（炒珠）　制菟丝子　杜仲（姜汁炒）各四两　山茱萸（微炒）　当归（便溏勿用）各三两　肉桂二至四两　制附子二至六两

【用法】为细末，先将熟地蒸烂杵膏，加炼蜜为丸，弹子大，每服二至三丸，白汤送下。

【功用】温补肾阳。

【主治】元阳不足，或先天禀衰，或劳伤过度，以致命门火衰，不能生土，而为脾胃虚寒，饮食少进，或呕恶膨胀，或翻胃噎膈，或怯寒畏冷，或脐腹多痛，或大便不实，泻痢频作，或小便自遗，虚淋寒疝，或寒侵溪谷，而肢节痹痛，或寒在下焦，而水邪浮肿，及神疲气怯，或心跳不宁，或四肢不收；或眼见邪祟，或阳衰无子等症。

【加减运用】如阳衰气虚，加人参二至六两；阳虚精滑，或带浊便清，加补骨脂（酒炒）三两；飧泄、肾泄不止，加五味子、炮肉豆蔻各三两；饮食减少，或不易消化，或呕恶吞酸，加干姜（炒黄）三至四两；腹痛不止，加炒吴茱萸二两；腰膝酸痛，加胡桃肉四两；阴虚阳痿，加巴戟天四两，肉苁蓉三两，或加黄狗外肾一二付，以酒煮烂捣入。

【解析】本方实则为《金匮要略》肾气丸减去"三泻"（茯苓、泽泻、丹皮），加入补肝肾、益精血之枸杞、鹿角胶、菟丝子、杜仲、当归而成，乃无泻纯补之剂。方用附子、肉桂温肾阳，暖下元，鹿角胶"益血气，填精髓，善助阴中之阳，最为补阴要药"（景岳语），三药相合，温补肾阳，填精补髓，共为主药；熟地、山茱萸、山药、菟丝子、枸杞、杜仲皆为滋阴益肾、养肝补脾之类，是为辅药；更加当归补血养肝，是为佐药。诸药配伍，温阳益肾，填精补血，阳得阴助，生化无穷，而收培补肾中元阳之效。

归肾丸

【出处】明·张景岳《景岳全书》卷五十一方。

【组成】熟地八两　山药四两　山茱萸（肉）四两　茯苓四两　当归三两　枸杞四两　杜仲（盐水炒）四两　菟丝子（制）四两

【用法】炼蜜同熟地膏为丸，桐子大，每服百余丸，饥时或滚水或淡盐汤送下。

【功用】补阴益阳，养血填精。

【主治】肾水真阴不足，精衰血少，腰酸脚软，形容憔悴，遗泄阳衰等症。

【解析】本方治证为真阴不足，精衰血少。肾阳虚无以滋养腰膝则见腰腿酸软，精血衰不能上荣于面则形容憔悴，阴损及阳则阳痿遗精。方中重用熟地滋阴养血，益精填髓为主药；山萸肉滋补肝肾，涩精止遗，山药滋肾补脾，助君药滋阴之力，杜仲补肾阳，强筋骨，菟丝子补肾益精，共为辅药；枸杞养阴补血，益精明目，当归补血调经，活血止痛，茯苓渗湿健脾，合为佐使药。全方以滋阴为主，兼补肾阳，共奏滋阴补肾之功。

左归饮

【出处】明·张景岳《景岳全书·新方八阵》卷五十一方。

【组成】熟地黄二钱至二两　山药　枸杞子各二钱　山茱萸一至二钱（畏酸者少用）　茯苓一钱半　炙甘草一钱

【用法】水煎，食远服。

【功用】补益肾阴。

【主治】真阴肾水不足，腰酸遗泄，眩晕耳鸣，口燥盗汗等症。

【加减运用】如肺热而烦，加麦门冬二钱；血滞者，加牡丹皮二钱；心热而躁，加玄参二钱；脾热易饥，加芍药二钱；肾热骨蒸，多汗者，加地骨皮二钱；血热妄动者，加生地黄二至三钱；阴虚不宁者，加女贞子二钱；上实下虚者，加牛膝二钱；血虚而燥滞者，加当归二钱。

【解析】本方治证属肝肾真阴不足所致，治宜养阴补肾。方中重用熟地为主，甘温滋肾以填真阴；辅以山茱萸、枸杞子养肝血、合主药以加强滋肾阴而养肝血之效；佐以茯苓、炙甘草益气健脾，山药益阴健脾、滋肾。合而有滋肾养肝益脾之效。吴仪洛称："治肾水干枯，虚火上蒸脾胃，阴土受亏，以致饮食不能进，大便燥结，甚至三阳癃闭，将成噎膈，治之于早，无不愈也，当以此方加归、芍，治伤寒舌黑唇焦，大渴引饮，此必服攻伐寒凉之药过多也，此方救之。治疾而兼燥证，热重寒轻者，此方更宜。"

左 归 丸

【出处】明·张景岳《景岳全书·新方八阵》卷五十一方。

【组成】熟地黄八两　炒山药　山茱萸　枸杞子　制菟丝子　鹿角胶（炒珠）　龟甲胶（炒珠）各四两　川牛膝（酒蒸）三两

【用法】为细末，先将熟地黄蒸烂杵膏，加炼蜜为丸，梧桐子大，每服百余丸，食前开水或淡盐汤送下。

【功用】补益肾阴。

【主治】真阴肾水不足，不能滋养营卫，渐至衰弱，或虚热往来，自汗盗汗，或神不守舍，血不归原，或虚损伤阴，或遗淋不禁，或气虚昏晕，或眼花耳聋，或口燥舌干，或腰酸腿软。

【加减运用】如真阴失守，虚火炎上者，去枸杞子、鹿角胶，加女贞子、麦门冬各三两；火烁肺金，干枯多痰者，加百合三两；夜热骨蒸，加地骨皮三两；小便混浊不利，加茯苓三两；大便燥结，去菟丝子，加肉苁蓉三两；气虚者，加人参三至四两；血虚微滞，加当归四两；腰膝酸痛，加杜仲（盐水炒）三两；脏平无火，而肾气不充者，去龟甲胶，加补骨脂三两，莲子肉（去心）、胡桃肉各四两。

【解析】本方证乃因真阴不足，精髓内亏所致。故方中重用熟地滋阴以填真阴，枸杞益精明目，山茱萸涩精敛汗，是为主药；龟甲胶、鹿角胶为血肉有情之品，均有滋肾之效，而前者偏于滋阴，后者偏于温阳，两胶合用，可沟通任督二脉，峻补精血，补阴中寓有"阳中求阴"之义，是为辅药；菟丝子配牛膝强腰膝，健筋骨，山药滋益脾肾，合为佐使。诸药合用，共奏滋肾填精，育阴潜阳之效。吴仪洛称"治其阴肾水不足，不能滋养营卫，渐至衰弱，或虚弱往来，自汗盗汗，或神不守舍，血不归原，或遗淋不禁，或口燥舌干，或腰酸腿软，或昏晕眼花，耳聋，凡精髓内亏，津液枯竭等证，俱宜速壮水之主。以培左肾之元阴，而精血自充矣，此方主之。"

大补元煎

【出处】明·张景岳《景岳全书·新方八阵》卷五十一方。

【组成】人参（补气、补阳以此为主）一至二两　炒山药　杜仲各二钱　熟地黄（补精，补阴以此为主）二钱至二两　当归（泻者不用）　枸杞子各二至三钱　山茱萸（畏酸、吞酸者不用）一钱　炙甘草一至二钱

【用法】水煎，食远服。

【功用】补气养血，滋肾益肝。

【主治】气血大败，精神失守之症。

【加减运用】若无阳不足，多寒者，加附子、肉桂、炮姜；气分偏虚，加黄芪、白术；血滞，加川芎，去山茱萸；滑泄，加五味子、补骨脂。

【解析】本方用人参大补元气，补脾益肺，熟地、当归滋阴养血，共为主药；山药健脾益气，助人参益气而填精，杜仲、枸杞、山萸肉平补肝肾，温阳固精，可助归、地之柔肝养血，滋肾补阴，为辅佐药；炙甘草健脾和中，调和诸药。合方共奏补益气血，救本培元之功。

当归地黄饮

【出处】明·张景岳《景岳全书·新方八阵》卷五十一方。

【组成】当归二至三钱　熟地黄三钱至五钱　杜仲　山药各二钱　牛膝一钱半　山萸萸一钱　炙甘草八分

【用法】水煎，食远服。

【功用】补肾壮腰。

【主治】肾虚腰膝疼痛等症。

【加减运用】如下部虚寒，加肉桂一至二钱，甚者加附子；如多带浊，去牛膝，加金樱子二钱，或补骨脂一钱；如气虚，加人参一至二钱，枸杞子二至三钱。

【解析】本方主治肾精不足，腰府失养所致的腰膝酸痛等证。方中熟地滋肾阴，益精髓，山萸萸酸温滋肾益肝，并为主药；山药滋肾健脾，杜仲补肾阳、强筋骨，当归补血活血止痛，均为辅药；牛膝补肝肾而强筋骨，引药下行，甘草调和诸药，并为使药。全方以滋阴为主，兼补肾阳，则腰膝自强。

滋阴八味丸

【出处】明·张景岳《景岳全书·新方八阵》卷五十一方。又名知柏八味丸、知柏地黄丸、凉八味丸。

【组成】山药　山萸萸各四两　牡丹皮　茯苓　泽泻　黄柏（盐水炒）　知母（盐水炒）各三两　熟地黄八两

【用法】为细末，炼蜜为丸，梧桐子大，每服百丸，空腹或午前白开水或淡盐汤送下。

【功用】滋阴降火。

【主治】阴虚火盛，下焦湿热等症。

【解析】本方即知柏地黄丸，为六味地黄丸加知母、黄柏而成。方中以熟地补肾填精，为主药；山萸肉养肝涩精，山药补脾固精，共为辅药；泽泻宣泄肾浊，丹皮清泄肝火，茯苓淡渗脾湿，知母滋阴清热，黄柏退虚热，二药相须为用，既能滋肾之亏耗，又兼泻妄动之相火，相得益彰，共为佐使药。综观全方，补中有泻，泻中有补，泻而不伤正，补而不恋邪，滋阴降火，相辅相成，是通补开合之剂，适用于阴虚火旺之证。

纳 气 丸

【出处】明·秦景明《症因脉治》卷三方。

【组成】熟地黄　山茱萸　泽泻　茯苓　山药　牡丹皮　益智仁

【用法】为丸服。

【功用】滋补肝肾。

【主治】气散腹胀，气不归元者。

【解析】本方由六味地黄丸加益智仁而成，主治肝肾阴虚，气散腹胀，气不归元之证。方以六味地黄丸滋补肝肾，加益智仁以温肾纳气。

归芍地黄汤

【出处】明·秦景明《症因脉治》卷二方。

【组成】当归　白芍药　生地黄　牡丹皮　茯苓　山药　山茱萸　泽泻

【功用】养血滋阴。

【主治】外感吐血，脉芤而涩者。

【解析】本方由六味地黄丸加当归、白芍而成，主治肝肾阴虚，肝不藏血，复因外感所致的吐血，脉芤而涩者。方以六味地黄丸滋补肝肾，养血凉血为主，加当归养血活血柔肝，白芍补肝敛阴，平抑肝阳。本方为扶正达邪之方，既可凉血止血，又可助新血化生。

加减地黄汤

【出处】明·秦景明《症因脉治》卷四方。

【组成】熟地黄　牡丹皮　茯苓　山茱萸　山药　泽泻　柴胡　白芍药

【功用】滋补肝肾，养血柔肝。

【主治】少阴经疟，三日一发。

【加减运用】若热多，加栀子、知母、黄柏；寒多，加羌活、独活。

【解析】本方由六味地黄汤加柴胡、白芍而成，主治肝肾阴血不足，疟邪羁留少阴所致的疟疾三日一发。方以六味地黄汤滋补肝肾，扶正祛邪为主，加白芍敛阴和营，柴胡领邪外透，共成滋补肝肾，养血柔肝，扶正截疟之方。

加减八味丸

【出处】明·傅仁宇《审视瑶函》卷五方。

【组成】熟地黄（酒煮烂，捣膏）八两　山药　山茱萸（酒洗）各四两　茯苓（乳拌，蒸）

泽泻（酒洗） 牡丹皮（酒洗）各三两 五味子一两半 肉桂一两

【用法】为细末，炼蜜为丸，梧桐子大，每服三钱，空腹盐汤送下。

【功用】滋补肝肾，引火归元。

【主治】肾水不足，虚火上炎而致的目光失序，发热作渴，口舌生疮，或牙龈溃烂，咽喉作痛，或形体憔悴，盗汗。

【解析】本方由六味地黄丸加肉桂、五味子而成，主治肾水不足，虚火上炎所致诸证。方用熟地滋阴养血，益精填髓为主药；辅以山萸肉滋补肝肾，收摄肾气，山药健脾益胃，益肺固肾，肉桂温中补阳，五味子益气补肾，收敛固涩，合用可滋肾固精，引火归元。佐以泽泻、茯苓利尿泄热，丹皮清泻肝火，使滋而不腻，补而不滞，共奏消补兼施之功。

明目地黄丸

【出处】明·傅仁宇《审视瑶函》卷五方。

【组成】熟地黄四两 生地黄（酒洗） 山药 泽泻 山茱萸（去核，酒洗） 牡丹皮（酒洗） 柴胡 茯神（乳蒸） 当归身（酒洗） 五味子各二两

【用法】为细末，炼蜜为丸，梧桐子大，每服三钱，空腹淡盐汤送下。

【功用】滋阴补肾，养肝明目。

【主治】肾虚目暗不明。

【解析】本方所治证属肾虚阴亏所致。治宜补肾滋阴，益精明目。方中重用熟地滋阴补肾，滋阴则火自降，补肾则精自生；配用生地以增强熟地滋阴之力；山药益脾固精，以培万物之母；当归身养血补血，使目得血而能视；山茱萸补肝肾，益精血，五味子养五脏，强阴益精，二味均有明目之效；丹皮清泄肝火，使山茱萸补而不涩；泽泻泄肾利湿，使熟地补而不腻；茯神养神而生明照之精，柴胡升阳引药上行，归于精明之窍。诸药合用，共奏补肾明目之效。

八味地黄丸

【出处】清·傅山《傅青主女科·产后编》卷上方。

【组成】山茱萸 山药 牡丹皮 茯苓 熟地黄各八钱 泽泻 五味子各五钱 炙黄芪一两

【用法】为末，炼蜜为丸，每晚服。

【功用】滋补肝肾，固表敛汗。

【主治】产后虚汗不止。

【解析】本方由六味地黄丸加五味子、炙黄芪而成，主治妇人产后，肝肾不足，虚热内蒸，肌表不固所致的虚汗不止。方以六味地黄丸滋补肝肾，敛阴固精为主，加五味子敛肺滋肾，固涩精气，黄芪益气固表，实卫敛汗，共成滋补肝肾，固表敛

汗之剂。

润燥安胎汤

【出处】清·傅山《傅青主女科》卷下方。

【组成】熟地黄一两　生地黄（酒炒）三钱　山茱萸　麦门冬各五钱　炒五味子　黄芩（酒炒）　阿胶（蛤粉炒）　益母草各二钱

【功用】滋补肝肾，养血安胎。

【主治】妊娠口干咽痛。

【解析】本方所治妊娠口干咽痛，乃因肝肾阴虚，血虚有热所致，治宜滋补肝肾，养血安胎。方中生地、熟地并用，滋充肾阴，养血凉血，清降虚火为主；山茱萸养肝涩精，麦冬润养肺胃，阿胶滋阴养血，并为辅药；黄芩苦寒，清热安胎，益母草活血祛瘀安胎，为佐使。全方共奏滋补肝肾，养血安胎之功。

润 肝 汤

【出处】清·陈士铎《辨证录》卷十方。

【组成】熟地黄一两　山茱萸四钱　白芍药　当归各五钱　五味子　炒栀子一钱　玄参　牡丹皮各三钱

【功用】滋阴清热，养血柔肝。

【主治】多怒拂抑，心烦意躁，至夜口干舌燥，寐少等症属肾水不足者。

【解析】本方主治肝肾阴血不足，虚火上扰神明之证。方中熟地、山茱萸滋补肝肾为主；辅以白芍、当归、五味子滋阴养血，解郁柔肝；佐以栀子苦寒泻火，玄参、丹皮养阴清热除烦。诸药合用，使肝肾充，虚火降，心神自安。

纳 气 丸

【出处】清·张璐《张氏医通》卷十六方。

【组成】熟地黄八两　山茱萸　山药各四两　牡丹皮　茯苓　泽泻各三两　沉香一两　砂仁二两

【用法】为细末，炼蜜为丸，梧桐子大，每服五十至七十丸，空腹淡盐汤送服及睡前温酒送下；如泄泻少食者，用干山药末调糊代蜜为丸。

【功用】滋补肝肾，行气开胃。

【主治】脾肾两虚，骨蒸劳热，咳嗽，倦怠少食。

【解析】本方由六味地黄丸加沉香、砂仁而成，主治脾肾两虚，虚热内生，运化失职之证。方以六味地黄丸滋补肝肾，兼助脾胃，并佐以砂仁醒脾开胃，化积消滞，沉香降逆和中，温阳散寒，共成滋补肝肾，行气开胃之剂。

香茸八味丸

【出处】清·张璐《张氏医通》卷十六方。

【组成】熟地黄八两　山茱萸肉　山药各四两　牡丹皮　茯苓（去皮）　泽泻（去毛）各三两　沉香一两　鹿茸一具

【用法】为细末，炼蜜为丸，梧桐子大，每服五十至七十丸，空腹淡盐汤送下；临卧温酒送下，以美膳压之。

【功用】滋补肝肾。

【主治】肾与督脉皆虚，头旋眼黑。

【解析】本方由六味地黄丸加沉香、鹿茸而成，主治肾与督脉皆虚，头旋眼黑之证。方以六味地黄丸滋补肝肾为主，加沉香温肾助阳，降逆纳气，鹿茸温肾助阳，益精血，共成滋补肝肾之重剂。

都 气 丸

【出处】清·杨乘六《医宗己任编》。

【组成】熟地黄　山茱萸　山药　泽泻　牡丹皮　茯苓　五味子

【用法】为细末，炼蜜为丸。

【功用】补肾纳气。

【主治】肾虚气喘，呃逆等症。

【解析】本方由六味地黄丸加五味子而成，主治肾阴亏虚，不能敛气所致的气喘、呃逆等症。方以六味地黄丸滋肾固精，加五味子敛肺滋肾，固精涩气。

滋肾清肝饮

【出处】清·杨乘六《医宗己任编》。

【组成】柴胡　白芍药　熟地黄　山药　山茱萸　牡丹皮　茯苓　泽泻　当归身酸枣仁　栀子

【功用】滋阴清肝，养血润燥。

【主治】胃脘痛，大便燥结。

【解析】本方由六味地黄丸、四物汤合方加减化裁而成，主治肝肾阴血不足，血燥津枯所致的胃脘痛、大便燥结。方以六味地黄丸滋补肝肾，四物汤补血调血为主，针对疾病之本。川芎性燥，故去之。佐以酸枣仁补肝养血润燥，栀子清泄三焦实火，使以柴胡疏肝理气，调理脾胃，清透伏热，并引药入肝。诸药合用，共奏滋阴清肝，养血润燥之功，使肠中阴血得充，燥热得解，大便自通。

滋肝益肾汤

【出处】 清·杨乘六《医宗己任编》。

【组成】 柴胡 白芍 熟地 山药 萸肉 丹皮 茯苓 泽泻

【功用】 疏肝滋肾。

【主治】 肝血虚，胃脘痛，大便燥结者。

【解析】 本方由六味地黄丸加柴胡、白芍而成，主治肝肾阴血不足，血燥津枯所致的胃脘痛、大便燥结。方以六味地黄丸滋补肝肾，养血润燥为主，加白芍养血敛阴，柔肝潜阳，柴胡疏肝理气，调理脾胃，清透伏热，并引药入肝。诸药合用，可疏肝滋肾，养血润燥，肠中得润则大便自通。

滋水清肝饮

【出处】 清·杨乘六《医宗己任编》。

【组成】 熟地黄 山药 山茱萸 牡丹皮 茯苓 泽泻 柴胡 白芍药 栀子 酸枣仁 当归

【功用】 滋水清肝，养阴润燥。

【主治】 燥火生风，症见发热胁痛，耳聋口干，手足头面似觉肿起。

【解析】 本方由六味地黄丸、四物汤合方加减化裁而成，主治肝肾阴血不足，燥火生风上攻之证。方以六味地黄丸滋补肝肾，四物汤补血调血为主，针对疾病之本。川芎性燥，故去之。佐以酸枣仁补肝养血润燥，栀子清泄三焦实火，使以柴胡疏肝理气，调理脾胃，清透伏热，并引药入肝。诸药合用，共奏滋水清肝，养阴润燥之功，使阴血充足，燥火自降。

滋肾保元汤

【出处】 清·吴谦等《医宗金鉴·外科心法要诀》卷六十九方。

【组成】 人参 白术（土炒） 茯苓 当归身 熟地黄 黄芪 山茱萸 牡丹皮 杜仲各一钱 肉桂 制附子 炙甘草各五分

【用法】 加生姜三片、大枣肉二枚，莲子七个，水煎，食前服。

【功用】 温补脾肾，托疮生肌。

【主治】 鹳口疽（锐疽），气血虚弱，溃后敛迟。

【解析】 本方由四君子汤、肾气丸合方加减化裁而成，主治脾肾阳虚，气血虚弱所致的鹳口疽溃后敛迟。方以四君子汤益气补中，健脾养胃，肾气丸温补肾阳，敛阴益精。因本证并无明显气化不利，水饮内停之象，故去泽泻、茯苓；以肉桂代桂枝，可增强温中助阳之力；以黄芪代山药，合当归身可益气养血，扶正托里；加杜仲可增温壮元阳之功。生姜、大枣、莲子可调和营卫，温胃补脾，共为使药。诸药合用，是为温补脾肾，益气养血，扶正托里，祛腐生肌之良剂。

救肾安逆汤

【出处】清·汪蕴谷《杂症会心录》卷下方。

【组成】熟地黄三钱　牡丹皮　泽泻　山药　茯苓　山茱萸　沙参各一钱　五谷虫（酒炒，研末，冲）一钱四分

【功用】补肾健脾。

【主治】吐屎，久病体虚脉虚者。

【解析】本方由六味地黄汤加沙参、五谷虫而成，主治患病日久，脾肾阴虚，运化失职，胃气上逆所致的吐屎，体虚脉虚。方以六味地黄汤补肾健脾为主，加沙参滋阴养血，五谷虫健脾和胃，降逆止吐，共成标本同治之方。

七味地黄丸

【出处】清·顾世澄《疡医大全》卷九方。

【组成】熟地黄（酒蒸杵膏）八两　山茱萸（酒润去核，炒）　山药（炒黄）各四两　牡丹皮（酒洗，微炒）　茯苓（人乳拌，焙）　泽泻（淡盐，酒拌炒）各三两　肉桂（去皮）一两

【用法】为末，炼蜜为丸，梧桐子大，每服四钱，淡盐汤送下。

【功用】滋肾降火。

【主治】肾水不足，虚火上炎，发热作渴，口舌生疮，牙龈溃烂，咽喉作痛，或形体憔悴，寐中发热等症。

【解析】本方由六味地黄丸加肉桂而成。方用熟地滋肾填精为主；辅以山萸肉养肝益肾，固涩精气，山药益气健脾，助运填精，三药合并，可补肾肝脾之阴精；茯苓淡渗脾湿，可制山药补脾之壅，泽泻泻肾火而利水，可制熟地之滋腻，丹皮清泄肝火，又制山萸肉之温，三者共为佐药，寓泄于补，制三补之偏；肉桂可温阳而助气化，配伍六味地黄，有鼓舞气血使阳生阴长之意，且少少用之，引火归元，故为使药。合方使用，滋肾水而降虚火，使肾阴充足，虚火得降而诸症自解。

芦柏地黄丸

【出处】清·顾世澄《疡医大全》卷三十八方。

【组成】芦荟五钱　黄柏一两　熟地黄八两　牡丹皮　泽泻　茯苓各三两　山茱萸　山药各四两

【用法】为细末，炼蜜为丸，梧桐子大，每服三钱，白开水送下。

【功用】滋阴降火，杀虫止痒。

【主治】阴虱疮、瘙痒难忍，抓破色红，中含紫点。

【解析】本方由六味地黄丸加芦荟、黄柏而成，主治阴虚火旺，湿热生虫所致的阴虱疮。方以六味地黄丸滋补肝肾为主，加芦荟清泻肝火，黄柏清热燥湿，杀虫止痒，共奏滋阴降火，杀虫止痒之功。

加味地黄汤

【出处】清·顾世澄《疡医大全》卷十六方。

【组成】熟地黄四钱　山茱萸　山药各二钱　骨碎补三钱　牡丹皮　茯苓　泽泻各一钱六分

【功用】滋阴降火，补肾固齿。

【主治】牙宣。

【解析】本方由六味地黄汤加骨碎补而成，主治肾阴亏虚，虚火上攻，牙齿不固所致的牙宣。方以六味地黄汤滋阴降火，加骨碎补以补肾固齿。

加味六味地黄汤

【出处】清·顾世澄《疡医大全》卷二十一方。

【组成】熟地黄二两　山药　山茱萸各八钱　牡丹皮六钱　泽泻一钱　茯苓三钱　人参　麦门冬各一两　黄芪五钱

【功用】补气益阴。

【主治】大肠生痈，小腹痛甚，淋沥不已，精神衰少，饮食无味，面色萎黄，四肢无力，自汗盗汗，夜不得卧。

【解析】本方由六味地黄汤加人参、麦冬、黄芪而成，主治大肠生痈日久，耗气伤阴之证。方以六味地黄汤滋肾养阴为主，加人参、黄芪甘温益气，扶正固本，麦冬甘寒，养阴生津。如此则气阴双补，真元得固，肠痈自愈。

温肾丸

【出处】清·沈金鳌《妇科玉尺》卷一方。

【组成】熟地　萸肉各三两　巴戟二两　当归　菟丝子　鹿茸　益智仁　生地　杜仲　茯神　山药　远志　续断　蛇床子各一两

【用法】蜜丸，酒下。

【功用】温肾养血。

【主治】妇女肾气不足，精血亏虚，婚久不孕。症见月经量少，面色晦暗，精神疲惫，腰酸腿软，性欲减退，小便清长，带下色淡或清稀，舌质淡苔薄，脉沉小或迟。

【解析】 本方主治妇女肾气不足，精血亏虚，婚久不孕。方中生地、熟地并用，滋充肾阴，养血凉血，鹿茸温肾助阳，益精填髓，并为主药；山萸肉养肝益肾，固涩精气，山药益气健脾，助运填精，巴戟天、菟丝子、益智仁、杜仲、续断、蛇床子温肾助阳，益精养血，并为辅药；佐以当归养血调肝，茯神、远志健脾宁心安神。合方温肾益精，补气养血，健脾安神，以补为主，补而不滞，对于妇女婚久不孕较为适宜。

滋阴地黄丸

【出处】 清·沈金鳌《妇科玉尺》卷六方。

【组成】 熟地黄四两　山茱萸　山药　天门冬　麦门冬　生地黄　知母　贝母　当归　香附　茯苓　牡丹皮　泽泻各一两五钱

【用法】 为细末，炼蜜为丸，梧桐子大，每服三十至五十丸。

【功用】 滋阴补肺，养血疏肝。

【主治】 妇女虚劳。

【解析】 本方由六味地黄丸加味而成，主治妇女虚劳，肺肝两虚之证。方以六味地黄丸滋补肝肾，兼以润肺为主，辅以天冬、麦冬清肺降火，滋肾养阴，当归养血调肝，佐以知母清降肺火，滋阴润肺，贝母润肺化痰止咳，香附疏肝理气，解郁止痛。诸药合用，共奏滋阴补肺，养血疏肝之功。

杞菊地黄丸

【出处】 清·董西园纂《医级·杂病类方》卷八方。

【组成】 枸杞子　菊花　熟地黄　山茱萸　山药　泽泻　牡丹皮　茯苓

【用法】 为细末，炼蜜为丸，梧桐子大，每服三丸，空腹服。

【功用】 滋补肾水，养肝明目。

【主治】 肝肾不足，眼花，或干涩目痛。

【解析】 本方是治疗肝肾精血不足的名方。是方以熟地甘温滋肾填精，枸杞子甘平滋补肝肾精血，共为主药；山药甘平补益脾阴而固精，山茱萸酸温养肝肾精血，共为辅药；茯苓甘淡平，淡渗脾湿，牡丹皮辛苦凉，清泄肝火，泽泻甘寒，泄肾湿浊，共奏滋肾养肝，清头明目之效。

温 肾 汤

【出处】 清·罗国纲《罗氏会约医镜》。

【组成】 熟地黄八两　山药（炒）　枣皮（醋蒸）各四两　泽泻（盐水浸）一两二钱　茯苓　补骨脂（酒炒）各三两　五味子（微炒）二两　菟丝子（淘去泥沙，酒蒸）　肉桂　附子各四两

【用法】先将地黄、枣皮捣成膏，后将各药研末，加山药打糊为丸（不用泽泻亦可）。

【功用】温补肾阳，固肠止泻。

【主治】五更及天明泄泻，多年不愈。

【解析】本方由《金匮要略》肾气丸加减化裁而成，主治脾肾阳虚，气虚不固，肠失固摄所致的五更及天明泄泻，多年不愈者。方以肾气丸温补肾阳，敛阴益精。因丹皮性寒伤胃，故去之；以肉桂易桂枝，可增强温中助阳之功；加五味子、菟丝子以补肾涩精，加补骨脂以补肾壮阳，固精止脱。综观全方，以温肾涩精为主，可奏温补肾阳、固肠止泻之功。

补肾壮筋汤

【出处】清·钱秀昌《伤科补要》卷三方。

【组成】熟地黄　当归　牛膝　山茱萸　茯苓　续断　杜仲　白芍药　青皮　五加皮

【功用】补肾壮筋。

【主治】肾经虚损，下颌常脱臼。

【解析】本方主治肾经亏损，筋骨失养所致的下颌经常脱臼。方中熟地、山茱萸滋阴养血以补肝肾，为主药；当归、白芍养血柔肝，牛膝、续断、杜仲、五加皮补肝肾，强筋骨，通血脉，祛风湿，并为辅药；茯苓健脾渗湿，青皮疏肝理气，共为佐使。诸药合用，共奏补肾壮筋之功。

滋阴大补丸

【出处】清·林珮琴《类证治裁》卷五方。

【组成】熟地黄　山药　山茱萸　茯苓　牛膝　杜仲　五味子　巴戟天　小茴香肉苁蓉　远志　石菖蒲　枸杞子　大枣

【用法】为末，炼蜜为丸。

【功用】滋补肝肾，强筋壮骨。

【主治】膏粱湿热伤精，阴虚胫膝萎弱。

【解析】本方由六味地黄丸加减而成，主治恣食膏粱厚味，酿湿生热，日久伤及肝肾，筋骨失养之证。方中熟地、山药、山茱萸、枸杞子养血滋阴，益肾固精为主；杜仲、巴戟天、小茴香、肉苁蓉补肾壮阳，温暖下焦为辅；五味子敛气涩精，茯苓健脾渗湿，菖蒲、远志开窍化痰，交通心肾，共为佐药；牛膝补肝肾，强筋骨，调血脉，性善下走，大枣益气补中，调和诸药，共为使药。诸药合用，可阴阳双补，扶正达邪，共奏滋补肝肾，强筋壮骨之功。

右归饮

【出处】清·林珮琴《类证治裁》卷二方。

【组成】人参　白术　山药　枸杞子　杜仲　山茱萸　炙甘草　炮姜　附子　肉桂　熟地黄

【功用】温补肾阳,健脾降逆。

【主治】病后肾虚呃逆。

【解析】本方由肾气丸与理中丸合方加减化裁而成,主治病后脾胃阳虚,虚寒扶胃气上逆所致的呃逆。方以理中丸温中祛寒,降逆和中,肾气丸温补肾阳,敛阴益精。因本证并无明显气化不利,水饮内停之象,故去"三泻",并易桂枝为肉桂,增加温肾之力。加枸杞滋补肾阴,杜仲温补肾阳。本方是针对具体病情,对仲景经方进行合方、加减、化裁而成,是继承发展前人经验的典范。

益阴汤

【出处】清·林珮琴《类证治裁》卷二方。

【组成】地黄　山茱萸　牡丹皮　白芍药　麦门冬　五味子　山药　泽泻　地骨皮　莲子　灯草

【功用】滋阴降火,敛汗固表。

【主治】阴虚盗汗有热。

【解析】本方由六味地黄丸加减而成,主治肾阴不足,虚热内蒸,肌表不固所致的盗汗有热。方以六味地黄丸滋肾固精为主,取"壮水之主,以制阳光"之义,以莲子代茯苓,可增养阴敛汗之力。佐以麦冬、五味子、白芍养阴安神,酸涩敛汗,地骨皮、灯心草清心退热。本方以养阴清热、敛汗并进,而重在补肾益阴,使阴津充、虚热清而汗自止。

荆防地黄汤

【出处】清·鲍相璈《验方新编》卷十方。

【组成】荆芥　防风　山茱萸　牡丹皮　茯苓　生甘草各一钱　熟地黄四钱　山药二钱

【用法】加生姜二片,水煎去滓,再加黄酒服。

【功用】滋补肝肾,解表透毒。

【主治】血虚出痘初起。

【解析】本方由六味地黄汤加减而成,主治素体肝肾不足,复感痘毒,痘疮不透表之证。方中熟地、山茱萸滋补肝肾,益阴养血,为主药;山药、茯苓健脾渗湿,为辅药；丹皮清泻肝火，荆芥、防风疏风解表，宣透痘毒，共为佐药；生甘草清热解毒，益气和中，调和诸药，生姜、黄酒温中透表，共为使药。合方共成滋补肝肾，解表透毒之剂，使真元巩固，痘毒透发而病愈。

耳聋左慈丸

【出处】清·王旭高《王旭高医书六种》方。又名柴磁地黄丸、耳鸣丸。

【组成】熟地黄八两　山茱萸（酒润）　山药各四两　牡丹皮　泽泻　茯苓各三两　柴胡　煅磁石各一两

【用法】将熟地黄煮烂，和余药共杵成粉末，再晒干，研为细末，炼蜜为丸，每钱约二十粒，每服三钱，淡盐水送下，日一次。

【功用】滋阴潜阳。

【主治】肝肾阴亏，头晕目眩，耳鸣耳聋。

【解析】本方为六味地黄丸加磁石、柴胡而成。所主诸证，乃肾水不足，阴虚阳亢，虚火内扰所致。方中磁石潜阳安神，明目聪耳，为主药；熟地、山萸、山药滋肾、养肝、补脾，三阴并补，是为辅药；柴胡疏泄少阳，达耳通络。丹皮泄肝火，泽泻泻肾水，茯苓渗脾湿，共为佐使药。各药合用，使滋补不留邪，潜阳不伤正，为益肾泻火，滋潜并举之良方。

耳聋左磁丸

【出处】清·何廉臣《重订广温热论》方。

【组成】熟地黄八两　山萸肉　淮山药各四两　丹皮　建泽泻　浙茯苓各三两　磁石（锻）二两　石菖蒲一两五钱　北五味五钱

【用法】炼蜜为丸，每服三钱，淡盐汤送下。

【功用】滋阴镇逆。

【主治】温热病后肾虚精脱之耳鸣耳聋。

【解析】本方由六味地黄丸加磁石、石菖蒲、北五味而成，主治温热病后肾虚精脱之耳鸣耳聋。方以六味地黄丸滋补肝肾，加磁石潜阳安神，明目聪耳，石菖蒲开窍化痰，交通心肾，五味子敛肺滋肾，涩气固精，使肾之阴精充实，清窍得养，逆气得降，耳鸣耳聋自愈。

既 济 汤

【出处】清·张锡纯《医学衷中参西录》方。

【组成】熟地黄　山茱萸各一两　生山药　生龙骨　生牡蛎各六钱　茯苓　白芍药各三钱　附子一钱

【功用】温肾固脱。

【主治】大病后阴阳不相维系，阳欲上脱，或喘逆，或自汗，或目睛上窜，或心动悸；阴欲下脱，或失精，或小便不禁，或大便滑泻等阴阳两虚，上热下凉之症。

【解析】本方由《金匮要略》肾气丸加减化裁而成，主治大病后阴阳不相维系，阳欲上脱，阴欲下脱之证。方中熟地甘润以滋阴养血为主；山萸肉、山药养肝益肾，益气健脾，固涩精气，附子温阳暖肾，鼓舞肾气，并为辅药；茯苓健脾渗湿，白芍、龙骨、牡蛎养血敛阴，柔肝潜阳，后两药还能收敛固涩止泻，并为佐使。合方应用，既能滋养所伤之阴血，又能鼓舞欲脱之阳气，是治疗阴阳两虚，上热下凉之证的不二良方。

加减六味地黄丸

【出处】清·梁希曾《疬科全书》。

【组成】熟地黄四两　茯苓　枸杞子（盐水炒）　山茱萸合一两半　泽泻　半夏　牡丹皮各八钱　炙甘草　青皮（盐水炒）各五钱　煅龙骨　煅牡蛎　炒杜仲　白芥子各一两

【用法】为细末，炼蜜为丸，绿豆大，每服三钱，食后淡盐汤送下。

【功用】滋补肝肾，化痰散结。

【主治】寒痰凝结而致的阴火疬，颈际夹起，大如卵形，坚硬异常，或一边或两边，或带小核数粒。

【解析】本方由六味地黄丸加减而成，主治肝肾不足，津液不归正化，反凝聚成痰所致的阴火疬。方以六味地黄丸滋补肝肾为主。因脾虚不甚，故去山药。辅以枸杞滋阴养血，杜仲温肾助阳，佐以半夏、白芥子化痰开结，龙骨、牡蛎软坚散结，青皮理气散结；使以炙甘草调和诸药。诸药合用，共奏滋补肝肾，化痰散结之功。

加减左归饮

【出处】清·梁希曾《疬科全书》。

【组成】熟地黄　山茱萸　枸杞子　茯苓　陈皮各三钱　山药　半夏各二钱　三七　炙甘草各一钱　郁金一钱半

【功用】滋补肝肾，化痰散结。

【主治】内伤而致的伤肺疬。

【解析】本方由左归饮、二陈汤合方加三七、郁金而成，主治内伤而致的伤肺疬。方以左归饮补益肾阴，扶正培元为主，二陈汤燥湿化痰，理气开结为辅，佐以三七、郁金活血化瘀，理气开结，使阴血充足，痰瘀消散，伤肺疬自愈。

龟柏地黄汤

【出处】清·俞根初、何廉臣增订，徐荣斋重订《重订通俗伤寒论》方。

【组成】生龟甲四钱 白芍药 山药 朱茯神各三钱 熟地黄（砂仁三分拌捣）五钱 黄柏（醋炒）六分 牡丹皮一钱半 山茱萸一钱 陈皮（青盐制）八分

【功用】清肝益肾，潜阳育阴。

【主治】阴虚阳亢，虚火上炎，颧红骨蒸，梦遗滑精。

【解析】本方用于肝肾阴虚，虚火上炎所致的骨蒸劳热，遗精滑精等，治疗以滋补肝肾、潜阳育阴为主。方中大熟地、山萸肉、淮山药、粉丹皮、朱茯神为六味地黄丸去泽泻，为滋补肝肾常用方。取"壮水之主以制阳光"之义，配龟甲补肾滋阴潜阳，白芍养血敛阴平肝，黄柏退虚热制相火；少佐砂仁、陈皮健脾行气，使诸味补药补而不滞。各药相合，能滋补肝肾，育阴潜阳。

第十七章
小半夏汤方族

小半夏汤方族一览表

朝代	方　剂	出处	作者
汉	半夏散及汤	伤寒论	张仲景
	小半夏汤	金匮要略	
	小半夏加茯苓汤		
	生姜半夏汤		
	大半夏汤		
	干姜人参半夏丸		
	半夏干姜散		
	半夏秫米汤	灵枢	
唐	大半夏汤	备急千金要方	
	大半夏汤		
	半夏汤	外台秘要	王焘
宋	二陈汤	太平惠民和剂局方	陈师文
	白术汤	三因极一病证方论	陈言
	半夏桂枝甘草汤	类证活人书	朱肱
金	白术汤	素问病机气直保命集	刘完素
	白术汤	素问病机气宜保命集	
	姜桂丸	洁古家珍	张元素
元	玉粉丸	卫生宝鉴	罗天益
明	玉液汤	医学入门	李梴
	祛痰丸	证治准绳	王肯堂
	温胃化痰丸	景岳全书	张景岳
清	三仙丸	杂病源流犀烛	沈金鳌
现代	参半汤	日本汉医名方选	王庆国，贾春华

小半夏汤方族是指以小半夏汤为母方，经过加减化裁而发展形成的一个方剂系列。本方具有降逆化痰止呕之功，加茯苓即为小半夏加茯苓汤，再加陈皮、甘草，便是著名的二陈汤。后世对痰饮引起的咳嗽、呕吐、眩晕、心下痞等症，无不在此基础上化裁变化。由此衍化出的方剂则不可计数。下面就将这些方剂列述于下。

小半夏汤

【出处】汉·张仲景《金匮要略》。

【组成】半夏一升　生姜半斤

【用法】上二味，以水七升，煮取一升半，分温再服。

【功用】化饮止呕。

【主治】支饮呕吐；黄疸病，小便色不变，欲自利，腹满而喘，哕者；诸呕吐，谷不得下。

【解析】本方为止呕方之祖，用于支饮、黄疸等病因胃有停饮所致的呕吐。方中半夏味辛性燥，辛可散结，燥能蠲饮，既能降逆涤饮，又可暖胃止呕；生姜辛散温中，为止呕圣药，且可制半夏之悍，二药配伍，共奏化饮止呕之功。

小半夏加茯苓汤

【出处】汉·张仲景《金匮要略》。

【组成】半夏一升　生姜半斤　茯苓三两（一法四两）

【用法】上三味，以水七升，煮取一升五合，分温再服。

【功用】化饮止呕。

【主治】卒呕吐，心下痞，膈间有水，眩悸。

【解析】胃气以降为顺，痰饮停聚于中，阻碍气机，使胃失和降而上逆，治宜和胃降逆，引饮下行。方中半夏味辛性燥，辛可散结，燥能蠲饮，既能降逆涤饮，又可暖胃止呕；生姜辛散温中，为止呕圣药，且可制半夏之悍；茯苓甘淡渗湿，引水下行，三药配伍，增强温中涤饮，降逆止呕之功。《金匮要略心典》曰："饮气逆于胃则呕吐；滞于气则心下痞；凌于心则悸；蔽于阳则眩。半夏、生姜止呕降逆，加茯苓去其水也。"

生姜半夏汤

【出处】汉·张仲景《金匮要略》。

【组成】半夏半斤　生姜汁一升

【用法】上三味，以水三升，煮半夏取二升，纳生姜汁，煮取一升半，小冷，分四服，日三夜一服。止，停后服。

【功用】化痰止呕。

【主治】胸中似喘不喘，似呕不呕，似哕不哕，彻心中愦愦然无奈。

【解析】本方主治脾胃虚弱，寒饮搏结于胸中，闭郁胸阳，阻碍气之升降出入所致的病证。方中重用生姜且取汁，温散之力更强，可散饮开结，降逆止呕。半夏辛温性燥，功能燥湿化痰，又可降逆和胃止呕。二药合用，辛散寒饮，以舒展胸中之阳气。

大半夏汤

【出处】汉·张仲景《金匮要略》。

【组成】半夏二升（洗完用）　人参三两　白蜜一升

【用法】上三味，以水一斗二升，和蜜扬之二百四十遍，煮药，取二升半，温服一升，余分再服。

【功用】化痰止呕，补气健胃。

【主治】胃反呕吐者。《千金》云：“治胃反不受食，食入即吐”。《外台》云“治呕，心下痞硬者”。

【解析】本方主治中焦虚寒，脾胃功能失职，不能腐熟、运化食物所致的胃反呕吐。方中重用半夏，取其辛温性燥，功能燥湿化痰，又可降逆和胃止呕。人参、白蜜健脾益气，以治生痰之源，兼有扶正祛邪之用，白蜜还可缓解半夏之燥。三药合用，共奏化痰止呕，补气健胃之功。

干姜人参半夏丸

【出处】汉·张仲景《金匮要略》。

【组成】干姜　人参各一两　半夏二两

【用法】上三味，末之，以生姜汁糊丸，如梧桐子大，饮服十丸，日三服。

【功用】化饮止呕。

【主治】妊娠呕吐不止。

【解析】本方主治妇人妊娠期间，因胃虚有寒饮，浊气上逆所致的呕吐不止，即妊娠恶阻。方中干姜温中散寒为主；半夏燥湿化痰，降逆止呕为辅；人参益气和中，扶正祛邪为佐药；生姜汁涤饮降逆，为使药。本方是治疗胃虚寒饮而妊娠呕吐不止的要方，因干姜、半夏是妊娠禁忌之药，故加人参以益气固胎。陈修园称“半夏得人参，不惟不碍胎，且能固胎”，可见仲景组方之妙。

半夏干姜散

【出处】汉·张仲景《金匮要略》。

【组成】半夏　干姜_{各等份}

【用法】为粗末，每服一方寸匕，浆水煎服。

【功用】温胃止呕，化饮降逆。

【主治】干呕吐逆，吐涎沫。

【解析】本方主治中阳不足，寒饮内盛，胃气上逆所致的干呕，吐逆、吐涎沫。方中半夏辛温、体滑而性燥，可燥湿化痰，降逆止呕，消痞散结，为主药；干姜辛温，守而不走，温中祛寒，为辅药。方以浆水煮服，取其甘酸能调中止呕。三药合用，可温胃止呕，化饮降逆，善治中阳不足，寒饮呕逆之证。

半夏散及汤

【出处】汉·张仲景《伤寒论》。

【组成】半夏（洗）　桂枝（去皮）　甘草（炙）

【用法】上三味，等份，各别捣筛已，合治之。白饮和，服方寸匕，日三服。若不能散服者，以水一升，煎七沸，纳散两方寸匕，更煮三沸，下火令小冷，少少咽之。半夏有毒，不当散服。

【功用】涤痰开结，散寒通阳。

【主治】少阴病，咽中痛。

【解析】本方主治风寒客于少阴，兼痰湿阻络所致的咽痛。方中半夏辛温，体滑而性燥，可燥湿化痰，降逆开结，为主药；桂枝解肌发表，温经散寒，为辅药。甘草益气和中，调和药性，为佐使。诸药合用，共奏涤痰开结，散寒通阳之功。

半夏秫米汤

【出处】《灵枢·邪客篇》方。又名半夏秫米汤。

【组成】半夏_{五合}　秫米_{一升}

【功用】和胃化浊。

【主治】失眠。

【解析】本方有决渎壅塞，交通阴阳，和降胃气，安神定志之效，为治疗因胃气不和而睡卧不安的常用方剂。方中以半夏化痰燥湿和胃降逆；秫米和胃健脾，益气除热，消积化滞。二药相伍，胃气调和，积滞消除，则神安入睡。《绛雪园古方选注》称本方"寓升降之法，升以半夏，从阳分通卫泄邪，降以秫米，入阴分通营补虚，阴阳通，卧立至，汗自出，故曰汗出则已矣。"

大半夏汤

【出处】唐·孙思邈《备急千金要方》卷十八方。

【组成】半夏一升　白术三两　生姜八两　茯苓　人参　桂心　甘草　附子各二两

【用法】为粗末，水煎，分三次服。

【功用】温中化饮。

【主治】痰冷澼饮，胸膈不利。

【解析】本方由小半夏汤、四君子汤合方加味化裁而成。主治中焦虚寒，脾胃功能失职，寒饮停聚于中，阻碍气机所致的痰冷澼饮，胸膈不利。方以小半夏汤温中涤饮，降逆止呕为主，四君子汤补中益气，健脾化湿为辅，加桂枝温经散寒，附子温肾助阳，更增温中化饮之功。本方为标本兼顾，扶正达邪之剂，堪称妙方。

大半夏汤

【出处】唐·孙思邈《备急千金要方》卷十六方。

【组成】半夏三升　人参二两　生姜三两　白术　蜜各一升

【用法】前四味为粗末，同蜜加水煎，分三次服。

【功用】降逆止呕，补气健胃。

【主治】胃反不受食，食已即呕吐。

【解析】本方由《金匮要略》大半夏汤加生姜、白术而成，主治中焦虚寒，脾胃功能失职，不能腐熟、运化食物所致的胃反不受食，食已即呕吐。方中重用半夏，取其辛温性燥，功能燥湿化痰，又可降逆和胃止呕。人参、白术健脾益气，以治生痰之源，兼有扶正祛邪之用。生姜辛散温中，佐半夏化饮止呕。白蜜益气和中，还可缓解半夏之燥。全方针对病机，配伍堪称完善。

半 夏 汤

【出处】唐·王焘《外台秘要》卷八引范汪方。

【组成】半夏一升　生姜一斤　橘皮四两

【用法】水煎，分三次服。

【功用】降气化痰。

【主治】心腹虚冷，游痰气上，胸胁满，不下食，呕逆，胸中冷。

【解析】本方由小半夏汤加橘皮而成，主治心腹虚冷，游痰气上所致诸症。方以小半夏汤温中化饮，降逆止呕，加橘皮理气健脾，燥湿化痰。三药配伍，使中焦得温，气机得降，痰饮自消。

半夏桂枝甘草汤

【出处】宋·朱肱《类证活人书》卷十七方。

【组成】半夏　桂枝　炙甘草各等份

【用法】 为粗末，每服四钱匕，加生姜四片，水煎放冷，少少含咽。

【功用】 通阳涤痰。

【主治】 寒邪中人，邪伏少阴，咽痛，下利，脉微弱者。

【解析】 本方实为仲景半夏汤的化裁，亦用于风寒客于少阴，兼痰湿阻络所致的咽痛。方中半夏燥湿化痰，降逆开结，为主药；桂枝温经散寒为辅；甘草益气和中，调和药性，为佐使。以生姜煎水含咽上三味药，可增强散寒开结之力。本方亦为通阳涤痰之方。

二 陈 汤

【出处】 宋·陈师文《太平惠民和剂局方》。

【组成】 半夏（汤洗七次） 橘红各五两 茯苓三两 甘草（炙）一两半

【用法】 㕮咀，每服四钱，用水一盏，生姜七片，乌梅一个，同煎六分，去滓，热服，不拘时候。

【功用】 燥湿化痰，理气和中。

【主治】 湿痰咳嗽。痰多色白易咯，胸膈痞闷，恶心呕吐，肢体困倦，或头眩心悸，舌苔白润，脉滑。

【解析】 本方为治湿痰之主方。湿痰之证，多由脾失健运，湿邪凝聚，气机阻滞，郁积而成。脾为生痰之源，肺为贮痰之器，湿痰犯肺，则咳嗽痰多；痰阻气机，胃失和降，则胸膈痞闷，恶心呕吐；阴浊凝聚，阻碍清阳，则头眩心悸；脾为湿困，运化失司，则肢体困倦，不欲饮食。治宜燥湿化痰，理气和中。方中以半夏为君，取其辛温性燥，善能燥湿化痰，且可降逆和胃而止呕。以橘红为臣，理气燥湿，使气顺而痰消。佐以茯苓健脾渗湿，俾湿去脾旺，痰无由生；生姜降逆化饮，既可制半夏之毒，且能助半夏、橘红行气消痰；复用少许乌梅收敛肺气，与半夏相伍，有散有收，相反相成，使祛痰而不伤正。使以甘草调和诸药，兼可润肺和中。药仅四味，配伍严谨，共奏燥湿化痰，理气和中之效。方中半夏、橘红以陈久者良，故以"二陈"名之。

本方既为治疗湿痰之主方，随症加减，亦广泛应用于其他痰证。《医方集解》曾说："治痰通用二陈。风痰加南星、白附、皂角、竹沥；寒痰加半夏、姜汁；火痰加石膏、青黛；湿痰加苍术、白术；燥痰加瓜蒌、杏仁；食痰加山楂、麦芽、神曲；老痰加枳实、海石、芒硝；气痰加香附、枳壳；胁痰在皮里膜外加白芥子；四肢痰加竹沥。"以上各种加减方法，可资临床运用时参考。

白 术 汤

【出处】 宋·陈言《三因极一病证方论》卷十二方。

【组成】 白术二两 五味子 茯苓各一两 甘草一分 半夏四个

【用法】 为粗末，分作十六服，每服加生姜五片，水煎，空腹服。

【功用】 燥湿化痰，敛肺止咳。

【主治】 五脏伤湿，咳嗽痰涎，憎寒发热，上气喘急。

【解析】 本方由小半夏汤加味化裁而成。主治五脏虚寒，伤于湿邪，肺失宣肃之证。方中白术补中益气，健脾燥湿，为主药；茯苓健脾利湿，半夏降气化痰，共为辅药；五味子收敛肺气，与术、夏同用，使散中有收，不致耗散正气，为佐药；甘草、生姜益气温中，调和药性，为使药。诸药合用，可燥湿化痰，敛肺止咳，使邪去而正不伤，咳喘自愈。

白 术 汤

【出处】 金·刘完素《素问病机气宜保命集》卷中方。

【组成】 半夏曲五钱　白术　木香　甘草各一钱　槟榔二钱半　茯苓二钱

【用法】 为细末，每服二钱，生姜煎汤食前调下。

【功用】 降逆化痰。

【主治】 胃中虚损，痰多而吐者。

【解析】 本方由小半夏汤加味化裁而成。主治胃中虚损，痰壅气逆之证。方以小半夏汤温中化饮，降逆止呕；白术、茯苓益气健脾燥湿；木香、槟榔行气化滞，燥湿利水；甘草和中调药。诸药合用，可温中和胃，降逆化痰，呕吐自愈。

白 术 汤

【出处】 金·刘完素《素问病机气直保命集》卷下方。

【组成】 白术　茯苓　半夏各等份

【用法】 为末，每服五钱至一两，加生姜七片，水煎，调神曲末二钱，顿服。

【功用】 燥湿化痰。

【主治】 咳嗽痰多，久治不愈者。

【解析】 本方由小半夏汤加味化裁而成。主治中焦虚损，痰湿内盛，阻碍肺之宣肃所致的咳嗽痰多，久治不愈者。方中白术甘温补脾，苦温燥湿，为主药；茯苓健脾利湿，半夏燥湿化痰，和胃降逆，为辅药；生姜温中化痰，神曲消食导滞，共为使药。诸药合用，共奏健脾燥湿，降逆化痰之功。

姜 桂 丸

【出处】 金·张元素《洁古家珍》方。

【组成】 天南星　半夏　肉桂各一两

【用法】 为末，蒸饼为丸，梧桐子大，每服三十至五十丸，生姜煎汤送下。

【功用】 散寒化痰。

【主治】寒痰咳嗽。

【加减运用】若心下痞闷加枳实五钱；身热甚加黄连五钱；体沉重加茯苓、白术各一两；气逆加葶苈子五钱；气促加人参、桔梗各五钱；浮肿加郁李仁、杏仁各五钱；大便秘加大黄五钱。

【解析】本方由小半夏汤加味化裁而成。主治中焦虚损，痰湿内盛，阻碍肺之宣肃所致的寒痰咳嗽。方中南星、半夏辛温体滑而性燥，入脾胃功专燥湿祛痰，且又能和胃降逆，为主药；肉桂温脾肾之阳，为辅药；生姜辛散温中，和胃化痰，为佐使。诸药合用，共奏散寒化痰之功。

玉 粉 丸

【出处】元·罗天益《卫生宝鉴》卷十一方。

【组成】肉桂　草乌头各一字　半夏五钱

【用法】为末，生姜汁浸，蒸饼为丸，芡实大，每次一丸，噙化。

【功用】散寒化痰。

【主治】寒痰凝结，咽喉不利，语声不出。

【解析】本方主治中焦虚寒，痰湿阻遏气道所致的咽喉不利，语声不出。方中半夏辛温，体滑而性燥，能燥湿化痰，消痞散结，善祛膈上之痰，为主药。肉桂温脾肾之阳，川乌祛风散寒，通痹止痛，共为辅药。生姜汁辛散温中，和胃化痰，为佐使。诸药合用，共奏散寒化痰之功。

玉 液 汤

【出处】明·李梴《医学入门》卷六方。

【组成】半夏四钱　生姜十片

【用法】水煎，入沉香磨水一呷，温服。

【功用】理气化痰，降逆止呕。

【主治】七情气郁生痰，上逆头目眩晕，心嘈怔悸，眉棱骨痛。

【解析】本方由小半夏汤加味化裁而成。主治七情郁结，气滞痰凝，上冲头目所致的眩晕、心嘈怔悸、眉棱骨痛。方中半夏味辛性燥，辛可散结，燥能祛痰，又可降逆气，为主药。《脾胃论》称："足太阴痰厥头痛，非半夏不能疗，眼黑头眩，虚风内作，非天麻不能除"。生姜辛散温中，可降逆化痰，为辅药；沉香行气止痛，温中降逆，为佐使。诸药合用，使中焦得治，气畅痰消，头目自清。

温胃化痰丸

【出处】明·张景岳《景岳全书·古方八阵》卷五十八方。

【组成】制半夏三两　白术　陈皮　炮姜各一两

【用法】为细末，姜汁打糊为丸，梧桐子大，每服二十丸姜汤送下。

【功用】温胃散寒，化饮降逆。

【主治】膈内有寒，脾胃伤饮，胸膈不快，痰涎不已。

【解析】本方主治膈内有寒，脾胃伤饮所致的胸膈不快，痰涎不已。方中半夏辛温，体滑而性燥，可燥湿化痰，降逆止呕，消痞散结，为主药；炮姜能逐痼冷，而散痞通关，白术能补中气，燥湿健脾，共为辅药。陈皮理气燥湿，健脾和胃，为佐药。姜汁温通之力甚强，为使药。诸药合用，共奏温胃散寒，化饮降逆之功。

祛痰丸

【出处】明·王肯堂《证治准绳·类方》第五册方。

【组成】生南星　生半夏　赤茯苓（去皮）　陈皮（去白）　炮姜各等份

【用法】为细末，煮糊为丸，梧桐子大，每服五十丸，温米饮送下。

【功用】温中理气，祛风化痰。

【主治】风痰头眩，恶心，胸膈不利。

【解析】本方主治中焦虚寒，痰湿内生，肝气横逆犯脾，并挟痰上冲头目所致的风痰头眩、恶心、胸膈不利。方中南星、半夏辛温、体滑而性燥，一散一守，能燥湿化痰，降逆止呕，消痞散结，共祛膈上之痰，为主药；赤茯苓利水渗湿，健脾和胃，陈皮理气化痰，调肝理脾，为辅药；炮姜温中祛寒，为佐药。温米饮可益气和中，为使药。诸药合用，使中焦得治，气畅痰消，头眩恶心诸症自愈。

三仙丸

【出处】清·沈金鳌《杂病源流犀烛·六淫门》卷十六方。

【组成】半夏　天南星各一斤

【用法】为末，姜汁调作饼，放筛中，艾叶盖发黄色，造成曲收贮，以三四月造为宜，每曲四两，入香附末二两，姜汁糊为丸，每服五十丸，生姜煎汤送下。

【功用】燥湿化痰，散寒理气。

【主治】湿痰身重而软，倦怠困弱。

【解析】本方主治脾胃虚弱、酿湿生痰、阻滞气机所致的身重而软，倦怠困弱。方中南星、半夏辛温、体滑而性燥，一散一守，能燥湿化痰，消痞散结，姜汁辛散温中，三药造成曲可健脾和胃，行气消滞，更加香附末理气燥湿，调肝理脾。诸药合用，共奏燥湿化痰，散寒理气之功。

参 半 汤

【出处】 王庆国，贾春华《日本汉医名方选》。

【组成】 人参 4 克　　半夏 1.5 克　　甘草 2 克

【用法】 水煎内服，或按比例以生姜汁泛为水丸内服。

【功用】 甘缓和中，降逆止呕。

【主治】 脾胃虚弱，痰饮留阻之呕吐，症见呕吐因饮食不慎或稍感寒凉即发，时作时止，面白乏力，呕吐清水或食物，不腐不臭，舌淡脉弱，甚者朝食暮吐。

【解析】 本方乃香川修庵所制，可以看作《金匮要略》治胃反呕吐之大半夏汤去白蜜加甘草，也可看作治妊娠呕吐之干姜人参半夏丸去干姜加甘草。原方主治呕家，即长期以呕吐为主症者。根据方药组成来看，本方适用于各类因脾胃虚弱，痰阻气逆之呕吐证。方中半夏化痰蠲饮，降逆止呕；人参补脾和胃，扶正益气；甘草一可助人参以益气安中，二可调和半夏辛燥之性；丸剂以生姜汁和丸，则有小半夏汤之意，更增其温胃和中，降逆止呕之效。本方药性平和，不温不燥，可以常服而无碍，故广泛适用于脾胃不足，痰饮留阻之各类呕吐。

第十八章
白头翁汤方族

白头翁汤方族一览表

朝代	方　　剂	出处	作者
汉	白头翁汤	伤寒论	张仲景
	白头翁加甘草阿胶汤	金匮要略	
唐	黄柏汤	备急千金要方	孙思邈
	白头翁汤		
	治中结肠丸		
	白头翁汤	外台秘要	王焘
清	白头翁加甘草阿胶苓桂汤	四圣悬枢	黄元御
	加味白头翁汤	温病条辨	吴鞠通
	天水涤肠汤	医学衷中参西录	张锡纯

　　白头翁汤在《伤寒论》中用于治疗厥阴热利之证，具有清热解毒，凉血止痢之功。后世医家在使用本方时，多有加减变化，以应临床之需。故其治疗范围也不仅仅局限于热利之证，也用于久痢、冷滞、中寒泻下等证的治疗。现将此类方剂列述于下。

白头翁汤

【出处】汉·张仲景《伤寒论》。

【组成】白头翁二两　黄柏三两　黄连三两　秦皮三两

【用法】上四味，以水七升，煮取二升，去滓，温服一升。不愈，更服一升。

【功用】清热解毒，凉血止痢。

【主治】原著用于治疗热利下重之证。症见下痢脓血、腹痛、里急后重、肛门灼热、身热口渴、小便短赤、舌红苔黄，脉弦数。

【解析】方中白头翁清热凉血解毒，为治热毒赤痢之要药；秦皮性寒味苦而涩，有收涩止痢，清肝凉血之功；黄连清热厚肠；黄柏燥湿坚阴。四味俱大苦大寒，苦能燥湿，寒能胜热，为清热燥湿，解毒止痢之剂。

本方与芍药汤同为治痢之方，但本方主治是以赤痢属热为主，乃因热毒深陷血分，治用清热解毒，凉血止痢，以使热清毒解，痢止而后重自除；后者是痢下赤白，属于湿热痢，肠腑气血瘀滞而成，故治投调和气血与清热解毒并进，取"通因通用"为主，以使"行血则便脓自愈，调气则后重自除"。两方主要区别在于：白头翁汤是清解中兼有涩止；芍药汤是通调中兼有清化。

《医宗金鉴》对本方论说："此热利下重，乃火郁湿蒸，秽气牵逼广肠，魄门重滞而难出，即《内经》所云：暴注下迫者是也。君白头翁，寒而苦辛；臣秦皮，寒而苦涩。寒能胜热，苦能燥湿，辛以散火之郁，涩以收下重之利也。佐黄连清上焦之火，则渴可止；使黄柏泻下焦之热，则利自除也。治厥阴热利有二：初利用此方之苦以泻火，以苦燥之，以辛散之，以涩固之，是谓以寒治热之法；久利则乌梅丸之酸以收火，佐以苦寒，杂以温补，是谓逆之从之，随所利而行之，调其气使之平也。"

白头翁加甘草阿胶汤

【出处】汉·张仲景《金匮要略》。

【组成】白头翁 甘草 阿胶（烊化）各二两 秦皮 黄连 黄柏各三两

【用法】水煎，分三次服。

【功用】清热止痢，滋阴养血。

【主治】产后下利虚极。

【解析】本方为清热利湿止痢，兼益气补阴之剂。因产后气血两虚，兼下利伤阴，故以白头翁汤清热利湿，加甘草益气缓中，补虚和胃；阿胶养血护阴。徐彬对此方评道："仲景治热利下重取白头翁汤，盖白头翁纯苦能坚肾，故为驱下焦风热结气君药，臣以黄连，清心火也，秦皮清肝热也，柏皮清肾热也，四味皆苦寒，故热利下重者宜之。若产后下利，其湿热应与人同，而白头翁汤在所宜矣，假令虚极，不可无补，但非他味参术所宜，恶其壅而燥也，亦非苓泽淡渗可治，恐伤液也，惟甘草之甘凉清中即所以补中，阿胶之滋润去风，即所以和血，以此治病即以此为大补，方知凡治痢者，湿热非苦寒不除，故类聚四味之苦寒不为过，若和血安中，只一味甘草，及阿胶而有余，治痢好用参术者，政由未悉此理耳。"

黄 柏 汤

【出处】唐·孙思邈《备急千金要方》卷十五方。

【组成】白头翁 黄柏 黄连 升麻 当归 牡蛎 石榴皮 黄芩 寄生 甘草各二分 犀角 艾叶各一分

【功用】清热解毒，凉血止痢。

【主治】小儿夏月暴伤寒邪，迫热入胃，下赤白滞如鱼脑，壮热头痛，身热手足烦。或温病热盛，复遇暴寒折之，热入腹中，下血如鱼脑者，服之亦良。

【解析】小儿脏腑脆嫩，藩篱不密，易为外邪所侵。且因小儿脾胃薄弱，不耐受邪。夏月之季，暑气当令，气候炎热，雨水较多，湿热交蒸，小儿更易触邪发病，而成下痢之证。治宜清热解毒，凉血止痢。方用白头翁、黄连、黄芩、黄柏清热燥湿止痢；升麻清热解毒；石榴皮、牡蛎涩肠止泻；桑寄生祛湿，犀角泻火解毒凉血；艾叶《药性论》"止赤白痢"，当归调血和阴，甘草调和诸药。

白头翁汤

【出处】唐·孙思邈《备急千金要方》卷十五方。

【组成】白头翁　黄连　秦皮　黄柏　厚朴　阿胶　附子　茯苓　芍药各二两　干姜　当归　赤石脂　甘草　龙骨各三两　大枣三十枚　粳米一升

【用法】为粗末，先煮米。米熟后去米，纳诸药，分四次服。

【功用】清热解毒，温中涩肠。

【主治】赤痢下血，连月不愈。

【解析】痢疾因于失治、误治，或未得根治，迁延数月，则为久痢之病。邪不去则正气伤，故而久痢之病多为寒热互见，或虚实夹杂，病情较为复杂。单纯扶正，则邪气留滞；单纯祛邪，则正气受损。故治宜扶正祛邪，攻补兼施。本方用白头翁、黄柏、黄连、秦皮清热利湿止痢，当归、芍药、阿胶养血益阴；厚朴行气燥湿，附子、干姜温阳祛寒，并监制大队苦寒之品；茯苓健脾燥湿；赤石脂、龙骨涩肠止痢；甘草、大枣、粳米和胃安中。

治中结肠丸

【出处】唐·孙思邈《备急千金要方》卷十五方。

【组成】白头翁　黄连　黄柏　干姜　附子　当归　厚朴　白术　木兰皮　石榴皮各一分　吴茱萸三分　赤石脂五分

【用法】为细末，蜜丸如豆大，三岁服五丸，三岁以上服十丸，十岁以上服二十丸。暴下者服少许，便差。积下者，尽一剂，更合心。

【功用】清热解毒，温中涩肠。

【主治】冷滞下赤白，青色如鱼脑，脱肛出积，腹痛经时不断。

【解析】寒湿与肠中气血相搏结，大肠传导功能失司，通降不利，气血凝滞，其肠腑脂膜和血络受损，故痢下赤白脓血，青色如鱼脑；气机阻滞不通，故腹痛经时不断；久久而痢，气失固摄，故而脱肛出积。治当清热解毒，温中涩肠。方以白头翁、黄连、黄柏清热燥湿止痢，附子、干姜、吴茱萸温中散寒止痛，白术健脾燥湿；当归、厚朴调气和血；木兰皮、石榴皮、赤石脂涩肠止泻。

白头翁汤

【出处】唐·王焘《外台秘要》卷二十五引古今录验。

【组成】白头翁　干姜各二两　炙甘草　当归各一两　黄连　秦皮各一两半　石榴皮一两，生者二两

【用法】水煎，分四次服。

【功用】清热止痢，温中涩肠。

【主治】中寒泻下或痢疾。

【解析】寒湿伤人，多与体虚有关。素体阳虚者，易感寒湿或感受湿邪后，湿从寒化，寒湿伤害肠胃，大肠气机阻滞，气滞血壅，发为痢疾。如《症因脉治》说："寒湿痢之因，寒水湿土之政，流行卑滥，寒湿时行，内气不足，乘虚感人，郁遏营卫，卫郁营涩，内传肠胃，则水谷不化，气血与糟粕互相蒸酿，而痢下赤白之症作矣。"治当寒热并行，清温同用，兼以收涩。方以白头翁、黄连、秦皮清热燥湿止痢；干姜温中散寒；当归和血止痛，《药性论》称其可"止下痢腹痛"；石榴皮涩肠止泻；甘草调和诸药。

白头翁加甘草阿胶苓桂汤

【出处】清·黄元御《四圣悬枢》。

【组成】白头翁三钱　黄连一钱　黄柏一钱　秦皮一钱　甘草一钱　阿胶二钱　桂枝一钱　茯苓三钱

【用法】流水煎半杯，入阿胶，烊化，温服。

【功用】清热燥湿，凉血止痢。

【主治】治疹后便脓血者。

【解析】方用白头翁汤清热燥湿，凉肝解毒；茯苓健脾利湿；桂枝温通阳气；甘草清热解毒；阿胶补血止血。黄元御对本方证解释说："疹后泄利不止，肝脾郁陷，致成下痢脓血之疾。庸工谓是疹后余热，非也，此缘土湿木遏，郁生下热，膏血腐败，故便脓血。宜白头翁汤清其湿热，加甘草、阿胶、桂枝、茯苓，培土清风，疏木而泻湿也。"

加味白头翁汤

【出处】清·吴鞠通《温病条辨》。

【组成】白头翁三钱　秦皮二钱　黄连二钱　黄柏二钱　白芍二钱　黄芩三钱

【用法】水煎，分三次服。

【功用】清热燥湿，凉血止痢。

【主治】治内虚湿热下陷，腹痛而热利下重，脉左小右大者。

【解析】本方以白头翁汤凉血坚阴止痢，更增黄芩清肠热，白芍行血和阴。

天水涤肠汤

【出处】清·张锡纯《医学衷中参西录》。

【组成】生山药　滑石各一两　生白芍药六钱　党参　白头翁各二钱　甘草二钱

【功用】清热止痢，健脾利湿。

【主治】久痢不愈，肠中浸至腐烂，时时切疼，身体因病虚弱者。

【解析】痢疾若因失治，延误病情，或过早使用止涩剂，或虽未止涩，而治不中的，邪不尽去，日久则正虚邪留，虚实并见，寒热错杂，痢下赤白，时发时止，病根难除。正气日虚，邪气难去，此时治当攻补兼施，扶正祛邪。方用白头翁清热利湿之痢，是为治标之用；党参、山药、甘草补脾益气，养阴扶正；白芍和血养营，配甘草以缓急止痛；滑石利湿而清热。

第十九章
百合汤方族

百合汤方族一览表

朝代	方　　剂	出处	作者
汉	百合地黄汤	金匮要略	张仲景
	百合知母汤		
	滑石代赭汤		
	百合鸡子黄汤		
	百合滑石散		
	百合洗方		

　　百合汤方族是指以百合为基本药物，针对百合病不同病理过程配伍不同药物而形成的一系列方剂。此类方剂集中在《金匮要略》中，后世医家对此少有发挥。下面将《金匮要略》中用于治疗百合病的六首方剂详述于下。

百合地黄汤

　　【出处】汉·张仲景《金匮要略》。

　　【组成】百合七枚（擘）　生地黄汁一升

　　【用法】上以水洗百合，渍一宿，当白沫出，去其水，更以泉水二升，煎取一升，去滓，纳地黄汁，煎取一升五合，分温再服。中病勿更服，大便当如漆。

　　【功用】养心润肺，凉血清热。

　　【主治】原著用于治疗百合病，不经吐下发汗，病形如初者。

　　【解析】百合病未经吐、下、发汗等错误治法，日虽久而病情如初，应用百合地黄汤治疗。因百合病的病机是心肺阴虚内热，百合功能润肺清心，益气安神；生地益心营，清血热；泉水可下热气，利小便，用以煎百合，共成润养心肺，凉血清热之剂，阴复热退，百脉调和，病自可愈。服药后大便呈黑色，为地黄本色，停药后即可消失，不必惊惧。

百合知母汤

【出处】汉·张仲景《金匮要略》。

【组成】百合七枚（擘）　知母三两（切）

【用法】上先以水洗百合，浸一宿，当白沫出，去其水。更以泉水二升，煎取一升，去滓；另以泉水二升煎知母，取一升，去滓；后合和，煎取一升五合，分温再服。

【功用】养心润肺，清热滋阴。

【主治】原著用于百合病误发汗后的治疗。

【解析】百合病，本来心肺阴虚，内有燥热，是不能使用汗法的。若据个别表面现象，如"如寒无寒，如热无热"误认为表实证而用汗法，汗后阴液受伤，肺阴为之不足，燥热尤甚，则出现心烦、口燥等症，治宜补虚清热，养阴润燥。方以百合润肺清心，益气安神；以知母养阴清热，除烦润燥；以泉水煮药清其内热。三药共成补虚清热，养阴润燥之剂。

滑石代赭汤

【出处】汉·张仲景《金匮要略》。

【组成】百合七枚（擘）　滑石三两（碎，绵裹）　代赭石如弹丸大一枚（碎，绵裹）

【用法】上先以水洗百合，浸一宿，当白沫出，去其水，更以泉水二升，煎取一升，去滓，别以泉水二升煎滑石、代赭，取一升，去滓；后合和重煎，取一升五合，分温服。

【功用】养心润肺，降逆和胃。

【主治】原著用于百合病误下后的治疗。

【解析】百合病本为虚热在里，不能使用下法。若误认为"意欲食，复不能食"是邪热入里之里实证，而用攻下法，下后必然产生两种变症：一是下后津液耗伤，则内热加重，一部分阴液从大便泄出，所以小便反而减少，表现为小便短赤而涩；二是因泻下之药每为苦寒之品，服后损伤胃气，则出现胃气上逆，呕吐呃逆诸症。法当养阴清热，利尿降逆。方用百合清润心肺；滑石、泉水利小便，兼以清热；代赭石降逆和胃，使心肺得以清养，胃气得以和降，则小便清，大便调，呕哕除。

百合鸡子黄汤

【出处】汉·张仲景《金匮要略》。

【组成】　百合七枚（擘）　鸡子黄一枚

【用法】　上先以水洗百合，渍一宿，当白沫出，去其水，更以泉水二升，煎取一升，去滓，纳鸡子黄，搅匀，煎五分，温服。

【功用】　养心润肺，滋阴安神。

【主治】　原著用于百合病误吐后的治疗。

【解析】　百合病本属阴不足之证，是不能使用吐法的。若误认为"欲饮食或有美时，或有不用闻食臭时"是痰涎壅滞而用吐法，虚作实治，吐后不仅损伤脾胃之阴，更能扰乱肺胃和降之气。阴愈损，则燥热愈增，引起虚烦不安，胃中不和等症。法当滋养肺胃之阴以安脏气，方以百合养阴清热；鸡子黄养阴润燥以滋胃阴，共奏养阴润燥除烦之功，则阴液复，胃气和，虚烦之症自愈。

百合滑石散

【出处】　汉·张仲景《金匮要略》。

【组成】　百合一两（炙）　滑石二两

【用法】　上为散，饮服方寸匕，三日服。当微利者，止服，热则除。

【功用】　养心润肺，清热利尿。

【主治】　原著用于百合病变发热后的治疗。

【解析】　百合病本为如寒无寒，如热无热，是不应发热的。今变发热，是经久不愈，热盛于里，而外达肌肤的征象，治用百合滑石散。以百合滋养肺阴，清其上源，使其不燥；以滑石清里热而利小便，使热从小便排出，小便得利，里热得除，则肌肤之表热自解。

百合洗方

【出处】　汉·张仲景《金匮要略》。

【组成】　百合

【用法】　以百合一升，以水一斗，浸之一宿，以洗身，洗已；食煮饼（注：煮饼意即煮熟的淡的面食）；勿以盐豉也。

【功用】　养阴清热。

【主治】　原著用于百合病经久变渴的治疗。

【解析】　百合病本无口渴之证，但经一月之久而不愈，出现口渴的变症，说明阴虚内热较甚，在这种情况下，仅单纯内服百合地黄汤则药力不够，难以收到满意效果，应当内服、外洗并用。必须再配合百合洗方，渍水洗身。因肺合皮毛，其气相通，所以用百合渍水外洗皮肤，"洗其外，亦可通其内"，可以收到清热养阴润燥的效果。煮饼是小麦粉制成，能益气养阴，说明调其饮食，亦可帮助除热止渴。勿以"盐豉"，因其咸味能耗津增渴，故当禁用。

第二十章
半夏厚朴汤方族

半夏厚朴汤方族一览表

朝代	方　剂	出处	作者
汉	半夏厚朴汤	金匮要略	张仲景
宋	四七汤	太平惠民和剂局方	陈师文
	七气汤	三因极一病证方论	陈言
元	加味四七汤	世医得效方	危亦林
	加味四七汤		
明	加味四七汤	古今医鉴	龚信
	二陈四七汤	症因脉治	秦景明
	解肝煎	景岳全书	张景岳
清	桂枝半夏汤	医醇賸义	费伯雄
	桂枝四七汤	杂病源流犀烛	沈金鳌

　　半夏厚朴汤有行气开郁，降逆化痰之功，《金匮要略》中用于治疗"妇人咽中如有炙脔"之证。后人推广其用，以此汤变其分两，用于治疗胸腹满闷呕逆等症。名七气汤，以治七情之病。又因方中五药并入肺与脾胃经，而有行气开痞，化痰除湿，和胃止呕诸功效，故后世医家将此方引申用于痰气郁结于肺之胸膈满闷，咳嗽痰多，及湿浊滞气郁阻于中之胃脘痞闷，嗳气不舒，呕恶食少等病。用时每每随证加减，以更洽病机，提高疗效。总之，此类方剂皆是用治痰气郁结之证，现详述如下。

半夏厚朴汤

【出处】汉·张仲景《金匮要略》。

【组成】半夏一升　厚朴三两　茯苓四两　生姜五两　紫苏叶二两

【用法】水煎，分四服，日三、夜一服。

【功用】行气开郁，降逆化痰。

【主治】梅核气，咽中如有炙脔，咯吐不出，吞咽不下，及胸胁满闷，或湿痰咳嗽，或呕吐等症。

【解析】本方证多由情志不畅，肝气郁结，肺胃宣降失常，津聚为痰，与气相搏，结于咽喉，致咽中如有物阻，咯吐不出，吞咽不下。痰气互结于咽喉，肺失宣降，故见胸胁满闷，或为咳嗽喘息；甚则胃气上逆，又可见恶心呕吐。治宜行气散结，降逆化痰。方用半夏一升为君，其最善化痰散结，降逆开痞；臣以厚朴，下气除满，《本草汇言》说："凡气滞于中，郁而不散，……湿痰聚而不清，用厚朴之温可以燥湿，辛可以清痰，苦可以下气也。"二药相合，化痰结，降逆气，痰气并治，为方中的主要配伍，且以为方名。佐以茯苓甘淡渗湿，湿去则痰无由生，治痰之本也。"生姜辛窜，药用善豁痰利窍"（《药品化义》），"其消痰者，取其味辛辣，有开豁冲散之功也"（《药性类明》），生姜非但能辛散结气，消痰止呕，并能解半夏之毒，故方用至五两。方中用苏叶者，"芳香气烈，外开皮毛，泄肺气而通腠理，……中则开胸膈，醒脾胃，宣化痰饮，解郁结而利气滞"（《本草正义》），更取其轻而上行，引药上至咽喉，而为佐使也。诸药合用，散结气，行滞气，降逆气，且化痰浊，故为治痰气郁结梅核气病之主方也。

四 七 汤

【出处】宋·陈师文《太平惠民和剂局方》卷四引《易简方》。又名厚朴半夏汤、大七气汤、七气汤。

【组成】半夏五两　茯苓四两　紫苏叶二两　厚朴三两

【用法】为粗末，每服四钱，加生姜七片，大枣一枚，水煎服。

【功用】行气开郁，宽中化痰。

【主治】痰气互结，咽中如有物梗塞，咯之不出，咽之不下，状如炙脔，或中脘痞满不舒，痰盛气急，呕逆恶心，及妇人恶阻等。

【解析】本方即半夏厚朴汤加大枣而成，其功用、主治相同，可互参。

七 气 汤

【出处】宋·陈言《三因极一病证方论》卷十一方。

【组成】半夏（汤洗）五两　姜厚朴　桂心各三两　茯苓　白芍药各四两　紫苏叶　橘皮各二两　人参一两

【用法】为粗末，每服四钱，加生姜七片，大枣一枚，水煎，空腹服。

【功用】行气开郁，补虚化痰。

【主治】喜怒忧思悲恐惊七气郁发，致五脏互相刑克，阴阳反戾，挥霍变乱，吐利交作，寒热，眩晕，痞满，咽塞。

【解析】本方即半夏厚朴汤加桂心、人参、陈皮、芍药、大枣而成。在一般情况下，七情属于人的正常精神活动，并不是致病因素，但如果突然受到剧烈的精神刺激，或某种情志活动过久，超过了人体生理的调节范围，引起阴阳失调，气血不和，经脉阻塞，脏腑功能紊乱，便可导致疾病的发生。故而，七情不调，情志内郁，气机逆乱，阴阳失和，则致五脏不安，诸证并见。方用半夏厚朴汤行气开郁，陈皮理气和中，桂心、芍药调营卫、和阴阳、安五脏，人参、大枣益气补中。

加味四七汤

【出处】元·危亦林《世医得效方》卷四方。

【组成】桂枝　白芍药　半夏各一两　茯苓　姜厚朴　炒枳壳　炙甘草各五钱　人参　苏叶各一两（一方加乳香、延胡索各五钱）

【用法】为粗末，每服四钱，加生姜七片，大枣二枚，水煎，食前服。

【功用】行气开郁，通阳益气。

【主治】寒邪客搏心痛。

【解析】本方即桂枝汤合半夏厚朴汤，加枳壳、人参而成。素体心气不足或心阳不振，复因寒邪侵及，"两虚相得"，寒凝胸中，胸阳失展，心脉痹阻，而致心痛。治当祛寒气、通阳气、解郁气。方用半夏厚朴汤行气散结化痰，桂枝汤祛寒邪、调脾胃，加枳壳行气宽中，人参益气补中。

加味四七汤

【出处】元·危亦林《世医得效方》卷八方。

【组成】制半夏二两半　茯苓　厚朴（姜汁炒）各一两半　茯神　苏叶各一两　远志（姜汁炒）　炙甘草各五钱

【用法】为粗末，每服四钱，加生姜七片，石菖蒲半寸，大枣二枚，水煎服。

【功用】行气开郁，化痰安神。

【主治】心气郁滞，痰壅惊悸。

【解析】本方即半夏厚朴汤加茯神、远志、菖蒲、甘草、大枣而成。心藏神，为五脏六腑之大主，七情的变化波动均可影响心神。心气不舒，郁滞不行，痰湿内生，心神失养，则见惊悸。半夏厚朴汤行气化痰，茯神、远志宁心安神，菖蒲化湿和胃，安神定惊，甘草、大枣补中益气。

加味四七汤

【出处】明·龚信《古今医鉴》卷九方。

【组成】苏梗一钱　半夏一钱　厚朴（姜制）一钱　茯苓一钱　陈皮一钱　青皮七分　枳实一钱　砂仁一钱　白豆蔻六分　槟榔三分　南星一钱　益智仁三分　神曲一钱（炒）

【用法】上锉一剂，生姜五片，水煎，食远服。

【功用】行气散结，温中化痰。

【主治】梅核气。

【解析】本方即半夏厚朴汤加陈皮、青皮、枳实、砂仁、槟榔、白蔻、南星、益智仁、神曲而成。方用半夏厚朴汤行气化痰散结，陈皮、青皮、枳实疏肝行气，化痰消滞；砂仁、白蔻辛散温通，化湿行气；槟榔辛散苦泄，行气导滞；南星助半夏燥湿化痰；益智仁温脾散寒；神曲健脾暖胃下气。

解 肝 煎

【出处】明·张景岳《景岳全书·新方八阵》卷五十一方。

【组成】陈皮　半夏　厚朴　茯苓各一钱半　荷叶　白芍药各一钱　砂仁七分

【用法】加生姜三至五片，水煎服。

【功用】行气解郁，舒肝和胃。

【主治】暴怒伤肝，气逆胀满，饮食呆滞等症。

【加减运用】如胁肋胀痛，加白芥子一钱；胸膈气滞，加枳壳、香附、藿香等。

【解析】肝主疏泄，性喜条达。若因谋虑不遂，郁怒不解等情志过极，使肝失条达，疏泄失司，则致气机逆乱；肝气横逆脾胃，则见饮食呆滞。治当行气解郁，舒肝和胃。方用半夏、陈皮燥湿化痰和胃；茯苓健脾利湿；厚朴行气化痰宽中；生姜温胃化饮，助半夏、陈皮化痰；砂仁行气和胃；白芍柔肝体而助肝用；苏叶芳香行气。

二陈四七汤

【出处】明·秦景明《症因脉治》卷四方。

【组成】茯苓　陈皮　甘草　苏梗　厚朴　制半夏

【功用】行气开郁，燥湿化痰。

【主治】气结痰凝，腹痛，痛应背心。

【解析】本方即二陈汤合半夏厚朴汤去生姜而成。气贵流通，若外邪、内因导致气机不畅，则津液不布，聚而成痰生饮，痰饮进而阻滞气机。气行不畅，痰饮阻滞，不通则痛，故见腹痛，甚则痛应背心。治宜行气开郁，燥湿化痰。方用半夏、陈皮燥湿化痰；茯苓健脾渗湿；厚朴、苏梗行气宽中，甘草调和诸药。

桂枝四七汤

【出处】清·沈金鳌《杂病源流犀烛·脏腑门》卷六方。

【组成】桂枝　半夏各三钱　酒白芍一钱半　茯苓　厚朴　枳壳各七分　人参　苏叶炙甘草各五分　生姜三片　大枣二枚

【功用】行气开郁，通阳散寒。

【主治】寒气客于背俞之脉，而致心痛。

【解析】经络是外邪从皮毛腠理内传于脏腑的传变途径，正如《素问·缪刺论》所云："夫邪之客于形也，必先舍于皮毛，留而不去，入舍于孙脉，留而不去，入舍于络脉，留而不去，入舍于经脉，内连五脏，散于肠胃。"故而寒气客于背俞之脉以致心痛，治当温阳散寒，行气通脉。方以桂枝汤调和营卫，温通经脉；加枳实、厚朴调理气机，半夏、苏叶燥湿和胃，配茯苓利水湿、祛痰饮，人参扶助正气。

桂枝半夏汤

【出处】清·费伯雄《医醇賸义》卷三方。

【组成】楂枝八分　半夏一钱五分　茯苓三钱　陈皮　白芥子　厚朴　紫苏各一钱　白术　贝母各二钱　甘草四分　生姜三片

【功用】行气祛痰，散寒解表。

【主治】伏饮，痰满喘咳，吐发则寒热，背腰痛，身振振瞤剧。

【解析】伏饮是水饮伏留于内，难于攻除，发作有时之症。饮伏膈上，阻碍肺气，必见胸满喘咳，呕吐痰涎等症。一旦气候转变或外感风寒，则新感引动伏饮，一齐并发，其病加剧。由于外寒伤及太阳，故恶寒发热，背痛腰疼，周身不舒；寒束于表，饮发于内，内外合邪，逼迫肺气，则喘咳剧烈，致周身瞤动震颤，不能自主。故治当祛寒解表，行气祛痰。半夏厚朴汤行气开郁，化痰除饮；桂枝祛寒解表，配生姜外散寒邪。陈皮、白术燥湿健脾化痰；白芥子、贝母清热化痰止咳，甘草调和诸药。

第二十一章

大黄附子汤方族

大黄附子汤方族一览表

朝代	方　剂	出处	作者
汉	大黄附子汤	金匮要略	张仲景
唐	泻脾汤	千金翼方	孙思邈
	泻脾丸		
	温脾汤	备急千金要方	
	温脾丸		
	温脾汤		
	温脾汤		
宋	温脾汤	普济本事方	许叔微
现代	芍药甘草大黄附子汤	日本汉医名方选	王庆国，贾春华

　　大黄附子汤是用于治疗冷积便秘，而正气未虚之证的代表方剂，具有温阳散寒，泻下冷积之功。对本方的理解与应用，唐·孙思邈可谓深得仲景之心，极尽变化之能事，在本方基础上创制了六首方剂。其主治病证虽然亦属冷积便秘，但脾阳损伤更为明显，为虚中挟实之证。故其方则变为温补脾阳，攻下冷积并重之良方。

大黄附子汤

【出处】　汉·张仲景《金匮要略》。

【组成】　大黄三两　附子三枚（炮）　细辛二两

【用法】　上三味，以水五升，煮取二升，分温三服；若强人煮取二升半，分温三服。服后如人行四、五里，进一服。

【功用】　温阳散寒，泻下冷积。

【主治】　原著用于治疗寒实内结之证。症见胁下偏痛，发热，脉紧弦。还可见腹痛便秘，手足厥逆，舌苔白腻等。

【解析】阳气不足，脾胃虚寒，运化失健，腑气不通，故见以上诸症。其治非温不能去其寒，非下不能去其结，故以附子温经散寒，回阳止痛；细辛辛温，交通内外，散寒止痛；大黄苦寒泻下，通便导滞，可去实结，又有附子、细辛之辛温大热，佐大黄之苦寒，使寒性散而走泄之性存，如尤怡所说："大黄苦寒，走而不守，得附子、细辛之大热，则寒性散而走泄之性存是也。"

仲景治寒邪深伏阴分，常用附子与细辛相配，如治少阴病，始得之，反发热，附子、细辛与麻黄同用，而成温经散寒之剂。本方所治之积，非泻不能去，而积之属寒者，又非温不能化，遂用大黄与附子、细辛相配，变苦寒为温下，尤其是方中附子用至三枚，远比麻黄附子细辛汤为大，而大黄仅三两，又较承气辈为小，此中轻重，大有深意，不可不知。

温 脾 汤

【出处】唐·孙思邈《备急千金要方》卷十五方。

【组成】大黄四两（后下） 人参 甘草 干姜各二两 附子一枚

【用法】为粗末，水煎，分三次服。

【功用】温补脾阳，攻下冷积。

【主治】冷积便秘，腹满痛，喜温喜按，手足不温，或久痢赤白，经年不止。

【解析】脾阳不足，寒从中生，喜食生冷，致冷积内停，阻于肠间，故见大便秘结；若寒湿久留，冷积不化，又可导致脾气虚弱，而见下利赤白不止；不通则痛，腹痛而手足不温，脉沉弦，皆为中气虚寒，冷积内停之象。此时单纯温补脾阳，虽可祛里寒而积滞难去，单纯予以攻下，则更伤中阳，寒积也未必得去，故方中用附子与干姜温阳祛寒；人参合甘草补脾益气以扶正；大黄荡涤积滞。诸药协力，使寒邪去，积滞行，脾阳复，则诸症自愈。从本方组成看，即大黄附子汤去细辛，加干姜、人参、甘草而成。亦即四逆汤加人参、大黄，皆以大剂温热药为主。但本方兼能益气，宜于久利气虚之证，大黄附子汤则宜于气不虚而冷积较甚者。

张璐对此方论曰："温脾汤为冷痢门中首方，而热痢例中以小变，而治久痢连年不止，非人参、甘草不能任大黄荡涤之威，非干姜、附子不能资人参雄健之力，乃长沙公附子泻心汤，金匮大黄附子汤之变法，咸取附子开结破滞，以助大黄推陈致新之功，其附子泻心汤更以芩连佐大黄附子散内陷之表邪；大黄附子汤更以细辛佐大黄附子散经络之引急；此以干姜、人参、甘草佐大黄附子散胃肠之积热也。"

温 脾 丸

【出处】唐·孙思邈《备急千金要方》卷十五方。

【组成】黄柏 大麦芽 吴茱萸 桂心 干姜 细辛 附子 当归 大黄 曲

黄连各一两。注：原书为大麦曲，因方中已有曲，故大麦曲，应为大麦芽。

【用法】为末，蜜丸如梧子，每服十五丸，空腹酒服，日三次。

【功用】温阳散寒，泻下磨积。

【主治】久病虚羸，脾气弱，食不消，喜噎。

【解析】久病虚羸，脾失健运，胃失和降，饮食难化，故见食不消，喜噎。宿食留滞，不攻下则积滞难去，但久病体虚又不耐攻伐，故方用附子、干姜、细辛、桂心、吴茱萸温阳散寒，复脾阳而助其运化；当归养血益阴；黄连、黄柏清热燥湿，同时监制大队辛热之品；麦芽、曲补脾气，健脾运；大黄荡涤肠胃宿食积滞。

温 脾 汤

【出处】唐·孙思邈《备急千金要方》卷十五方。

【组成】大黄　桂心各三两　附子　干姜　人参各一两

【用法】为粗末，水煎，分三次服。

【功用】温阳散寒，泻下冷积。

【主治】积久冷热、赤白痢者，或冷积便秘，腹满痛，喜热喜按，手足不温，冷气上冲，脉沉迟。

【解析】本方即大黄附子汤去细辛，加人参、干姜、桂心而成。脾阳不足，失其健运，而致冷积内停，阻于肠间，故见大便秘结；中气虚寒，冷积内停，故见腹满痛，喜热喜按，手足不温，冷气上冲，脉沉迟。冷积不去，脾阳难复，而用攻下之法，脾阳更伤，故本方寒热并用，攻补兼施。方用大黄荡涤肠胃，附子、干姜温阳散寒，人参补气健脾，桂心温通经脉，又可降逆上之气。本方较原方温阳散寒之力强，且有人参之扶正，故适用于寒实内结而兼有虚证者。

温 脾 汤

【出处】唐·孙思邈《备急千金要方》卷十三方。

【组成】当归　干姜各三两　附子　人参　芒硝　甘草各二两　大黄五两

【用法】为粗末，水煎，分三次服。

【功用】温补脾阳，泻下冷积。

【主治】腹痛，脐下绞疼，绕脐不止。

【解析】本方即大黄附子汤去细辛，加人参、干姜、甘草、当归、芒硝而成。中气不足，寒邪内盛，经脉气血运行不畅，阻滞不通，故见腹痛，脐下绞疼，绕脐不止。本方泻积之力较强，又因痢久脾胃虚寒，阳气衰微，故用附子、干姜温补脾阳；人参、甘草补脾益气；大黄、芒硝荡涤肠胃，去积导滞；当归和血止痛。

泻 脾 汤

【出处】唐·孙思邈《千金翼方》卷十五方。

【组成】当归　干姜　黄连　龙骨　赤石脂　人参各三两　橘皮　附子（炮去皮）秦皮　大黄各二两　半夏（洗）五两

【用法】为粗末，水煎服，分四次服。

【功用】温补脾阳，攻涩兼施。

【主治】脾气不足，虚冷注下腹痛者。

【解析】脾气不足，酿生痰湿，流走肠间，故见虚冷注下腹痛。方用大黄荡涤积滞，推陈致新；附子、干姜温中散寒；人参补脾益气；当归散寒止痛；黄连、秦皮燥湿止利；半夏、陈皮化痰和中；龙骨、赤石脂涩肠止泻。

泻 脾 丸

【出处】唐·孙思邈《千金翼方》卷十五方。

【组成】大黄六两　杏仁（去皮尖及双仁）四两　蜀椒（去目闭口者汗）　半夏（洗）　玄参　茯苓　芍药各三分　细辛　黄芩各半两　人参　当归　附子（炮去皮）　干姜　桂心各一两

【用法】为末，炼蜜和丸，如梧子大，每服六丸，日三次，增至十丸。

【功用】温补脾阳，降逆泻下。

【主治】脾气不调，有热，或下闭塞，呕逆者。

【解析】脾气不调，阴阳失和，或见发热，或见冷积便秘。脾气不调，胃气因而失和，气逆于上，则见呕逆。方用大黄荡涤宿食积滞而通便；杏仁润燥通便，并可降逆上之气；附子、干姜、细辛、桂心、蜀椒温阳散寒，复脾阳而助运化；半夏、茯苓燥湿健脾；玄参、芍药、当归滋阴养血，润燥通便；黄芩除肠胃之湿；人参补气健脾而扶正。

温 脾 汤

【出处】宋·许叔微《普济本事方》卷四方。

【组成】姜厚朴　炮姜　甘草　桂心　生附子各二两　大黄四钱（后下）

【用法】为粗末，水煎，分三次服。

【功用】温补脾阳，泻下冷积。

【主治】肠胃冷积，连年腹痛泄泻，休作无时。

【解析】本方即大黄附子汤去细辛，加厚朴、炮姜、甘草、桂心而成。泄泻的病变主要在脾胃。故有"泄泻之本，无不由于脾胃"之说。因脾胃运化失司，小肠受盛及大肠传导功能失常，则水反为湿，谷反为滞，合污而下，即可发生泄泻。脾胃阳虚，运化失健，寒从中生，水谷停滞而成冷积，故而腹痛泄泻不休。方用姜厚朴行气导滞；附子、炮姜、桂心温中散寒；用少量大黄以荡涤积滞，推陈致新；甘草调和诸药。本方所治之证是冷积泄泻，寒重积轻，故重在温中散寒，虽用大黄攻下，只占总量的 1/26。

芍药甘草大黄附子汤

【出处】 王庆国，贾春华《日本汉医名方选》。

【组成】 芍药4克　甘草4克　附子2克　大黄1克　细辛3克

【用法】 水煎内服。

【功用】 温阳散寒，泻结行滞，缓急止痛。

【主治】 寒积里实，腹痛便秘，胁下偏痛，发热，手足厥逆，舌苔白腻，脉紧弦。腹症以胁下压痛，腹直肌紧张为指征。

【解析】 此方乃吉益南涯所制，是将《金匮要略》大黄附子汤与《伤寒论》芍药甘草汤合方而成，主治寒积里实之证。此证由于阳气不足，脾胃虚寒，运化失健，久而成寒积，腑气不通，故为腹痛，大便秘结。虚寒之气从下上逆，则为胁下偏痛。阳气不能达于四肢，故手足逆冷。积滞在肠胃，故可见发热。舌苔白腻，脉紧弦是寒实之征。治当温阳祛寒以散结，通便行滞以除积，缓急和中以止痛。方中用附子之辛热，温阳以祛寒，细辛除寒以散结，大黄之荡涤，泻除积滞，芍药养血柔肝而缓急，甘草补中而止痛，如此则积寒散，大便行，里实除，腑气通，则腹痛、胁下痛、发热、肢厥等症悉平。

第二十二章
大黄牡丹汤方族

大黄牡丹汤方族一览表

朝代	方　　剂	出处	作者
汉	大黄牡丹汤	金匮要略	张仲景
唐	肠痈汤	备急千金要方	孙思邈
宋	木通散	仁斋直指方论	杨士瀛
	三仁汤	医学入门	李梴
明	牡丹汤		
	大黄汤	证治准绳	王肯堂
	梅仁汤		
	薏苡仁汤		

大黄牡丹汤方族是指以大黄牡丹汤为母方，通过加减变化而发展形成的一个方剂系列。大黄牡丹汤集清热除湿，苦寒泻下，活血散结三法以治肠痈初起。后人之用则多在本方基础上加入薏苡仁等清热排脓消痈之品。

大黄牡丹汤

【出处】汉·张仲景《金匮要略》。

【组成】大黄四两　牡丹一两　桃仁五十个　冬瓜子半升　芒硝三合

【用法】上五味，以水六升，煮取一升，去滓，纳芒硝，再煎沸，顿服之，有脓当下；如无脓，当下血。

【功用】泻热破瘀，散结消肿。

【主治】肠痈而见少腹肿痞，按之即痛如淋，小便自调，时时发热，自汗出，恶寒，脉迟紧，脓未成者。

【解析】本方主治的肠痈证，多由肠道为湿热郁蒸，气血凝聚而成。少腹肿痞，乃由湿热与气血互阻，内结成痈。随之其痛如淋，而小便自调。所谓"如淋"，因小便犹自调，无淋沥不畅之感，其非真淋病可知。时或发热，自汗恶寒，是肠痈已成，营卫稽留于内而不卫外使然。六腑以通为用，所谓"其实者散而治之"，故治用本方泻热破瘀以消痈肿。方中大黄乃泻肠中湿热瘀结之毒；芒硝软坚散结，助大黄促其速下；桃仁、丹皮凉血、散血、活血祛瘀；冬瓜子清肠中湿热，排脓消痈。综观全方，是由苦寒泻下、清热除湿、活血化瘀三类组成，使其湿热、瘀结从泻下驱除，气血凝滞的结聚经破血而痈消肿散。

张秉成论曰："夫肠痈之病，皆由湿热瘀聚郁结而成。病既在内，与外痈之治，又自不同。然肠中既结聚不散，为肿为毒。非用下法不能解散。故以大黄之苦寒行血，芒硝之咸寒软坚，荡涤一切湿热瘀结之毒，推之而下。桃仁入肝破血，瓜子润肺行痰，丹皮清散血分之郁热，以除不尽之余气耳。"

肠 痈 汤

【出处】唐·孙思邈《备急千金要方》卷二十三方。

【组成】薏苡仁一升　牡丹皮　桃仁各三两　冬瓜仁二升（一方无桃仁，有郁李仁；一方有芒硝二两）

【用法】为粗末，水煎服。

【功用】活血化瘀，排脓散结。

【主治】肠痈。

【解析】本方即大黄牡丹汤去大黄、芒硝，加薏苡仁而成。方用薏苡仁祛湿而消滞，破毒肿而利肠胃，清热消痈；冬瓜仁清热排脓，《日华子本草》谓其可"清热毒痈肿"、《本草图经》称其"解积热，利火、小肠"；桃仁、丹皮活血凉血，祛瘀排脓。

木 通 散

【出处】宋·杨士瀛《仁斋直指方论》卷二十三方。

【组成】木通　薏苡仁　炒葶苈　炙甘木　川升麻　北梗　桃仁（去皮，炒）　赤茯苓　牡丹皮各一两　生干地黄　甜瓜子　败酱　赤芍药一两半　大黄半两　朴硝一分

【用法】为细末，每服三钱，井水一盏半，姜五片，煎服。

【功用】泻热破瘀，散结消肿。

【主治】肠痈热证，腹痛而强，发热恶寒，小便似淋，脓未成者。

【解析】本方即大黄牡丹汤加木通、薏苡仁、葶苈、甘草、升麻、桔梗、茯苓、地黄、败酱、赤芍而成。方用大黄牡丹汤清热除湿，活血化瘀，消痈排脓；加薏苡仁、败酱草增其清热排脓，祛瘀止痛之力；升麻清热解毒；桔梗清热排脓；茯苓、木通利水通淋；葶苈子逐水消肿；生地、赤芍清热凉血祛瘀；甘草调和诸药。本方在原方基础上加味较多，其清热解毒消肿之力较强。

三 仁 汤

【出处】明·李梴《医学入门》卷七方。

【组成】薏苡仁二钱五分　桃仁　牡丹皮各一钱五分　冬瓜仁二钱

【功用】活血化瘀，排脓散结。

【主治】胃痈、肠痈，腹痛烦闷不安，或胀满不食。

【解析】本方即大黄牡丹汤去大黄、芒硝，加薏苡仁而成。方用丹皮、桃仁凉血散血，活血祛瘀；冬瓜仁清热排脓，消痈散结；薏苡仁清热排脓。本方较原方清热泻下之力减，而祛瘀排脓之功增强。

牡 丹 汤

【出处】明·王肯堂《证治准绳·疡医》卷二方。

【组成】牡丹皮　瓜蒌仁各一钱　桃仁　芒硝各二钱　大黄五钱

【用法】水煎去渣，入硝再煎数沸服。

【功用】泻热破瘀，散结消肿。

【主治】肠痈，小腹肿痞，按之即痛，小便如淋，发热恶寒，自汗，脉迟紧，脓未成者。

【解析】本方即大黄牡丹汤去冬瓜子，加瓜蒌仁而成，其功能、主治与大黄牡丹汤相近。方用大黄、芒硝苦寒清热泻下，荡涤肠中湿热瘀结之毒，消痈散结，推陈致新；桃仁活血行滞，破瘀生新；丹皮活血祛瘀，凉血散血；瓜蒌仁清热祛痰消痈。

大 黄 汤

【出处】明·王肯堂《证治准绳·疡医》卷二方。

【组成】炒大黄　牡丹皮　硝石　白芥子　桃仁（汤浸，去皮尖、双仁，炒）各半两

【用法】为粗末，每服五钱，水煎，空腹服，以利下脓血为度，未利再服。

【功用】泻热逐瘀，散结消肿。

【主治】肠痈，少腹坚硬，肿大如掌而热，按之则痛，肤色或赤或白，小便稠数，汗出憎寒，脉迟紧或数者。

【解析】本方即大黄牡丹汤去冬瓜子，加白芥子而成。方以大黄下瘀血血闭，丹皮治瘀血留舍，芒硝治五脏积热，涤去蓄结，推陈致新之功，较大黄尤锐，桃仁治疝瘕邪气，下瘀血血闭之功，亦与大黄不异，白芥子祛痰利气、散结止痛，《本草经疏》谓："白芥子味极辛，气温，能搜剔内外痰结"。

梅 仁 汤

【出处】明·王肯堂《证治准绳·疡医》卷二方。

【组成】梅核仁四十九粒　大黄三两　牡丹皮一两七钱半　芒硝二两半　冬瓜仁四两　犀角一两半

【用法】为粗末，每服五钱，水煎服，以利下脓血二三行为度。

【功用】泻热逐瘀，散结消肿。

【主治】肠痈里急隐痛，大便秘涩。

【解析】本方即大黄牡丹汤去桃仁，加梅核仁、犀角而成。诸疮疡痛，皆属心火，方用大黄、芒硝泻下肠中湿热瘀结之毒；血败肉腐则为脓，丹皮清热凉血，活血祛瘀而下脓血；犀角清热泻火凉血；梅核仁活血，且可通便润下。

薏苡仁汤

【出处】明·王肯堂《证治准绳·疡医》卷二方。

【组成】薏苡仁　瓜蒌仁各三钱　牡丹皮　桃仁各二钱

【功用】活血化瘀，排脓散结。

【主治】肠痈，腹中疼痛，烦躁不安，胀满不食，小便涩滞等症。

【解析】本方即大黄牡丹汤去大黄、芒硝、冬瓜子，加薏苡仁、瓜蒌仁而成。本方重用味甘性寒之薏苡仁，寒能除热，兼下气胜湿，利肠胃，破毒肿，清热排脓而消痈；助之以瓜蒌仁，而增其清热祛痰消痈之力；桃仁、丹皮活血祛瘀，凉血散血。本方未用大黄、芒硝，故泻下导滞之力减轻，增之以薏苡仁、瓜蒌仁，故清热排脓、散结消痈之力增强。

第二十三章
当归生姜羊肉汤方族

当归生姜羊肉汤方族一览表

朝代	方　剂	出处	作者
汉	当归生姜羊肉汤	金匮要略	张仲景
唐	羊肉汤	备急千金要方	孙思邈
	羊肉汤		
	羊肉汤		
	羊肉当归汤		
	羊肉生地黄汤		
	羊肉当归汤		
宋	当归羊肉汤	重订严氏济生方	严用和
明	天真丸	万病回春	龚廷贤

　　在《金匮要略》中，当归生姜羊肉汤用于治疗寒疝腹痛之证，有养血散寒，温中止痛之功。孙思邈在使用本方时，多有加减变化，如加入补血养血、益气扶正、温中散寒、疏风散邪等品，而增强了本方的治疗作用，为临床施治开拓了思路。

当归生姜羊肉汤

　　【出处】汉·张仲景《金匮要略》。
　　【组成】当归三两　生姜五两　羊肉一斤
　　【用法】上三味，以水八升，煮取三升，温服七合，日三服。若寒多者加生姜成一斤；痛多而呕者，加橘皮二两，白术一两。加生姜者亦多加水五升，煮取三升二合，服之。

【功用】　养血散寒，温中止痛。

【主治】　寒疝腹中痛，及胁痛里急者；产后腹中痛。

【解析】　本证乃由血虚而致的寒疝胁腹疼痛。两胁属肝，肝主藏血，血不足则气亦虚，气虚则寒自内生。胁腹部分失去气的温煦和血的濡养，因而筋脉肌肉拘急挛痛，这种疼痛，多为痛轻势缓，得按得熨则减，脉弦带涩，或微紧无力。故用本方养血散寒。方以当归补血活血、通经止痛；生姜温中散寒、通阳和胃；更以血肉有情之羊肉补虚养血。此方之治，正如《素问·阴阳应象大论》所说："形不足者，温之以气；精不足者，补之以味"。

黄树曾论曰："当归生姜羊肉汤，除为此证之主方外，又主产后腹中痛，腹中寒疝，虚劳不足，可知此证由于气血两虚，寒邪乘虚逼迫血分而非阴寒内结，与前节之证不同。设纯属阴寒为患，则用此滑润之当归，徒足以泄阳而致下利也。生姜散寒，虚乃无形，故连质合煎，久煎者，盖欲其兼能缓急也。羊肉性热，可以已虚寒，且血肉可以补形之不足，此证用之，其虚寒也明甚。再考羊肉之性，柔和而力厚，善能缓中，缓者，急之对，腹中痛胁痛里急诸证皆急也。急者缓之，故用羊肉，惟其为补虚祛寒之品，病必由于虚寒始可知也。"

羊 肉 汤

【出处】　唐·孙思邈《备急千金要方》卷三方。

【组成】　羊肉二斤　　大蒜　豆豉各三升

【用法】　水煎去渣，加酥一升再煎，分三次服。

【功用】　养血散寒。

【主治】　产后中风，久绝不产，经水不利，乍赤乍白，及男子虚劳冷盛。

【解析】　以上见症，皆因血虚寒凝所致，故以羊肉补虚养血散寒，蒜、豉、酥者旨在厚羊肉之气味，而增其补虚养血散寒之功。

羊 肉 汤

【出处】　唐·孙思邈《备急千金要方》卷三方。

【组成】　羊肉（去脂）三斤　当归一两　桂心　甘草各二两　芍药　生姜各四两　川芎（一方作豉一升）三两　干地黄五两

【用法】　为粗末，先以水煮羊肉，令熟，去肉，纳诸药再煎，去渣，分三次服。

【功用】　养血散寒。

【主治】　产后虚羸喘乏，自汗出，腹中绞痛。

【解析】　产妇素体虚弱，复因产时气血耗损，气血益虚，故见虚羸喘乏；气虚则卫外不固，腠理不实，津液外泄，而致汗出；血虚不荣而痛，或血虚气弱，血液运行迟缓，不通则痛，故见腹中绞痛。方用羊肉补虚生血；当归、川芎、生地补血养血；

桂心、芍药、生姜、甘草内调脾胃、外和营卫。诸药合用，共奏养血散寒，温中止痛之效，如此，则自汗止、腹痛休。

羊 肉 汤

【出处】唐·孙思邈《备急千金要方》卷三方。

【组成】羊肉（或用獐鹿肉）二斤　茯苓　黄芪　干姜各三两　甘草　独活　桂心　人参各二两　麦门冬七合　生地黄五两　大枣十二枚

【用法】为粗末，先以水煮羊肉，令熟，去肉，纳诸药再煎，去渣，分四次（昼三夜一）服。

【功用】补气养血，祛风散寒。

【主治】产后及伤身，大虚上气，腹痛兼微恶风。

【解析】产后气血虚弱，外不足以御风寒之邪，而见恶风；内不能够荣养经脉，则见腹痛。方用羊肉养血补虚；人参、黄芪、茯苓、甘草补脾益气扶正；干姜、桂心温中散寒；独活祛风散寒；麦冬、生地、大枣益胃养阴生津。

羊肉当归汤

【出处】唐·孙思邈《备急千金要方》卷三方。

【组成】羊肉三斤　当归　黄芩　川芎　甘草　防风各二两　芍药二两　生姜四两

【用法】为粗末，先以水煮羊肉，令熟，减半，纳诸药再煎，去渣，分三次服。

【功用】养血散寒，和解表里。

【主治】产后脘腹作痛，不能食，往来寒热，中风乏气力。

【加减运用】《子母秘录》以桂心代防风，加大枣十七枚；《肘后备急方》无黄芩、防风，有黄芪、人参。

【解析】产后其人体虚，不耐外邪所袭。若为风寒所伤，则见往来寒热、身乏力；本有血虚，又为寒伤，故脘腹作痛，不能食。方用当归、川芎、芍药养血和血；黄芩清少阳之热；防风祛风固表；生姜温胃散寒解表；羊肉补虚生血；甘草调和诸药。

羊肉生地黄汤

【出处】唐·孙思邈《备急千金要方》卷三方。

【组成】羊肉三斤　生地黄二升　桂心　当归　甘草　川芎　人参各二两　芍药三两

【用法】为粗末，先煮羊肉，去渣，煎药，分四次（昼三夜一）服。

【功用】益气养血，补虚散寒。

【主治】产后三日腹痛。

【解析】妇人产后气血不足，寒自内生，或为风寒所袭，血虚寒凝，故见腹痛。方用当归、芍药、生地、川芎补血之虚；桂心散寒之凝；人参、甘草健脾益气，培土而助气血生化；更以羊肉补虚生血，共奏养血散寒，温中止痛之功。

羊肉当归汤

【出处】唐·孙思邈《备急千金要方》卷十三方。

【组成】当归四分 干姜 陈皮 黄芪 芍药 川芎 桂心 独活 防风 人参 吴茱萸 甘草 干地黄 茯苓各一分 生姜六分 大枣三十枚 羊肉半斤

【用法】为粗末，先以水煮羊肉，令熟，出肉，纳诸药再煮，分三次服，覆取温服。

【功用】养血散寒。

【主治】腹冷绞痛。

【解析】血虚寒凝，故见腹冷绞痛。方用羊肉补虚生血，温中散寒；当归、川芎、生地补血和血；桂心、芍药、生姜、大枣、甘草内调脾胃，外散风寒；独活、防风助其祛风散寒；人参、黄芪补气健脾；干姜、吴茱萸温中散寒；茯苓、陈皮健脾和中。

当归羊肉汤

【出处】宋·严用和《重订严氏济生方·妇人门》方。

【组成】当归（去芦，酒浸） 人参各七钱 黄芪（去芦）一两 生姜半两

【用法】为粗末，用羊肉一斤，煮清汁五大盏，去肉入前药煎四盏，去滓，作六七服，日三四服。

【功用】补气养血，温经止痛。

【主治】产后蓐劳，发热，自汗，肢体痛。

【解析】本方即当归生姜羊肉汤加人参、黄芪而成。产后蓐劳之病，乃因产后气血耗伤，调理失宜，感受风寒，或忧劳思虑所致。治宜补气养血，温阳散寒。方用当归生姜羊肉汤补虚养血，温中散寒；人参、黄芪补脾益气。本方较原方多人参、黄芪两味，而成气血双补之剂，对妇人产后颇为适宜。

天 真 丸

【出处】明·龚廷贤《万病回春》卷四方。

【组成】精羊肉（去筋、膜、皮）二斤五两四钱 天门冬 肉苁蓉 鲜山药三两四钱 当归（酒洗）四两 无灰酒十壶

【用法】先将羊肉劈开，包裹四味药末，用线缚定，以酒煮至肉烂，取

出，再入黄芪末（蜜炒）一两六钱四分，人参末一两，白术末六钱四分，炒糯米末三两四钱，捣匀为丸，梧桐子大，每服百余丸，温酒或盐汤送下，早晚各一次。

【功用】补气养血，健脾益肾。

【主治】虚损，形容枯槁，四肢羸弱，饮食不进，溏泻，津液枯竭，并治亡血过多。

【解析】中焦虚寒，脾胃失健，运化无力，气血无从生化，故见形容枯槁，四肢羸弱，饮食不进，溏泻，津液枯竭等症。治当培补后天之本，滋养气血之源。方用羊肉补虚养血；人参、黄芪、白术、粳米补脾益气，以资生化之源；天冬滋肾阴；苁蓉助肾阳；当归补血和血；山药补脾肺之气，益脾肺之阴；以酒煮药，则使药力通达内外上下，共奏补气养血，健脾益肾之功。

第二十四章

抵当汤方族

抵当汤方族一览表

朝代	方　剂	出处	作者
汉	抵当汤	伤寒论	张仲景
	抵当丸		
	桃核承气汤		
	下瘀血汤	金匮要略	
唐	荡胞汤	千余翼方	孙思邈
	厚朴汤	千金翼方	
	桃仁煎		
	桃仁汤	备急千金要方	
	桃仁汤		
宋	大黄散	类证活人书	朱肱
明	消瘀饮	古今医鉴	龚信
	桃仁承气饮子	伤寒六书	陶华
	大黄汤	证治准绳	王肯堂
	代抵当丸		
	桃仁汤	温疫论	吴又可
	桃仁承气汤	校注妇人良方	薛己
清	代抵当丸	医学心悟	程国彭
	生地黄汤	杂病源流犀烛	沈金鳌
	桃仁承气汤	温病条辨	吴鞠通
	加减桃仁承气汤		
	桃仁承气汤	通俗伤寒论	俞根初
	变通抵当丸	张氏医通	张璐

抵当汤方族是指以桃核承气汤、抵当汤、抵当丸为母方，经过加减化裁而发展形成的一个方剂系列。以上三方在《伤寒论》中用于治疗太阳病蓄血证，有破血逐瘀之功。后世医家则据此衍化出许多有相似功用的方剂，扩展了其使用范围。如《备急千金要方》中桃仁汤用治摔伤；《医学心悟》中代抵当丸用治血淋；《温病条辨》中加减桃仁承气汤用治妇人热入血室。这些加减变化可谓是活泼灵动、妥贴切实，为临床辨证论治提供了丰富的思路。下面就将这类方剂进行详细的介绍。

抵 当 汤

【出处】汉·张仲景《伤寒论》。

【组成】水蛭（熬）　虻虫各三十个（去翅足，熬）　桃仁二十个（去皮尖）　大黄三两（酒洗）

【用法】上四味，以水五升，煮取三升，去滓，温服一升。不下，更服。

【功用】破血逐瘀。

【主治】原著用于治疗：①太阳蓄血，症见少腹硬满，发狂或如狂，小便自利，身黄，脉微而沉，或沉结；②阳明蓄血，症见善忘，屎虽硬而大便反易，其色黑，或发热脉数，消谷善饥，六七日不大便。《金匮要略》中用于治疗瘀血所致妇人经水不利证。此外，还可见癥积肿块，疼痛拒按，闭经，产后恶露不下，跌打损伤所致肢体瘀血。其舌紫或有瘀斑，脉沉涩、沉结或沉而有力。

【解析】本方为祛瘀逐血之峻剂，适用于蓄血重证而病势较急者。方中水蛭、虻虫为虫类破血药，攻瘀逐血之力峻猛，配桃仁破血祛瘀；大黄荡涤邪热，且入血分，再用酒浸，行血导瘀之力更强。四药相配，破血逐瘀，有单刀直入之势，故攻瘀之力优于他方。正如成无己所说："水蛭味咸苦微寒，《内经》曰：咸胜血，血蓄于下，血胜者，必以咸为主，故以水蛭为君；虻虫味苦微寒，苦走血，血结不行，破血者，必以苦为助，是以虻虫为臣；桃仁味苦甘平，肝者，血之源，血聚则肝气燥，肝苦急，急食甘以缓之，散血缓急，是以桃仁为佐；大黄味苦寒，湿气在下，以苦泄之，血亦湿类也，荡血逐热，是以大黄为使。四物相合，而方剂成，病与药对，药与病宜，虽苦毒重疾，必获全济之功矣。"

抵 当 丸

【出处】汉·张仲景《伤寒论》。

【组成】水蛭二十个（熬）　虻虫二十个（去翅足，熬）　桃仁二十五个（去皮尖）　大黄三两

【用法】上四味，捣分四丸。以水一升煮一丸，取七合服之。晬时当下血，若不下者，更服。

【功用】破血逐瘀，峻药缓图。

【主治】太阳蓄血证。

【解析】本方是破血逐瘀之轻剂。方中药物与抵当汤相同，功用基本一致，惟改

汤为丸,其目的有二:一以缓其性,因丸者作用缓慢;一以水制其剂,方中水蛭、虻虫的剂量只有抵当汤的 2/3,故破血逐瘀之力减弱。因而本方适用于蓄血证中,不可不攻,又不可峻攻,其证势深而病情缓者。此方攻瘀之力虽缓于抵当汤,但较之桃核承气汤的药力仍为猛烈,此方作用介于二者之间。

本方煎服方法,有别于其他方,药物虽做成丸剂,但亦不离开汤煮,因而兼有丸者缓之,汤者荡之两种意义。正如方有执所说:"变汤为丸,然名虽丸也,犹煮汤焉。夫汤,荡也。丸,缓也。变汤为丸而犹不离汤,其取欲缓不缓,不荡而荡之意欤。"

桃核承气汤

【出处】汉·张仲景《伤寒论》。

【组成】桃仁五十个(去皮尖) 大黄四两 桂枝二两(去皮) 甘草二两(炙) 芒硝二两

【用法】上五味,以水七升,煮取二升半,去滓,纳芒硝,更上火微沸,下火,先食温服五合,日三服。当为利。

【功用】破血下瘀。

【主治】原著用于治疗下焦蓄血证。症见少腹急结硬痛拒按,其人如狂,下血,大便色黑或便秘,小便利或赤涩不利,妇人经闭或经行不畅,产后恶露不尽,癫狂,谵妄,不寐,烦躁等症。若蓄血不去,反郁于上,则可见头痛,目赤,齿龈肿痛,吐衄等。其脉沉涩或沉实,舌质紫暗,或有瘀斑。

【解析】本方由调胃承气汤加桃仁、桂枝组成。邪在太阳不解,随经入腑化热,血热搏结于下焦,故见少腹急结。因系下焦蓄血而非蓄水,故小便自利;热在血分,故谵语烦渴;瘀热甚,则心神不安,故其人如狂。诸症所见,皆因血热互结所致,治当破血下瘀以泄下焦结于血分之热。桃仁,其性辛润,主瘀血血闭,擅长逐血行瘀而散邪;大黄既可泻热攻实,又能下瘀血积聚,二药合用,瘀热并泄。桂枝通行血脉;芒硝主清气分之热,以推血分之瘀,又助大黄下瘀泄热;甘草益气和中,并缓诸药峻烈之性,使祛瘀而不伤正。五味配合,共奏破血下瘀之功,服后"微利",使蓄血去,瘀热清,诸症自平。

后人对本方的临床应用有所发展。如对跌打损伤,瘀血停留,疼痛不能转侧,二便秘涩者;火旺而血郁于上,头痛头胀,目赤齿痛者;血热妄行而致鼻衄,或吐血紫黑者;以及妇人血瘀经闭,或产后恶露不下,少腹坚痛,喘胀欲死等证,都有很好疗效。总之,不外乎破血下瘀,引热下行。如表证未解者,当先解表,而后再用本方。

下瘀血汤

【出处】汉·张仲景《金匮要略》。

【组成】大黄二两 桃仁二十枚 䗪虫二十枚(熬,去足)

【用法】上三味，末之，炼蜜和为四丸，以酒一升，煎一丸，取八合顿服之，新血下如豚肝。

【功用】破血逐瘀。

【主治】原著用于治疗产后瘀血内结腹痛。

【解析】本方为活血祛瘀之剂。由于产后血瘀于脐下，用枳实芍药散治之无效，故用此方活血祛瘀，攻坚破结，以除干涸之血癥。方以大黄荡涤逐瘀；桃仁活血润燥，破结行瘀；䗪虫破血逐瘀。三味相合，破血之力颇猛，用蜜为丸，取缓润之性，酒煎则取其行气活血。故对产后瘀血内结证用之颇宜。

曹颖甫论曰："下瘀血汤方治，大黄桃仁与抵当同，惟用䗪虫而不用虻虫、水蛭，则与抵当异，此二方所以不同者，要不可以不辨也。产后血去既多，不同闭经之证，故不用吮血之虫类，恐兼伤及新血也，䗪虫生于尘秽之中，善于攻窜，而又不伤新血，故于产后为宜，虽亦主经水不利，气体虚赢者或宜之，要未可去坚癖之干血也。"

桃 仁 煎

【出处】唐·孙思邈《备急千金要方》卷四方。

【组成】桃仁　虻虫各一升　朴硝五两　大黄六两

【用法】为细末，先用醋慢火熬，加大黄、桃仁、虻虫搅拌，再入朴硝搅拌，为丸，鸡子黄大，在酒中浸一夜，每服一丸，空腹温酒送下。

【功用】逐瘀通经。

【主治】带下，经闭不通。

【解析】本方即抵当丸去水蛭，加芒硝而成。方用大黄、芒硝泻热导瘀，桃仁活血祛瘀，虻虫苦微寒，主逐瘀血，破血积，坚痞癥瘕，寒热，通利血脉九窍，入络而逐在下之瘀血。

桃 仁 汤

【出处】唐·孙思邈《备急千金要方》卷二十五方。

【组成】桃仁五十枚　大黄四两　芒硝三两　桂心　当归　甘草各二两　虻虫　水蛭各二十枚（一方无芒硝）

【用法】为粗末，水煎，分三次服。

【功用】破血逐瘀。

【主治】因摔伤致血瘀者。

【解析】本方即桃核承气汤与抵当汤合方，加当归而成。方用水蛭、虻虫入络逐瘀；桃仁、当归活血祛瘀；大黄、芒硝泻热逐瘀；桂心通行经脉；甘草调和诸药，且防伤正。

桃 仁 汤

【出处】唐·孙思邈《备急千金要方》卷二十五方。

【组成】桃仁十四枚 大黄 硝石 甘草各一两 蒲黄一两半 大枣二十枚

【用法】为粗末,水煎服。

【功用】破血下瘀。

【主治】摔伤,胸腹血瘀,不得气息。

【解析】本方即桃核承气汤去桂枝,加蒲黄、大枣而成。跌打损伤则是形成瘀血的一个重要而常见的原因。在《内经》里就有"人有所堕坠,恶血留内"的记载。《圣济总录·伤折门》在谈到外伤导致瘀血的原理时说:"脉者,血之府,血行脉中贯于肉理,环周一身。若因伤折内动经络,血行之道不得宣通,瘀积不散则为肿为痛,治宜除去恶瘀。"摔伤之后,瘀血留滞胸腹,不通则痛,每于呼吸时痛甚,故不得气息。治宜活血祛瘀止痛。方用桃仁活血祛瘀,大黄下瘀泄热,芒硝软坚而助大黄下瘀之用,蒲黄行血祛瘀止痛,甘草、大枣和胃安中。因摔伤之后,瘀血较重,故去桂枝而加蒲黄,以增活血化瘀之力。

厚 朴 汤

【出处】唐·孙思邈《千金翼方》卷六方。

【组成】厚朴(炙) 干姜(炮) 桂心各四两 黄芩 芍药 干地黄 茯苓 大黄各三两 桃仁(去皮尖) 虻虫(熬去翅足) 甘草(炙)各二两 芒硝一两 枳实(炙) 白术各五两

【用法】为粗末,以水一斗,清酒三升合煮,取三升,绞去滓,下芒硝令烊,适寒温服一升,日三服。

【功用】破血逐瘀,温中除满。

【主治】产后腹中满痛,恶露不尽。

【解析】本方即桃核承气汤加厚朴、干姜、黄芩、芍药、茯苓、虻虫、枳实、白术而成。方以桃核承气汤破血下瘀;枳实、厚朴行气宽中消胀;干姜以助桂枝之用;黄芩清散余热;茯苓、白术健脾除湿;生地、芍药养血凉血;虻虫破血祛瘀。

荡 胞 汤

【出处】唐·孙思邈《千金翼方》卷五方。

【组成】朴硝 桃仁(去皮尖两仁者熬) 茯苓 牡丹皮 大黄各三两 人参 桂心 芍药 厚朴(炙) 细辛 牛膝 当归 橘皮各二两 附子(炮,去皮)一两半 虻虫(去足翅熬) 水蛭(熬)各六十枚

【用法】为粗末，以酒五升，水六升合浸一宿，煎取三升。分四次服，日三次，夜一次。每服相去三时辰，少时更服如常。覆被少取汗，汗不出，冬月著火笼，必下积血及冷赤脓如赤小豆汁。

【功用】破血逐瘀，缓中补虚。

【主治】妇人断绪二三十年，及生来无子并数数失子（流产）。

【解析】本方即桃核承气汤合抵当汤，去甘草，加茯苓、丹皮、人参、芍药、厚朴、细辛、牛膝、当归、陈皮、附子而成。方用抵当汤破血逐瘀；桃核承气汤去甘草之缓而逐瘀活血；细辛、附子温通经脉；茯苓、陈皮健脾和中；当归、芍药养血和血；丹皮清热凉血；厚朴行气化湿；人参补气扶正；牛膝引血下行，活血祛瘀。

大 黄 散

【出处】宋·朱肱《类证活人书》卷十六方。又名活人大黄汤。

【组成】大黄一两半 桂心三分 炙甘草 木通 大腹皮各一两 芒硝二两 桃仁（汤浸，去皮尖、双仁，麸炒微黄）二十一粒

【用法】为粗末，每服四钱，水煎，不拘时服，以通利为度。

【功用】泻火解毒，破血下瘀。

【主治】阳毒伤寒未解，热结在内，恍惚如狂者。

【解析】本方为桃核承气汤加木通、大腹皮而成。阳毒伤寒是指感受疫毒、血分热盛而见某些类似伤寒的证候的疾患。《类证活人书》卷四中对本证记述为："若阳气独盛，阴气暴绝，即为阳毒，必发躁，狂走妄言，面赤咽痛，身斑斑如锦纹，或下利赤黄，脉洪实或滑促。"故治当泻火解毒下瘀。方用桃核承气汤活血化瘀，通下瘀热，加木通、大腹皮通利水道而分消其热。

桃仁承气饮子

【出处】明·陶华《伤寒六书》卷三方。

【组成】桃仁（去皮尖） 大黄 芒硝 柴胡各一钱 芍药 枳实 当归各八分 青皮五分 桂枝 甘草各三分

【用法】水两盅，姜三片，煎之，临服，槌法，入苏木煎汁三匙调服。未服前而血自下者，为欲愈，不宜服。

【功用】破血逐瘀，疏肝理气。

【主治】病狂，热邪传里，热蓄膀胱，其人如狂，小水自利，大便黑，小腹满痛，身目黄，谵语燥渴，脉沉有力。

【解析】本方即桃核承气汤加柴胡、芍药、枳实、当归、青皮、苏木而成。本方所治之证与桃核承气汤相同。故而方用桃核承气汤破血下瘀、逐瘀泻热；加枳实、青

皮、芍药、当归调理气血；苏木活血祛瘀止痛；柴胡疏利肝胆，宣展枢机，推陈致新。本方较原方加强了行气活血之力。

桃仁承气汤

【出处】明·薛己《校注妇人良方》卷七方。

【组成】桃仁五钱　炒大黄二两　甘草二钱　肉桂一钱

【用法】加生姜少许，水煎，黎明时服。

【功用】破血下瘀。

【主治】瘀血小腹急痛，大便不利，或谵语口干，漱水不咽，遍身黄色，小便自利，或血结胸中，手不敢近腹，或寒热昏迷，其人如狂。

【解析】本方由桃核承气汤去芒硝，肉桂易桂枝，加生姜组成。方用桃仁，其性辛润，主瘀血血闭，擅长逐血行瘀而散邪，且与大黄协同，则更增强活血化瘀之力。大黄既能泻下攻热、推陈致新，又能下瘀血积聚，若与活血调经之药相伍，则能增强逐瘀活血之功效；甘草调中以保脾胃，和大黄寒峻之性。肉桂辛温通其血脉，且其可行血中之气，气行则血行，血行则瘀散。生姜调和胃气。诸药合用，共成破血下瘀之方。

消瘀饮

【出处】明·龚信《古今医鉴》卷十方。

【组成】当归　芍药　生地黄　桃仁　红花　苏木　大黄（后下）　芒硝（后下）甘草

【用法】为粗末，水煎服。

【功用】破血逐瘀，缓急止痛。

【主治】瘀血腹痛。

【解析】本方即桃核承气汤去桂枝，加当归、芍药、生地黄、红花、苏木而成。瘀血可以发生在人体的各个脏腑、各个部位，所以瘀证的临床症状甚多。例如血行瘀滞、脉络瘀阻时，就会发生疼痛，而在瘀证的临床症状中，以疼痛为最常见，其特点是：部位比较固定；久痛不愈或反复发作；疼痛性质多为刺痛或绞痛；痛而拒按或兼肿胀。治当活血祛瘀止痛。方用大黄、芒硝泻热逐瘀；桃仁、红花、苏木活血祛瘀止痛；当归、生地、芍药养血活血；甘草调和诸药。

大 黄 汤

【出处】明·王肯堂《证治准绳·女科》卷三方。

【组成】生大黄　桃仁（汤浸、去皮尖、双仁）　生姜　地黄各一两　肉桂（去粗皮）　郁李

仁（去皮）各半两

【用法】为粗末，每服三钱，水、酒各半煎服。

【功用】破血逐瘀。

【主治】妇人血瘀不消，及扑损血瘀。

【解析】妇女经血排出不畅或闭阻，以及产后恶露未尽，停瘀于少腹，每可导致瘀证之发。如《圣济总录·妇人血积气痛》说："若月水不通，产后恶露未尽，或因他病使血不行，皆致气血凝滞。"方用生大黄取其直降下行，走而不守，斩关夺门之力而泻热活血祛瘀；桃仁活血祛瘀；生姜温胃和中，以恐大黄苦寒伤胃；肉桂通行经脉；生地清热凉血；郁李仁通利二便而分消其热。

代抵当丸

【出处】明·王肯堂《证治准绳·类方》第三册方。

【组成】大黄四两　芒硝（或玄明粉）一两　炒桃仁六十枚　当归尾　生地黄　山甲珠各一两　肉桂三至五钱

【用法】为细末，炼蜜为丸，蓄血在上焦，丸如芥子大，睡前去枕仰卧，以唾液送下；蓄血在中焦食远服，在下焦空腹服，丸皆如梧桐子大，以百劳水煎汤送下。

【功用】破血下瘀。

【主治】虚人瘀血证。

【加减运用】若血瘀日久成积，去当归、生地、加莪术（醋浸）一两，肉桂七钱。

【解析】本方即桃核承气汤去甘草，加当归、生地、山甲珠而成。虚人瘀血之证，不可峻攻，否则徒伤正气，而又瘀血难去。治当攻补兼施，方为正法。方用大黄之走而不守者，以行其逆气；用芒硝之咸以软之，肉桂之辛以散之，桃仁之苦以泄之；当归、生地、山甲珠养血活血，使新血生而瘀血去。本方活血之功同于原方，而更兼养血补益之力，且制以丸剂而缓图，故适于虚人瘀血之证。

桃仁汤

【出处】明·吴又可《温疫论》卷上方。

【组成】桃仁三钱　牡丹皮　当归　赤芍药各一钱　阿胶　滑石各二钱

【功用】活血化瘀，滋阴养血。

【主治】膀胱蓄血，小腹痛，按之硬痛，小便自调者。

【解析】方用桃仁活血祛瘀，丹皮、赤芍清热凉血、祛瘀止痛，当归、阿胶补血活血，滑石性寒而滑，寒能清热，滑能利窍，能清膀胱热结，通利水道，使邪热出之有路。本方较原方清热之力减，而活血祛瘀之力增强。

变通抵当丸

【出处】清·张璐《张氏医通》卷十六方。

【组成】虻虫二十个（去翅足，熬） 桃仁二十五个（去皮尖） 大黄三两 䗪虫二十个（鸡血拌，瓦上焙干）

【用法】上药为末，分为四丸，每次水煮一丸，当下血，若不下更服。如欲缓攻，临卧时酒服，瘀下止后服。

【功用】破瘀逐血。

【主治】下焦蓄血，少腹满，小便利者。

【解析】本方即抵当丸去水蛭，加䗪虫而成。方以水蛭、䗪虫破血逐瘀，大黄荡涤瘀血，桃仁活血祛瘀。

代抵当丸

【出处】清·程国彭《医学心悟》卷三方。

【组成】生地黄 当归 赤芍药各一两 川芎 五灵脂各七钱五分 大黄（酒蒸）一两五钱

【用法】为细末，加沙糖为丸，每服三钱，开水送下。

【功用】泻热逐瘀。

【主治】血淋，瘀血停蓄，茎中刺痛难忍。

【解析】膀胱热盛，热灼阴络，迫血妄行，血随尿出，小便涩痛有血，而成血淋之证。方用当归、川芎养血活血，生地、赤芍凉血活血；五灵脂活血祛瘀；大黄泻热祛瘀而走于血分。

生地黄汤

【出处】清·沈金鳌《杂病源流犀烛·六淫门》卷十七方。

【组成】生地黄汁一升 干漆五钱 生藕汁半升 大青叶汁半升 炒虻虫二十个 炒水蛭十个 大黄一两 桃仁五钱

【用法】水煎，放冷，分二次服，先服半日许，血未下再服。

【功用】破血逐瘀，清热养阴。

【主治】蓄血证，肤冷，脐下满，或狂或躁，大便色黑，小便自利，脉沉细微。

【解析】本方即抵当汤加生地、干漆、生藕、大青叶而成。方以抵当汤破血逐瘀；干漆辛散苦泄，温通行滞，性善下降而破血攻坚；生地、大青叶、生藕取汁用以清热凉血、生津养阴。

桃仁承气汤

【出处】清·俞根初《通俗伤寒论》。

【组成】桃仁三钱　五灵脂　酒大黄各二钱　蒲黄一钱五分　鲜生地八钱　玄明粉一钱
甘草六分　犀角汁四匙（冲）

【功用】破血下瘀，滋阴凉血。

【主治】下焦瘀热蓄血，症见其人如狂，谵语，小腹窜痛，带下如注，腰痛
如折。

【解析】本方为桃核承气汤去桂枝，加五灵脂、蒲黄、生地、犀角而成。方用桃
仁破血中之瘀；芒硝清气分之热，而推血分之瘀；大黄苦寒，荡实除热，推陈致新；
五灵脂、蒲黄合为失笑散之用，而达活血祛瘀止痛之功；生地清热凉血；犀角泻火凉
血，安神定惊。本方较原方增强了活血祛瘀、清热凉血之力。

桃仁承气汤

【出处】清·吴鞠通《温病条辨》卷三方。

【组成】桃仁　当归　芍药　牡丹皮各三钱　大黄五钱　芒硝二钱

【功用】破血下瘀，滋阴养血。

【主治】下焦蓄血，少腹坚满，小便自利，夜热早凉，大便闭结，脉沉实者。

【解析】本方为桃核承气汤去桂枝、甘草，加当归、芍药、丹皮而成。方用桃仁
辛润，有逐血散邪之长；大黄苦寒，荡涤搏结之邪热；芒硝咸寒，可入血而软坚清
热；芍药、当归养血活血；丹皮清热凉血。六药合用，攻补兼施，共奏破血下瘀，滋
阴养血之功。

加减桃仁承气汤

【出处】清·吴鞠通《温病条辨》卷三方。

【组成】制大黄　炒桃仁各三钱　生地黄六钱　牡丹皮四钱　泽兰　人中白各二钱

【用法】水煎，分三次服。服后得下黑血，神清渴减，止后服；不知渐进。

【功用】破瘀通经，清热凉血。

【主治】妇人热病，经水适至，十余日不解，瘀热在里，舌萎饮冷，心烦热，神
气忽清忽乱，脉右长左沉。

【解析】妇人热病，经水适至，十余日不解，瘀热在里，血蓄于内，而成血热互
结之证，治当破血逐瘀，清热凉血为要。故而方用桃仁活血祛瘀；大黄下瘀血积聚，
泻热逐瘀，推陈致新；生地、丹皮清热凉血；泽兰辛散温通，不寒不燥，性较平和，
行而不峻，能舒肝气而通经脉，具有祛瘀散结而不伤正气的特点；人中白止血消瘀。

第二十五章

葛根汤方族

葛根汤方族一览表

朝代	方　　剂	出处	作者
汉	葛根汤	伤寒论	张仲景
	葛根加半夏汤		
	葛根黄芩黄连汤		
晋	葛根解肌汤	肘后备急方	葛洪
宋	葛根解肌汤	太平惠民和剂局方	陈师文
元	秦艽升麻汤	卫生宝鉴	罗天益
明	升麻芷葛汤	审视瑶函	傅仁宇
	解肌汤	伤寒六书纂要辨疑	童养学
清	葛根汤	医学心悟	程国彭
	沈氏葛朴汤	杂病源流犀烛	沈金鳌

　　葛根汤方族是指以葛根汤为母方，经过加减化裁而发展形成的一个方剂系列。《伤寒论》中葛根汤类有三方，即葛根汤、葛根加半夏汤、葛根黄芩黄连汤。其中葛根汤治太阳伤寒无汗、项背强几几，又治二阳合病的必自下利，以及缘缘面赤、额头作痛、发热恶寒的阳明经证。葛根加半夏汤，治二阳合病，不下利但呕的胃气上逆证。葛根黄芩黄连汤则治三表七里的协热下利与喘而汗出等证。由此而论，葛根汤治下利，功在于升；加半夏治呕，既升且降；加芩连治协热利，则又功在于清。现将此类方剂详述于下。

葛　根　汤

【出处】汉·张仲景《伤寒论》。

【组成】 葛根四两　麻黄三两（去节）　桂枝二两（去皮）　生姜三两（切）　甘草二两（炙）
芍药二两　大枣十二枚（擘）

【用法】 上七味，以水一斗，先煮麻黄、葛根减二升，去白沫，纳诸药，煮取三升，去滓，温服一升。覆取微似汗。余如桂枝法将息及禁忌。

【功用】 发汗解表，升津舒经。

【主治】 大阳表实兼经输不利，症见项背强几几，无汗，恶风等；欲作刚痉，症见无汗而小便反少、气上冲胸、口噤不得语，以及恶寒发热、身体强等；太阳阳明合病，症见下利，同时可伴有恶寒发热、无汗、项背强、身体痛等。其脉浮紧，或浮长。

【解析】 本方由桂枝汤加葛根、麻黄组成，有发汗解表、升津舒经之功用。方中葛根善行经输，能起阴气、升津液、舒经脉、解肌祛邪；麻黄、桂枝得葛根相助，发汗解表之力增强；芍药、甘草缓挛急，生姜、大枣健脾胃。方内桂枝汤又能调和营卫。

柯琴对此方进行了全面地分析，其论曰："治头项强痛，背亦强，牵引几几然，脉浮无汗恶寒。兼治风寒在表而自利者。此开表逐邪之轻剂也。其证身不疼，腰不痛，骨节不痛，是骨不受寒矣，头项强痛，下连于背，牵引不宁，是筋伤于风矣。不喘不烦躁，不干呕，是无内症。无汗而恶风，病只在表。若表病而兼下利，是表实里虚矣，比麻黄青龙之剂较轻。然几几更甚于项强，而无汗不失为表实，脉浮不紧数，是中于鼓动之阳风，故以桂枝汤为主，而加麻葛以攻其表实也。葛根味甘气凉，能起阴气而生津液，滋筋脉而舒其牵引，故以为君。麻黄生姜，能开玄府腠理之闭塞，祛风而出汗，故以为臣。寒热俱轻，故少佐桂芍，同甘枣以和里。此于麻桂二方之间，衡其轻重，而为调和表里之剂也。故用之以治表实，而外邪自解，不必治里虚，而下利自瘳。与大青龙治表里俱实者异矣。要知葛根秉性轻清，赋体厚重，轻可去实，重可镇动，厚可固里，一物而三美备，然惟表实里虚者宜之，胃家实者，非所宜也。故仲景于阳明经中不用葛根。东垣用药分经，不列于太阳，而列于阳明。易老云：未入阳明者不可服，皆未知此义。喻氏谓仲景不用于阳明，恐亡津液，与本草生津之说左，又谓能开肌肉，又与仲景治汗出恶风桂枝汤中加葛根者左矣。盖桂枝葛根俱是解肌和里之剂，故有汗无汗，下利不下利，皆可用，与麻黄专于治表者不同。麻黄葛根俱有沫，沫者浊气也，故仲景皆以水煮去其沫，而后入诸药，此取其清阳发腠理之义。桂枝汤啜粥者，因无麻黄之开，而有芍药之敛，恐邪有不尽，故假谷气以逐之，此汗生于谷也。"

葛根加半夏汤

【出处】 汉·张仲景《伤寒论》。

【组成】 葛根四两　麻黄三两（去节）　桂枝二两（去皮）　生姜二两（切）　甘草二两（炙）
芍药二两　大枣十二枚（擘）　半夏半升（洗）

【用法】上八味，以水一斗，先煮葛根、麻黄减二升，去白沫，纳诸药，煮取三升，去滓，温服一升。覆取微似汗。

【功用】发汗解表，降逆止呕。

【主治】太阳与阳明和病，不下利，但呕。此外还可见恶寒发热、额头作痛、项背强、无汗等，亦可同时兼有下利。

【解析】本方即葛根汤加半夏，用葛根汤以解表散寒而和里，加半夏以降逆止呕涤饮而安胃气。

葛根黄芩黄连汤

【出处】汉·张仲景《伤寒论》。

【组成】葛根半斤　甘草（炙）二两　黄芩三两　黄连三两

【用法】上四味，以水八升，先煮葛根减二升，纳诸药，煮取二升，去滓，分温再服。

【功用】解表清热。

【主治】外感表证未解，热邪入里。身热，下利臭秽，肛门有灼热感，胸脘烦热，口干作渴，喘而汗出，苔黄脉数。

【解析】本方主治伤寒表证未解，误下以致邪陷阳明引起的热利，因此泻下之物臭秽，肛门有灼热感。此时表证未解，里热已炽，故见身热口渴，胸脘烦热，苔黄脉数等症；里热上蒸于肺则作喘，外蒸于肌表则汗出。治宜外解肌表之邪，内清肠胃之热。方中重用葛根为君药，既能解表清热，又能升发脾胃清阳之气而治下利，柯琴谓其"气轻质重""先煎葛根而后纳诸药"，则"解肌之力优，而清中之气锐"。配伍苦寒之黄芩、黄连为臣，其性寒能清胃肠之热，味苦燥胃肠之湿，如此则表解里和，身热下利诸症可愈。甘草甘缓和中，并协调诸药为佐使。共成解表清里之剂。

本方虽属表里同治之剂，但以清里热为主，正如尤怡所谓："其邪陷于里者十之七，而留于表者十之三"。由于葛根能清热止利，汪昂称之"为治泻主药"，故本方对泄泻、痢疾，属于里热引起者，皆可应用。

葛根解肌汤

【出处】晋·葛洪《肘后备急方》卷二方。

【组成】葛根四两　芍药二两　麻黄　大青　甘草　黄芩　石膏　桂枝各一两　大枣四枚

【用法】水煎，分三次服，微取汗。

【功用】解肌发汗，清热消斑。

【主治】温毒发斑，大疫难救。

【解析】方用葛根发表解肌；麻黄、桂枝发汗解表，而助葛根之用；芍药敛阴和营，配以桂枝调和营卫；大青叶清热解毒；石膏、黄芩清肺胃之热；甘草、大枣和中安胃。

葛根解肌汤

【出处】宋·陈师文《太平惠民和剂局方》卷二方。

【组成】葛根四两　麻黄（去节）三两　肉桂（去粗皮）一两　炙甘草　芍药　黄芩各二两

【用法】为粗末，每服三钱，水煎，入大枣一枚剥皮，稍热服，不拘时候，取汗出为度。

【功用】发散风寒，清热解肌。

【主治】伤寒、温病、时行寒疫，头痛项强，发热恶寒，肢体拘急，骨节烦疼，腰脊强痛，胸膈烦闷。

【解析】方中用葛根解肌发表，配以麻黄、肉桂而增其解表散邪之力；芍药、甘草酸甘化阴，以和营分；黄芩清胸膈之郁热，且监制麻、桂之辛热之性。

秦艽升麻汤

【出处】元·罗天益《卫生宝鉴》。

【组成】升麻　葛根　炙甘草　芍药　人参各五钱　秦艽　白芷　防风　桂枝各三钱

【用法】为粗末，每服一两，加葱白三茎，水煎服，取微汗。

【功用】疏风散邪，通络缓急。

【主治】治手足阳明经中风，口眼歪斜，恶风恶寒，四肢拘急者。

【解析】方以桂枝、芍药调和营卫，升麻、葛根、白芷疏散风邪，秦艽、防风通经活络，人参、甘草扶助正气。

解 肌 汤

【出处】明·童养学《伤寒六书纂要辨疑》。

【组成】葛根一钱　桂枝三分　黄芩　芍药各一钱　麻黄四分　甘草三分

【用法】水二盅，枣二枚，煎服，如不解，再服。

【功用】清热解表。

【主治】治瘟病大行，头痛壮热，春感青邪，发热而渴，不恶寒者。

【解析】方用葛根解肌退热，麻黄宣通腠理，桂、芍调和营卫，解肌散邪，黄芩解郁热，草、枣安胃和中。

升麻芷葛汤

【出处】明·傅仁宇《审视瑶函》卷三方。

【组成】升麻　白芷　葛根　薄荷　石膏　陈皮　川芎　炒半夏　甘草各等份

【用法】为粗末，加生姜三片，水煎，食后服。

【功用】解肌清热，祛风化痰。

【主治】阳明经头风头痛，身热口渴。

【解析】方用升麻、白芷、葛根发表散邪，入阳明之经而解在经之邪；薄荷清轻凉散，善解风热之邪；石膏清阳明之热；川芎祛风止痛；半夏、陈皮燥湿化痰；甘草调和诸药。

葛　根　汤

【出处】清·程国彭《医学心悟》卷二方。

【组成】葛根二钱　升麻　秦艽　荆芥　赤芍药各一钱　苏叶　白芷各八分　甘草五分　生姜二片

【功用】解肌祛风，升津散热。

【主治】阳明经病，目痛鼻干，唇焦漱水不欲咽，头痛发热，脉长。

【加减运用】若无汗而口渴者，加知母；有汗而口渴者，加石膏、人参；若自汗而口不渴，属阳明中风，去苏叶，加桂枝；若春夏之交，惟恐夹杂温暑之邪，不便用桂枝，加白术一钱五分。

【解析】方用葛根解肌清热生津；荆芥、白芷、苏叶、生姜祛风解表；升麻、秦艽清阳明之热；赤芍药清热活血；甘草调和诸药。

沈氏葛朴汤

【出处】清·沈金鳌《杂病源流犀烛·六淫门》卷十四方。

【组成】葛根　厚朴　枳壳　菊花　藿香梗　神曲　秦艽各一钱半　桑枝一尺

【功用】解肌祛风，通络舒经。

【主治】四时感受寒邪，头疼项强，身热体痛者。

【加减运用】如有风，加荆芥、薄荷；有湿，加茯苓、猪苓；有痰，加半夏、陈皮；有热，加黄芩、牡丹皮；大热，加天花粉、石膏；湿火，加焦栀子、泽泻；食滞，加莱菔子、山楂。

【解析】方用葛根发表解肌，升津气，舒经脉；厚朴、枳壳、藿香梗芳香行气；菊花清利头目；神曲健脾，与葛根、厚朴、枳壳、菊花、藿香等同用，又有发散风寒之功；秦艽、桑枝祛风通络。

第二十六章

瓜蒂散方族

瓜蒂散方族一览表

朝代	方　　剂	出处	作者
汉	瓜蒂散	伤寒论	张仲景
宋	胜金丸	普济本事方	许叔微
	瓜蒂散	圣济总录	医官合编
金	独圣散	儒门事亲	张从正
	三圣散		
清	瓜蒂散	温病条辨	吴鞠通

瓜蒂散之制乃祛邪救急之法，有涌吐痰食之功。后人张从正本仲景之义，而创独圣散、三圣散。许叔微对本方加减化裁，用治中风。吴鞠通将本方去豆豉加栀子，治太阴温病。这些方法，对瓜蒂散的运用，又有所发展，可资临床借鉴。但时至今日则鲜有用者，"今人不知仲景、子和之精义，置之不用，可胜惜哉！"

瓜 蒂 散

【出处】 汉·张仲景《伤寒论》。

【组成】 瓜蒂（炒黄） 赤小豆各一分

【用法】 研细末和匀，每服一钱匕，以豆豉一合煮作稀粥，去滓取汁，和散顿服；不吐者稍增量，得吐则停服。

【功用】 涌吐痰食。

【主治】 病如桂枝证，头不痛，项不强，胸中痞硬，烦闷不安，气上冲咽喉不得息，心下满而烦，饥不能食，寸脉浮，按之紧者。此外，还可见痰塞喉中，不能言语，懊恼不安，欲吐不能等症。

【解析】 本证因于痰涎宿食壅塞胸膈上脘、胸阳不得宣畅而致。由于胸中有痰涎宿食壅塞，气机不利，据"其在高者因而越之"的治疗原则，方用味极苦之瓜蒂，性升催吐；赤小豆味酸性泄，兼能利水。二药配伍，有酸苦涌泄之功。豆豉轻宣辛散，载药上浮，助瓜蒂以催吐。赤小豆、豆豉又系谷类之品，可顾护胃气，使峻吐而不伤正。三药合用，涌吐痰涎宿食，宣越胸中邪气，使壅塞胸脘的痰食邪气，一并吐出而解。方中瓜蒂苦寒有毒，易于伤气败胃，非形气俱实者慎用。若宿食已离胃入肠，痰涎不在胸膈者，均须禁用。

吴昆论曰："胸中多痰，便是实证，与虚烦不同。痰热交淫，故令头痛。经曰：苦能涌泄。瓜蒂，苦物也，故用之在上，则涌胸中实痰。陶隐君曰：燥可去湿，赤小豆之属是也，此用之为佐，亦是燥其湿痰之意。是方也，吐痰诚为快利，诸亡血虚家，则又在所禁矣。盖血亡而复用吐，则气亦去，虚家而复用吐，则损其阴。"

瓜 蒂 散

【出处】宋·医官合编《圣济总录》卷六十一方。

【组成】瓜蒂一两

【用法】为末，每服半钱匕，新汲水调下，以吐利为度。

【功用】涌吐痰涎。

【主治】爪黄，症见口苦舌干，身体急强，面目俱黄，行履不得，言语狂乱，四肢疼痛。

【解析】痰热内盛，肝胆失于疏泄，胆汁不循常道，外溢肌表，而见面目、四肢发黄；胆火上攻，故见口苦舌干；热耗津液，经脉失于濡养，则见身体急强，行履不得，四肢疼痛；热扰心神，则见语言狂乱。其证急，治当亦急。本方单用一味瓜蒂，其性走而不守，苦可泄，寒胜热，药简力专，以期吐而奏效。

胜 金 丸

【出处】宋·许叔微《普济本事方》卷一方。

【组成】皂角二两　生薄荷半斤　瓜蒂末　藜芦末各一两　朱砂（留少许为衣）半两

【用法】先将皂角槌碎，水一升同生薄荷一处捣取汁，慢火熬膏，余药为末，共和丸，龙眼大，朱砂为衣，每服一至二丸，温酒送下，以吐为度。

【功用】涌吐风痰。

【主治】中风忽昏若醉，形体昏闷，四肢不收，风涎潮于上膈，气闭不通。

【解析】饥饱失宜，嗜食肥甘厚味，酒食无度，皆可损伤脾胃，湿滞酿痰；或劳倦忧思过度伤及脾气，或形盛气弱，中气不足，或脾胃素虚，中气亏损，或肝气偏盛克犯脾土，致脾失健运，津液内停，聚湿成痰。痰浊停滞，郁而化热，热盛即可动风，气血随之逆乱，阻络蒙窍，而成中风。亦或肝阳素旺，炼液成痰，肝风挟痰火上壅，横窜经络，蒙蔽清窍，以致神明无主，猝然昏仆而成中风。本证乃因痰火随肝风上蒙清窍、内阻经络而成，治当涌吐痰涎为要。方用皂角祛痰开窍；薄荷轻扬升浮，清利头目；瓜蒂性升，味苦而涌；藜芦辛苦寒，善吐风痰；朱砂秉寒、降之性，可清热、镇心、安神。

独 圣 散

【出处】 金·张从正《儒门事亲》卷十二方。又名独效苦丁香散。

【组成】 瓜蒂不拘量

【用法】 为细末，每服一至二钱，齑汁调下。

【功用】 涌吐痰食。

【主治】 诸风痰宿食停滞上膈当吐者。

【加减运用】 若胁痛加全蝎；头痛加郁金。

【解析】《素问·至真要大论》说："其在高者，因而越之"，风痰、宿食停滞于上，治当用吐法引邪上越，宣壅塞而导正气。方用瓜蒂一味，药简力捷，使风痰、宿食吐之而出。

三 圣 散

【出处】 金·张从正《儒门事亲》卷十二方。

【组成】 防风　炒瓜蒂各三两　藜芦一分至一两

【用法】 为细末，每服约半两，韭汁煎去渣，徐徐温服，以吐为度，不必尽剂。亦可鼻内灌之。

【功用】 涌吐风痰。

【主治】 中风闭证，失音闷乱，口眼歪斜或不省人事，牙关紧闭，脉浮滑实；癫痫，有浊痰壅塞胸中，上逆时发；误食毒物，停于上脘者。

【解析】 本方所治诸证皆因痰涎、宿食停滞于上所致，故其治亦同。方用瓜蒂，其性上升，味苦而涌泄；藜芦善吐风痰；防风入肝经，祛风、止痉。本方的涌吐作用大于瓜蒂散，长于涌吐风痰，主要用于中风痰壅和浊痰上壅之癫痫。而瓜蒂散善于涌吐痰食，主要用于痰涎宿食壅塞胸脘，胸中痞硬，气上冲咽喉不得息者。

瓜 蒂 散

【出处】 清·吴鞠通《温病条辨》卷一方。

【组成】 甜瓜蒂一钱　赤小豆（研）二钱　栀子二钱

【用法】 水二杯，煮取一杯，先服半杯，得吐止后服，不吐再服。

【功用】 涌吐痰食。

　　【主治】太阴温病得之二三日，心烦不安，痰涎壅盛，胸中痞塞欲呕，无中焦证者。

　　【加减运用】虚者加人参芦一钱五分。

　　【解析】本方即《伤寒论》之瓜蒂散去豆豉加栀子而成。吴鞠通对此方解释说："重剂不可轻用，病重药轻，又不能了事，此以痰涎壅盛，必用瓜蒂散急吐之，恐邪入包宫而成痉厥也。瓜蒂、栀子之苦寒，合赤小豆之甘酸，所谓酸苦涌泄为阴，善吐热痰，亦在上者因而越之方也。"

第二十七章
诃黎勒散方族

诃黎勒散方族一览表

朝代	方　　剂	出处	作者
汉	诃黎勒散	金匮要略	张仲景
宋	诃黎勒散	太平惠民和剂局方	陈师文
	诃黎勒丸		
	诃子散	三因极一病证方论	陈言
	诃子丸	普济本事方	许叔微
	诃黎勒丸	严氏济生方	严用和
金	诃子散	素问病机气宜保命集	刘完素
元	诃黎勒丸	卫生宝鉴	罗天益
	大断下丸	世医得效方	危亦林
明	木香诃黎勒丸	奇效良方	方贤
	肉豆蔻丸	痘疹世医心法	万全
	香朴丸	证治准绳	王肯堂
	人参豆蔻散		
清	气痢丸	杂病源流犀烛	沈金鳌

　　在《金匮要略》中，诃黎勒散用于治疗气利之证。因本方药简力单，故后世之用多加入其他涩肠固脱之品，以增强临床疗效。现将此类方剂详述如下。

诃黎勒散

【出处】汉·张仲景《金匮要略》。

【组成】煨诃子十枚

【用法】为末，粥饮和，顿服。

【功用】调气固肠。

【主治】肠虚不固而致的气利，症见每有矢气，大便即随之而下。

【解析】病下利泄泻，滑脱不禁，大便随气而出，多由中气下陷，气虚不固所致。故治用诃黎勒散敛肺涩肠，止利固脱。诃子入肺、胃、大肠。性苦酸涩而温，有敛肺、涩肠、下气之功。煨用则专以涩肠固脱，并用粥饮和服，取其益肠胃而健中气之意。

诃黎勒散

【出处】宋·陈师文《太平惠民和剂局方》卷六方。

【组成】诃子仁　肉豆蔻（面裹煨）　青皮各四两　附子二两　肉桂五钱　生姜三片

【用法】研为散，每服三钱，水煎，食前服。

【功用】温中涩肠，理气止泻。

【主治】肠胃虚寒，滑泄腹痛。

【解析】方用诃子涩肠止泻；肉豆蔻温中行气，涩肠止泻，《本草备要》言其能："治积冷心腹胀痛，又能涩大肠，止虚泻冷痢。"附子、肉桂、生姜温中散寒止痛；青皮辛散温通，行气止痛。

诃黎勒丸

【出处】宋·陈师文《太平惠民和剂局方》卷六方。

【组成】诃黎勒皮　炮川乌头　缩砂仁　煅白矾各四十两　肉豆蔻（炮，去皮）　木香炮干姜各二十两　龙骨　赤石脂各八十两

【用法】为细末，粟米饭为丸，如梧桐子大，每服二十丸至三十丸，温粟米汤下，食前服。甚者可倍加丸数。

【功用】温中涩肠，理气止泻。

【主治】肠胃虚弱，内受风冷，水谷不化，泄泻注下，腹痛肠鸣，胸满气短。又治肠胃积寒，久利纯白，或有青黑，日夜无度，及脾胃伤冷，暴泻不止，手足逆冷，脉微欲绝。

【解析】方用诃子皮涩肠止泻；煅白矾燥湿止泻；肉豆蔻温中行气，涩肠止泻；炮川乌头、炮干姜温中散寒；木香行气和中；砂仁辛散温通，行气化湿，醒脾和胃，

《药性论》言其能："主冷气腹痛，止休息气痢，劳损。消化水谷，温暖脾胃。"龙骨、赤石脂收敛固涩。

诃子丸

【出处】宋·许叔微《普济本事方》卷四方。

【组成】诃子（去核）　川姜（炮）　肉豆蔻　龙骨　木香　赤石脂　附子（炮，去皮脐）各等份

【用法】为细末，糊丸如梧子大，每服四十丸，米饮下。

【功用】涩肠止泻，温中理气。

【主治】脾胃不和，泄泻不止，时久不愈。

【解析】方用诃子涩肠固脱；附子、炮姜温中散寒；肉豆蔻温中行气，涩肠止泻；龙骨、赤石脂收敛固涩；木香行气和中。

诃子散

【出处】宋·陈言《三因极一病证方论》卷九方。

【组成】诃子（炮，去核）　炙甘草　厚朴（姜制炒）　炮姜　草果　陈皮　炒高良姜茯苓　炒神曲　炒麦芽各等份

【用法】为末，每服二钱，加盐少许，水煎服。

【功用】温中涩肠，和胃化积。

【主治】脾胃虚寒，疼痛难忍，及霍乱吐泻。

【解析】方以诃子涩肠止泻；厚朴苦燥辛散，温能祛寒，长于行气消积；草果辛香浓烈，燥湿散寒；陈皮理气燥湿和中；高良姜善于温散脾胃寒邪而止痛，《本草汇言》谓："高良姜，祛寒湿、温脾胃之药也。此药辛热纯阳，除一切纯寒痼冷，功与桂、附同等。"茯苓健脾除湿；炮姜温中散寒；炒神曲、炒麦芽消食化积和胃；炙甘草调和诸药。

诃黎勒丸

【出处】宋·严用和《严氏济生方》卷四方。

【组成】煨诃子（麦面裹）　附子（炮，去皮脐）　肉豆蔻（麦面裹煨）　木香　炒吴茱萸生龙骨　茯苓　荜茇各半两

【用法】为末，姜汁煮糊为丸，梧桐子大，每服七十丸，空腹米汤送下。

【功用】温中涩肠，理气止泻。

【主治】大肠虚寒，肠鸣泄泻，腹胁气痛，饮食不化。

【解析】方用诃子涩肠止泻；附子、吴茱萸、荜茇温中散寒止痛；肉豆蔻温中行

气，涩肠止泻；木香行气和中；龙骨收敛固涩；茯苓健脾祛湿。

诃 子 散

【出处】 金·刘完素《素问病机气宜保命集》卷中方。

【组成】 生诃子 煨诃子 木香各半两 黄连 甘草各三钱

【用法】 为细末，每服二钱，以白术、芍药煎汤调下。

【功用】 清热涩肠，理气止泻。

【主治】 泄泻日久，泻下稍减，腹痛渐缓者。

【解析】 本方生诃子、煨诃子同用，则有通有涩，通以下涎、消宿食、破结气，涩以固肠脱；木香、黄连合用，为香连丸之意也，可清肠中湿热而止泻；甘草调和诸药。

大断下丸

【出处】 元·危亦林《世医得效方》卷五方。

【组成】 炮附子 肉豆蔻 煅牡蛎 枯矾 诃子肉各一两 细辛 炮姜 高良姜 龙骨 赤石脂 酸石榴皮（醋炙，焙）各一两半

【用法】 为末，煮糊为丸，梧桐子大，每服三十丸，粟米煎汤送下。

【功用】 温中涩肠，止泻固脱。

【主治】 下痢滑数，肌肉消瘦，饮食不入，气少不能言，时发虚热，脉细皮寒者。

【解析】 方中炮附子、炮姜、高良姜、细辛温中散寒；诃子、肉豆蔻、石榴皮、赤石脂、枯矾、龙骨、牡蛎燥湿止泻，涩肠固脱。本方药物一组用以温中，一组用以涩肠，可知本证之虚甚而痢亦甚。

诃黎勒丸

【出处】 元·罗天益《卫生宝鉴》卷十六方。

【组成】 诃子半两 母丁香三十个 椿根白皮一两

【用法】 为末，醋糊为丸，梧桐子大，每服五十丸，空腹食前陈米汤送下。

【功用】 涩肠固脱。

【主治】 休息痢，日夜无度，气味腥臭，脐腹撮痛。

【解析】 方中诃子涩肠固脱而止泻；丁香温中散寒；椿根白皮燥湿涩肠。

木香诃黎勒丸

【出处】 明·方贤《奇效良方》卷十四方。

【组成】 木香（半生，半炒） 白术 炒高良姜 肉豆蔻各一两 诃黎勒（煨，去核）三分

肉桂（去粗皮） 炒芫荑各一两半 附子（炮裂，去皮脐） 厚朴（去粗皮，生姜汁炙焦）各二两 炙甘草半两 炮姜一分

【用法】 为末，陈曲末煮糊为丸，梧桐子大，每服三十丸，食前煨生姜煎汤送下。

【功用】 温中涩肠，理气止泻。

【主治】 洞泄，大肠切痛，肠鸣食不化。

【解析】 方中木香气味芳香而辛散温通，行气宣滞；白术健脾燥湿，助脾之运化；附子、炮姜、肉桂、高良姜温中散寒止痛；厚朴行气消积；肉豆蔻、诃子涩肠固脱而止泻；炒芫荑消积止泻；甘草调和诸药。

肉豆蔻丸

【出处】 明·万全《痘疹世医心法》卷十一方。

【组成】 肉豆蔻 木香 砂仁 龙骨 诃子肉各五钱 赤石脂 枯矾各七钱半

【用法】 为细末，面糊为丸，黍米大，一岁服三十至五十丸，米汤送下。

【功用】 温中涩肠。

【主治】 协寒而利。

【解析】 方用诃子、龙骨、赤石脂、枯矾涩肠固脱而止泻；肉豆蔻温中行气，涩肠止泻；木香、砂仁温通行气。

香 朴 丸

【出处】 明·王肯堂《证治准绳·女科》卷三方。

【组成】 厚朴五两 大茴香 白术 陈皮各三两 诃子 赤石脂各一两半

【用法】 为细末，煮糊为丸，梧桐子大，每服五十丸，空腹米饮送下。

【功用】 温中涩肠，理气止泻。

【主治】 肠胃虚冷，泄泻注下无度，脾虚气闭，不进饮食。

【解析】 方以厚朴苦燥辛散，温能祛寒，行气燥湿；茴香祛寒止痛，理气和胃，开胃进食；白术健脾燥湿；陈皮理气和中；诃子涩肠固脱；赤石脂甘温调中，酸涩质重，固涩滑脱。

人参豆蔻散

【出处】 明·王肯堂《证治准绳·女科》卷三方。

【组成】 人参 肉豆蔻 干姜 厚朴 甘草 陈皮各一两 川芎 桂心 诃子 小茴香各半两

【用法】 为细末，每服三钱，加生姜三片，大枣一枚，水煎服。

【功用】温中涩肠，益气止泻。

【主治】久泻不止。

【解析】方以人参补气扶正；干姜、桂心、小茴香温中散寒；厚朴行气燥湿；诃子、肉豆蔻涩肠止泻；陈皮理气和中；川芎辛香行散，可行气开郁而止痛；甘草、生姜、大枣调和脾胃，补益中气。

气 痢 丸

【出处】清·沈金鳌《杂病源流犀烛·六淫门》卷十五方。

【组成】诃子皮　陈皮　厚朴各五钱

【用法】为末，炼蜜为丸，每服三十丸，米饮送下。

【功用】调气固肠。

【主治】气痢。

【解析】方以诃子皮涩肠固脱，厚朴行气燥湿，陈皮理气和中。

第二十八章
黄连阿胶汤方族

黄连阿胶汤方族一览表

朝代	方　剂	出处	作者
汉	黄连阿胶汤	伤寒论	张仲景
宋	黄连阿胶丸	太平惠民和剂局方	陈师文
金	黄连阿胶汤	伤寒保命集	张璧
清	连梅汤	温病条辨	吴鞠通
	阿胶黄连汤	重订通俗伤寒论	俞根初、何廉臣增订，徐荣斋重订

　　黄连阿胶汤在《伤寒论》中用于治疗少阴热化、阴虚火亢而见心中烦、不得卧之证，有滋阴清热之功。本方所设滋阴清热之法，对后世温病学的治疗产生了很大的影响。如吴鞠通创制的连梅汤，俞根初创制的阿胶黄连汤等均是依本方而立。现将此类方剂详述如下。

黄连阿胶汤

　　【出处】汉·张仲景《伤寒论》。
　　【组成】黄连四两　黄芩二两　芍药二两　鸡子黄二枚　阿胶三两（一云三挺）
　　【用法】上五味，以水六升，先煮三物，取二升，去滓，纳胶烊尽，小冷，纳鸡子黄，搅令相得，温服七合，日三服。
　　【功用】滋阴清热。
　　【主治】原著用于治疗少阴热化，阴虚火亢之证。症见心中烦，不得卧。或见口燥咽干、手足心热、小便短赤、不寐等症。其舌质红，少苔或无苔，脉多细数。
　　【解析】本方能滋阴清火，交通心肾。方中黄芩、黄连苦寒，清心火以下交肾水；阿胶、鸡子黄为血肉有情之品，生心血、滋肾水以上承心火；芍药和血敛阴。合为滋水降火，交通心肾之剂，为后世滋阴降火之祖方。

　　王晋三论曰："芩、连，泻心也；阿胶、鸡子黄养阴也；各举一味以名汤者，当相须为用也。少阴病烦，是君火热化为阴烦，非阳烦也，芩连之所不能治，当与阿胶、鸡子黄交合心肾，以除少阴之热。鸡子黄色赤，入通于心，补离中之气，阿胶色黑，入通于肾，补坎中之精，第四者沉阴滑利，恐不能留恋中焦，故再佐芍药之酸涩，从中收阴，而后清热止烦之功得建。"

黄连阿胶丸

【出处】宋·陈师文《太平惠民和剂局方》卷六方。

【组成】炒阿胶一两　黄连三两　茯苓二两

【用法】为细末，水调和丸，梧桐子大，每服二十丸，食前米饮送下。

【功用】清热滋阴。

【主治】肠胃失和，冷热不调，下痢赤白，状如鱼脑，里急后重，脐腹疼痛，口燥烦渴，小便不利。

【解析】方用黄连清热泻火，阿胶补血止血，茯苓健脾除湿。三药合用，则肠胃和，冷热除，下痢止，诸症愈。

黄连阿胶汤

【出处】金·张璧《伤寒保命集》。

【组成】黄连（微炒）二两　黄柏（微炒）　阿胶各一两　栀子半两

【用法】为细末，每服四钱，水煎服。

【功用】滋阴清热。

【主治】少阴病二三日以上，经病已去，心中烦，不得卧。

【解析】本方为黄连阿胶汤去黄芩、芍药、鸡子黄，加黄柏、栀子而成。黄柏可滋阴退热，《本草经疏》曰："乃是少阴肾经之要药，专治阴虚生内热诸证，功烈甚伟，非常药可比也。"栀子苦寒清热，泄火透邪，解郁除烦，《医经启源》"疗心经客热，除烦躁，去上焦虚热。"《药类法象》曰："治心烦懊恼不得眠，心神颠倒欲绝。"黄连清心火，阿胶滋阴血。本方较原方清热除烦之力更强，而滋阴之力则不及原方。

连　梅　汤

【出处】清·吴鞠通《温病条辨》卷三方。

【组成】黄连　阿胶（烊化）各三钱　乌梅　麦门冬　生地黄各三钱

【功用】滋阴清热，生津止渴。

【主治】暑热伤阴而致的口渴引饮，及筋失濡养而致的四肢麻痹。

【加减运用】若脉虚大而芤，加人参。

【解析】本方为黄连阿胶汤去黄芩、鸡子黄、芍药，加乌梅、麦冬而成。吴鞠通对此方论曰："肾主五液而恶燥，暑先入心，助心火独亢于上，肾液不供，故消渴也。再心与肾均为少阴，主火，暑为火邪，以火从火，二火相搏，水难为济，不消渴得乎。以黄连泻壮火，使不烁津，以乌梅之酸以生津，合黄连酸苦为阴；以色黑沉降之阿胶救肾火，麦冬、生地合乌梅酸甘化阴，庶消渴可止也。肝主筋而受液于肾，热邪伤阴，筋经无所秉受，故麻痹也。再包络与肝均为厥阴，主风木，暑先入心，包络代受，风火相搏，不麻痹得乎。以黄连泻克水之火，以乌梅得木气之先，补肝之正，阿胶增液而熄肝风，冬、地补水以柔木，庶麻痹可止也。"

阿胶黄连汤

【出处】清·俞根初、何廉臣增订，徐荣斋重订《重订通俗伤寒论》。

【组成】阿胶（烊化）一钱半　白芍药二钱　黄连（蜜炙）六分　鲜生地黄六钱　黄芩一钱　鸡子黄（先煎代水）一枚

【功用】滋阴清火。

【主治】血热而致的心烦不寐，肌肤枯燥，神气衰弱，咽干尿短，大便脓血等症。

【解析】本方即黄连阿胶汤加生地而成。热入血分，内则致心无所主，外则失其濡润之功，故见心烦不寐，肌肤枯燥；热伤气津，则神气衰弱，咽干尿短，大便脓血。治宜清热凉血，滋阴降火。方用黄连阿胶汤滋阴降火，清热除烦。更加生地滋阴清热凉血，《本经逢原》："内专凉血滋阴，外润皮肤荣泽，病人虚而有热者宜加用之。"

第二十九章
黄芩汤方族

黄芩汤方族一览表

朝代	方　剂	出处	作者
汉	黄芩汤	伤寒论	张仲景
	黄芩加半夏生姜汤		
唐	知母汤	备急千金要方	孙思邈
金	芍药汤	素问病机气宜保命集	刘完素
	导气汤		
元	黄芩芍药汤	活法机要	朱震亨
	苍术芍药汤		
	芍药黄连汤		
清	芩连芍药汤	杂病源流犀烛	沈金鳌
	倪涵初治痢第一方		
	倪涵初治痢第二方		
	倪涵初治痢第三方		
现代	合璧饮	日本汉医名方选	王庆国，贾春华

在《伤寒论》中黄芩汤用于治疗太阳与少阳合病而致的下利证，有清热止利之功，为治热利之祖方。在临床实践中，后人对此方颇多发挥，如朱丹溪将本方去大枣，更名为黄芩芍药汤，专治热利腹痛；张洁古更加木香、槟榔、大黄、黄连、当归、肉桂，谓之芍药汤，专治赤白痢；清人倪涵初则据本方而制治痢三方。下面就将这类方剂介绍如下。

黄 芩 汤

【出处】汉·张仲景《伤寒论》。

【组成】黄芩三两　芍药二两　甘草二两（炙）　大枣十二枚（擘）

【用法】上四味，以水一斗，煮取三升，去滓，温服一升，日再、夜一服。

【功用】和解表里，清热止利。

【主治】原著用于治疗太阳与少阳合病而致的下利证。本证可见下利、腹痛、发热、口苦、肛门灼热、或里急后重、小便黄赤、舌苔黄、脉弦数等。

【解析】本证因少阳胆热下迫大肠而致，治以清热止利。方用黄芩之苦寒，以清里热而止利为君；芍药苦酸寒，以养血敛阴，佐黄芩以坚阴厚肠胃，清热而止利；甘草、大枣甘平，补中土而养脾胃。四味协同，共奏清热止利之功，为开创治热利之祖方，正如汪昂所说："仲景之书，一字不苟，此证单言下利，故此方亦单治下利。机要用之治热痢腹痛，更名黄芩芍药汤。洁古因之加木香、槟榔、大黄、黄连、归尾、肉桂，更名芍药汤，治下痢。仲景此方，遂为万世治痢之祖矣。"

尤怡论曰："太阳阳明合病者，其邪近外，驱之使从外出为易，太阳少阳合病者，其邪近里，治之使从里和为易，故彼用葛根，而此与黄芩也。夫热气内淫，黄芩之苦，可以清之，肠胃得热而不固，芍药之酸，甘草之甘，可以固之。"

黄芩加半夏生姜汤

【出处】汉·张仲景《伤寒论》。

【组成】黄芩三两　芍药二两　甘草二两（炙）　大枣十二枚（擘）　半夏半升（洗）　生姜一两半（一方三两，切）

【用法】上六味，以水一斗，煮取三升，去滓，温服一升，日再、夜一服。

【功用】清热止痢，和胃降逆。

【主治】原著用于治疗太阳与少阳合病下利兼见呕吐之证。症见下利、腹痛、身热、口苦、呕吐等。

【解析】太阳、少阳合病，热郁于内，迫于下则下利，逆于上则呕吐，故以黄芩汤清热止利，和中缓痛；加半夏、生姜降逆止呕，和胃安中。

陈恭溥论曰："黄芩加半夏生姜汤，清二阳合热，宣中焦正气之方也。凡太少之合热不清，中胃之逆气又甚者用之。本论曰：太阳少阳合病，自下利者，黄芩汤主之。但呕者，此方主之。夫阳热下迫而自利，或兼中胃之虚，而见呕逆之证者，则宜清热之方，而加宣达之品，此方于黄芩汤加半夏生姜，以宣达中胃，则太阳得宣而外出，少阳得达而枢转矣。"

知　母　汤

【出处】唐·孙思邈《备急千金要方》。

【组成】知母三两　芍药　黄芩各二两　桂心　甘草各一两（一方无桂心，有生地黄）

【用法】为粗末，水煎，分三次服。

【功用】清热除烦。

【主治】治产后乍寒乍热，心胸烦闷者。

【解析】妇人产后气血失和，阴阳不调，故见乍寒乍热，心胸烦闷。本方仿黄芩汤意而制，方以知母、黄芩清少阳、阳明之热邪；芍药敛阴和营而除烦满；桂心反佐，以利里热之透发，并配芍药，调和营卫，畅达气血；甘草调和诸药。

芍 药 汤

【出处】金·刘完素《素问病机气宜保命集》卷中方。

【组成】芍药一两　当归　黄芩　黄连各半两　大黄三钱　肉桂二钱半　槟榔　木香　炙甘草各二钱

【用法】为粗末，每服半两，水煎服。

【功用】清热止痢，调和气血。

【主治】湿热痢，腹痛便脓血，赤白相兼，里急后重。

【加减运用】若圊如血痢，渐加大黄；汗后脏毒，加黄柏半两。

【解析】本方证为湿热蓄积肠中，气滞不畅，故见腹痛里急后重。气血瘀滞化为脓血，而为下痢赤白。湿热内迫下注，故见小便短赤，肛门灼热。本方治法，是以调和气血为主，兼以清热解毒。方中重用芍药，配当归调和营血，配甘草缓急止痛；黄连、黄芩苦寒燥湿以解肠中热毒。在本方中，大黄配黄芩、黄连则清中有泻，导热下行；配木香、槟榔能行气导滞；皆属"通因通用"之法。方中肉桂，配在苦寒药中是为"反佐"，能防止苦寒伤阳，冰伏湿热之邪；配合血药则有加强行血之功。综上配伍，其"行血"与"调气"的配伍方法，是针对气血瘀滞的赤白痢而设置。《内经》云："泻而便脓血，气行而血止。行血则便脓自愈，调气则后重自除。"可见上列治法，其立意不在止痢，而在治其致痢之本，病本得到治疗，故其"便脓""后重"等症状即除。

本方组成特点是气血并治，兼以"通因通用"，寒热共投，侧重于"热者寒之"。

张秉成论曰："夫痢之为病，固有寒热之分，然热者多而寒者少，总不离邪滞蕴结，以致肠胃之气不宣，酿为脓血稠黏之属，虽有赤白之分，寒热之别，而初起治法皆可通因通用。故刘河间有云：行血则便脓自愈，调气则后重自除，二语足为治痢之大法。此方用大黄之荡涤邪滞，木香、槟榔之理气，当归、肉桂行血；病多因湿热而起，故用芩连之苦寒以燥湿清热；用芍药、甘草者，缓其急而和其脾。"

导 气 汤

【出处】金·刘完素《素问病机气宜保命集》卷中方。

【组成】芍药一两　当归五钱　大黄　黄芩各一钱半　黄连　木香　槟榔各一钱

【用法】为粗末，每服三至五钱，水煎服，未止再服，不后重则止。

【功用】 清热止痢，调气和血。

【主治】 下痢脓血，里急后重，日夜无度。

【解析】 本方由《素问病机气宜保命集》之芍药汤去桂枝、甘草，加枳壳而成。方用芍药酸以敛阴，配当归调和营血；黄芩、黄连苦寒而清热燥湿；大黄荡涤肠胃积滞，与芩、连相伍，则清中有泻；木香、槟榔行气导滞而下行。本方较芍药汤行气调气之力增强，故名导气汤，名实相符也。

黄芩芍药汤

【出处】 元·朱震亨《活法机要》。

【组成】 黄芩 芍药各一两 甘草半两

【用法】 为末，每服半两，水煎，温服，不拘时。

【功用】 清热止痢，缓急止痛。

【主治】 泄痢腹痛，后重身热，久不愈，脉洪疾者，及下痢，脓血稠黏。

【加减运用】 如痛甚，加桂少许。

【解析】 本方即黄芩汤去大枣。方用黄芩清热止痢，苦以坚之；芍药敛阴和营，酸以收之；黄芩、芍药苦酸相合，以坚敛肠胃之气。甘草之甘，以补固肠胃之弱；芍药配甘草，酸甘化阴，缓急止痛。本方亦见于《素问病机气宜保命集》卷中，所治病证相同。

苍术芍药汤

【出处】 元·朱震亨《活法机要》。

【组成】 苍术二两 芍药一两 黄芩 肉桂各半两

【用法】 为粗末，每用一两，水煎服。

【功用】 清热止痢，理气定痛。

【主治】 治痢疾痛甚者。

【解析】 本方即黄芩汤加减而成。方用黄芩清解里热，芍药敛阴和营，苍术、肉桂燥湿理气。

芍药黄连汤

【出处】 元·朱震亨《活法机要》。

【组成】 芍药 黄连 当归各半两 大黄一钱 肉桂半钱 炙甘草二钱

【用法】 为粗末，每服五钱，水煎服。

【功用】 清热止痢，缓急止痛。

【主治】 大便后下血，腹中痛。

【加减运用】　若痛甚者，加木香、槟榔末一钱调服。

【解析】　由本方所治来看，其腹痛较重，故于芍药汤中去黄芩，诚如仲景小柴胡汤方后加减法中所云："若腹中痛，去黄芩，加芍药。"本方用芍药、甘草缓急止痛；芍药配当归调和营血；黄连清热燥湿，配大黄导热下行；肉桂反佐，防止苦寒之品耗伤胃气。若腹痛甚，加木香、槟榔，增其行气之力。

芩连芍药汤

【出处】　清·沈金鳌《杂病源流犀烛·六淫门》卷十五方。

【组成】　白芍药二钱　黄芩　黄连　木香　枳壳各一钱半　陈皮一钱　炙甘草三分

【功用】　清热止痢，调气和血。

【主治】　热痢。

【解析】　本方为黄芩汤去大枣，加黄连、木香、枳壳、陈皮而成。方用黄芩、黄连苦寒以清热燥湿而止痢；芍药苦酸寒，以养血敛阴，佐芩连以坚阴厚肠胃；甘草甘平，补中土以养脾胃；木香、枳壳、陈皮行气燥湿调中。

倪涵初治痢第一方

【出处】　清·沈金鳌《杂病源流犀烛·六淫门》卷十五引倪涵初方。

【组成】　黄连　黄芩　白芍药　山楂肉各一钱二分　枳壳　厚朴　槟榔　青皮各八分　当归　地榆　甘草各五分　红花（酒炒）三分　桃仁一钱　木香二分

【用法】　水煎，空腹服，渣再煎服。

【功用】　清热止痢，调气和血。

【主治】　痢下赤白，里急后重，身热头痛，初起三、五日或十日以内者。

【加减运用】　如痢白者，去地榆、桃仁，加橘红四分、木香三分；滞涩者，加大黄（酒炒）二钱；孕妇去桃仁、红花、槟榔。

【解析】　本方由芍药汤去大黄、肉桂，加山楂肉、枳壳、厚朴、青皮、地榆、桃仁、红花而成。方用芍药配甘草缓急止痛；配桃仁、红花活血和血；黄芩、黄连清热燥湿止痢；山楂肉健脾胃，助消化，消食化积去滞；枳壳、青皮、厚朴、木香、槟榔行气除湿导滞；地榆清热凉血止痢。

倪涵初治痢第二方

【出处】　清·沈金鳌《杂病源流犀烛·六淫门》卷十五引倪涵初方。

【组成】　黄连（酒炒六分，生用四分）　黄芩（酒炒六分，生用四分）　白芍药（酒炒六分，生用四分）　山楂各一钱　桃仁六分　当归　甘草（炙三分，生用二分）各五分　橘红　青皮　槟榔　地榆各四分　红花三分　木香二分

【用法】水煎，空腹服，渣再煎服。

【功用】清热止痢，调气和血。

【主治】痢疾，十日以外者。

【加减运用】孕妇去桃仁、红花、槟榔。

【解析】本方即倪涵初治痢第一方去枳壳、厚朴，加橘红而成。病已十日以外，经治疗后邪气已减，若过多应用行气之品，恐有伤正之弊，故去枳壳、厚朴，加橘红以和中安胃。

倪涵初治痢第三方

【出处】清·沈金鳌《杂病源流犀烛·六淫门》卷十五引倪涵初方。

【组成】黄连（酒炒） 黄芩（酒炒）各六分 白芍药（酒炒）四分 陈皮六分 白术（土炒） 当归 党参 炙甘草各五分

【用法】水煎，空腹服，药渣再煎再服。

【功用】清热止痢，调气和血。

【主治】下痢日久，脾胃弱而虚滑者。

【解析】下痢日久，脾胃虚弱，不可再用行气导滞之品，否则更伤脾胃之气。方用芍药、甘草敛阴和营；黄芩、黄连清热燥湿以去未尽之邪；党参、白术、陈皮补气健脾而扶已虚之正；当归配芍药调和营血。

合 璧 饮

【出处】王庆国，贾春华《日本汉医名方选》。

【组成】芍药4克 黄芩3克 枳实2克 大黄2克 厚朴2克 大枣3克

【用法】水煎内服。

【功用】清下湿热，和营止痛。

【主治】痢下赤白，并见腹痛，里急后重，肛门灼热，小便短赤，苔腻微黄，脉滑数等证。

【解析】此方出于《丛桂亭藏方》，为原南阳所制，主治痢下赤白之证。方名"合璧饮"，意指此方乃由价值美玉之黄芩汤与小承气汤两方合用，有珠联璧合之妙。方中黄芩、芍药、大枣，乃黄芩汤去甘草，可清热燥湿，敛营止痛；枳实、大黄、厚朴，乃小承气汤，有泻热通便，行气导滞之功。古人云："调气则后重自除，行血则便脓自愈"。本方以枳实、厚朴调气，以芍药行血，大黄、黄芩清热燥湿，则对于湿热痢疾，里急后重，便下赤白者可收桴鼓之效。

第三十章

桔梗汤方族

桔梗汤方族一览表

朝代	方　剂		出处	作者
汉	桔梗汤		金匮要略	张仲景
	排脓汤			
	排脓散			
宋	桔梗汤		济生方	严用和
元	大蓟散		世医得效方	危亦林
明	如金解毒散		证治准绳	王肯堂
	甘桔防风汤			
	桔梗杏仁煎		景岳全书	张景岳
清	甘桔汤		疡医大全	顾世澄
	甘桔元射汤		四圣悬枢	黄元御
	甘草桔梗射干汤		四圣心源	
	麦冬平肺饮		杂病源流犀烛	沈金鳌
日	甘桔汤		伤寒论辑义	丹波元简
	甘桔散			
	生姜甘桔汤			
	如圣汤			
	荆芥汤			

　　桔梗汤方族是指以桔梗汤为母方，经过加减化裁而发展形成的一个方剂系列。后世在使用本方时，虽然也有加减变化，但其主治病证亦以咽喉之疾和内痈之病为主。现将此类方剂述及于下。

桔 梗 汤

【出处】 汉·张仲景《金匮要略》。

【组成】 桔梗一两　甘草二两

【用法】 上二味，以水三升，煮取一升，分温再服，则吐脓血也。

【功用】 祛痰排脓，清热解毒。

【主治】 原著用于治疗肺痈成脓而见咳而胸满，振寒脉数，咽干不渴，时出浊唾腥臭，久久吐脓如米粥者。《伤寒论》中用于治疗邪热客于少阴经脉，症见咽喉疼痛、轻度红肿、吞咽不利、咽干、咳嗽、音哑等。

【解析】 风热郁肺，肺气不利，故咳而胸满。振寒脉数，咽干不渴，是病势发展到热伤血脉，热毒蕴蓄，酿成痈脓，则时出浊唾腥臭，吐如米粥之状。又因其病势逐渐转虚，故不用泻肺汤之攻利，而用桔梗汤以排脓解毒为主。桔梗苦辛平，入肺经，开提肺气，祛痰排脓；生甘草清热解毒。服后可使脓血唾出，但因药味较少，可酌加清热解毒，祛瘀排脓之品，效果更好。

尤怡论曰："此病为风热所壅，故以苦梗开之，热聚则成毒，故以甘草解之，而甘倍于苦，其力似乎太缓，意者痈脓已成，正伤毒溃之时，又非峻剂所可排击者，故药不嫌轻耳。"

排 脓 汤

【出处】 汉·张仲景《金匮要略》。

【组成】 甘草二两　桔梗三两　生姜一两　大枣十枚

【功用】 排脓解毒，调和营卫。

【主治】 内痈，脓从呕出（原书有方无治证，该治证根据《张氏医通》补入）。

【解析】 本方为桔梗汤加姜、枣而成，具有调和营卫，排脓解毒之功。桔梗排脓祛痰；甘草清热解毒；生姜辛温通阳；大枣甘温益气，而姜枣合用，则有调营卫、和阴阳之功，使脓毒从阳化而排出之。

排 脓 散

【出处】 汉·张仲景《金匮要略》。

【组成】 枳实十六枚　芍药六分　桔梗二分

【用法】 为末，取鸡子黄一枚，以药末与鸡子黄相等，揉和令相得，饮和服之，日一次。

【功用】 排脓破积，行气化滞。

【主治】 内痈，脓从便出（原书有方无治证，该治证根据《张氏医通》补入）。

【解析】本方为破积排脓之剂。枳实破气化痰，散积消痞，除热行滞，其用量最多，故以为君；桔梗苦辛平，辛散苦泄，祛痰排脓，不但肺痈可用，对一切内痈，皆可用之排脓利气；芍药养阴和血；鸡子黄为阴中之精，大补血分，以扶正而祛邪。

本方由枳实芍药散加桔梗、鸡子黄而成；排脓汤是桔梗汤加生姜、大枣而成。两方只有桔梗一味相同，而皆以"排脓"名之，可见桔梗是排脓的主药。

桔 梗 汤

【出处】宋·严用和《济生方》卷八方。又名济生桔梗汤。

【组成】桔梗　贝母　酒当归　瓜蒌仁　炒枳壳　炒薏苡仁　炙桑白皮　防己各一两　甘草　炒杏仁　百合（蒸）各五钱　黄芪一两半

【用法】为粗末，每服四钱，加生姜五片，水煎服。

【功用】排脓化痰，补气滋阴。

【主治】肺痈，心胸气壅，咳嗽脓血，心神烦闷，咽干多渴，两脚肿满，小便赤黄，大便多涩。

【加减运用】若大便秘，加大黄；小便闭，加木通。

【解析】邪热郁肺，蒸液成痰，邪阻肺络，血滞为瘀，而致痰热与瘀血郁结，蕴酿成痈，血败肉腐化脓，肺损络伤，脓疡溃破外泄，而成肺痈之病。方用桔梗祛痰排脓，开提肺气；贝母、桑白皮、瓜蒌仁清肺化痰；当归活血补血；枳壳行气宽胸；杏仁降气止咳；薏苡仁清热排脓；防己清热利水消肿；百合润肺止咳；黄芪补气健脾；生姜宣散肺气；甘草调和诸药。

大 蓟 散

【出处】元·危亦林《世医得效方》卷七方。又名大蓟饮子。

【组成】大蓟根　犀角（镑）　升麻　炙桑白皮　炒蒲黄　杏仁（去皮尖）　炒桔梗各一两　甘草半两

【用法】为粗末，每服四钱，加生姜五片，水煎，不拘时服。

【功用】祛痰排脓，凉血止血。

【主治】饮啖辛热，热邪伤肺，呕吐出血而属肺痈者。

【解析】平素嗜酒太过或恣食辛辣煎炸炙煿厚味，酿湿蒸痰化热，熏灼于肺，而成肺痈。《医学纲目·卷十九》即指出："肺痈者，由食啖辛热炙煿，或醑饮热酒，燥热伤肺所致，治之宜早。"方用桔梗祛痰排脓；大蓟、犀角、蒲黄凉血止血；升麻清热解毒；桑白皮清肺热；杏仁降肺气；甘草调和诸药。

如金解毒散

【出处】明·王肯堂《证治准绳·疡医》卷二方。

【组成】桔梗一钱 甘草一钱半 炒黄连 炒黄芩 炒黄柏 炒栀子各七分

【用法】水煎，分作十余次服，徐徐呷之。

【功用】祛痰排脓，清热解毒。

【主治】肺痈。症见身热甚，时时振寒，继则壮热不寒，汗出烦躁，咳嗽气急，胸满作痛，转侧不利，咳吐浊痰，呈黄绿色，自觉喉间有腥味，口干咽燥。舌苔黄腻，脉滑数。

【解析】邪热壅肺，蒸液成痰，气分热毒浸淫及血，热伤血脉，血为之凝滞，热壅血瘀，蕴酿成痈。邪热入里，热毒内盛，正邪交争，故见身热甚，时时振寒，继则壮热不寒，汗出烦躁；热毒壅肺，肺气被郁，肺络不和，则见咳嗽气急，胸满作痛，转侧不利；痰浊瘀热，郁蒸成痈，则见咳吐浊痰，呈黄绿色，自觉喉间有腥味；内热壅盛，津液耗伤，则见口干咽燥；痰热内盛，则舌苔黄腻，脉滑数。本方即桔梗汤与黄连解毒汤的合方。方用桔梗、甘草排脓解毒；黄连、黄芩、黄柏、栀子清热泻火解毒。

甘桔防风汤

【出处】明·王肯堂《证治准绳·幼科》。

【组成】桔梗 甘草 防风各等份

【用法】为粗末，每服三钱，水煎，空腹服。

【功用】清热利咽。

【主治】治痘疹后，余毒未尽，咽喉疼痛。

【解析】本方即桔梗汤加防风而成。方以桔梗汤利咽解毒，防风疏散余邪。

桔梗杏仁煎

【出处】明·张景岳《景岳全书·新方八阵》卷五十一方。

【组成】桔梗 杏仁 甘草各一钱 阿胶 金银花 麦门冬 百合 夏枯草 连翘各二钱 贝母 红藤各三钱 枳壳一钱半

【用法】水煎，食远服。

【功用】祛痰排脓，清热解毒，养血滋阴。

【主治】咳嗽吐脓，痰中带血，或胸膈隐痛，将成肺痈。

【加减运用】若火盛兼渴者，加天花粉二钱。

【解析】邪热蕴肺，蒸液成痰，热伤肺络，肺气郁滞，失其清肃之职，故见咳嗽吐脓，痰中带血，或胸膈隐痛。治当清肺泻热，祛痰排脓，滋阴生津。方用桔梗汤排脓解毒；杏仁宣降肺气以止咳；阿胶养血止血；金银花、连翘清热解毒；麦冬、百合润肺止咳；夏枯草清热散结；贝母清肺化痰，枳壳行气消满；红藤清热解毒，消痈止痛。

甘草桔梗射干汤

【出处】清·黄元御《四圣心源》。

【组成】甘草二钱（生）　桔梗三钱　半夏三钱　射干三钱

【用法】煎半杯，热嗽，徐服。

【功用】清热利咽，消肿止痛。

【主治】治咽喉肿痛生疮者。

【解析】甘草生用清热解毒，佐以桔梗，辛开散结；半夏涤痰散结；射干清热解毒，祛痰利咽。

甘桔元射汤

【出处】清·黄元御《四圣悬枢》。

【组成】甘草二钱　桔梗二钱　玄参一钱　射干一钱

【用法】流水煎半杯，热服。

【功用】清热利咽。

【主治】治少阴咽痛者。

【解析】方用桔梗、甘草清热咽；射干清热解毒，祛痰利咽；玄参清热解毒，消肿散痈。

甘　桔　汤

【出处】清·顾世澄《疡医大全》卷二十一方。

【组成】甘草　桔梗　麦门冬各一两

【功用】祛痰排脓，养阴解毒。

【主治】胃痈，痰气上壅。

【解析】胃痈之病，多因饮食七情火郁，复被外感寒气所隔，使热浊之气填塞胃脘而成。病初治宜通腑泄热，行瘀散结。脓成则宜行瘀排脓治之。本方为桔梗汤加麦冬而成。方用桔梗汤清热解毒，排脓祛痰；麦冬益胃生津，清胃中之热邪，《本草正义》称其："麦冬，其味大甘，膏脂浓郁，故专补胃阴，滋津液，本是甘药补益之上品。凡胃火偏盛，阴液渐枯，及热病伤阴，病后虚赢，津液未复，或炎暑燥津，短气倦怠，秋燥逼人，肺胃液耗等证，麦冬寒润，补阴解渴，皆为必用之药。"

麦冬平肺饮

【出处】清·沈金鳌《杂病源流犀烛·脏腑门》卷一方。

【组成】麦门冬　人参　赤芍药　槟榔　甘草　赤茯苓　陈皮　桔梗

【功用】祛痰排脓，下气导滞。

【主治】肺痈初起，咳嗽气急，胸中隐痛，吐脓痰者。

【解析】本方为桔梗汤加麦冬、人参、赤芍药、赤茯苓、槟榔、陈皮而成。肺痈初起，邪热蕴肺，热伤肺气，清肃不行，络脉痹阻，故见咳嗽气急，胸中隐痛；热蒸津液而成痰，故咳吐脓痰。方用桔梗汤排脓解毒祛痰；麦冬润肺养阴；人参补中益气；赤芍药清热凉血；槟榔行气利水；陈皮、茯苓除湿化痰。

甘 桔 汤

【出处】日·丹波元简《伤寒论辑义》引御药院方。

【组成】桔梗　甘草　杏仁

【功用】利咽下气。

【主治】治胸中结气，咽喉不利，下一切气。

【解析】方用桔梗利咽宽胸，理气散结；配以甘草解毒消肿。杏仁肃降肺气、宣化疏利，正如《本经》所言其："主咳逆上气雷鸣，喉痹，下气"；《长沙药解》则说："杏仁疏利开通，破壅降逆，善于开痹而止喘，消肿而润燥，调理气分之郁，无以易此。"

甘 桔 散

【出处】日·丹波元简《伤寒论辑义》引小儿方诀方。

【组成】甘草（炒）二两　桔梗一两（米泔浸一宿，焙干用）

【用法】为末，每服大二钱，水一盏，入阿胶半片，炮过，煎至五分，食后温服。

【功用】清热利咽。

【主治】治涎热咽喉不利。

【解析】方用桔梗汤利咽消肿，加阿胶润肺养阴。

生姜甘桔汤

【出处】日·丹波元简《伤寒论辑义》引直指方。

【组成】桔梗　甘草　生姜

【功用】清热利咽，解毒消肿。

【主治】治痈疽诸发，毒气上冲，咽喉胸膈，窒塞不利者。

【解析】方用桔梗、甘草利咽消肿，清热解毒，加生姜通宣肺胃，辛散邪毒。

如 圣 汤

【出处】日·丹波元简《伤寒论辑义》引《太平惠民和剂局方》。

【组成】桔梗　甘草

【功用】清热利咽，排脓解毒。

【主治】治风热毒气，上攻咽喉，咽痛喉痹，肿塞烦闷，及肺壅咳嗽，咳唾脓血，胸满振寒，咽干不渴，时出浊沫，气息腥臭，久久吐脓，状如米粥。又治伤寒咽痛。

【解析】本方组成、功能、主治与《伤寒论》《金匮要略》中桔梗汤相同，可参看。

荆 芥 汤

【出处】日·丹波元简《伤寒论辑义》引三因方。

【组成】桔梗　甘草　荆芥穗

【功用】清热利咽，疏风散邪。

【主治】治风热肺壅，咽喉肿痛，语声不出，喉中如有物梗，咽之则痛甚者。

【解析】方用桔梗、甘草解毒利咽，加荆芥穗疏风散邪。

第三十一章
橘皮竹茹汤方族

橘皮竹茹汤方族一览表

朝代	方　剂		出处	作者
汉	橘皮竹茹汤		金匮要略	张仲景
	橘皮汤			
唐	橘皮汤		备急千金要方	孙思邈
宋	橘皮半夏汤		太平惠民和剂局方	陈师文
	橘皮汤		三因极一病证方论	陈言
	麦门冬汤			
	橘皮竹茹汤		济生方	严用和
明	橘皮竹茹汤		寿世保元	龚廷贤
	干葛清胃汤		症因脉治	秦景明
	橘皮干姜汤		景岳全书	张景岳
清	大橘皮汤		杂病源犀烛	沈金鳌
	黄连橘皮竹茹半夏汤		温热经纬	王士雄
	新制橘皮竹茹汤		温病条辨	吴鞠通
	橘皮茱连散		张氏医通	张璐

橘皮竹茹汤在《金匮要略》中用于治疗胃虚有热，气逆不降而致的哕逆之证，有清热补虚、降逆止哕之功。后世医家又在此方基础上进行加减化裁，进而衍化出一些疗效确切的其他方剂，现述如下。

橘皮竹茹汤

【出处】汉·张仲景《金匮要略》。

【组成】 橘皮二斤　竹茹二升　大枣三十枚　生姜半斤　甘草五两　人参一两

【用法】 水煎，分三次服。

【功用】 益气清热，降逆止哕。

【主治】 原著用于治疗久病体弱，或胃虚有热，气逆不降而致的呃逆或呕哕，伴见虚烦不安，少气，口干，手足心热，脉虚数等。

【解析】 呃逆之证，皆因胃病而起，但有寒热虚实之分。本方所治乃属胃虚有热，气逆不降而致。胃虚宜补，热则宜清，气逆宜降，故立清补降逆之法。方中橘皮行气和胃以止呕；竹茹清热安胃以止呃，并用大量，以之为君。人参补气扶正，与橘皮合用，行中有补；生姜和胃止呕，与竹茹合用，清中有温，二药为臣。甘草、大枣助人参以益气和胃，并调药性，以为佐使。诸药合用，补胃虚、清胃热、降胃逆，且补而不滞、清而不寒，对于胃虚有热之呃逆、干呕最为适合。

魏念庭论曰："哕逆者，胃气虚寒固矣，亦有少挟虚热作哕者，将何以为治？仲景主之橘皮竹茹汤，橘皮竹茹，行气开胃，而毫不犯攻伐寒凉之忌，佐以补中益气温胃之品，而胃气足，胃阳生，浮热不必留意也。夫半夏泻心为寒在胃中，饮停心下，久而发热者设也。黄芩生姜为热在胃经饮留肠内，久而下利者设也。小半夏汤，为胃阳渐衰，阴痰内滞，呕而不能食者设也。四逆汤，别厥阴之呕势必发呃以救急者立也。小柴胡，为发热之呕，少阳之呕者立也。大半夏汤，为虚而挟痰，吐且呕者立也。生姜半夏汤，为痰在胃家变生喘呕者设也。生姜陈皮为胃弱挟痰，虚之浅者设也。橘皮竹茹为胃气既虚，复有痰热者立也。"

橘 皮 汤

【出处】 汉·张仲景《金匮要略》。

【组成】 橘皮四两　生姜半斤

【用法】 水煎，分三次服。

【功用】 理气和胃，散寒降逆。

【主治】 胃气虚寒而致的干呕呃逆，手足不温等症。

【解析】 病因寒邪袭胃，胃气为之所阻，失其和降而上逆，故干呕、哕；胃阳被遏，其气不达于四末，故手足不温。治用橘皮汤通阳和胃。橘皮理气和胃，生姜散寒止呕，合而用之，使阳通寒去，胃气和降，则诸症自愈。

魏念庭论曰："干呕兼哕若手足厥者，胃气虚冷，而阴寒固沍，由胃而见于四肢，所谓四肢禀气于胃，正气固禀，邪气亦必禀也。主之以橘皮汤，行气温中，下咽即可卜其愈，为病之浅者言之也。若夫病之深，阳气微弱之甚者，则非四逆不足以取效也。或者先用此，亦顺行其义，而后与以四逆，亦次浅深之治也。"

橘 皮 汤

【出处】唐·孙思邈《备急千金要方》卷二方。

【组成】橘皮　竹茹　人参　白术各十八铢　生姜一两　厚朴十二铢

【功用】益气和胃，降逆止呕。

【主治】妊娠呕吐不下食。

【解析】本方即橘皮竹茹汤去甘草、大枣，加厚朴、白术而成。怀孕初期，月经停闭，血海藏而不泻，阴血聚下以养胎元，故冲气偏盛，阴血相对不足。冲脉隶于阳明，与阳明会于气冲，今冲气盛又失于相对不足的阴血藏纳，则冲气上逆循经犯胃，胃失和降，故生恶心呕吐诸症。方用橘皮行气和胃止呕，竹茹清热安胃，生姜温胃化饮，人参补气和中，厚朴行气宽中，白术健脾燥湿且可安胎。

橘皮半夏汤

【出处】宋·陈师文《太平惠民和剂局方》卷四方。

【组成】橘皮　半夏（煮）各七两

【用法】为粗末，每服三钱，加生姜十片，水煎服。

【功用】理气和胃，化痰止呕。

【主治】肺胃虚弱，好食酸冷，寒痰停积，呕逆恶心，涎唾稠黏，咳嗽吐痰，手足厥冷，目眩身重，饮食减少，昏愦闷乱，中寒停饮，喉中涎声，干哕不止。

【解析】本方即橘皮汤加半夏而成。本方证是因肺胃之气失于和降，寒饮内停而致。橘皮理气和胃止呕，半夏配生姜为小半夏汤，是止呕之良方。

橘 皮 汤

【出处】宋·陈言《三因极一病证方论》卷五方。

【组成】橘皮一两半　炙甘草　竹茹各半两　人参一分

【用法】为粗末，每服五钱，加生姜三片、大枣一个，水煎，食前服。

【功用】补虚和胃，降逆止呕。

【主治】动气在下，误发汗而反无汗，心中大烦，骨节疼痛，目瞤，恶寒，食则反呕。

【解析】本方组成、功用和主治与橘皮竹茹汤基本一致，可互参。

麦门冬汤

【出处】宋·陈言《三因极一病证方论》卷十一方。

【组成】麦门冬　生芦根　竹茹　白术各五两　炙甘草　茯苓各二两　橘皮　人参　玉竹各三两

【用法】为末，每服四大钱，加生姜五片，陈米一撮，水煎，去滓热服。

【功用】补气滋阴，降逆止呕。

【主治】上焦伏热，腹满不欲食，食入胃未定，汗出，身背皆热，或食入先吐而后下。

【解析】胃阴不足，虚热内生，胃失和降，气机阻滞，故见腹满不欲食，呕吐，食入胃未定，汗出，身背皆热等症。方用麦冬、玉竹、芦根滋阴益胃生津；橘皮平胃之气；竹茹清胃之热；甘草和胃之逆；人参补胃之虚；生姜和胃之正；陈米健脾之运；白术、茯苓健脾燥湿。

橘皮竹茹汤

【出处】宋·严用和《济生方》卷二方。

【组成】赤茯苓　橘皮　枇杷叶（去毛）　麦门冬　竹茹　半夏（汤洗七次）各一两　人参　炙甘草各半两

【用法】为粗末，每服四钱，加生姜五片，水煎服。

【功用】补气滋阴，清热止呕。

【主治】胃热多渴，呕哕不食。

【解析】本方即橘皮竹茹汤去大枣，加茯苓、半夏、麦冬、枇杷叶。方用橘皮理气和胃止呕，竹茹清热安胃，半夏、生姜和胃降逆止呕，茯苓甘淡渗湿，人参、甘草补气和中扶正；麦冬益胃生津止渴；枇杷叶清胃热，止呕逆；本方适于胃热呕逆而气阴两虚之证。

橘皮竹茹汤

【出处】明·龚廷贤《寿世保元》卷三方。

【组成】陈皮三分　人参二钱　炙甘草　竹茹　柿蒂各一钱　丁香五分

【用法】为末，加生姜五片、大枣二枚，水煎服。

【功用】益气和胃，降逆止呃。

【主治】胃虚膈热而致的呃逆。

【加减运用】如身热作渴，去丁香，加柴胡、黄芩。

【解析】本方即橘皮竹茹汤合丁香柿蒂汤。丁香柿蒂汤用治胃气虚寒之呕、呃，橘皮竹茹汤用治胃中虚热之呕、呃。二方同用，可见本证之呕、呃是因胃虚膈热，寒热错杂而成。故方用丁香柿蒂汤温中益气，和胃降逆；橘皮竹茹汤益气清热，降逆止呕。

橘皮干姜汤

【出处】明·张景岳《景岳全书·古方八阵》卷五十八方。

【组成】人参　干姜　肉桂各一钱　陈皮　通草各一钱半　甘草五分

【功用】益气温中，降逆止呕。

【主治】恶心呕哕。

【解析】胃气以通为用，以降为顺，若为寒邪所袭，失于通降而逆于上，则见呕恶。方用人参、甘草补气扶正，干姜、肉桂温中散寒，陈皮理气和胃，通草反佐诸辛热之药。

干葛清胃汤

【出处】明·秦景明《症因脉治》卷二方。

【组成】葛根　竹茹　黄连　陈皮　甘草

【功用】清热和胃，降逆止呕。

【主治】呕吐苦水，脉长大而洪，邪在阳明。

【解析】阳明胃家有热，失其和降，气逆于上，故见呕吐苦水，脉长大而洪。方用葛根清阳明之热，黄连苦寒清热，陈皮理气和胃，竹茹清胃止呕。

橘皮茱连散

【出处】清·张璐《张氏医通》卷十五方。

【组成】橘皮六钱　吴茱萸三钱　黄连（与吴茱萸同炒）一两　竹茹一两

【功用】清肝泻火，降逆止呕。

【主治】痘疮初起，干呕而哕。

【解析】"诸逆冲上，皆属于火"，痘疮初起，肝火犯胃，故致干呕而哕。方以黄连苦寒泻火为主，少佐吴茱萸辛热，从热药反佐以制黄连之寒；且吴茱萸辛热，能入肝降逆，以使肝胃和调。竹茹助黄连清热之用，陈皮理气和胃。

大橘皮汤

【出处】清·沈金鳌《杂病源硫犀烛·脏腑门》卷二方。

【组成】陈皮　竹茹各三钱　人参　甘草各一钱　生姜五片　大枣三枚

【功用】益气和胃，降逆止呕。

【主治】冲气犯胃，汗之必寒起，无汗，心中大烦，骨节疼痛，目晕，恶寒，食则反吐，谷不能进；误下腹胀满，卒起头晕，食则清谷不化，心下痞等。

【解析】 本方组成、功用和主治与橘皮竹茹汤基本一致，可互参。

新制橘皮竹茹汤

【出处】 清·吴鞠通《温病条辨》卷二方。

【组成】 陈皮　竹茹各三钱　柿蒂七枚　姜汁（冲）三茶匙

【用法】 水煎，分二次温服。

【功用】 理气和胃，降逆止呕。

【主治】 湿热壅遏胃气而致的呃逆。

【解析】 陈皮理气和中，竹茹清热安胃，柿蒂苦平，为止呃逆之要药，姜汁温胃止呕，本证因胃气不虚，故去人参、甘草。

黄连橘皮竹茹半夏汤

【出处】 清·王士雄《温热经纬》卷五方。

【组成】 黄连　橘皮　竹茹　半夏

【功用】 清胃化湿，理气降逆。

【主治】 湿热呕吐。

【解析】 方用黄连清热燥湿，陈皮理气和中，竹茹清热安胃，半夏降逆止呕。

第三十二章
瓜蒌薤白白酒汤方族

瓜蒌薤白白酒汤方族一览表

朝代	方　　剂	出处	作者
汉	瓜蒌薤白白酒汤	金匮要略	张仲景
	瓜蒌薤白半夏汤		
	枳实薤白桂枝汤		
	桂枝生姜枳实汤		
	橘枳姜汤		
唐	细辛散	备急千金要方	孙思邈
宋	瓜蒌丸	三因极一病证方沦	陈言
	赤茯苓汤	圣济总录	医官合编
元	瓜蒌丸	丹溪手镜	朱震亨

　　瓜蒌薤白白酒汤是仲景用于治疗胸痹的正方，有通阳散结，行气豁痰之功。观仲景所制胸痹诸方，多在本方基础上进行化裁，但其中瓜蒌、薤白、枳实则为必用之药。后人之用亦多尊仲景之旨，同时配合其他药物以拟方，用治胸痹之病。现将此类方剂详述如下。

瓜蒌薤白白酒汤

　　【出处】汉·张仲景《金匮要略》。
　　【组成】瓜蒌实一枚　薤白半斤　白酒七升
　　【功用】通阳散结，行气豁痰。
　　【主治】原著用于治疗胸痹病。症见喘息咳唾，胸背痛，短气，寸口脉沉而迟，关上小紧数者。
　　【解析】阳虚邪闭，胸背之气痹而不通，故胸背痛而短气；胸背之气痹而不通，势必影响肺气不能宣降，故喘息咳唾；上焦阳虚，胸阳不振，故而寸口脉沉取而迟；中焦停饮，阴寒内盛，故而关上小紧。诸症之产生总由"阳微阴弦"而致。治当通阳散结，豁痰下气。方中瓜蒌开胸涤痰；薤白疏滞散结；白酒通阳宣痹，轻扬善行以助药势，三药同用，相辅相成，使痹阻通，胸阳宣，则诸症可解。

魏念庭论曰："胸痹则喘息咳唾，气结不行而上逆也。胸背痛短气，阴寒之邪乘虚客于上部，实邪故作痛，气阻故短气也。诊之寸口脉沉而迟，阳微弱于上也。关之上小紧数，阴邪袭其位为寒故紧，而又原有阳分之热参其间，故又数也，纯是阴阳互位，寒热相掺之证。主之以瓜蒌实，苦以降气也；薤白独多用，升阳散聚也；白酒更多用，温中和血也。徐徐煮取，温温再服，缓以治上，汤以荡邪也，诚治胸痹之善术也。"

瓜蒌薤白半夏汤

【出处】汉·张仲景《金匮要略》。

【组成】瓜蒌实一枚　薤白三两　半夏半斤　白酒一斗

【用法】水煎，分四次服，日三次。

【功用】通阳散结，行气祛痰。

【主治】原著用于治疗胸痹，不得卧，心痛彻背者。

【解析】本方证是因痰饮壅盛，闭塞心脉，胸阳痹阻而致，故于上方加半夏一味。因其痰涎壅塞较重，而致胸痹不得卧，故加半夏豁痰降逆，通阴阳而和胃气，增强宣痹通阳，宽胸散结之功。正如《别录》所说："消心腹胸膈痰热满结，咳嗽上气，心下急痛，坚痞，时气呕逆。"《药性本草》也指出："消痰下肺气……去胸中痰满。"

临证时，可将本方与苓桂术甘汤合用，如再加入干姜、陈皮、白蔻等通阳豁痰，温中理气之品，则取效更捷。又痰饮阻塞气机，往往可引起气滞血瘀的病变，如兼有瘀血者，应于本方加入行气活血化瘀之品，例如香附、丹参、赤芍、川芎、红花之属，更可取得较好的效果。

枳实薤白桂枝汤

【出处】汉·张仲景《金匮要略》。

【组成】枳实四枚　厚朴四两　薤白半斤　桂枝一两　瓜蒌实一枚

【用法】将瓜蒌实捣烂，先煮枳实、厚朴，去滓，后纳诸药，煮数沸，分三次服。

【功用】通阳散结，消痞除满。

【主治】原著用于治疗胸痹见胸满而痛，甚则胸痛彻背，喘息咳唾，短气，气从胁下逆抢心，舌苔白腻，脉沉弦或紧。

【解析】 本方证是因于胸阳不振，痰浊气阻，气结胸中所致。胸阳不振，津液不能输布，凝聚为痰，痰阻气机，结于胸中，故胸满而痛，甚则胸痛彻背；痰浊中阻，肺失宣降，则见咳唾喘息，短气。由于胸阳不振，阴寒之气上逆，故有气从胁下上抢心之候。此时当通阳散结，泄满降逆。方中枳实下气破结，消痞除满；薤白辛温通阳，宽胸散结；桂枝通阳散寒，降逆平冲；三药相配，通阳散结之力颇强。再配以瓜蒌涤痰散结；厚朴下气除满；则祛痰下气，散结除满之力益彰，此即"去邪之实，即以安正"之法。诸药合用，使胸阳振，痰浊除，阴寒消，气机宣畅，则胸痹而气逆上冲诸症可除。

唐容川论曰："用药之法，全凭乎证，添一证则添一药，易一证则易一药，观仲景此节用药，更知义例严密，不得含糊也。……故但解胸痛，则用瓜蒌薤白白酒；下节添出不得卧，是添出水饮上冲也，则添用半夏一味以降水饮；再下一节又添出胸痞满，则加枳实以泄胸中之气；胁下之气亦逆抢心，则加厚朴以泄胁下之气。仲景凡胸满均加枳实，凡腹满均加厚朴，此条有胸满、胁下逆抢心证。故加此二味，与上两方又不同矣，……读者细心考求，则仲景用药之通例，乃可识矣。"

以上三方，同治胸痹，都有通阳散结、行气祛痰的作用。但枳实薤白桂枝汤通阳散结之力尤大，并能下气祛寒，消痞除满，用以治疗胸痹而痰气互结较甚，胸中痞满，并有逆气从胁下上冲者。瓜蒌薤白白酒汤专以通阳散结，行气祛痰为主，用以治疗胸痹而痰浊较轻者；瓜蒌薤白半夏汤祛痰散结之力较大，用以治疗胸痹而痰浊较盛者。

桂枝生姜枳实汤

【出处】 汉·张仲景《金匮要略》。

【组成】 桂枝　生姜各三两　枳实五枚

【用法】 上三味，以水六升，煮取三升，分温三服。

【功用】 温阳化饮，下气降逆。

【主治】 心中痞，诸逆心悬痛。

【解析】 心下有痰饮寒邪停聚，则胃脘部痞闷不通，故曰"心中痞"。胃气以下降为顺，胃气被寒饮闭塞不得下行，则胃气上逆；胃气上逆，则心下之寒饮亦随之上逆，故曰"诸逆"。"诸逆"，在症状表现上是指气逆抢心，干呕气塞；牵引心窝部位作痛，故曰"心悬痛"。本证因于痰饮气逆而发，故治宜温化水饮，下气降逆，方用桂枝生姜枳实汤。方中桂枝、生姜散寒通阳，温化水饮；枳实消痞除满，开结下气，并能增强桂枝平冲之效，诸药合用，饮去逆止，则心中痞与牵痛可除。

橘枳姜汤

【出处】 汉·张仲景《金匮要略》。

【组成】橘皮一斤　枳实三两　生姜半斤

【用法】上三味，以水五升，煮取二升，分温再服。

【功用】行气化饮，和胃降逆。

【主治】胸痹，胸中气塞，短气，或心下痞满，呕吐气逆。

【解析】本方所治乃为胸痹轻证，气滞偏盛而水饮停蓄者。方中橘皮理气和胃，宣通气机；枳实下气消痰，理气除满；生姜和胃化饮降逆，三药合用，使气行饮除，则气塞、痞满自消。

细 辛 散

【出处】唐·孙思邈《备急千金要方》卷十三方。

【组成】细辛　桂心　茯苓　甘草各二两　枳实　生姜　白术　瓜蒌仁　干地黄各三两

【用法】为末，每服一方寸匕，酒送下，日三次。

【功用】通阳散结，祛寒下气。

【主治】胸痹连背痛，短气。

【解析】胸阳不振，寒湿内盛，痹阻气机，故见心痛彻背，短气等证。细辛芳香气浓，性善走窜，散寒止痛；苓桂术甘汤温阳化气行水；瓜蒌祛痰开结；枳实破气行滞；生姜温散寒饮；生地养阴生津。

赤茯苓汤

【出处】宋·医官合编《圣济总录·胸痹门》方。

【组成】赤茯苓（去黑皮）　细辛（去苗叶）　枳壳（去瓤麸炒）各一两　橘皮（汤浸去白，焙）桂（去粗皮）各三分　瓜蒌实（去皮）一枚

【用法】为粗末，每服三钱匕，加生姜一分水煎，空心服，如人行五六里再服。

【功用】通阳散结，祛寒下气。

【主治】胸痹连心气闷，喉中塞满。

【解析】胸阳不振，上焦虚寒，逆气上冲，故见心胸气闷，喉中塞满。方用赤茯苓健脾而祛痰湿，《本经》谓其"主胸胁逆气"，《世补斋医书》："茯苓一味，为治痰主药。痰之本，水也，茯苓可以行水；痰之动，湿也，茯苓又可行湿。"细辛温阳散寒，枳壳行气散结，橘皮理气和中，化痰祛湿；瓜蒌祛痰开胸中之气，桂枝降逆气而去寒邪。

瓜 蒌 丸

【出处】宋·陈言《三因极一病证方论》卷九方。

【组成】瓜蒌（去瓤取子炒香熟留皮与瓤别用） 枳壳（麸炒去瓤）各等份

【用法】为细末；先取瓜蒌皮瓤研末，水熬成膏，和二物末为丸，如梧子大，热熟水下二十五丸，日二服，食后服。

【功用】宽胸散结，化痰下气。

【主治】胸痞，胸中痛彻背，气塞，喘息，咳喘，心腹痞闷。

【解析】痰浊壅塞，胸阳痹阻，肺气不利，故见气塞、喘息、咳喘；胸阳痹阻，阳气不能通达，气机郁滞，则见胸痞、胸中痛彻背、心腹痞闷。治宜宽胸散结，豁痰行气。方用瓜蒌化痰利气宽胸，《别录》谓其"主胸痹"；枳壳行气宽中。

瓜 蒌 丸

【出处】元·朱震亨《丹溪手镜》卷下方。

【组成】瓜蒌 枳实 陈皮

【用法】取瓜蒌瓤皮末熬丸。

【功用】宽胸散结，化痰下气。

【主治】胸痞，胁下逆抢心。

【加减运用】胸痞切痛加栀子（烧存性）、附子（炮）二两。

【解析】胸痹本为阳气虚，阴寒盛的虚实夹杂之证，又见胁下之气逆而上冲，是阴寒之邪乘虚袭上之故。治当行气降逆，化痰散结。方用瓜蒌宽中散结，化痰理气；枳实破气开结，以泄胸中之气；陈皮理气和中，《别录》言其能"下气"，并能治"气冲胸中"。

第三十三章

麻子仁丸方族

麻子仁丸方族一览表

朝代	方　　剂	出处	作者
汉	麻子仁丸	伤寒论	张仲景
唐	治关格大便不通方	备急千金要方	孙思邈
宋	麻仁丸	太平惠民和剂局方	陈师文
宋	神功丸	三因极一病证方论	陈言
宋	大麻仁丸	太平圣惠方	王怀隐
金	润肠丸	兰室秘藏	李杲
金	润肠汤	兰室秘藏	李杲
金	麻仁丸	洁古家珍	张元素
元	润肠丸	世医得效方	危亦林
元	麻仁丸	丹溪心法	朱震亨
明	润泽丸	丹溪心法附余	方广
明	麻仁丸	证治准绳	王肯堂
明	大麻仁丸	证治准绳	王肯堂
明	润肠丸	正体类要	薛己

　　麻子仁丸为润下之剂，《伤寒论》中用治脾约之证，有润肠通便之功。后世医家在临床实践中多用麻子仁配伍其他药物而组方，用治各种原因所致的便秘之证，从而扩大了本方的适用范围。

麻子仁丸

【出处】汉·张仲景《伤寒论》。

【组成】 麻子仁二升　芍药半斤　枳实半斤（炙）　大黄一斤（去皮）　厚朴一尺（炙，去皮）
杏仁一升（去皮尖，熬，别作脂）

【用法】 上六味，蜜和丸，如梧桐子大，饮服十丸，日三服，渐加，以知为度。

【功用】 润肠通便。

【主治】 原著用于治疗胃强热结、脾弱阴亏而致的脾约证。症见趺阳脉浮而涩，小便数，大便硬或数日不行，或便出不畅，一般无潮热、腹满硬痛等燥热结实证的表现，往往不更衣多日，亦无所苦。此外，凡年老体虚、亡血、产后之便秘，以及痔疮、肛裂而大便偏燥者，亦可归属本证。

【解析】 本方治证乃由胃有燥热，脾津不足所致。脾主为胃行其津液，今胃中燥热，脾受约束，津液不得四布，但输膀胱，而致小便频数，肠失濡润，故见大便干结。此时治法亦应以润肠通便为主，兼以泄热行气。因而方中用麻仁甘润，润肠滋燥，以疏导大肠；杏仁苦温，降肺气，润肠通便；芍药味酸微寒，敛津液而养血和阴；更以枳实、厚朴理气散结；大黄泻热荡实，推陈致新；蜂蜜能润燥滑肠，共奏润下通便之功。六药合而为丸，服时渐加，取其丸者缓行，以缓泻而不伤正之义，而使胃燥去、脾阴行，大便得通。

本方即小承气汤加麻仁、杏仁、芍药而成，虽亦用小承气汤泻肠胃燥热积滞，但实际服量较小；更取质润多脂之麻仁、杏仁、蜂蜜，一则益阴增液以润肠通便，使腑气通，津液行；二则甘润可减缓小承气汤攻伐之力，使下不伤正，而且原方只服十丸，以次渐加，都说明本方意在润肠通便，仍属缓下之剂。对于肠中燥有积滞的便秘最为适合；老人与产后肠燥便秘，以及习惯性便秘亦可服用。如属纯由血少津亏引起的便秘，则不宜使用。

治关格大便不通方

【出处】 唐·孙思邈《备急千金要方》卷十五上方。

【组成】 芒硝二两　乌梅　桑白皮各五两　芍药　杏仁各四两　麻仁二两　大黄八两

【用法】 为粗末，水煎服，分三次服。一本无乌梅，加枳实、干地黄各二两。

【功用】 润肠通便。

【主治】 关格大便不通。

【解析】 方用麻仁、杏仁多脂之物以润燥；大黄、芍药苦泄之药以破结；芒硝咸寒软坚，而助大黄之用；乌梅涩肠止泻；桑白皮泻肺气而通大肠之气。

大麻仁丸

【出处】 宋·王怀隐《太平圣惠方》卷十六方。

【组成】 大麻仁　大黄各二两　郁李仁　犀角　朴硝　枳壳（麸炒）　木通各一两

【用法】 为末，炼蜜为丸，梧桐子大，每服二十丸，不拘时服。

【功用】润肠通便，泻热导壅。

【主治】时气胃中壅热，大便不通。

【解析】外感时气，热壅于胃，耗气伤津，而致大便不通。方用麻仁、郁李仁润肠通便；大黄泻热通便；芒硝咸寒软坚，助大黄之用；犀角清在里之热；枳壳导气下行；木通通利小便，导热下行，分消其热。

麻 仁 丸

【出处】宋·陈师文《太平惠民和剂局方》卷六方。

【组成】枳壳（去瓤，麸炒）　槟榔（煨半生）　菟丝子（酒浸，另研）　山药　防风　山茱萸　车前子　肉桂（去粗皮）各一两半　木香　羌活各一两　郁李仁（去皮，另研）　大黄（半蒸，半生）　麻仁（另捣研）各四两

【用法】为细末，炼蜜和丸，梧桐子大，每服十五至二十丸，临卧温水送下。

【功用】顺三焦，和五脏，润肠胃，除风气。

【主治】冷热蕴结，津液耗少，大便秘难，或闭塞不通，及年高气弱，或有风之人大便秘涩。

【解析】本方所治之证乃因气血虚弱所致，气虚则传送无力，血虚则大肠失荣，故见大便秘结，或排便困难。方用麻仁、郁李仁味甘性润，润肠通便；大黄破积滞，导瘀热而通便；枳壳、槟榔、木香行气而助大肠之用；车前子清在里之热；肉桂温在里之寒；菟丝子、山药、山茱萸补脾肾之阴，助气血生化；羌活、防风解在表之风邪。

神 功 丸

【出处】宋·陈言《三因极一病证方论》卷之十二方。

【组成】大黄（面煨亦可）　诃子皮各四两　人参　麻仁（别研）各二两

【用法】为细末，炼蜜为丸，梧桐子大。每服二十丸。温汤、温酒、米饮皆可服，食后临卧服。

【功用】润肠通便，补气宽肠。

【主治】气壅风盛，大便秘涩，后重疼痛，烦闷，此药当量虚实加减。

【解析】气壅风盛，血为之而燥，大肠不得濡润，故见大便秘结；气血不和，大便不畅，故而后重疼痛；气壅于内，故见烦闷。方用麻仁润肠通便；大黄泻下导滞；人参补益气血；诃子收敛固涩。本方泻中有涩，攻中有补，相反相成，而为润肠通便，补气宽肠之剂。

润 肠 丸

【出处】 金·李杲《兰室秘藏·大便结燥门》方。

【组成】 桃仁　麻仁各一两　当归尾　煨大黄　羌活各一钱

【用法】 为细末，炼蜜为丸，梧桐子大，每服三十至五十丸，空腹服。

【功用】 润肠通便，理血散风。

【主治】 饮食劳倦，大便秘结。或干燥秘结不通，全不思食，以及风结、血结等证。

【解析】 本方所治之证，乃因风热入大肠与血燥而结所致。方用麻仁、桃仁润肠通便；当归补血润肠；羌活疏散风邪；大黄泻下导滞。

润 肠 汤

【出处】 金·李杲《兰室秘藏·大便结燥门》方。

【组成】 生地黄　生甘草　煨大黄　熟地黄　当归尾　升麻　桃仁　麻仁各一钱
红花三分

【用法】 为粗末，水煎，食远服。

【功用】 润肠通便，滋阴养血。

【主治】 大便结燥不通。

【解析】 血虚而燥，大肠失于濡润，故见大便秘结不通。方用麻仁润肠通便；桃仁润燥滑肠，《珍珠囊》谓其："治血结血秘血燥，通润大便，破蓄血。"红花活血润燥；当归、熟地、生地补血润燥，增液通便；大黄泻下通便，推陈致新；升麻升举清阳，而使浊阴得降；甘草调和诸药。诸药合用，共成养血润燥通便之剂。

麻 仁 丸

【出处】 金·张元素《洁古家珍》。

【组成】 枳壳（麸炒，去瓤）　川芎各等份　麻仁泥量减半

【用法】 为细末，炼蜜为丸，梧桐子大，食前温水送下。

【功用】 润燥宽肠，缓通大便。

【主治】 风秘，大便不通。

【解析】 风秘之证是由风邪搏于肺脏，传于大肠，津液干燥，而致大便不通所成。方用麻仁甘润，润可去燥，燥去则大便得行；枳壳导气下行；川芎辛香行散，内可行气，外可祛风。诸药合用，则风邪去，腑气通，大便行。

润 肠 丸

【出处】 元·危亦林《世医得效方》卷六方。

【组成】 沉香一两　肉苁蓉（酒浸）二两

【用法】 为末，用麻子仁汁打糊为和，梧桐子大，每服七丸，空腹米饮送下。

【功用】 润肠通便。

【主治】 津液亏少，大便秘结。

【解析】 方用麻仁甘润而通便；肉苁蓉润肠通便；沉香辛香温通而行气，以助大肠传送之力。

麻 仁 丸

【出处】 元·朱震亨《丹溪心法》。

【组成】 郁李仁　麻子仁各六两　大黄二两半（半生半炒）　山药　防风　枳壳各七钱半　槟榔五钱　羌活　木香各五钱半

【用法】 研末，炼蜜为丸，如梧桐子大。每服七十丸，温开水下。

【功用】 润肠通便，理气祛风。

【主治】 大便秘、风秘、脾约。

【解析】 方用麻子仁、郁李仁质润多脂，润燥滑肠通便；大黄苦寒泻下，推陈致新；木香辛散温通，行气宣滞；槟榔辛散苦泄，既能行气消积以导滞，又能缓泻而通便；枳壳导气下行；山药补脾气而益脾阴；羌活、防风祛风散邪。

润 肠 丸

【出处】 明·薛己《正体类要》卷下方。

【组成】 麻仁一两　煨大黄　当归尾　羌活　桃仁　皂角刺　秦艽各五钱

【用法】 为细末，炼蜜为丸，梧桐子大。每服三十至五十九。

【功用】 润肠通便，除风散火。

【主治】 脾胃伏火，大肠干燥，风热血结，而致便秘。

【解析】 方用麻仁润肠通便；大黄导滞下行，推陈致新；当归补血润肠；桃仁润燥滑肠；羌活、秦艽疏散风邪；皂角刺通利大肠之气。

润 泽 丸

【出处】 明·方广《丹溪心法附余》卷十三引丹溪秘方。

【组成】 麻子仁　当归　桃仁　生地黄　枳壳各一两

【用法】为细末，炼蜜为丸，梧桐子大，每服五十丸，空腹服。

【功用】润肠通便，养血宽肠。

【主治】大便不通。

【解析】方用麻仁、桃仁润肠通便；当归、生地补血养阴以润燥；枳壳导气下行，助大肠传送推动之用。

麻 仁 丸

【出处】明·王肯堂《证治准绳·女科》卷五方。

【组成】麻仁（研和泥） 枳壳 人参各一两 大黄半两

【用法】为细末，炼蜜为丸，梧桐子大，每服二十丸，空腹温酒送下，未通渐加。

【功用】润肠通便，益气宽肠。

【主治】产后大便秘涩。

【解析】产妇素体气血不足，或因生产而气血更虚，血虚则大肠失于濡润，气虚则大肠无力传运，则见大便秘涩。方用麻仁润肠通便；枳壳导气下行；人参补气生津；大黄推陈致新，导滞下行。

大麻仁丸

【出处】明·王肯堂《证治准绳·女科》卷三方。

【组成】大麻仁 炒大黄各二两 槟榔 木香 枳壳（麸炒）各一两

【用法】为细末，炼蜜为丸，梧桐子大，每服二十丸，温开水送下。

【功用】润肠通便，散结宽肠。

【主治】肠胃风结，大便常秘，而欲饮食者。

【解析】方用麻仁润燥通便；大黄泻下导滞；枳壳、木香行气和中；槟榔行气消积，缓泻通便。

第三十四章

麦门冬汤方族

麦门冬汤方族一览表

朝代	方　　剂	出处	作者
汉	麦门冬汤	金匮要略	张仲景
唐	麦门冬汤	外台秘要	王焘
元	麦门冬汤	医垒元戎	王好古
明	百部清金汤	理虚元鉴	汪绮石
	麦门冬汤	证治准绳	王肯堂
清	加味麦门冬汤	医学衷中参西录	张锡纯

　　麦门冬汤在《金匮要略》中用于治疗肺痿之病，有滋养肺胃、降逆下气之功。后世医家在本方基础上加减化裁，用治多种病证，如《医垒元戎》中用治劳复；《理虚元鉴》中用治尸疰；《医学衷中参西录》中用治妇女虚热气逆，经行吐衄等。这些应用都体现出了诸家对本方的深刻理解，也为临床实践提供了极好的范例。现述如下。

麦门冬汤

　　【出处】汉·张仲景《金匮要略》。

　　【组成】麦门冬七升　半夏一升　人参　甘草各二两　粳米三合　大枣十二枚

　　【用法】水煎，分六服，日三夜一服。

　　【功用】滋养肺胃，降逆下气。

　　【主治】肺痿。症见咳唾涎沫，气喘短气，咽干口燥，舌干红少苔，脉虚数。

　　【解析】本方所治之证，乃由肺胃阴亏，津液不足，气火上逆而致。治宜滋养肺胃之阴，阴津得充，虚火自降。故方中重用麦门冬为君药，以其甘寒之性，滋养肺胃之阴，且清虚火。以半夏为臣，意在降逆化痰，其性虽燥，但与大量麦门冬配伍，则燥性减而降逆之性存，独取其善降肺胃虚逆之气，且又使麦门冬滋而不腻。佐以人参补益中气，与麦门冬配伍，大有补气生津之功。复加粳米、大枣、甘草补脾益胃，使中气健运，则津液自能上输于肺，于是胃得其养，肺得其润，此亦"培土生金"之意。药仅六味，主从有序，润降相宜，既滋肺胃，又降逆气。对于虚热肺痿，咳唾涎沫者，是为正治之方；对于胃阴不足，气逆呕吐者，亦为惬当之剂。

黄树曾论曰："麦门冬以麦冬为君，因此证为肺胃之津液干枯，虚火上炎。若投苦寒降火之剂，反致燥津而火益升。用麦门冬养胃家阴津润泽心肺，以通脉道，以下逆气，且协人参、甘草、粳米、大枣大补中气，以生津液。尤妙在半夏之辛以开胃行津，兼革麦门冬滞腻之性。矧此证非纯在上焦，故以半夏降中焦之逆，俾咽中之气阻除，更以其既无表邪，亦不咳嗽，且胃中之津液少，非用人参不可。粳米为益气止烦之品，夫咽喉不利，不可谓无烦，且胃液干枯者，中气必不足，法当益气，是以用之，惟其烦终近干上，故用量少耳。甘草生用能养胃阴，清咽中之火，大枣和中，生津液，补不足。夫如是，服后焉有水不升火不降者乎。"

麦门冬汤

【出处】唐·王焘《外台秘要》卷三十六方。

【组成】麦门冬 炙甘草各四分 炙枳实 黄芩 人参各三分 龙骨六分

【功用】益胃生津，清热止渴。

【主治】小儿夏季服药大下后，胃中虚，热渴。

【解析】小儿本为稚阴稚阳之体，又经大下，则胃之气阴两虚，故见热渴。治宜益胃生津，清热止渴。方用麦冬益胃养阴，生津止渴；枳实行气和胃；黄芩清其余热；人参补中益气，配麦冬以补气生津；龙骨镇惊安神，收敛浮越之气；甘草调和诸药。

麦门冬汤

【出处】元·王好古《医垒元戎》方。

【组成】麦门冬一两 炙甘草二两 粳米半合

【用法】前二味为细末，先煎粳米，米熟去米，入药末五钱匕，加大枣二枚、竹叶十五片，水煎，去渣服。

【功用】益胃生津。

【主治】劳复，气欲绝者。

【解析】劳复，即因劳而复。大病初愈，血气未复，余热未尽而强力劳作，损伤正气，使旧病复发。成无己曰："伤寒劳复，何以明之？劳为劳动之劳，复为再发也。是伤寒瘥后，因劳作再发者是也。伤寒新瘥后，血气未平，余热未尽，劳动其热，热气还经络，遂复发也。此有二种：一者因劳动外伤；二者因饮食内伤。其劳动外伤者，非止强力摇体，持重远行之劳，至于梳头洗面则动气，忧伤思虑则劳神，皆能复也。况其过用者乎？其饮食内伤者，为多食则遗，食肉则复者也。"治当益胃生津，补气扶正。方用麦冬益胃生津，竹叶清热生津除烦，粳米、甘草、大枣养胃和中。

麦门冬汤

【出处】 明·王肯堂《证治准绳·女科》卷四方。

【组成】 麦门冬 茯苓 防风各二钱 人参一钱半

【用法】 加生姜五片、淡竹叶十片，水煎服。

【功用】 益气安神，滋阴生津。

【主治】 妊娠心惊胆怯，烦闷。

【解析】 妊娠期中，心中烦闷不安，甚或心惊胆怯者，称为子烦。妊妇素体亏损，孕后阴血聚下养胎则阴血愈亏。血虚则心神失养，阴亏则虚热内生，扰及神明，故致子烦。正如《血证论》所说："子烦者，血虚也。血者心之所主，血足则心不烦，胎既耗血。胎中之火又上与心火相合，火扰其心是以虚烦不能眠。"治当益气养阴，除烦安神。方用麦冬益胃生津，清热除烦；茯苓健脾益气，宁心安神；人参补脾益气；生姜、防风温散和中；竹叶清热除烦。

百部清金汤

【出处】 明·汪绮石《理虚元鉴》卷五方。

【组成】 百部 地骨皮 麦门冬 茯苓 人参 桔梗 牡丹皮 炙甘草

【功用】 补气养阴，止咳化痰。

【主治】 尸疰。

【解析】 尸疰，又有劳瘵、痨瘵、劳极、传尸劳、传尸、转注、鬼注等名。《济生方·痨瘵》云："夫痨瘵一证，为人之大患。凡患此病者，传变不一，积年染疰，甚至灭门"。说明本病病程缓慢而互相传染。由于劳伤正气，正不胜邪，而感痨虫所致。症见恶寒、潮热、咳嗽、咯血、饮食减少、肌肉消瘦、疲乏无力、自汗盗汗、舌红、脉细数等。治当滋阴降火，清肺化痰。方用百部、麦冬润肺养阴，止咳化痰；地骨皮清泻肺热，桔梗化痰止咳，丹皮清退虚热，人参补中益气，茯苓健脾祛湿，甘草调和诸药。

加味麦门冬汤

【出处】清·张锡纯《医学衷中参西录》方。

【组成】麦冬（带心）15克　野台参 12克　清半夏 9克　生山药（或以粳米代）12克　生杭芍 9克　丹参 9克　甘草 6克　生桃仁（带皮尖，捣）6克　大枣（擘开）3枚

【功用】养阴清热，降逆调经。

【主治】妇女虚热气逆，经行吐衄。

【解析】素体阴虚，经行则阴血益虚，冲气旺盛，气火上逆，灼伤肺络，络损血溢，以致经行吐血、衄血。治疗当遵"热者清之"、"逆者平之"的原则，以清热降逆，引血下行为主，不可过用苦寒攻伐之剂。方用麦冬养阴生津，半夏降逆和胃，野台参益气生津，山药补脾益气养阴，丹参、芍药、桃仁活血凉血，甘草、大枣益胃和中。

第三十五章
三物备急丸方族

三物备急丸方族一览表

朝代	方　剂	出处	作者
汉	白散	伤寒论	张仲景
	三物备急丸	金匮要略	
	九痛丸		
	走马汤		
宋	神保丸	太平惠民和剂局方	陈师文
	硝石丸	太平圣惠方	王怀隐
	丹砂丸	圣济总录	医官合编
清	独行丸	医学心悟	程国彭

三物备急丸专为寒实冷积，暴急发病而设，其力猛效捷，有攻逐寒积之功。后人在应用本方时虽有所变化，但也主要用于寒积内停之证。

三物备急丸

【出处】汉·张仲景《金匮要略》，又名备急丸。

【组成】大黄　干姜　巴豆（去皮心，炒，研为脂）各一两

【用法】先捣大黄、干姜为末，另研巴豆，再研匀，炼蜜为丸，豆大，每服三至四丸，温水或酒送下；如不瘥，更与三丸，当腹中鸣，即吐下便愈；若口噤，须启齿灌服。

【功用】攻逐寒积。

【主治】心腹诸卒暴百病，中恶客忤，心腹胀满，卒痛如锥刺，气急口噤，停尸卒死等症。

【解析】本方专为寒实冷积，暴急发病而设。冷食积滞阻结肠胃，致使气机痞塞，故为心腹胀痛，或痛如针刺，大便不通；甚则气机逆乱，可见脘腹胀满高起，气

面青口噤，或昏仆不省人事等危急证候。此时非用大辛大热之品，不能开结散寒，非用急攻峻下之品，不能去其实，故方用巴豆辛热峻下，开结通闭为君；干姜辛温助巴豆以祛寒开结，并顾脾阳，是为臣药；大黄苦寒，荡涤肠胃，推陈致新，且能监制巴豆辛热之毒，为佐使药。三药配合，力猛效捷，为急下寒积之峻剂。本方巴豆大辛大热，力猛毒剧，孕妇、年老体虚者，以及温暑热邪所致的暴急腹痛，均不能使用。如服后泻下不止，可服冷粥止之。

方名之意，是因虽三药制为丸剂，但力猛效捷，可备寒实急证之用，故名三物备急丸。正如汪昂所说："三药峻厉，非急莫施，故曰备急。"

白　散

【出处】汉·张仲景《伤寒论》，又名三物白散、桔梗白散。

【组成】桔梗　贝母各三分　巴豆（去皮心，炒黑，研如脂）一分

【用法】为末，入巴豆，更于白中杵之，以白饮和服，强人半钱匕，羸者减之。服药后，病在膈上必吐，在膈下必利。若不利，进热粥一杯；利过不止，进冷粥一杯。

【功用】涌吐实痰，泻下寒积。

【主治】原著用于治疗寒与痰结，阻滞胸膈之寒实结胸证。症见胸中或心下硬满疼痛而拒按，呼吸困难，大便不通；或咳而胸满，振寒脉数，咽干不渴，时出浊唾腥臭，久久吐脓如米粥；或痰涎壅盛，呆滞不语，其舌苔白滑，脉沉弦或沉迟有力。

【解析】巴豆辛热峻泻，以下沉寒冷饮结聚；贝母清金化痰，开结解郁；桔梗开提肺气，排吐痰涎。三药合用，可使寒痰积冷经吐下而去。用白饮服药，恐峻药伤正，所以护胃气也。

本方因方中三药其色皆白，共为散剂，故后世医家改称为三物白散。本方峻下攻积之力不及三物备急丸，但长于化痰散结。

九痛丸

【出处】汉·张仲景《金匮要略》。

【组成】炮附子三两　炙狼牙　巴豆（去皮心，熬研为脂）　人参　干姜　吴茱萸各一两

【用法】为末，炼蜜为丸，梧桐子大，强人初服三丸，弱者二丸，温酒送下，日三次。

【功用】攻逐冷积，扶正祛邪。

【主治】九种心痛，兼治卒中恶，腹胀痛，口不能言，又治连年积冷，流注心胸痛，并冷冲上气，落马坠车血疾等。

【解析】本方虽名九痛丸，云治九种心痛，但其适应证应属于积聚、痰饮、结

血、虫注、寒冷等原因而引起的心痛。本方为温中散寒，破结通阳之剂。方用附子温中止痛，回阳救逆；生狼牙之辛热，破寒结通滞；巴豆之大辛，下气通结，破坚积，逐痰饮；干姜辛温，散寒止痛；吴茱萸温肝经除痰浊，而以人参益气扶正。

走马汤

【出处】汉·张仲景《金匮要略》。又名外台走马方。

【组成】巴豆（去皮，熬） 杏仁各二枚

【用法】棉缠，捶令极碎，投以热汤二合，捻取白汁服。

【功用】攻逐寒积。

【主治】中恶，症见心腹痛胀，大便不通。

【解析】本方为开通闭塞之剂。巴豆大辛大热，可泻下去积，导气消滞，开通闭塞；更以杏仁开肺利气通大肠，共为开结通下，导滞去积之峻剂。故体虚者不可服，一般亦不可多用。

沈明宗论曰："中恶之证，俗谓绞肠乌痧。即臭秽恶毒之气，直从口鼻入于心胸，肠胃脏腑壅塞，正气不行，故心痛腹胀，大便不通，是为实证，非似六淫侵入，而有表里虚实清浊之分，故用巴豆极热大毒峻猛之剂，急攻其邪，佐杏仁以利肺与大肠之气，使邪从后阴，一扫尽除，则病得愈。若缓须臾，正气不通，荣卫阴阳机息则死。是取通则不痛之义也。"

硝石丸

【出处】宋·王怀隐《太平圣惠方》卷四十三方。

【组成】硝石一两 大黄一两半 巴豆（去油）三七枚 炮附子 炮姜各三分

【用法】为细末，炼蜜为丸，麻子大，每服五九，粥饮送下。

【功用】攻逐寒积，排秽祛浊。

【主治】恶疰，心腹痛如刀刺，胀满欲死者。

【解析】方以大黄、芒硝荡涤积滞，推陈致新；巴豆辛热峻下，开结通闭；附子、炮姜辛温大热，温阳散寒，更助巴豆祛寒开结之用。

神保丸

【出处】宋·陈师文《太平惠民和剂局方》卷三方。

【组成】木香 胡椒各一分 全蝎七个 巴豆（去心皮）十个

【用法】为细末，蒸饼为丸，麻子大，朱砂为衣，每服三粒。

【功用】攻逐寒积，理气定痛。

【主治】心膈痛，腹痛，胁下痛，肺气喘，及气噎，便秘等症。

【加减运用】若心膈痛，柿蒂、灯心煎汤送下；腹痛，柿蒂、煨姜煎汤送下；血痛，炒姜醋汤送下；肺气甚者，白矾、蛤粉各三分，黄丹一分同研为散，煎桑白皮、糯米煎汤送下；肾气胁下痛，炒茴香酒煎送下；大便不通，蜜汤调槟榔末一钱送下；气噎，木香煎汤送下；宿食不消，茶、酒、浆饮任下。

【解析】本方所治诸症皆因阴寒痼结，寒气攻冲而致。方用巴豆大辛大热，破坚积，除寒结；胡椒为纯阳之物，其味辛而麻，其气温以热，有温中止痛之功，《本草纲目》谓其可："散寒湿，解郁结，消宿食，通三焦，温脾胃。"木香气芳香而辛散温通，擅长于调中宣滞，行气止痛，《药性论》称其可："治九种心痛，积年冷气，疹癖癥块胀痛，逐诸壅气上冲烦闷。"全蝎辛平，可通络散结止痛。四药合方，共成攻逐寒积，理气定痛之剂。

丹砂丸

【出处】宋·医官合编《圣济总录》卷三十九方。

【组成】朱砂半分　附子（炮裂，去皮脐）一分　雄黄三豆许　巴豆（去心膜，另研出油）七粒

【用法】共研匀，炼蜜为丸，麻子大，每服三丸，米饮送下。

【功用】攻逐寒积，下秽辟浊。

【主治】中恶，霍乱。

【解析】方用附子回阳散寒，温中止痛；朱砂、雄黄相伍而有解毒之功；巴豆辛热峻下，破寒结，以除秽浊之邪。

独行丸

【出处】清·程国彭《医学心悟》卷三方。

【组成】大黄（酒炒）　巴豆（去壳，去油）　干姜各一钱

【用法】研细，姜汁为丸的黄豆大，每服五至七丸，用姜汤化下。若服后泻不止者，用冷粥饮之即止。

【功用】攻逐寒积。

【主治】中食，胸高满闷，用吐法不效者。若昏晕不醒，四肢僵硬，但心头温者，抉齿灌之。

【解析】本方组成、功用、主治与三物备急丸基本一致，可互参。

第三十六章
芍药甘草汤方族

芍药甘草汤方族一览表

朝代	方　　剂	出处	作者
汉	芍药甘草汤	伤寒论	张仲景
	芍药甘草附子汤		
金	白术芍药汤	素问病机气宜保命集	刘完素
明	戊己汤	症因脉治	秦景明
	加味戊己汤		
	川连戊己汤		
	家秘戊己汤		
	黄连戊己汤		
日	六半汤	伤寒论辑义	丹波元简
	芍药汤		

　　芍药甘草汤在《伤寒论》中用于治疗阴血不足、筋脉失养的脚挛急证，具有柔肝舒筋、缓急止痛、敛津液、养阴血等作用。后世医家据此多用本方治疗腹痛之证，如秦景明将本方命名为戊己汤，用于治疗血虚腹痛，且创制了四首类方。程钟龄则说本方"止腹痛如神。脉迟为寒，加干姜；脉洪为热，加黄连。"已被广大医家所公认。现将此类方剂论述如下。

芍药甘草汤

【出处】汉·张仲景《伤寒论》。
【组成】白芍药　炙甘草各四两
【用法】水煎去渣，分二次服。
【功用】滋阴养血，缓急止痛。

【主治】 原著用于治疗阴血不足、筋脉失养的脚挛急证，主要表现为身体各部位的挛急或疼痛。

【解析】 阴血不足，筋脉失养而致的挛急疼痛之证，治当滋阴血，缓挛急，止疼痛。方中芍药酸苦微寒，益阴养血，柔肝止痛；甘草甘温，补中缓急。二药合用，酸甘化阴，使阴液得复，筋脉得养，挛急自缓，疼痛得止。正如柯琴所说："盖脾主四肢，胃主津液，阳盛阴虚，脾不能为胃行津液以灌四旁，故足挛急，用甘草以生阳之津，芍药以和太阴之液，其脚即伸，此亦用阴和阳法也。"

文梦香论曰："此方纯阴之剂，入脾肾胃膀胱小肠大肠，凡下部阴不足之症咸主之，然不可轻用，若遇当温之症而阴又不足，妄投桂附必厥，用此二味以救之，乃生阴和阳之神剂也。统治腰以下有热之症，后世滋阴诸法皆本此方。然仲景必不常用，此方乃救误汗亡阴之剂，若误服热药者，可用此救之，兼治热利热泻。"

芍药甘草附子汤

【出处】 汉·张仲景《伤寒论》。

【组成】 芍药　炙甘草各三两　炮附子一两

【用法】 水煎，分三次服。

【功用】 益阴扶阳。

【主治】 原著用于治疗误发虚人之汗后的阴阳两虚证，症见发汗病不解，反恶寒，还可见筋脉拘挛、腿脚疼痛、头热面赤而背寒肢冷、或冷热无常、胃脘疼痛等。

【解析】 此为育阴扶阳之方。方以芍药之酸，补阴益气；附子之辛，温经回阳；甘草甘平，不但安中补虚，且与酸合则酸甘化阴，与辛合则辛甘化阳，故为阴阳双补之良方。

柯琴论曰："发汗而病不解，发恶寒，其里虚可知也。夫发汗所以逐寒邪，故祗有寒去而热不解者，今恶寒比未汗时反甚，表虽不解，急当救里矣。盖太阳有病，本由少阴之虚，不能藏精而为之守，若发汗以扶阳，寒邪不从汗解，是又太阳阳虚，不能卫外，令阴邪得以久留，亡阳之兆，已见于此，仍用姜桂以攻里，非以扶阳，而反以亡阳矣，故于桂枝汤去桂枝、姜枣，取芍药，收少阴之精；甘草缓阴邪之逆，加附子固坎中之火，但使肾中元阳得位，表邪不治而自解矣。"

白术芍药汤

【出处】 金·刘完素《素问病机气宜保命集》。

【组成】 白术　芍药各一两　甘草五钱

【用法】 为粗末，每服一两，水煎服。

【功用】 燥湿止泻。

【主治】 太阴脾经受湿，水泄注下，体微重微满，困弱无力，不欲饮食，暴泄无数，水谷不化。

【解析】脾为后天之本，运化水谷之脏。脾胃气虚，运化无力，津液不布，水湿停聚，走注于下，故见水泄注下，体微重微满，困弱无力，不欲饮食，暴泄无数，水谷不化等证。治当补气健脾，燥湿止泻。方以芍药甘草汤疏肝和脾，畅达气机，缓急敛阴。用白术补脾益气，燥湿止泻。据《本草汇言》所载："白术乃扶植脾胃，散湿除痹，消食除痞之要药也。脾虚不健，术能补之；胃虚不纳，术能纳之。是故劳力内伤，四肢困倦，泄泻下利，滑脱不尽，此脾阳乘陷之证也……以上诸疾，用白术总能治之。"白术不仅以补脾见长，且又可燥湿利水。白术补土治水，旨在使脾气旺盛，则水气自化。正如《本草通玄》曰："白术，补脾胃之药……土旺则能健运，故不能食者，食停滞者，有痰积者，皆用之也；土旺则能胜湿，故患痰饮者，肿满者，湿痹者，皆赖之也；土旺则清气善升，而精微上奉，浊气善降，而糟粕下输，故吐泻者，不可缺也。"

戊 己 汤

【出处】明·秦景明《症因脉治》卷四方。

【组成】白芍药　甘草

【功用】滋阴养血，缓急止痛。

【主治】血虚腹痛。

【解析】脾失健运，气血生化不足，血虚失其濡养，故致腹痛。戊己者，中焦脾土之谓也，方名戊己汤，意在脾土得健，气血充足，则腹痛得愈。方中芍药味苦，甘草味甘，苦甘合用，有人参之气味，所以大补阴血，血得补则腹有所养而痛止。

加味戊己汤

【出处】明·秦景明《症因脉治》卷二方。

【组成】白芍药　甘草　黄柏　知母

【功用】滋阴止血，敛肺止咳。

【主治】脾阴不足，胃火刑金，咳嗽吐血。

【解析】脾阴不足，胃火不制，上克肺金，损伤肺络，故见咳嗽吐血。方用芍药甘草汤滋阴益脾；黄柏泻火存阴；知母清肺胃气分之热，且可滋阴润燥。本方较原方清热滋阴之力增强。

川连戊己汤

【出处】明·秦景明《症因脉治》卷三方。

【组成】白芍药　甘草　黄连

【功用】清热敛阴。

【主治】脾热腹胀，肚腹时热。

【解析】本方由芍药甘草汤加黄连而成。方用芍药甘草汤滋阴益脾，黄连清热燥湿以坚阴。

家秘戊己汤

【出处】明·秦景明《症因脉治》卷四方。

【组成】白芍药　甘草　陈皮

【功用】滋阴养血，缓急止痛。

【主治】血虚腹痛。

【解析】本方由芍药甘草汤加陈皮而成。方用芍药甘草汤滋阴养血，缓急止痛；陈皮理气和中。

黄连戊己汤

【出处】明·秦景明《症因脉治》卷四方。

【组成】黄连一钱　白芍药五钱　甘草一钱

【功用】清热厚肠，敛阴止泻。

【主治】泄泻不止，小便不行，脾家有热，不能分清降浊者。

【解析】本方为芍药甘草汤加黄连而成。方用芍药甘草汤酸甘化阴，敛阴和营；黄连清热燥湿止泻。

六半汤

【出处】日·丹波元简《伤寒论辑义》引魏氏家藏方。

【组成】芍药　甘草

【用法】入无灰酒少许，再煎服。

【功用】缓急止挛。

【主治】治热湿脚气，不能行步者。

【解析】脚气之病多由外感湿邪风毒，或饮食厚味所伤，积湿生热，流注于脚而成。本方用芍药、甘草酸甘化阴，缓急解挛，芍药配无灰酒和血通络。

芍药汤

【出处】日·丹波元简《伤寒论辑义》引圣济总录方。

【组成】桂枝　芍药　甘草

【功用】通阳和阴，缓急止痛。

【主治】治产后血气攻心腹痛。

【解析】妇人素体虚弱，又因生产耗伤气血，致使气血更虚，失其荣养，而致心腹疼痛。方用桂枝温经活血，配甘草辛甘运阳，芍药和营通络，配甘草酸甘化阴，缓急止痛。

第三十七章
十枣汤方族

十枣汤方族一览表

朝代	方　剂		出处	作者
汉	十枣汤		伤寒论	张仲景
	甘遂半夏汤		金匮要略	
唐	白前汤		备急千金要方	孙思邈
	干枣汤			
	深师朱雀汤		外台秘要	王焘
宋	控涎丹		三因极一病证方论	陈言
	芫花丸		太平圣惠方	王怀隐
金	三花神佑丸		宣明论方	刘完素
	神佑丸		儒门事亲	张从正
元	小胃丹		丹溪心法	朱震亨
	舟车丸			
	十枣丸			
明	舟车丸		景岳全书	张景岳
清	蠲饮万灵汤		重订通俗伤寒论	俞根初、何廉臣增订、徐荣斋重订
	理中消胀丸			

　　十枣汤有攻逐水饮之效，用于治疗实水、悬饮之证，为攻逐水饮之峻剂。故而柯琴说："仲景利水之剂种种不同，此其最峻者也。"后贤所制控涎丹、小胃丹、舟车丸、神佑丸等方，皆本于此方而作变通之用。现将此类方剂一一论述。

十枣汤

【出处】汉·张仲景《伤寒论》。

【组成】芫花（熬）　甘遂　大戟

【用法】上三味，等份，各别捣为散。以水一升半，先煮大枣肥者十枚，取八合去滓，内药末。强人服一钱匕，羸人服半钱，温服之，平旦服。若下少病不除者，明日更服加半钱，得快下利后，糜粥自养。

【功用】攻逐水饮。

【主治】原著用于治疗太阳中风后引动水饮，致饮邪结于胁下，其表证已解者，用此汤攻之。症见心下痞硬满，引胁下痛。由于水气攻窜，尚可见到下利、呕逆、𰷷𰷷汗出、发作有时、头痛、短气、咳烦、胸中痛等症状。《金匮要略》中用此方治疗咳唾、胸胁引痛、脉沉而弦的悬饮证；咳家脉弦、咳逆倚息、气短不得卧、其形如肿之支饮等证。

【解析】本方所治诸证，皆由水饮壅盛于里，随气攻窜，上下充斥，内外泛滥所致。治疗时非一般化饮渗利之品所能胜任，当以峻剂攻逐。本方中甘遂善行经隧水湿，大戟善泄脏腑水湿，芫花善消胸胁伏饮痰癖，三药峻烈，各有专攻，合而用之，其逐水饮、除积聚、消肿满之功甚著，经隧脏腑胸胁积水皆能攻逐。由于三药皆有毒，易伤正气，故以大枣之甘，益气护胃，并能缓和诸药之峻烈及其毒性，使下不伤正。正如柯琴所说："然邪之所凑，其气已虚，而毒药攻邪，脾胃必弱，使无健脾调胃之品主宰其间，邪气尽而元气亦随之尽。故选大枣肥者为君，预培脾土之虚，且制水势之横，又和诸药之毒。既不使邪气之盛而不制，又不使元气之虚而不支，此仲景立法之尽善也。"

本方为攻逐水饮之峻剂，如服后虽泻不爽，水饮未尽去者，次日渐加再服，总以快利为度。如患者体虚邪实，又非攻不可者，可用本方与健脾补益剂交替使用，或先攻后补，或先补后攻。

甘遂半夏汤

【出处】汉·张仲景《金匮要略》。

【组成】甘遂（大者）三枚　半夏十二枚　芍药五枚　炙甘草（如指大）一枚

【用法】水煎去滓，以蜜半升，和药汁再煎，顿服。

【功用】逐饮除痰。

【主治】留饮欲去，病者脉伏，其人欲自利，利反快，虽利，心下续坚满。

【解析】本方为攻逐痰饮之剂。由于留饮欲去，而病根未除，饮既有欲去之势，留饮亦非攻不除，故宜因势利导，攻逐饮邪，治当以甘遂攻逐水饮，直达病所；半夏下气散结，燥湿除痰；甘遂半夏合用，攻坚消痞，逐饮除痰，以去病根。佐以芍药收阴和营，甘草缓中安脏。甘遂、甘草本为相反，但此方用之，确有相反相成，取其克伐宿痰之根，俾激发留饮得以尽除。

黄树曾论曰："考《神农本草经》甘遂主留饮，以其性径直行，不稍留恋，彼徘徊瞻顾欲行不行之饮，非甘遂不能逐之使尽，故用为君；再用与其相反之甘草，取其相战以成功；因心下坚满，函应开结行水，故用半夏芍药；白蜜入药可缓甘遂之毒，消遂、草之冲突，固护人之阴液，俾饮去而正不伤，洵妙方也。"

白 前 汤

【出处】唐·孙思邈《备急千金要方》卷十八方。

【组成】白前　紫菀　半夏　大戟各二两

【用法】为粗末，水煎，分三次服。

【功用】逐饮化痰。

【主治】咳逆上气，身体浮肿，短气胀满，昼夜不得平卧，喉中如水鸡声。

【解析】痰饮郁肺，肺气不宣，失于清肃，故见咳逆上气，短气胀满；痰饮壅盛，卧则气逆更甚，故昼夜不得平卧；痰阻气道，气触其痰，故喉中如水鸡声；饮溢于外，故见身体浮肿。治当逐饮祛痰。方中白前性微温而不燥热，长于祛痰，又能降气，与紫菀、半夏相伍，共成化痰止咳降逆之功；大戟攻逐饮邪，泻水散结。

干 枣 汤

【出处】唐·孙思邈《备急千金要方》卷十八方。

【组成】芫花　荛花各半两　甘草　大戟　甘遂　大黄　黄芩各一两　大枣十枚

【用法】为粗末，水煎，分四次空腹服，以快下为度。

【功用】攻逐水饮，泻热除满。

【主治】肿及支满澼饮。

【解析】本方即十枣汤加荛花、大黄、黄芩、甘草而成。方用十枣汤峻逐水饮，荡涤实邪；大黄荡涤留饮，攻下邪热，使邪从大便而出；黄芩清热燥湿，据《本经》载黄芩亦有"逐水"之用；荛花泻水逐饮，甘草缓和药性，调和诸药。

深师朱雀汤

【出处】唐·王焘《外台秘要》卷八引深师方。

【组成】甘遂　芫花各一分　大戟三分

【用法】为末，用大枣十二枚（擘），先煎枣，取二升，内上药三方寸匕，更煎取一升一合，分二次服，以吐下为知，不知重服。

【功用】攻逐水饮。

【主治】久病癖饮，停痰不消，在胸膈上液液，时头眩痛，苦挛，眼睛、身体、手足、十指甲尽黄，亦疗胁下支满饮，辄引胁下痛。

【解析】本方与十枣汤组成、功用、主治基本一致，可互参。

芫 花 丸

【出处】宋·王怀隐《太平圣惠方》卷六十九方。

【组成】芫花 大戟 甘遂 大黄各一两 青皮（汤浸）一两半

【用法】上药醋炒，再为细末，面糊和丸，梧桐子大，每服七丸，食前温酒送下。

【功用】破血逐水。

【主治】妇人血分，四肢浮肿，脘腹气滞，不思饮食。

【解析】本方即十枣汤去大枣，加大黄、青皮而成。妇人患水气病，有血分、水分之分。所谓妇人血分，是指先因妇人经水不利，而致瘀血阻滞水道，进而发生水肿之病。血分深而难通，水不行则血难通，故宜先治水而后治血。方用芫花、大戟，性辛苦以逐水饮；甘遂苦寒，能直达水气所结之处，以攻决为用；大黄荡涤留饮，且可走于血分；青皮可破气散结消滞。

控 涎 丹

【出处】宋·陈言《三因极一病证方论》卷十三方。

【组成】甘遂 大戟 白芥子各等份

【用法】为细末，面糊为丸，梧桐子大，每服五至十丸，临卧姜汤送下。

【功用】祛痰逐饮。

【主治】痰饮伏在胸膈上下，忽然颈项、胸背、腰胯陷痛不可忍，筋骨牵引作痛，走易不定，或手足冷痹，或头痛不可忍，或神志昏倦多睡，或饮食无味，痰唾稠粘，夜间喉中痰鸣，多流涎唾。

【解析】本方又名妙应丸、子龙丸。由十枣汤去芫花、大枣，加白芥子而成。白芥子辛温，善治皮里膜外、胸膈间之痰涎，与甘遂、大戟合用，则擅长于祛痰逐饮，且改为丸剂而用，其力较缓，用治痰涎水饮停于胸膈，而见胸胁隐痛、舌苔粘腻，脉弦滑者。

三花神佑丸

【出处】金·刘完素《宣明论方》卷八方。

【组成】甘遂 大戟 芫花（醋酒拌炒）各半两 牵牛子二两 大黄一两 轻粉一钱

【用法】为细末，泛水为丸，小豆大，初服五丸，以后每服加五丸，温开水送下，日三次，加至快利后却常服，病去为度。

【功用】攻逐水饮。

【主治】中满腹胀，喘嗽淋泌；水湿肿满，湿热肠垢沉积变生疾病，久病不已，黄瘦困倦，或肢体麻痹，走注疼痛；风痰涎嗽，头目眩晕，疟疾不已，癥瘕积聚，坚满痞闷；酒积食积；痰饮呕逆；及妇人经病不快，带下淋漓；伤寒湿热，腹满实痛，腰痛；下痢，乳癖胀满及小儿惊疳积热等。

【解析】水饮之性走窜不定，上下内外皆可因之而病，故其见证亦变幻不定，但皆因水饮而致。治宜当攻逐水饮为要。方用芫花、大戟、甘遂攻逐经隧胸胁脘腹之水饮，大黄、牵牛子荡涤肠胃、泻水去热，使水饮之邪从二便分消，用轻粉取其走而不守，逐水通便，协助诸药，分消下泄。

神佑丸

【出处】金·张从正《儒门事亲》卷十二方。

【组成】甘遂（面裹不令透，水煮百余沸，取出用冷水浸过，去面焙干） 大戟（醋浸煮干） 芫花（醋浸煮）各半两 黑牵牛子 大黄各一两

【用法】为细末，水泛为丸，小豆大，每服五十至七十丸，临卧温水送下。

【功用】攻逐水饮。

【主治】停饮肿满，湿痹，胃脘作痛等症。

【解析】本方较三花神佑丸少轻粉一味，功用、主治基本一致，可互参。

小胃丹

【出处】元·朱震亨《丹溪心法》卷二方。

【组成】芫花（醋拌一夜，瓦器上炒令黑） 甘遂（面裹煨，长流水浸半日，再水洗晒干或水浸冬七日，春、秋五日，或水煮） 大戟（长流水煮一时辰，再水洗晒干）各半两 大黄（湿纸裹煨后，酒润炒熟）一两半 炒黄柏三两

【用法】为细末，煮糊为丸，麻子大，每服二十至三十丸，临卧，白开水送下，欲利则空腹服。

【功用】攻逐水饮，泻热除满。

【主治】膈上热痰、风痰、温痰，肩臂疼痛。

【解析】本方即十枣汤去大枣，加大黄、黄柏而成。方用芫花治水饮痰癖；大戟苦寒，可泄脏腑之水湿；甘遂苦寒，能行经隧之水湿；大黄攻下邪热，荡涤肠胃；黄柏苦寒清热，《长沙药解》谓："黄柏苦寒通利，疏肝脾而泄湿热，清膀胱而排瘀浊，殊有捷效。"

舟车丸

【出处】 元·朱震亨《丹溪心法》卷一方。又名舟车神佑丸。

【组成】 大黄二两　甘遂　大戟　芫花　青皮　陈皮各一两　牵牛子四两　木香半两

【用法】 为细末，水泛为丸，梧桐子大；每服六十至七十丸，白水送下。

【功用】 行气逐水。

【主治】 水湿中阻，水肿胀满，气促口渴，二便不利。

【解析】 水不自行，赖气以动，水行则为气，气滞化为水。水湿中阻，脾失健运，为湿所困，不能制水输布，水气泛于肌肤，则为水肿胀满；水气上凌于肺，肺失宣肃之职，则见气促，水津不布，故而口渴；水湿内聚，三焦决渎失司，膀胱气化不行，故小便不利；水阻于中，大肠传导不利，故大便不利。诸症皆因水湿为患，治当行气逐水除湿。芫花辛温，主咳逆上气、喉鸣、喘、咽肿、短气，以辛则降肺治节，温则转胸大气；大戟主心腹邪气和百药，一以保中气，一以搜水气；甘遂苦寒，主大腹疝瘕、腹满、面目浮肿、留饮、宿食，利水谷道，通脾气以行水；大黄、牵牛子荡涤肠胃，泻水除热；青皮、陈皮行气消满；木香疏利三焦，使气畅水行。

十枣丸

【出处】 元·朱震亨《丹溪心法》卷三方。

【组成】 芫花　甘遂　大戟各等份

【用法】 为末，煮枣肉为丸，桐子大，清晨热汤下三十丸，以利为度，次早再服，虚人不可多服。

【功用】 攻逐水饮。

【主治】 水气四肢浮肿，上气喘急，大小便不利。

【解析】 本方即将十枣汤改为丸剂，以缓其峻烈之性，是"治之以峻，行之以缓"之法，且服用时较为方便。

舟车丸

【出处】 明·张景岳《景岳全书》古方八阵方引河间方。

【组成】 黑丑（头末）四两　甘遂（面裹煨）　芫花　大戟（俱醋炒）各一两　大黄二两　青皮　陈皮　木香　槟榔各五钱　轻粉一钱　取虫加芜荑半两

【用法】 上为末，水糊丸如小豆大，空心温水下，初服五丸，日三服，以快利为度。

【功用】 攻逐水饮，理气除满。

【主治】 一切水湿蛊腹，痰饮癖积，气血壅满，不得宣通，风热郁痹，走注疼痛；及妇人血逆，气滞等证。

【解析】 本方治水热内壅，气机阻滞所致水肿水胀。水湿内停，郁久化热，壅积于脘腹经隧，肠胃气阻，故水肿水胀。水热湿浊之邪无从走泄，内壅益甚，气逆不下，津液不布，邪盛势急，当急予攻逐峻剂，使水去肿消。方取芫花、大戟、甘遂攻逐胸胁脘腹经隧之水，为君药。大黄、牵牛子荡涤肠胃，泻水泄热，为臣药；君臣药相辅相成，使水热之邪从二便分消而去。但水停气亦阻，气机不行，又可致水湿不去，故以青皮舒肝气而破结，陈皮行肺脾之气而畅胸膈；槟榔下气利水而破坚，木香疏利三焦而导滞，使气畅水行则肿胀可消；更加轻粉，取其走而不守，逐水通便，协助诸药，分消下泄，均为佐使药。诸药合用，共成峻下逐水，行气破结之功。

本方是在十枣汤的基础上加味而成，攻逐水饮之力极峻，能使水热壅实之邪，从二便畅行而出，故名舟车丸。体虚及孕妇禁用，非形气俱实者亦不可轻投。

张秉成："此方用牵牛泻气分，大黄泻血分，协同大戟、甘遂、芫花三味大剂攻水者，水陆并行；再以青皮、陈皮、木香通理诸气，为之先导；而以轻粉之无窍不入者助之。故无坚不破，无水不行，宜乎有舟车之名。"

蠲饮万灵汤

【出处】 清·俞根初、何廉臣增订，徐荣斋重订《重订通俗伤寒论》。

【组成】 芫花（酒炒）五分　煨甘遂八分　姜半夏六钱　茯苓八钱　大戟（酒炒）一钱　大黑枣十枚　炒陈皮三钱　生姜二钱

【功用】 攻逐水饮，理气破结。

【主治】 停饮，轻则痞满呕吐，重则腹满肢肿，甚则化胀成臌。

【解析】 饮停肠胃，胃失和降，气机阻滞，故可见痞满呕吐；水湿外溢于肌表，则见腹满肢肿；肿势入腹，水邪内聚，日久不愈，则成臌胀之证。故而水肿之证，在病初体实肿盛，正气尚旺又确有当下之脉证时，可用攻逐之法以"直夺其水势"，即《内经》"去宛陈莝"之意。清·陈士铎《石室秘录·水肿治法》谓："水势滔天，必开决其水口，则水旋消"。故本方以十枣汤峻逐水饮之邪为基础，加半夏、陈皮、茯苓、生姜蠲饮化痰，和胃安中，以防峻剂耗伤胃气。

理中消胀丸

【出处】 清·俞根初、何廉臣增订，徐荣斋重订《重订通俗伤寒论》。

【组成】 大戟二钱五分　制皂角三钱　木香二钱　炒黑牵牛子一钱五分　煨甘遂一钱

【用法】 为细末，用枣肉捣丸，每服三钱，分三次服。第一次葱白煎汤、陈酒送下；第二次莱菔子、砂仁煎汤送下；第三次牛膝、木瓜煎汤送下。

【功用】 涤痰逐水，下气破结。

【主治】 湿痰挟气阻滞胸腹而致的痰胀，症见中满腹胀，上气喘逆，二便不利，甚或面肢俱肿。

【解析】本方即十枣汤去芫花，加皂荚、木香、黑牵牛子而成。方用甘遂、大戟荡涤水饮之邪；用力峻势猛之皂荚豁痰下气，《本草思辨录》称："皂荚以金胜木，通气利窍，风无不搜，斯湿无不去，故凡痰涎涌塞而为中风，为喉痹者，胥倚以奏功。"牵牛子既能泻水，又能利尿，使水湿从二便排除。木香行气调中，《本草纲目》"木香乃三焦气分之药，能升降诸气"。全方之用，尤妙在服法，药分三次服，又配以不同药物，使药力渐增，通达三焦，则诸症自平。

第三十八章

桃花汤方族

桃花汤方族一览表

朝代	方　　剂	出处	作者
汉	桃花汤	伤寒论	张仲景
	赤石脂禹余粮汤		
唐	大桃花汤	备急千金要方	孙思邈
	赤散		
	椒艾丸		
	桃花丸		
宋	禹余粮丸	济生方	严用和
清	万全丸	杂病源流犀烛	沈金鳌
	桃花粥	温病条辨	吴鞠通
	人参石脂汤		

　　桃花汤在《伤寒论》中用于治疗少阴病虚寒下利便脓血证，有温中涩肠之效。后世医家在使用本方时经常配伍益气温中、涩肠止利之品，以加强其温中涩肠之力，亦取得了确切疗效。下面对此类方剂逐一解析。

桃 花 汤

　　【出处】汉·张仲景《伤寒论》。

　　【组成】赤石脂一斤（一半全用，一半筛末）　干姜　粳米一斤

　　【用法】上三味，以水七升，煮米令熟，去滓，温服七合，内赤石脂末方寸匕，日三服。若一服愈，余勿服。

　　【功用】温中涩肠。

　　【主治】原著用于治疗少阴病虚寒下利便脓血证。症见下利不止，便脓血，腹痛，小便不利。还可见下利经久不愈，脓血色暗不鲜，腹痛绵绵，喜温喜按，无明显

里急后重，可伴有疲乏倦怠，脱肛等症。其脉细弱，舌淡苔白。

【解析】本方证是因脾肾虚寒，下元不固，大肠滑脱而致。治宜温中固涩，涩肠止痢。方用赤石脂甘温而涩，涩肠止利，《本经》言其主"泄痢，肠澼脓血，阴蚀，下血赤白"；干姜辛热，守而不走，温中散寒；粳米味甘，养胃和中。赤石脂一般筛末冲服，意在令其附着于肠道，以加强收敛作用。诸药合用，共起温中涩肠之效，故亦可以治疗中焦虚寒之久泻。但本方温肾补虚之力不足，若久利而脾肾虚寒较甚之证，宜加入人参、附子之类以增强益气补虚，温肾暖脾之效。

张璐对此方论曰："石脂之涩，以固下焦滑脱，必稍加干姜粳米，以理中气之虚，虚能受热，故虽热邪下利，不妨仍用干姜之辛，以佐石脂之涩，汤中用石脂半斤，不为少矣，服时又必末方寸匕，取留滓以沾肠胃也。盖少阴主禁固二便，肾水为火所灼，不能济火，火克大肠金，故下利便脓血，所以用干姜从治之法。"

赤石脂禹余粮汤

【出处】汉·张仲景《伤寒论》。

【组成】赤石脂一斤（碎）　太一禹余粮一斤（碎）

【用法】上二味，以水六升，煮取二升，去滓，分温三服。

【功用】涩肠止泻。

【主治】原著用于治疗下焦滑脱，下利不止证。症见下利日久不愈，或滑脱不禁，或杂见黏液、脓血，或肛门脱出。其腹痛喜温喜按，所下脓血色暗不鲜，无热象；脉迟弱或沉细，舌苔白。

【解析】本方为涩肠固脱之剂。由于伤寒误下后，下焦虚寒，大肠不固，故以赤石脂之甘酸涩温，酸涩收敛，甘温调中，以涩肠止利；禹余粮甘涩而质重，固摄下焦而胜湿，二味皆为土中之精，粘着固涩，收敛滑脱，故为久痢之良剂。

对于本方的适用范围，吴昆论曰："下之利不止者，下之虚其里，邪热乘其虚，故利虚而不能禁固，故不止，更无中焦之证，故病在下焦。涩可以固脱，故用赤石脂，重可以镇固，故用禹余粮，然惟在下焦者可以用之，若病在中焦而误与焉，虚者，则二物之寒，益坏中气；实者，固而涩之，则邪无自而涩，必增腹胀且痛矣。慎之。"

大桃花汤

【出处】唐·孙思邈《备急千金要方》卷十五方。

【组成】赤石脂　干姜　当归　龙骨　牡蛎各三两　附子二两　白术（另研）一升　甘草　芍药各一两　人参一两半

【用法】为粗末，先水煎白术，后纳余药再煎，分三次服。

【功用】温中涩肠，补益脾肾。

【主治】冷白滞痢腹痛。

【加减运用】 如有脓加厚朴三两；呕吐加橘皮三两。

【解析】 脾肾阳虚，失于固摄，故见下痢；气血失于和调，可见腹痛，下痢赤白。治以温中涩肠，补脾益肾。方用赤石脂甘温而涩，涩肠止痢。附子温补脾肾之阳；当归、芍药调和气血；人参、白术、干姜、甘草补气健脾，理中祛寒；龙骨、牡蛎收敛固涩。

赤 散

【出处】 唐·孙思邈《备急千金要方》卷三方。

【组成】 赤石脂 代赭石各三两 桂心一两

【用法】 为末，每服一方寸匕，酒送下，日三次。

【功用】 温中涩肠。

【主治】 产后下痢。

【解析】 素体虚弱，更因产后耗伤气血，寒湿内生，伤害肠胃，大肠气机阻滞，气滞血壅，而发为下痢。方用赤石脂甘酸温涩，可涩肠止泻，《别录》"疗腹痛肠澼，下痢赤白"。桂心温阳散寒，代赭石其质重坠，在此可引药下行，走于下焦而固肠止泻，是去其性而取其用。

椒 艾 丸

【出处】 唐·孙思邈《备急千金要方》卷十五方。

【组成】 川椒三百粒 熟艾一升 干姜三两 赤石脂二两 乌梅一百枚

【用法】 乌梅隔水蒸熟，去核，合诸药为末共捣，炼蜜为丸，梧桐子大，每服十丸，日三次，不瘥，增至二十丸，并加黄连一升。

【功用】 温中涩肠。

【主治】 年久下痢，完谷不化，或青或黄，四肢沉重，起即晕倒，肌肉消瘦，两足逆冷，腹中热。

【解析】 下痢日久，脾虚已甚，无力运化，故见完谷不化，或青或黄；脾虚则失其所主，故见四肢沉重，肌肉消瘦，两足逆冷。脾失健运，水谷难化，积滞内生，久而化热，故见腹中热。方用赤石脂、乌梅涩肠止泻；干姜温中散寒；川椒温中止痛，暖脾止泻；艾叶温中止痛止痢。

桃 花 丸

【出处】 唐·孙思邈《备急千金要方》卷十五方。

【组成】 赤石脂 干姜各十两

【用法】为细末，炼蜜为丸，豌豆大，每服十至二十丸。

【功用】温中涩肠。

【主治】冷痢，脐下绞痛。

【解析】本方即桃花汤去粳米，制为丸剂而用。冷痢，乃指痢疾之属寒者。本病多由天热贪凉，多食生冷不洁之物，寒气凝滞，脾阳受损所致。方用赤石脂涩肠固脱，干姜温中散寒；白蜜甘平健中缓急。

禹余粮丸

【出处】宋·严用和《济生方·大便门》。

【组成】煅禹余粮 煅赤石脂 龙骨 荜茇 诃子（面裹煨） 炮干姜 肉豆蔻（面裹煨） 炮附子

【用法】为细末，醋糊为丸，如梧桐子大，每服七十丸，米饮送下，食前服。

【功用】温中涩肠。

【主治】肠胃虚寒，滑泄不禁。

【解析】素体虚弱，或久病体弱，或久泻伤正，以致脾胃虚寒，中阳不健，运化无权，清气下陷，水谷糟粕混杂而下，而成滑泄不禁之证。如《景岳全书》所说："脾胃受伤，则水反为湿，谷反为滞，精华之气不能输化，乃致合污下降，……脾强者，滞去即愈。脾虚者，因虚易泻，因泻愈虚。盖关门不固，则气随泻去，气去则阳衰，阳衰则寒从中生，固不必外受风寒而谓之寒也。"此外，如脾虚及肾，或年老多病，肾阳虚衰，命火不足，不能助脾胃以腐熟水谷，则水谷不化而为滑泄。治当温补脾肾之阳，涩肠固脱止泻。方用甘酸温涩之赤石脂，甘温补中，酸涩收敛；禹余粮甘涩而质重，固摄下焦而胜湿；二者皆为煅用，更增强其温中之力。龙骨收敛固涩，荜茇温中散寒，诃子、肉豆蔻温中行气、涩肠止泻，炮干姜、炮附子温补脾肾之阳，增其固摄之用。

万 全 丸

【出处】清·沈金鳌《杂病源流犀烛·脏腑门》卷四方。

【组成】赤石脂 炮姜各一两 胡椒五钱

【用法】为细末，醋糊为丸，每服五至七丸，空腹米饮送下。

【功用】温中涩肠。

【主治】大便滑泻而小便精出者。

【解析】大便滑泻而小便精出，乃因脾虚及肾，肾阳虚衰，命火不足，失于固摄而致。方用赤石脂甘温而涩，涩肠止泻；炮姜苦温而涩，温可祛寒，涩可止泻；胡椒辛热，温中止痛，《本草纲目》言："胡椒，大辛热，纯阳之物，肠胃寒湿者宜之。"对本证而言，本方之治似有药简力单之嫌，可酌加补脾温肾、收敛固涩之品，以期奏功。

桃 花 粥

【出处】 清·吴鞠通《温病条辨》卷三方。

【组成】 人参 炙甘草各三钱 赤石脂三钱（研末） 粳米二合

【用法】 先煎参、草，去渣，再入粳米，后纳赤石脂末，顿服。利不止，再服如上法；利止后停服。

【功用】 益气涩肠。

【主治】 温病七八日以后，脉虚数，舌绛苔少，下利日数十行，完谷不化，身热者。

【加减运用】 若先因过用寒凉，脉不数、身不热者，加干姜。

【解析】 本方即桃花汤去干姜，加人参、甘草而成。方用人参、甘草补益中土，赤石脂涩肠固脱，粳米益胃和中，去干姜之辛燥，防其劫阴之弊。吴鞠通对此方解释说："脉虽数而日下数十行，至于完谷不化，其里邪已为泄泻下行殆尽。完谷不化，脾阳下陷，火灭之象；脉虽数而虚，苔化而少，身虽余热未退，亦虚热也，纯系关闸不藏见证，补之稍缓则脱。故改桃花汤为粥，取其逗留中焦之意，此条认定完谷不化四字要紧。"

人参石脂汤

【出处】 清·吴鞠通《温病条辨》卷二方。

【组成】 人参三钱 赤石脂（细末）三钱 炮姜二钱 白粳米（炒）一合

【用法】 水五杯，先煮人参、白米、炮姜令浓，得二杯，后调石脂细末和匀，分二次服。

【功用】 温中散寒，涩肠止痢。

【主治】 治久痢胃虚之证。

【解析】 本方即桃花汤加人参而成。中焦虚寒，运化无权，固摄无力，故致久痢不止。治当温中涩肠为要。方用赤石脂之涩，以固肠虚之滑脱；炮姜之辛，散胃虚之里寒；粳米甘平，和中而益胃，更加人参大补中土之气。本方取辛甘温合涩法，而成温中散寒，涩肠止痢之剂。吴鞠通解释道："九窍不和，皆属胃病，久痢胃虚，虚则寒，胃气下溜，故以堵截阳明为法。"

第三十九章

吴茱萸汤方族

吴茱萸汤方族一览表

朝代	方　　剂	出处	作者
汉	吴茱萸汤	伤寒论	张仲景
唐	吴茱萸汤	备急千金要方	孙思邈
宋	茱萸人参汤	三因极一病证方论	陈言
	茱萸膏		
明	吴茱萸汤	审视瑶函	傅仁宇
清	新定吴茱萸汤	金匮翼	尤怡

　　吴茱萸汤方族是指以吴茱萸汤为母方，经过加减化裁而发展形成的一个方剂系列。吴茱萸汤在《伤寒论》中凡三见。一见阳明胃气虚寒呕吐；二见少阴寒气犯胃呕吐；三见厥阴寒饮浊气上逆呕吐。可见本方治寒性呕吐为所长。后世医家对本方加减变化不甚多，现列述如下。

吴茱萸汤

　　【出处】　汉·张仲景《伤寒论》。

　　【组成】　吴茱萸一升（洗）　人参三两　生姜六两（切）　大枣十二枚（擘）

　　【用法】　上四味，以水七升，煮取二升，去滓，温服七合，日三服。

　　【功用】　温中补虚，降逆止呕。

　　【主治】　原著用于治疗阳明胃寒、少阴吐利、厥阴头痛等证，《金匮要略》中用以治疗胸阳不足的阴寒上逆之证。症见：①阳明胃寒，食谷欲呕；②少阴吐利，手足逆冷，烦躁欲死；③厥阴头痛，干呕，吐涎沫；④胸阳不足，阴寒上逆，呕而胸满。还可见巅顶头痛、胃脘冷痛、嘈杂吞酸、吐清涎不止、目眩、口淡、面色苍白等症，往往夜间症状较甚。其舌苔白滑、脉多沉弦。

　　【解析】　本方虽有病在阳明、少阴、厥阴之别，但其证都有呕吐。《素问·举痛论》曰："寒气客于肠胃，厥逆上出，故痛而呕也。"所以无论是胸膈满闷，厥阴头痛，还是手足逆冷、烦躁欲死，皆与胃中虚寒，浊阴上逆有关。吴茱萸味辛而苦，性燥热，既有温胃散寒，开郁化滞之功，又具下气降浊之用，故以为君；人参大补元气，兼能益阴，用为臣药，补胃之虚。生姜温胃散寒，大枣益气滋脾，以助君臣药温胃补虚；姜枣相合，还能调和营卫，皆是佐药之义。如此配伍，共奏温中补虚，消阴扶阳之功，使逆气平，呕吐止，余症亦除。

莫文泉论曰："此生姜甘草汤去甘草加茱萸也，故名吴茱萸汤。经曰：辛甘发散为阳，此方辛甘相合，为治呕吐之专方，亦治久寒之专方。吐利，谓吐之利者，如下之利者，称下利也。《伤寒论》当归四逆汤加法，若其人内有久寒者，当归四逆加吴茱萸生姜汤主之，是茱萸生姜专主久寒也。《要略》温经汤亦吴茱萸、生姜并用，主妇人少腹寒，久不受胎，是亦久寒之症故也。《外台》引小品竹叶汤治霍乱加减法曰：上气加吴茱萸，以吴茱萸主寒气上逆故尔，然仲景治久寒有二法：在上焦以此方为主，在下焦则又用乌头、细辛，赤石脂丸，治寒气厥逆是也。"

吴茱萸汤

【出处】唐·孙思邈《备急千金要方》卷十六方。

【组成】吴茱萸　半夏　小麦各一升　甘草　人参　桂心各一两　大枣二十枚　生姜八两

【用法】八味，为粗末，以酒五升，水三升，煮取三升，分三服。

【功用】温中益气，降逆止呕。

【主治】久寒胸胁逆满，不能食。

【解析】本方即吴茱萸汤加半夏、小麦、桂心、甘草而成。方用吴茱萸以下其逆气，人参、生姜、大枣以厚其脾土，是温经而兼温中，使阴气不复上逆；加半夏以增其降逆和胃之力；小麦健脾和中，《本草拾遗》谓："小麦麹，是补虚，实人肤体，厚肠胃，强气力。"桂心温阳散寒降逆；甘草调和诸药，合姜枣又能补脾益气。

茱萸人参汤

【出处】宋·陈言《三因极一病证方论》卷十一方。

【组成】吴茱萸（汤洗数次）五两　人参三两

【用法】为末，每服四大钱，加生姜五片，大枣三枚，水煎去滓，不拘时服。

【功用】温中补虚，降逆止呕。

【主治】气呕胸满，不纳食，呕吐涎沫，头痛。

【解析】本方与吴茱萸汤组成、功用和主治基本一致，可互参。

茱萸膏

【出处】宋·陈言《三因极一病证方论》卷八方。

【组成】吴茱萸一两三分　白术五两一分　猪膏五两　宿姜汁八两

【用法】前二味为末，纳姜汁、猪膏中，煎成胶饴，每服一大匙，食前温酒调下。

【功用】温中补虚，降逆止呕。

【主治】脾劳虚寒，气胀咽满，食下不通，噫宿食臭。

【解析】中焦虚寒，脾失健运，气机不行，水谷难消，故见气胀咽满，食下不通，噫宿食臭。方用辛苦降之吴茱萸，辛温以散逆，苦降以下逆，佐以姜汁，更通而降之，共成降逆止呕，温中散寒之功；白术健脾益气，猪膏甘凉滋润，滑窍化瘀。

吴茱萸汤

【出处】明·傅仁宇《审视瑶函》卷三方。

【组成】吴茱萸　半夏（姜制）　川芎　炙甘草　人参　茯苓　白芷　陈皮各等份

【用法】加生姜三片，水煎，食后服。

【功用】温中补虚，降逆止呕，化饮散风。

【主治】厥阴经偏头风，四肢厥，呕吐涎沫。

【解析】气血经脉，皆生于中土水谷之精，中土虚则寒，则气血经脉无所资生，故吐利、厥逆，诸症蜂起；浊阴上干清窍，则头痛吐涎，诸症皆作。治当温中补虚，降逆止呕。故方用吴茱萸温肝暖胃，散寒降浊；半夏、生姜降逆和中止呕；人参、甘草补虚和中益气；陈皮、茯苓健脾利湿，理气和中；川芎、白芷祛风走表止痛。

新定吴茱萸汤

【出处】清·尤怡《金匮翼》卷六方。

【组成】人参一钱　炮吴茱萸三分　黄连六分　茯苓二钱　半夏一钱半　木瓜七分

【用法】加生姜，水煎服。

【功用】温中补虚，降逆止呕，清泻肝火。

【主治】胃脘痛不能食，食则呕，其脉弦者。

【解析】方用吴茱萸暖胃散寒；半夏、生姜降逆止呕；人参补气健脾；茯苓、木瓜健脾化湿和胃；黄连佐吴茱萸以清肝泻火、降逆止呕，是为左金丸之用。正如周禹载所说："吴萸气味俱厚，阳中之阴，气辛故性好上，味厚故又善降，其臭臊故专入肝，而脾胃则旁及者也，下逆气最速，浊阴不降，厥气上逆胀满，非吴萸不为功。然则仲景主吴萸汤，本以治厥阴病，乃于阳明食呕而用之何哉？盖脾胃既虚则阳退而阴寒独盛，与辛热之气相宜，况土虚则木必乘，乘则不下泄，必上逆，自然之理也。然后知未得谷则已具上逆之势，况谷入而望其安胃耶，此非味厚能降者，不能治之也。故以人参补胃而姜枣益脾散滞，不与奠土者有殊功欤。故左金为兼川连去肝家之火，用之神效，绝不以辛热为嫌，黄连炒吴萸，治寒利色白者，亦随手而验，更不以下滞为虑，彼取其降，此取其辛，固有器使之道也。"

第四十章

温经汤方族

温经汤方族一览表

朝代	方　　剂	出处	作者
汉	温经汤	金匮要略	张仲景
唐	川芎汤	备急千金要方	孙思邈
宋	温经汤	妇人大全良方	陈自明
	艾附暖宫丸	仁斋直指方论	杨士瀛
明	大温经汤	古今医鉴	龚信

　　温经汤是传统妇科名方，用之得当，每每效如桴鼓。如《千金方》用本方治崩中下血，出血一斛，服之即断，或月经过多，及过期不来者，服之亦佳；《和剂局方》用本方治冲任虚损，月候不调，或来多不断，或过期不来，或崩中去血过多不止；《张氏医通》用治经水不调崩带，及唇口干燥等，都是成功的临床验案。余者虽有变通之用，但还是尊本方之义而略作加减。

温　经　汤

　　【出处】汉·张仲景《金匮要略》。

　　【组成】吴茱萸三两　当归　川芎　芍药　人参　桂枝　阿胶　牡丹皮（去心）　生姜　甘草各二两　半夏半斤　麦门冬一升（去心）

　　【用法】上十二味，以水一斗，煮取三升，分温三服。

　　【功用】温经散寒，养血祛瘀。

　　【主治】原著用于治疗月经不调，漏下不止、或前或后、或逾期不止、或一月再行、或经停不至，而见傍晚发热、手心烦热、唇口干燥、少腹里急、腹满；亦治妇人久不受孕。

　　【解析】本方证皆因冲任虚寒、瘀血阻滞所致。冲为血海，任主胞胎，二经皆起于小腹，与月经关系密切。冲任虚寒，血凝气滞，故漏下不止，或月经不调，或小腹冷痛，久不受孕；瘀血不去，新血不生，则濡润不足，故口唇干燥；气血凝滞，内阻于里，故少腹里急而腹满；至于傍晚发热、手心发热，均属阴血不足而致。证属虚实寒热夹杂，故非纯用祛瘀之法所宜，当以温经散寒与养血祛瘀并用，使血得温则行，血行瘀消，诸症可愈。方中吴茱萸、桂枝温经散寒、通利血脉；当归、芍药、川芎活血祛瘀、养血调经；丹皮祛瘀通经，并退虚热；阿胶、麦冬养阴润燥而清虚热，阿胶还能止血；人参、甘草健脾益气，以资气血生化之源，并达统血之用。冲任二脉均与足阳明胃经相通，半夏能通降胃气而散结，有助于祛瘀调经；生姜温胃气以助生化。诸药合奏温经通脉、养血祛瘀之用，则瘀血去，新血生，虚热消，月经调而病自解。本方寒热消补并用，但以温养冲任为主。

川 芎 汤

【出处】唐·孙思邈《备急千金要方》卷四方。

【组成】 川芎 干地黄 黄芪 芍药 吴茱萸 甘草各二两 当归 干姜各三两

【用法】 为粗末，水煎，分三次服。

【功用】 温经养血，补气固经。

【主治】 带下漏血不止。

【加减运用】 若月经后赤白不止者，去地黄、吴茱萸，加杜仲、人参各二两。

【解析】 冲任虚寒，失于固摄，故致带下漏血不止。治宜温经养血，固经摄血。方用当归、川芎、生地、芍药养血补血，祛瘀调经；吴茱萸、干姜温散寒邪；黄芪益气健脾以摄血；甘草调和诸药。

温 经 汤

【出处】 宋·陈自明《妇人大全良方》卷一方。又名良方温经汤。

【组成】 当归 川芎 芍药 肉桂 莪术（醋炒） 牡丹皮各半两 人参 牛膝 炙甘草各一两

【用法】 为末，每服五钱，水煎温服。

【功用】 温经养血，化瘀散寒。

【主治】 血海虚寒，月经不调，血气凝滞，脐腹作痛，其脉沉紧。

【解析】 方用当归、芍药、川芎活血祛瘀，养血调经；桂枝温经通脉；莪术辛散苦泄，温通行滞、破血祛瘀、行气止痛；丹皮祛瘀通经；牛膝活血祛瘀；人参、甘草补气健脾，以资生化之源。

本方亦见于《医学入门》卷七中，名小温经汤。用于治疗妇人血海虚寒，或为风邪所袭而致的月水不利。

大温经汤

【出处】明·龚信《古今医鉴》卷十一方。

【组成】当归 香附（童便制）各八分 白芍药七分 川芎 熟地黄 人参 白术（土炒）茯苓 吴茱萸（炮） 炒延胡索 鹿茸（酒炙）各五分 甘草 沉香各三分 炒陈皮 炒砂仁 小茴香各四分

【用法】为粗末，加生姜，水煎服。

【功用】温经养血，理气化瘀。

【主治】妇女月经不调，赤白带下，饮食少进，四肢倦怠。

【加减运用】若汗出不止，加炒酸枣仁、黄芪各四分；潮热，加柴胡、黄芩各五分；咳嗽，加杏仁、桔梗、五味子、半夏。

【解析】妇人以血为本，以气为用，气虚血弱，则见月经不调，赤白带下，饮食少进，四肢倦怠等症。方用四物汤补血活血而调经；四君子汤补气健脾而培补后天之本；香附疏肝理气、调经止痛，《本草纲目》称其为"乃气病之总司，女科之主帅也"；吴茱萸温经散寒；沉香行气止痛；延胡索活血行气止痛；鹿茸为血肉有情之品，可补益肝肾、调理冲任；陈皮、砂仁行气和中；小茴香祛寒止痛。

艾附暖宫丸

【出处】宋·杨士瀛《仁斋直指方论》卷二十六方。

【组成】香附（醋制）六两 艾叶 当归（酒洗）各三两 黄芪 吴茱萸 川芎 白芍药（酒炒）各二两 地黄（酒蒸）一两 肉桂五钱 续断一两半

【用法】为末，醋糊为丸，梧桐子大，每服五十至七十丸，食远淡醋汤送下。

【功用】补气养血，暖宫调经。

【主治】妇人子宫虚冷，带下白淫，面色萎黄，四肢酸痛，倦怠无力，饮食减少，经脉不调，面色无泽，肚腹时痛，久无子息。

【解析】方用吴茱萸、肉桂温经散寒，通利血脉；当归、川芎、白芍、地黄养血补血；黄芪补气健脾；艾叶温经暖宫；香附行气调经；续断补肝肾，行血脉。

本方温经养血之力胜于温经汤，但祛瘀之力则逊之。

第四十一章

葶苈大枣泻肺汤方族

葶苈大枣泻肺汤方族一览表

朝代	方 剂	出处	作者
汉	葶苈大枣泻肺汤	金匮要略	张仲景
唐	葶苈丸	外台秘要	王焘
宋	葶苈散	济生方	严用和
明	古葶枣散	医学入门	李梴
	葶苈丸	证治准绳	王肯堂
清	葶苈散	杂病源流犀烛	沈金鳌
	葶枣散		
	苏葶丸	医宗金鉴	吴谦，等
	苏葶定喘丸		
	葶苈丸	张氏医通	张璐
	葶苈薏苡泻肺汤		

　　葶苈大枣泻肺汤为泻肺峻剂，在《金匮要略》中用于治疗肺痈、支饮，有开泄肺气、逐痰行水之功。因本方药力峻猛，故后世医家将本方制以丸剂或散剂而用之，如葶苈丸、苏葶丸、葶枣散等。

葶苈大枣泻肺汤

　　【出处】汉·张仲景《金匮要略》。
　　【组成】葶苈（熬令黄色）捣丸如弹子大　大枣十二枚
　　【用法】先以水三升，煮枣取二升，去枣，纳葶苈，煮取一升，顿服。
　　【功用】开泄肺气，逐痰行水。
　　【主治】原著用于治疗肺痈，喘不得卧；或支饮不得息而见咳嗽喘息不得卧，胸胁胀满，痰涎壅塞，甚则一身面目浮肿。

【解析】肺痈初期，风热病邪，浊唾涎沫壅滞于肺，气机被阻，因而喘咳不能平卧，属于邪实气闭的实证。治当用本方开肺逐邪。葶苈子苦寒，能开泄肺气，具有泻下逐痰之功，治实证有捷效。又恐其猛泻而伤正气，故佐以大枣之甘温安中而缓和药性，使泻不伤正。这与皂荚丸之用枣膏，十枣汤之用大枣，同一意义。正如黄树曾所说："因葶苈气味辛寒、性滑利，寓巴豆大黄二物之性，故极速降，能大泻肺中之痰饮脓血，诚猛药也。如无上述脉证，必不用之。协大枣者，恐葶苈太峻，将肺中之津液一并泻出，故以大枣抑之，藉以约束营气而存津液也，与十枣汤之用大枣、皂荚丸之饮以枣膏同义。"

本方为泻肺峻剂，适用于肺痈初期，表证已解，而脓尚未成，或已成，而肺痈特甚，属于形气俱实者，如有表证，宜先解表，表解后再用本方。或用本方配以宣散之药，使邪气由表里分解。

葶 苈 丸

【出处】唐·王焘《外台秘要》卷二十方。又名二利丸。

【组成】葶苈子　吴茱萸各一升

【用法】为末，炼蜜为丸，梧桐子大，每服二丸，日一至三次，以二便通利为度，不知渐增。

【功用】利水消肿。

【主治】水肿。

【解析】葶苈辛苦大寒，入肺、大肠，其性滑利，开泄肺气而利水；吴茱萸大辛大热，温中下气，气行则水亦行，《本草经疏》谓："凡脾胃之气，喜温而恶寒，寒则中气不能运化，或为冷实不消，或为腹内绞痛，或寒痰停积，以致气逆发咳，五脏不利。吴茱萸辛温暖脾胃而散寒邪，则中自温，气自下，而诸症悉除。"

本方药只二味，寒热并用以激荡水气，苦辛相协而开泄脾肺，共奏利水消肿之功。

葶 苈 散

【出处】宋·严用和《济生方》卷二方。

【组成】炒葶苈子　桔梗　瓜蒌仁　升麻　薏苡仁　桑白皮　葛根各一两　炙甘草半两

【用法】为粗末，每服四钱，加生姜五片，水煎服。

【功用】泻肺平喘，排脓化痰。

【主治】过食煎煿，或饮酒过度，致肺痈喘不卧，及肺痿，咽燥不渴，浊唾腥臭。

【解析】本证的发生与机体内在因素有密切关系，如正气内虚，或痰热素盛，或嗜酒不节、过食辛辣厚味煎煿致使湿热内蕴，上蒸于肺等内因的基础上，感受外邪，内外合邪，热毒壅肺，蓄热内蒸，热壅血瘀，热盛则肉腐血败，化而为脓成痈。正如黄元御所说："肺痈喘不得卧，肺郁而气逆也。此缘土虚湿旺，浊气痞塞，腐败瘀蒸，肺无降路。"故治当清热泻肺，化痰排脓。方用味苦气寒之葶苈破肺痈而排脓秽，祛痰定喘，开泄肺气；桔梗苦辛平，入肺经，开提肺气，祛痰排脓；瓜蒌仁、薏苡仁清热祛痰排脓；桑白皮清热化痰；升麻、葛根清肺胃之热；生姜宣散肺气；炙甘草调和诸药。

古葶枣散

【出处】明·李梴《医学入门》卷六方。

【组成】葶苈子（炒黄，为末）三钱　大枣十枚

【用法】先将大枣浓煎，去枣取汤，入葶苈子末，调匀食后服。

【功用】泻肺逐水。

【主治】肺痈，胸满喘咳，或身面浮肿等症。

【解析】本方药物组成及功用、主治均与原方一致，可互参。

葶苈丸

【出处】明·王肯堂《证治准绳·类方》第二册方。

【组成】葶苈子（隔纸炒）　煨贝母　木通各一两　炒杏仁　防己各二两

【用法】为细末，枣肉和丸，梧桐子大，每服五十丸，食前桑白皮煎汤送下。

【功用】泻肺行水，平喘止咳。

【主治】肺气咳嗽，面目浮肿，喘促不安，小便赤色。

【解析】脾虚不能输精以养肺，水谷之精不从正化，反而转为水饮上干于肺。饮邪壅实，肺气上逆，故见咳嗽，喘促不安；水饮壅肺，肺失通调，水饮外溢肌表，则见面目浮肿；肺为水饮之邪所遏，失其通调水道之职，故而小便不利。方用苦寒之葶苈，破坚逐邪、通利水道，而泻肺之实；贝母、桑白皮清肺化痰平喘；杏仁降气止咳平喘；防己、木通利水祛湿；枣肉甘温以和药力，以防诸多快利之品，耗气伤津。制以丸剂，是峻药缓图之用。

葶苈丸

【出处】清·张璐《张氏医通》卷十三方。

【组成】葶苈子（隔纸焙）　续随子各五钱　干笋末一两

【用法】为细末，煮红枣肉为丸。梧桐子大，每服七丸，萹蓄煎汤送下。

【功用】泻下逐水。

【主治】小便不利,四肢浮肿。大便利者禁用。

【解析】饮邪壅肺,肺失通调,水饮外溢肌表,则见四肢浮肿,小便不利。方中葶苈子大苦大寒,峻泻肺邪,入肺而泄气闭、逐饮邪,而成泻肺行水之功;又以续随子逐水消肿,萹蓄通利小便,干笋清热利水,大枣安中扶正,补脾精而保中气。正如王晋三所说:"葶苈泄水下行,与甘相反,妙在大枣甘而泄中气,故用甘以载引葶苈上行,泻肺用其泄,仍可任葶苈之性下行利水,不过藉枣之甘,逗留于上,而成泄肺之功,犹桔梗藉甘草为楫也。"

葶苈薏苡泻肺汤

【出处】清·张璐《张氏医通》卷十六方。

【组成】桔梗 甘草节 薏苡仁 贝母 橘红 黄芪 金银花 白及 葶苈子 生姜

【用法】水煎,缓缓服。

【功用】泻肺排脓,解毒化痰。

【主治】肺痈,唾脓血。

【加减运用】初起,去黄芪,加防风;溃后脓血去多,加人参;溃久不敛,去葶苈,加合欢皮。

【解析】方用葶苈子泻肺行水,贝母清热化痰,薏苡仁、银花、桔梗、甘草清热解毒而排脓,橘红清热化痰,白及收敛止血、消痈排毒,黄芪健脾益气,生姜宣散肺气。

苏 葶 丸

【出处】清·吴谦等《医宗金鉴·幼科心法要诀》卷五十三方。

【组成】炒苏子 炒苦葶苈各等份

【用法】为细末,蒸枣肉为丸,麻子大,每服五至七丸,淡姜汤送下。

【功用】泻肺平喘。

【主治】小儿停饮,喘急不得卧。

【解析】本方即葶苈大枣泻肺汤加苏子而成。肺主一身之气,又为水之上源,主通调水道,下输膀胱。肺失宣降,通调失职,饮停于肺,故见喘急不得卧。方用葶苈子泻肺行水,枣肉扶正安中,使邪去而不伤正。苏子降气消痰,止咳平喘。

苏葶定喘丸

【出处】清·吴谦等《医宗金鉴·删补名医方论》卷三十方。

【组成】苦葶苈子（研泥）　苏子（研泥）各等份

【用法】为细末，大枣肉为小丸，每服三钱，夜晚白水送下。以利四至五次为度，利多则减量，利少则加量。

【功用】泻肺平喘。

【主治】饮停上焦，喘满不得卧，面身水肿，小便不利者。

【解析】本方同苏葶丸，可互参。

葶苈散

【出处】清·沈金鳌《杂病源流犀烛·脏腑门》卷一方。

【组成】葶苈子（隔纸炒）　郁李仁　桑白皮各一钱　旋覆花　槟榔　木通各八分　大腹皮七分半

【用法】为末，加生姜，水煎服。

【功用】泻肺行水，平喘止咳。

【主治】久咳面目浮肿者。

【解析】方用葶苈子泻肺行水消肿，桑白皮泻肺平喘，郁李仁利水消肿，旋覆花消痰行水而降肺气，槟榔、大腹皮、木通利水消肿，生姜宣散肺气。

葶枣散

【出处】清·沈金鳌《杂病源流犀烛·脏腑门》卷一方。

【组成】炒葶苈

【用法】为末，每服二钱，大枣十枚煎汤调下。

【功用】泻肺平喘。

【主治】肺痿，喘急面浮者。

【解析】本方组成同原方，惟其所治肺痿者当属实证居多方可应用。

第四十二章
陷胸汤方族

陷胸汤方族一览表

朝代	方　　剂	出处	作者
汉	大陷胸汤	伤寒论	张仲景
	大陷胸丸		
	小陷胸汤		
	大黄甘遂汤	金匮要略	
唐	陷胸汤	千金翼方	孙思邈
金	黄连消痞丸	兰室秘藏	李杲
元	黄瓜蒌丸	丹溪心法	朱震亨
	抑痰丸		
明	济生瓜蒌丸	证治准绳	王肯堂
	大圣浚川散		
清	半瓜丸	杂病源流犀烛	沈金鳌
	小陷胸加枳实汤	温病条辨	吴鞠通
	承气合小陷胸汤		
	陷胸泻心汤	重订通俗伤寒论	俞根初、何廉臣增订，徐荣斋重订
	柴胡陷胸汤		
	浚川散	张氏医通	张璐
	荡胸汤	医学衷中参西录	张锡纯
日	小调中汤	伤寒论辑义	丹波元简
	加味小陷胸汤		
	加味陷胸汤		
现代	加味小陷胸汤	日本汉医名方选	王庆国，贾春华
	容平丸		

陷胸汤方族是指以大陷胸汤、大陷胸丸、小陷胸汤为母方，经过加减化裁而发展形成的一个方剂系列。在《伤寒论》中，陷胸汤方是指治疗热实结胸的大陷胸汤、大陷胸丸、小陷胸汤三方。这三个方子，在治疗上有轻重缓急之分，在病理上亦有或上或下之别，然解决热与痰水凝结则一。后世医家在应用此三方时，颇多发挥。如孙思邈之陷胸汤、张璐之浚川散、吴鞠通之承气合小陷胸汤、俞根初之陷胸泻心汤等，都可谓匠心独运，别具一格。下面就将此类方剂详述如下。

大陷胸汤

【出处】汉·张仲景《伤寒论》。

【组成】大黄六两（去皮）　芒硝一升　甘遂一钱匕

【用法】上三味，以水六升，先煮大黄取二升，去滓，纳芒硝，煮一两沸，纳甘遂末，温服一升。得快利，止后服。

【功用】泻热逐水，软坚破结。

【主治】原著用于治疗表热内陷，与宿饮互结于胸膈的大结胸证。症见脉沉而紧，心下痛，按之石硬，甚则从心下至少腹硬满而痛不可近。其他症状或见膈内拒痛，短气躁烦，心中懊憹；或不大便五六日，舌上燥而渴，日晡所小有潮热；或无大热，但头微汗出。

【解析】结胸证乃由邪热与内蕴之水饮结于胸中所致。水热互结，气不得通，津液不能敷布，是邪盛于里而正不虚之证，故以泻热逐水立法，急泻其实。方中以甘遂逐水饮，并能泻热散结。大黄、芒硝荡涤肠胃，散结泻热，而且还能润燥软坚，配合甘遂以逐水饮，泻实热，使结于胸中之水热从大便而去，则诸症自愈。

本方力专效宏，为泻热逐水散结之峻剂，须中病即止，故原书用法指出："得快利，止后服"，以免过剂伤正。此外，如平素虚弱，或病后不任攻伐者，禁用本方。

本方与大承气汤虽同为寒下峻剂，都用硝、黄以泻热攻下，但二方主治证的病因、病位不同，故其配伍及煎煮法皆有差异。正如尤怡所说："大陷胸与大承气，其用有心下胃中之分。以愚观之，仲景所云心下者，正胃之谓，所云胃中者，正大小肠之谓也。胃为都会，水谷并居，清浊未分，邪气入之，夹痰杂食，相结不解，则成结胸。大小肠者，精华已去，糟粕独居，邪气入之，但与秽物结成燥粪而已。大承气专主肠中燥粪，大陷胸并主心下水食；燥粪在肠，必借推逐之力，故须枳、朴，水饮在胃，必兼破饮之长，故用甘遂。且大承气先煮枳、朴，而后纳大黄，大陷胸先煮大黄而后纳诸药。夫治上者制宜缓，治下者制宜急，而大黄生则行速，熟则行迟，盖即一物，而其用又不同如此。"

大陷胸丸

【出处】汉·张仲景《伤寒论》。

【组成】大黄半斤　葶苈子半升（熬）　芒硝半升　杏仁半升（去皮尖，熬黑）

【用法】上四味，捣筛二味，纳杏仁、芒硝合研如脂，和散，取如弹丸一枚；别捣甘遂末一钱匕，白蜜二合，水二升，煮取一升；温，顿服之。一宿乃下；如不下，更服，取下为效。禁如药法。

【功用】逐水破结，峻药缓攻。

【主治】原著用于治疗病发于阳而下之太早，邪热内陷与痰水搏结于高位的结胸证。症见胸中硬痛，项强，汗出，如柔痉状，还可见喘促、呼吸不利、大便秘结等症。脉象多弦紧，舌苔多厚腻。

【解析】此方为大陷胸汤加杏仁、葶苈子而成。为开肺气逐水饮泻实热之剂。由于太阳病误下，热邪内陷于胸，痰水互结，故在大陷胸汤逐水泻热的基础上，加杏仁之苦温，入肺和大肠以开肺利气，通大肠润便；葶苈子辛苦，入肺、膀胱之经而泻肺，下气行水，并佐甘遂破饮泻下。大黄、芒硝、甘遂为逐水泻热之峻剂，恐其下之过急，故以白蜜之甘平，以缓药力而保胃气。丸者缓也，使药力缓缓而行，既能荡涤实热，逐水饮，又能助药力而保正气。正如尤怡所说："大陷胸丸，以荡涤之体，为和缓之用，盖以其邪结在胸，而至如柔痉状，则非峻药不能逐之，而又不可以急剂一下而尽，故变汤为丸，煮而并渣服之，及峻药缓用之法，峻则能胜破坚荡实之任，缓则能尽际上迄下之邪也。"

钱潢论曰："大黄、芒硝、甘遂，即前大陷胸汤之意。白蜜二合，亦即十枣汤中之大枣十枚也。增入葶苈杏仁者，盖以胸为肺之所处，膻中为气之海，上通于肺而为呼吸，邪结胸膈，硬满而痛，气道阻塞，则有少气躁烦，水结胸胁之害，故用葶苈、甘遂以逐水泻肺，杏仁以利肺下气也。所用不过一弹丸，剂虽大而用实小也，和之以白蜜，药虽峻而佐则缓也。大陷胸汤之制，六师并出也，大陷胸丸之法，分锐攻略也。陷胸汤，一人独用之剂也；陷胸丸，众病分用之药也，其大小分合之迥异，步伐止齐之不同，奈何方注以为白蜜甘润，导滞最良，名虽曰丸，犹之散耳，较之于汤，力有加焉。"

小陷胸汤

【出处】汉·张仲景《伤寒论》。

【组成】黄连一两　半夏半升（洗）　瓜蒌实大者一枚

【用法】上三味，以水六升，先煮瓜蒌，取三升，去滓，纳诸药，煮取二升，去滓，分温三服。

【功用】清热化痰，宽胸散结。

【主治】原著用于治疗小结胸病，症见心下按之则痛，脉浮滑。此外，还可见心下痞硬，胸中烦闷，呼吸急促，痰涩多而黏稠，咳嗽胸痛，舌苔黄腻或黄滑等。

【解析】本证因于伤寒表证误下，邪热内陷，痰热互结于心下而致。痰热互结，气郁不通，故胸脘痞闷，按之则痛。治宜清热涤痰，理气散结。方以瓜蒌实为君，清热化痰，通胸膈之痹；以黄连为臣，泻热降火，除心下之痞；以半夏降逆消痞，除心下之结，与黄连合用，一辛一苦，辛开苦降，得瓜蒌则清热涤痰，其散结开痞之功益著。药仅三味，配伍精当，诚乃痰热互结，胸脘痞痛之良剂。由于本方善能清热化痰，宽胸散结，故亦可用于热痰咳嗽，痰稠色黄，胸膈不快之证。

　　本方证为痰热互结心下，按之则痛的小结胸病，故方名小陷胸汤。较之水热互结胸腹，从心下至少腹硬满而痛不可近之大结胸病为轻。因其证有轻重之殊，故方有大小之别。大陷胸汤用硝、黄与甘遂配伍，而成峻下逐水之剂；本方则以连、半与瓜蒌配伍，而成清热涤痰之方。

　　钱潢论曰："此因陷入之热邪较轻，故治法亦变其制而为小陷胸汤也。然其小也，非若小承气之减其制而曰小，亦非若小青龙之变其法而曰小也。此所谓小者，名同而药实不同，药虽不同而用意则同，用意虽同而其功用又不同也。夫邪结虽小，同是热结，故以黄连之苦寒主之，寒以解其热，苦以开其结，非比大黄之苦寒荡涤也，邪结胸中则胃气不行，痰饮留聚，故以半夏之辛温滑利，化痰蠲饮而散其滞结也。瓜蒌实，李时珍谓其甘寒不犯胃气，能降上焦之火，使痰气下降，盖亦取其滑润也，亦非比芒硝、甘遂之咸寒逐水之峻也。然半夏瓜蒌，皆取其滑者，何也？盖滑乃十剂之一，谓滑可去着也。着者，有形之邪，留着于胸膈肠胃之中，无形之邪，留着于经络脏腑之间也。古人云：着而难去者，以滑去之，如油之洗物也。此方之制，病小则制方亦小，即《内经》所云：有毒无毒，所治为主，适大小为制也。"

大黄甘遂汤

【出处】 汉·张仲景《金匮要略》。

【组成】 大黄四两　甘遂二两　阿胶二两

【用法】 上三味，以水三升，煮取一升，顿服之，其血当下。

【功用】 破血逐水。

【主治】 原著用于治疗妇人水血俱结血室之证。症见妇人少腹满如敦状，小便微难而不渴。

【解析】 本方为祛瘀逐水之剂。由于水与血结于血室，故见少腹满，小便稍有不利，故以大黄荡积逐血，甘遂逐饮泻水，阿胶补虚养血，以扶正祛邪，消瘀通利。本方与大陷胸汤只一味之别，但其主治迥异，足见仲景制方之严谨。

　　魏念庭论曰："惟水邪与瘀血俱结在血室，同为有形之物，斯可以为实邪，而驱逐攻下也。主以大黄甘遂汤，大黄下血，甘遂逐水，二邪同治矣。阿胶者，就阴分下水血二邪，而不至于伤阴也。顿服之血当下，血下而水自必随下矣。此瘀血积于产后，虽在血室，又不同于抵当汤丸之下，下之于大便，此即产后篇中所言，热在里，结在膀胱者也。彼单为血，故用大承气汤，此兼水邪，故用大黄甘遂汤，邪有专兼治亦分专兼矣。"

陷　胸　汤

【出处】唐·孙思邈《千金翼方》卷十九方。

【组成】大黄　甘遂各一两　瓜蒌　甘草各二两　黄连六两

【用法】为粗末，水煎，分三次服。

【功用】泻热逐饮。

【主治】胸中心下结坚，食饮不消。

【解析】本方为大、小陷胸汤之合方去芒硝、半夏，加甘草而成。水热痰互结在胸中，故见胸中心下结坚，食饮不消。方用甘遂苦寒，苦性泄，寒胜热，并有泻水逐饮之功，能直达胸中而破结，长于泻胸腹之积水；大黄苦寒，有将军之功，可去热开结，荡涤实热，并助甘遂泻热逐饮；黄连泻胸中之热；瓜蒌甘寒，清热化痰，既清上焦之火，又润燥下气而散结宽中；甘草和中扶正，调和诸药。

黄连消痞丸

【出处】金·李杲《兰室秘藏·胃脘痛门》。

【组成】泽泻　姜黄各一钱　干姜二钱　炙甘草　茯苓　白术各三钱　陈皮　猪苓各五钱　炒枳实七钱　半夏（汤泡）九钱　黄连一两　炒黄芩二两

【用法】为细末，汤浸蒸饼为丸，梧桐子大，每服五十丸，食后温水送下。

【功用】清热化痰，行气利湿，消痞除满。

【主治】治心下痞满，壅滞不散，烦热喘促不安者。

【解析】本方即小陷胸汤合五苓散化裁而成。方用五苓散去桂枝以淡渗利湿，小陷胸汤去栝楼加枳实以涤痰开结，加干姜、炙甘草温中健脾，黄芩清热燥湿，陈皮理气宽中，姜黄通络散结。方取辛开苦降，淡渗利湿合法。

黄瓜蒌丸

【出处】元·朱震亨《丹溪心法》。

【组成】瓜蒌仁　半夏　山楂　炒神曲各等份

【用法】为细末，瓜蒌水和丸，每服二十至三十丸，姜汤、竹沥送下。

【功用】清热化痰，健脾消食。

【主治】治食积，痰涎壅滞，咳嗽者。

【解析】本方即小陷胸汤去苦寒之黄连加味而成。方取瓜蒌涤痰开痞，半夏燥湿化痰，山楂、神曲消食除积，姜汤、竹沥和胃化痰，降逆止呕。

抑痰丸

【出处】 元·朱震亨《丹溪心法》卷二方。

【组成】 瓜蒌仁一两　半夏二钱　贝母三钱

【用法】 为未，蒸饼为丸，麻子大，每服一百丸，姜汤送下。

【功用】 开郁化痰。

【主治】 郁痰。

【解析】 本方即小陷胸汤去黄连，加贝母而成。气滞湿阻，聚湿成痰，而成郁痰之证。方用瓜蒌仁化痰利气，半夏燥湿化痰，贝母清热化痰。本方较原方化痰之力增，而清热之力减。

济生瓜蒌丸

【出处】 明·王肯堂《证治准绳·类方》第二册方。

【组成】 瓜蒌实　枳实（麸炒，去瓤）　桔梗　半夏各等份

【用法】 为细末，姜汁打糊为丸，梧桐子大，每服五十至七十丸，食后淡姜汤送下。

【功用】 化痰散结。

【主治】 胸膈病痛彻背，胁胀喘急，胸闷。

【加减运用】 若痰因火动者，加黄连。

【解析】 本方即小陷胸汤去黄连，加枳实、桔梗而成。痰火内郁，气机被阻，故见胸闷，甚则胸膈疼痛彻背；痰火上犯于肺，失其宣发肃降之职，则见胁胀喘急。方用瓜蒌清热化痰，半夏降逆化痰消痞，枳实行气除满，桔梗辛散苦泄，可开宣肺气而利胸膈咽喉，且可祛痰。

大圣浚川散

【出处】 明·王肯堂《证治准绳·类方》第二册方。

【组成】 煨大黄　牵牛子（取头末）　郁李仁各一两　木香　芒硝各三钱　甘遂半钱

【用法】 为末服。

【功用】 攻逐水饮，泻热除满。

【主治】 湿热壅盛，目黄而面浮，心腹痞满，股膝肿厥，萎弱无力等症。

【解析】 湿热壅盛，肝胆疏泄不利，故见目黄；水邪泛滥，则见颜面浮肿；湿热内壅，气机阻滞，枢机不转，故见心腹痞满；水邪下注筋骨关节，则见股膝肿厥，萎弱无力等症。方用大黄、芒硝荡涤肠胃，祛湿除热；牵牛子攻逐水饮；郁李仁利水消肿，《本经》谓其"主大腹水肿，面目四肢浮肿，利小便水道"；甘遂攻逐水饮；木香

通达三焦之气，使气畅水行。

浚 川 散

【出处】清·张璐《张氏医通》卷十六方。

【组成】酒大黄　牵牛子　郁李仁各一两　芒硝　甘遂各半两　木香三钱

【用法】为细末，每服二钱，入生姜自然汁，和入稀糊服。

【功用】攻逐水饮，理气除满。

【主治】水肿胀急，大便不通，大实大满者。

【解析】本方与大圣浚川散组成、功用、主治基本一致，可互参。

半 瓜 丸

【出处】清·沈金鳌《杂病源流犀烛·脏腑门》卷一方。

【组成】半夏　瓜蒌仁五两　贝母　桔梗各二两　枳壳一两半　知母一两

【用法】为细末，生姜汁煮糊为丸。

【功用】开郁化痰，清热止咳。

【主治】湿痰在胃，上干于肺，发为痰嗽，兼胸膈满，或寒热交作，面浮肿。

【解析】脾胃气化功能不足，中阳被遏，以致水津停滞，湿从中生，痰饮留聚。痰湿上干于肺，则见咳嗽；痰湿中阻，气机不利，故见胸膈满；气之升降出入为痰湿所阻，阴阳失和，故见寒热交作；水湿不行，故见面浮肿。方用半夏燥湿化痰；瓜蒌、贝母清热化痰；桔梗开宣肺气，化痰止嗽；枳壳行气除满；知母清肺胃之热。

小陷胸加枳实汤

【出处】清·吴鞠通《温病条辨》卷二方。

【组成】黄连　枳实各二钱　瓜蒌三钱　半夏五钱

【功用】清热化痰，宽胸散结。

【主治】阳明暑温，水结在胸，面赤身热头晕，不恶寒，但恶热，渴欲凉饮，饮不解渴，得水则呕，按之心下痛，小便短，大便闭，苔黄滑，脉洪滑者。

【解析】方以小陷胸汤除痰热之结聚，加枳实苦辛通降，行气散结消痞。吴鞠通对此解释说："脉洪面赤，不恶寒，病已不在上焦矣。暑兼温热，热甚则渴，引水求救。湿郁中焦，水不下行，反来上逆，则呕。胃气不降，则大便闭。故以黄连瓜蒌清在里之热痰，半夏除水痰而强胃，加枳实者，取其苦辛通降，开幽门而引水下行也。"

承气合小陷胸汤

【出处】 清·吴鞠通《温病条辨》卷二方。

【组成】 生大黄五钱　厚朴　黄连　枳实各二钱　半夏　瓜蒌各三钱

【用法】 水八杯，煮取三杯，先服一杯，不下再服一杯，得快利，止后服，不便再服。

【功用】 清热化痰，宽中散结。

【主治】 温病三焦俱急，大热大渴，舌燥，脉不浮而躁甚，舌色金黄，痰涎壅盛。

【解析】 方以小陷胸汤清热涤痰，理气散结；小承气汤荡涤湿热，消满除痞。吴鞠通对本方解释说："三焦俱急，谓上焦未清，已入中焦阳明，大热大渴，脉躁苔焦，阳土燥烈，煎熬肾水，不下则阴液立见消亡，下则引上焦余邪陷入，恐成结胸之证，故以小陷胸合承气汤，涤三焦之邪，一齐俱出，此因病急，故方亦急也，然非审定是证，不可用是方也。"

陷胸泻心汤

【出处】 清·俞根初、何廉臣增订，徐荣斋重订《重订通俗伤寒论》。

【组成】 瓜蒌仁四钱　半夏一钱五分　黄连八分　枳实　黄芩各一钱　竹茹三钱

【用法】 水煎去滓，入生姜汁二滴、竹沥二瓢，冲服。

【功用】 豁痰降火。

【主治】 火痰郁遏胸膈，症见咳嗽不爽，胸中气闷，夜不得眠，烦躁不宁者。

【解析】 痰火内郁于胸膈，气机不利，则见胸中气闷；痰火上逆于肺，故见咳嗽不爽；上扰心神，则见夜不得眠，烦躁不宁。方以黄连之苦寒，清心泻热，苦降开结；以半夏之辛温滑利，蠲饮化痰，而散其结滞；更以瓜蒌甘寒，清热化痰，既清上焦之火，又润燥下气而散结宽中；黄芩助其清热之力；竹茹、竹沥助其化痰开结；枳实消痞散结；姜汁调胃降逆。

柴胡陷胸汤

【出处】 清·俞根初、何廉臣增订，徐荣斋重订《重订通俗伤寒论》方。

【组成】 柴胡　桔梗各一钱　姜半夏三钱　黄连八分　黄芩　枳实一钱半　瓜蒌仁五钱　生姜汁四滴（冲）

【功用】 和解开降。

【主治】 少阳证具，胸膈痞满，按之痛者。

【解析】 方用小陷胸汤清热涤痰，柴胡、黄芩和解少阳，枳实、姜汁散结消痞，桔梗宣通肺气。

荡 胸 汤

【出处】清·张锡纯《医学衷中参西录》。

【组成】炒瓜蒌仁 代赭石各二两 炒苏子六钱 芒硝（冲服）四钱

【用法】水煎，分二次服。若大便通行则停后服；若结胸未开，过两小时后再温服第二次；若胸中之结已开，而大便犹未通下，且不觉转矢气者，可再服半剂。

【功用】降逆化痰，宽中散结。

【主治】寒温结胸，胸膈痰饮与外感之邪互相凝结，上塞咽喉，下滞胃口，呼吸不利，满闷短气，饮水不能下行，或转吐出；兼治疫证结胸。

【解析】寒温结胸，胸膈痰饮与外感之邪互相凝结，痰饮上犯于肺，阻滞咽喉，则见呼吸不利，满闷短气；痰饮下聚于胃，胃气失于和降，则见饮水不能下行，或呕吐。方用瓜蒌仁清热化痰，苏子降气化痰，代赭石降气止逆，芒硝泻下清热。本方与原方比较，其清降之力较强。

加味小陷胸汤

【出处】王庆国，贾春华《日本汉医名方选》。

【组成】半夏6克 瓜蒌仁3克 枳实 栀子各2克 黄连1.5克

【用法】水煎服。

【功用】清热泻火，化痰开结。

【主治】火动其痰而嘈杂者。

【解析】本方出典不详。《伤寒论》小陷胸汤原用于治疗小结胸病，正在心下，按之则痛，脉浮滑者。《温病条辨》有小陷胸加枳实汤，用于阳明暑温，水结在胸之证。本方于小陷胸汤中加枳实、栀子，可用于痰火结聚于胸膈胃脘所致嘈杂之证。方中黄连、栀子苦寒，清心泻火；半夏辛苦而温，和胃化痰，二者合用辛开苦降，善治痰火互结之证。益以瓜蒌仁清热化痰，宽胸开结；枳实苦辛通降，开幽门而引痰热下行。诸药合用，共成清热泻火，化痰开结之剂。

容 平 丸

【出处】王庆国，贾春华《日本汉医名方选》。

【组成】石膏15克 栝楼根9克 甘草 黄连各6克

【用法】丸剂内服。上四味为末，打米糊丸梧子大，每服一丸，白汤送下，每日三次。

【功用】 清热化痰，理气宽胸。

【主治】 胸腹疼痛，口舌干燥，渴欲饮水，咳嗽痰黄，舌苔黄腻，脉滑数之证。

【解析】 此方乃永田德本创制。本方组成相当于小陷胸汤去半夏加石膏、甘草，而改汤为丸剂，取其峻药缓图，药力持久作用于上、中焦之意。亦可看成是为小结胸证之热象较重而痰湿不著者而设。邪热内陷，灼津成痰，痰热互结，气郁不通，故胸脘痞满作痛；热邪焦燥，故见口舌干燥，渴欲饮水。痰黄、苔黄、脉数均为痰热之象。针对痰热互结不甚而热象较重之特点，方用石膏甘寒之品为主以清热泻火，以黄连苦寒之性，既助石膏清热之力，又以其燥湿之力而制约石膏。并用栝楼根清肺化痰，理气开结，宽胸止痛；加上甘草一味，取其甘平之性，既补脾益气，润肺止咳，缓急止痛，又可调和诸药。全方药仅四味，甘苦同施，燥润并举，消补兼顾，实乃配伍精当之典范。

小调中汤

【出处】 日·丹波元简《伤寒论辑义》引《医学入门》方。

【组成】 黄连　半夏　瓜蒌　甘草　生姜

【功用】 清热化痰，和中安胃。

【主治】 治一切痰火，及百般怪病。善调脾胃，神效。

【解析】 方用黄连之苦寒，清热泻火，苦降开结；半夏辛温滑利，蠲饮化痰，而散结滞；更以瓜蒌甘寒，清热涤痰，既清上焦之火，又润燥下气而散结宽中。生姜化饮降逆，甘草和中扶脾。

加味小陷胸汤

【出处】 日·丹波元简《伤寒论辑义》引《证治大还》方。

【组成】 黄连　半夏　瓜蒌　枳实　栀子

【功用】 清热化痰。

【主治】 治火动其痰，胃脘嘈杂者。

【解析】 方用小陷胸汤泻火涤痰，加栀子助其清热泻火，枳实行气消痞。

加味陷胸汤

【出处】 日·丹波元简《伤寒论辑义》引《医林集要》方。

【组成】 黄连　半夏　瓜蒌　桔梗　黄芩　麦门冬

【用法】 姜水煎，饥时服，利下黄涎，即安。

【功用】 清热化痰，散结止痛。

【主治】 治壅热痞满，胸膈痛，或两胁痛。

【解析】本方即小陷胸汤加黄芩、桔梗、麦冬而成。痰热互结，壅滞于胸膈，故见胸膈痞满而痛，或两胁痛。方用黄连苦寒，以清泄心下之热；半夏辛温，涤痰化饮而散结；瓜蒌甘寒，清热涤痰开结而兼润下。更加黄芩助其清热，麦冬养阴，桔梗宽胸理气。诸药合用，使痰热各自分消，而去其结滞之患。

第四十三章
茵陈蒿汤方族

茵陈蒿汤方族一览表

朝代	方　　剂	出处	作者
汉	茵陈蒿汤	伤寒论	张仲景
唐	茵陈汤	备急千金要方	孙思邈
	三物茵陈蒿汤	外台秘要	王焘
宋	犀角散	太平圣惠方	王怀隐
	犀角散		
	茵陈散		
	柴胡散		
	秦艽散		
	茵陈汤	圣济总录	医官合编
元	茵陈附子干姜汤	卫生宝鉴	罗天益
	茯苓渗湿汤		
	茯苓茵陈栀子汤		
明	茵陈散	奇效良方	方贤
	茵陈将军汤	伤寒六书	陶华
	茵陈蒿汤	证治准绳	王肯堂
清	利肝分水散	辨证奇闻	陈士铎
	茵陈玉露饮	医醇賸义	费伯雄
	茵陈术附汤		
	甘草茵陈汤	四圣心源	黄元御
	化疸汤	杂病源流犀烛	沈金鳌
	沈氏黑疸方		
	茵陈四逆汤	温病条辨	吴鞠通
	茵陈麻黄汤	医宗金鉴	吴谦等
	小甘露饮	医宗己任编	杨乘六
现代	大神汤	日本汉医名方选	王庆国，贾春华

茵陈蒿汤为治湿热黄疸之第一要方，药虽三味，但配伍严谨，疗效卓著。后世医家临床应用时，多在本方基础上加减化裁，或配伍清热祛湿之品以增原方之力，或配伍温中散寒之药以治阴黄。下面就将此类方剂一一论述。

茵陈蒿汤

【出处】汉·张仲景《伤寒论》方。

【组成】茵陈蒿六两　栀子十四枚（擘）　大黄二两（去皮）

【用法】上三味，以水一斗二升，先煮茵陈减六升，纳二味，煮取三升，去滓，分三服。小便当利，尿如皂荚汁状，色正赤。一宿腹减，黄从小便去也。

【功用】清热利湿，利胆退黄。

【主治】原著用于治疗阳明病瘀热在里，不得外越而致的身黄如橘子色，小便不利，无汗或但头汗出、身无汗，齐颈而还，渴引水浆，腹微满等。《金匮要略》中用于治疗谷疸病见寒热不食，食即头眩，心胸不安，久久发黄者。还可见发热，呕恶，厌食油腻，大便秘结或不爽，尿短赤等症。舌苔多黄腻，脉滑数或濡数。

【解析】本方为治湿热黄疸之第一要方。湿热黄疸，病由湿邪与瘀热蕴结于里所致。湿邪与瘀热郁蒸肌肤，则一身面目俱黄；湿郁不行，则小便不利而腹微满；口渴、苔黄腻、脉滑数，皆为湿热内郁之象。治宜清热利湿退黄。方中重用茵陈为君，以其最善清利湿热，退黄疸；以栀子为臣，通利三焦，导湿热下行，引湿热自小便出；以大黄为佐，泻热逐瘀，通利大便。三药合用，使湿热瘀滞下泄，黄疸自退。

柯琴论曰："太阳阳明俱有发黄症，但头汗而身无汗，则热不外越，小便不利，则热不下泄，故瘀热在里而渴饮水浆。然黄有不同，症在太阳之表，当汗而发之，故用麻黄连翘赤小豆汤，为凉散法。症在太阳阳明之间，当以寒胜之，用栀子柏皮汤，乃清火法。症在阳明之里，当泻之于内，故立本方，是逐秽法。茵陈秉北方之色，经冬不凋，傲霜凌雪，历偏冬寒之气，故能除热邪留结，佐栀子以通水源，大黄以除胃热，令瘀热从小便而泄，腹满自减，肠胃无伤，仍合引而竭之之义，亦阳明利水之奇法也。"

茵陈汤

【出处】唐·孙思邈《备急千金要方》卷十方。

【组成】茵陈　黄连各三两　黄芩二两　大黄　甘草　人参各一两　栀子二七枚

【用法】水煎，日服三次。

【功用】清泄湿热，扶正退黄。

【主治】黄疸，身体面目尽黄。

【解析】本方即茵陈蒿汤加黄芩、黄连、人参、甘草而成。方用茵陈蒿汤清热利湿退黄；黄芩、黄连清热燥湿；人参、甘草一则补脾益气，助脾之运化水湿，一则防苦寒之品耗伤胃气。本方较原方清热除湿之力增强,且攻补兼施,祛邪而不伤正。

三物茵陈蒿汤

【出处】 唐·王焘《外台秘要》卷四引《小品方》方。

【组成】 茵陈一把 栀子二十四枚 石膏一斤

【用法】 水煎前二味,去渣取汁,将石膏猛火烧令正赤,投药汁中,沸定取清汁,分作二服,先进一服,自覆令周身汗出,以温粉粉之则愈;若不汗,更进一服,汗出乃愈。

【功用】 清热泻火,利湿退黄。

【主治】 黄疸身目皆黄,皮肤曲尘出。

【加减运用】 《备急千金要方》亦有本方,但加大黄三两。

【解析】 本方为茵陈蒿汤去大黄,加石膏而成。方用茵陈清利湿热以退黄;栀子通利三焦,导湿热下行;石膏清热泻火。

犀 角 散

【出处】 宋·王怀隐《太平圣惠方》卷五十五方。

【组成】 犀角屑 黄连各一两 茵陈一两 大黄一两半 芒硝二两 赤芍药 白鲜皮 土瓜根 栀子 柴胡 天花粉各三分 煅贝齿二十枚

【用法】 为细末,每服二钱,茅根煎汤调下,以利为度。

【功用】 清热泻火,利湿退黄,安神镇惊。

【主治】 风疸,脏腑风热相搏,心神不安,多卧少起,小便赤涩。

【解析】 茵陈清热利湿退黄;大黄、芒硝荡涤肠胃湿热积滞;赤芍、犀角清热凉血,安神定惊;黄连清热燥湿;白鲜皮利湿退黄;土瓜根苦寒清热;栀子通利三焦,导湿热下行;柴胡疏利肝胆;花粉清胃热,降心火;煅贝齿镇静安神。

犀 角 散

【出处】 宋·王怀隐《太平圣惠方》卷五十五方。

【组成】 犀角 白鲜皮 麦门冬 沙参 茵陈 升麻 朴硝 炙甘草各半两

【用法】 为末,每服四钱,水煎服。

【功用】 清热利湿,滋阴润燥。

【主治】 惊黄,症见面色青黄,心多惊悸,口舌干燥,不欲眠,卧即多语狂乱,身体壮热。

【解析】 湿热郁蒸,肝胆失于疏泄,而发黄疸。热毒炽盛,内陷心包,心神被扰,故见心多惊悸,口舌干燥,不欲眠,卧即多语狂乱,身体壮热。方用犀角清心除烦，安神定惊；白鲜皮利湿退黄；沙参、麦冬益胃生津养阴；茵陈、升麻清热利湿退黄；芒硝清热泻下；甘草调和诸药。

茵 陈 散

【出处】宋·王怀隐《太平圣惠方》卷五十五方。

【组成】茵陈　升麻各二两　枳壳（麸炒）　黄芩　栀子仁　大黄（微炒）　龙胆草　秦艽各一两

【用法】为粗末，每服四钱，水煎，去滓服。

【功用】清泄湿热，利胆退黄。

【主治】内黄，身面目悉黄，如黄金色，小便浓如柏汁。

【解析】方用茵陈蒿味苦性寒，可去黄疸及通身发黄，其性微寒则热为之解，走前阴则湿为之渗；栀子苦寒，泻三焦火，除胃热时疾黄病，通小便，解消渴心烦懊恼，郁热结气，更入血分；大黄苦寒下泄，逐邪热，通肠胃，利湿退黄；枳壳、升麻、秦艽疏肝行气，除湿清热；龙胆草清利肝胆湿热。

柴 胡 散

【出处】宋·王怀隐《太平圣惠方》卷五十五方。

【组成】柴胡　麦门冬各一两　茵陈　犀角　炙甘草各半两　鳖甲（酥炙）二两

【用法】为粗末，每服四钱，水煎服。

【功用】清热利湿，滋阴散结。

【主治】劳黄，症见四肢无力，骨节烦疼，或时吐逆，不能进食，鼻中干燥，身热疼闷，渐觉羸瘦，寒热不定。

【解析】劳伤过度，或饥饱失宜以致脾胃虚弱，气血津液化源不足，外不能滋润皮肤肌肉，内无以充养脏腑，气亏血少而发黄。脾胃虚弱，运化失司，四肢失其所主，故见四肢无力，骨节烦疼；胃失和降，气逆于上，则吐逆，不能进食；津液不足，气血不调，阴阳失和，故见鼻中干燥，身热疼闷，渐觉羸瘦，寒热不定。方用柴胡疏利肝胆，调达气机，推陈致新；麦冬益胃生津；茵陈清热利湿退黄；犀角清热凉血，安神定惊；鳖甲清热滋阴；甘草调和诸药。

秦 艽 散

【出处】宋·王怀隐《太平圣惠方》卷五十五方。

【组成】秦艽　赤芍药　犀角各半两　黄芩三分　柴胡　茵陈蒿　麦门冬各一两　大黄（微炒）二两

【用法】为粗末，每服四钱，水煎服，日三、四次，以利为度。

【功用】清热凉血，利湿退黄。

【主治】劳黄，心脾热壅，皮肉面目悉黄。

【解析】因劳成黄，热壅心脾，湿热互结，而发黄疸。方用茵陈清热利湿以退黄疸；大黄荡涤肠胃，降泄湿热蕴结之毒；秦艽、黄芩清热去湿退黄；赤芍药、犀角入血分而清热凉血；柴胡调理枢机，疏利肝胆；麦冬养阴益胃。

茵 陈 汤

【出处】宋·医官合编《圣济总录》卷六十一方。

【组成】茵陈　白鲜皮各一两

【用法】为粗末，每服三钱匕，水煎食前服，日三次。

【功用】利湿退黄。

【主治】痫黄，身色黄如金，不多言语，四肢无力，好眠卧，口吐黏涎。

【解析】方用茵陈清热利湿退黄，白鲜皮清热除湿，据《本草纲目》所载："白鲜皮气寒善行，味苦性燥，足太阴阳明经去湿热药也""为诸黄风痹要药"。

茵陈附子干姜汤

【出处】元·罗天益《卫生宝鉴》卷二十三方。

【组成】附子（炮，去皮脐）三钱　炮姜二钱　茵陈一钱二分　白术四分　煨草豆蔻一钱　茯苓（去皮）　陈皮（去白）各三分　枳实（麸炒）　半夏（汤泡七次）　泽泻各半钱

【用法】为粗末，加生姜五片，水煎去滓，不拘时凉服。

【功用】温中健脾，利湿退黄。

【主治】阴黄，身目俱黄，四肢皮肤冷，心下痞硬，眼涩不欲开，自利蜷卧，脉沉细者。

【解析】素体脾胃虚弱，或劳倦过度，或病后脾阳受损，津液失其运化及敷布，聚而成湿，湿从寒化，寒湿阻滞中焦，胆汁被阻，外溢于肌肤而发黄疸，故《类证治裁·黄疸》篇说："阴黄系脾脏寒湿不运，与胆液浸淫，外渍肌肉，则发而为黄。"方以附子、干姜温阳散寒；茯苓、白术健脾渗湿；茵陈、泽泻利湿退黄；草蔻、陈皮、枳实、半夏、生姜行气和中，燥湿安胃。

茯苓渗湿汤

【出处】元·罗天益《卫生宝鉴》卷十四方。

【组成】茵陈六分　茯苓五分　猪苓　泽泻各二分　黄连　黄芩　栀子　汉防己　白术　苍术　陈皮　青皮各二分

【用法】为粗末，水煎去滓，空腹食前服。

【功用】清热利湿，理气退黄。

【主治】黄疸，寒热呕吐，渴欲饮冷，身体面目俱黄，小便不利，全不食，不得卧。

【解析】脾胃湿热内壅，胆汁疏泄不利，外溢肌肤而发黄疸，则见身体面目俱黄；脾胃失其升降之职，故见呕吐、不欲食；热郁于内，故而渴欲饮冷；湿邪下注，膀胱气化不利，故小便不利。方以茯苓、猪苓、泽泻、白术淡渗利湿，以通小便；加茵陈、栀子、黄连、黄芩、防己清热利湿退黄；苍术、青皮、陈皮行气燥湿。

茯苓茵陈栀子汤

【出处】元·罗天益《卫生宝鉴》卷十四方。

【组成】茵陈一钱 茯苓（去皮）五分 栀子仁 苍术（去皮，炒） 白术各三钱 黄芩六分 黄连 枳实（麸炒） 猪苓（去皮） 泽泻 陈皮 汉防己各二分 青皮（去白）一分

【用法】为粗末，长流水煎，去滓，食前服。

【功用】清热利湿，理气退黄。

【主治】谷疸，心下痞满，四肢困倦，面目俱黄，心神烦乱，兀兀欲吐，饮食迟化，小便赤黑而少，脉浮缓。

【解析】脾胃湿热内蕴，失其健运，运化水谷之力减弱，消化功能减退，故兀兀欲吐、饮食迟化；即使勉强进食，则反能助湿增热；腑气不通，故心下痞满；湿热上冲，心神被扰，则心神烦乱；湿热流于下焦，肾不能化气行水，故小便不利。小便不利，湿热无从排泄，于是湿热郁蒸而成黄疸。因为发病的原因与饮食有关，所以称其为谷疸。方以五苓散去桂枝淡渗利湿，加茵陈、栀子、黄连、黄芩、防己清热利湿退黄；枳实、苍术、青皮、陈皮行气燥湿。

茵陈将军汤

【出处】明·陶华《伤寒六书·杀车槌法》卷三方。

【组成】大黄 山栀 黄芩各一钱 茵陈 厚朴 枳实各八分 甘草三分

【用法】水二盅，姜一片，槌法。加灯心一握，煎之热服。

【功用】清热泄湿，利胆退黄。

【主治】足太阴脾经，腹满，身目发黄，小便不利，大便实，口渴，或头汗至颈而还，脉来沉重者。

【加减运用】大便自调者，去大黄、厚朴，加大腹皮利小便，清为效。

【解析】脾经湿热，阻滞中焦，气机升降失调，脾气不升，则肝气郁结不能疏泄；胃气不降，则胆汁输送排泄失常，致胆汁不循常道，外溢肌肤而发黄疸。故前人尝谓：脾胃不病则无湿，肝胆不病则不黄。湿热郁结，腑气不通，故见腹满，大便不通；湿热内盛，热耗津液，邪蕴膀胱，气化不利，故有口渴，小便不利。方用茵陈蒿

汤清热利湿退黄；小承气汤推荡积滞以泻热；黄芩清热燥湿；甘草调和诸药。

茵 陈 散

【出处】明·方贤《奇效良方》卷三十七方。

【组成】茵陈　木通　炒大黄　栀子各一两　石膏二两　瓜蒌一个　炙甘草半两

【用法】为粗末，每服四钱，加生姜五片、葱白一茎，水煎，去滓，不拘时服。

【功用】清泄湿热，利胆退黄。

【主治】酒食过度，为风湿所搏，热气郁蒸而致的黄疸，遍身发黄，恶寒发热，食已即饥，小便色黄。

【加减运用】若大小便秘，加枳实、赤茯苓、葶苈子。

【解析】酒食过度，损伤脾胃，脾失健运，不能输布水谷精微，反酿湿浊，困阻气机，郁而化热，熏蒸肝胆，又外感风湿，内外合邪，热气郁蒸而发黄疸。茵陈蒿主风湿寒热邪气热结，苦可去湿，寒能胜热，而有清热利湿，疏利肝胆，推陈致新之用；栀子泄热除烦，疏利三焦，以通调水道；大黄导热下行，通泄郁热。加石膏、瓜蒌清热除烦；木通通利湿热；生姜、葱白、甘草调胃安中。

茵陈蒿汤

【出处】明·王肯堂《证治准绳·幼科》集八方。

【组成】茵陈　栀子仁各一两　大黄　芒硝　木通　寒水石各半两

【用法】为细末，每服一钱，水煎，去滓服。

【功用】清泄湿热，利胆退黄。

【主治】小儿发黄，身如橘色。

【解析】小儿脏腑娇嫩，形气未充，脾运不健，感受湿热之邪未能输化，郁结于肝胆，以致胆液外泄，透发于表，而为皮肤面目发黄。方以茵陈蒿汤清热利湿退黄；芒硝清热泻下；寒水石清热利湿；木通利小便而导湿热外出。

利肝分水散

【出处】清·陈士铎《辨证奇闻》卷下方。

【组成】龙胆草二钱　茵陈蒿　猪苓　车前子　白蒺藜各三钱　茯苓一两　柴胡一钱　菊花五钱

【功用】清热祛湿，利胆退黄。

【主治】肝胆之症，两目尽黄，身体四肢亦现黄色，气逆，手足发冷，腰以上汗出不止。

【解析】黄疸之病，其发总与肝胆有关。肝胆失于疏泄，胆汁不循常道，外溢肌肤则见身体、四肢、面目发黄;气机不利,枢机不调,故有气逆;湿阻于中,阳气不达四末,则见手足发冷;热盛于上,则见腰以上汗出不止。方用龙胆草清利肝胆湿热;茵陈清热利湿退黄;茯苓、猪苓利水渗湿;车前子利水湿,分清浊;白蒺藜、柴胡疏利肝胆;菊花清肝经之热。

小甘露饮

【出处】 清·杨乘六《医宗己任编》卷二方。

【组成】 栀子 黄芩 生地黄 升麻 桔梗 茵陈蒿 石斛 甘草

【功用】 清热滋阴,利湿退黄。

【主治】 脾劳实热,身体面目悉黄,舌干咽喉肿痛。

【解析】 湿热中阻,脾运失健,胆汁外溢肌肤而发黄疸;热邪上攻,津液耗伤,故见舌干咽喉肿痛。方用茵陈、栀子、黄芩清热利湿退黄;生地滋阴清热;升麻、桔梗清热利咽;石斛益胃生津;甘草调和诸药。

茵陈麻黄汤

【出处】 清·吴谦等《医宗金鉴·幼科心法要诀》。

【组成】 茵陈 麻黄

【用法】 水煎,加黄酒少许服。

【功用】 发汗解表,除湿退黄。

【主治】 治湿热黄疸,表实无汗者。

【解析】 方取麻黄连翘赤小豆汤之义,以麻黄发散表邪,茵陈清热利湿退黄。

甘草茵陈汤

【出处】 清·黄元御《四圣心源》。

【组成】 茵陈三钱 栀子三钱 大黄三钱 甘草三钱(生)

【用法】 煎大半杯,热服。服后小便当利,尿如皂角汁状,其色正赤。一宿腹减,黄从小便去也。

【功用】 清热利湿退黄。

【主治】 治谷疸,腹满尿涩者。

【解析】 方中茵陈、栀子、大黄皆为苦寒之药,寒能清热,苦能燥湿。其中茵陈并有疏利肝胆的作用,为清热除湿退黄主药。栀子能除烦热,清泄三焦而通调水道。大黄除郁热,推陈致新,使湿热壅遏之邪,尽从大小便而出。甘草生用,一则取其清热之功,一则缓和寒药之性。

化疸汤

【出处】 清·沈金鳌《杂病源流犀烛·六淫门》卷十六方。

【组成】 茵陈　苍术　木通　栀子　茯苓　猪苓　泽泻　薏苡仁

【功用】 清热祛湿，利胆退黄。

【主治】 湿热黄疸。

【加减运用】 若内有停滞，加神曲、麦芽、山楂；酒疸，加葛根、苜蓿；女劳疸，加当归、红花；瘀血，加琥珀、牡丹皮、红花、红曲、蒲黄、桃仁、五灵脂、延胡索。

【解析】 方用茵陈、栀子清热利湿退黄；薏苡仁、苍术健脾燥湿；茯苓、猪苓、泽泻利水渗湿；木通利水通淋。本方之治，正如《景岳全书·黄疸》所说："阳黄证多以脾湿不流，郁热所致，必须清火邪，利小水，火清则溺自清，溺清则黄自退。"

沈氏黑疸方

【出处】 清·沈金鳌《杂病源流犀烛·六淫门》卷十六方。

【组成】 茵陈四两（捣，取汁一合）　天花粉一斤（捣，取汁六合）

【用法】 调匀冲服。

【功用】 利湿退黄，清热润燥。

【主治】 女劳疸，额黑，足热，膀胱急，小便利，身黄，日晡发热，恶寒。

【解析】 女劳疸是因房劳伤肾所引起，肾虚则生热，故见足热、日晡发热；女劳疸的特征是"额上黑"，色黑属于肾，主虚劳不足，所以有"色黑为劳"之说。病因非膀胱湿热，故而小便自利。本病由房劳内伤血瘀湿滞而发，故治疗方法，当以消瘀化湿为主。是方以茵陈清热利湿退黄，花粉清热生津。相对本证，该方药简力单，临床应用可酌加益肾祛湿消瘀之品。

茵陈四逆汤

【出处】 清·吴鞠通《温病条辨》卷二方。

【组成】 附子三钱（炮）　干姜五钱　炙甘草二钱　茵陈六钱

【用法】 水五杯，煮取二杯，温服一杯，厥回止后服；仍厥，再服；尽剂，厥不回，再作服。

【功用】 回阳救逆，除湿退黄。

【主治】 治足太阴寒湿之面目俱黄，四肢常厥且伴舌灰滑，中焦滞疸者。

【解析】 方以四逆汤回阳救逆，加茵陈以宣湿退黄。

茵陈玉露饮

【出处】清·费伯雄《医醇𠺞义》卷三方。

【组成】茵陈　玉竹　石斛各三钱　天花粉　茯苓　萆薢　葛根各二钱　栀子一钱半　陈皮　半夏各一钱　薏苡仁一两

【功用】利湿退黄，滋阴清热。

【主治】平日嗜饮，湿火熏蒸而致的酒疸，面目发黄，黄甚则黑，心中嘈杂，小便赤涩。

【解析】平日嗜饮，湿火熏蒸，脾胃不运，肝胆疏泄不利，故发黄疸。病由嗜酒伤中引起，所以称之为酒疸。湿热盛于内，清浊升降之机受阻，清气不升，浊气不降，故见心中嘈杂；湿浊下流，膀胱气化失职，故小便赤涩。方用茵陈、栀子清热利湿退黄；半夏、陈皮、薏苡仁健脾祛湿；玉竹、花粉、石斛养阴清热除烦；茯苓、萆薢利水祛湿；葛根生津除热。

茵陈术附汤

【出处】清·费伯雄《医醇𠺞义》卷三方。

【组成】茵陈三钱　白术　茯苓　当归各二钱　附子　陈皮　半夏　砂仁各一钱　薏苡仁八钱　姜皮八分

【功用】温中健脾，利湿退黄。

【主治】寒湿阻滞而成阴黄，身目熏黄，身冷不渴，小便自利，脉沉细。

【解析】病于寒湿者，多发生于素体脾胃虚寒，或劳伤久病脾阳虚衰，或阳黄迁延失治误治，阳气受损之人，寒湿郁滞，胆汁被阻，外溢肌肤而发黄疸，寒湿为阴邪，其色从阴寒之性，晦暗如烟熏。湿困中土，脾阳不振，运化失健，故见身冷不渴，小便自利，脉沉细。方用茵陈利湿退黄；附子温阳散寒；半夏、陈皮燥湿和胃；茯苓、白术、姜皮健脾利水祛湿；当归活血行血；砂仁、薏苡仁健脾除湿。

大 神 汤

【出处】王庆国，贾春华《日本汉医名方选》。

【组成】茵陈5克　大黄3克　栀子1.5克　茯苓4克　砂仁2克　黄芩3克　甘草2.5克　人参3克

【用法】水煎服。

【功用】扶正健脾，清热利湿退黄。

【主治】黄疸重症，以黄疸色鲜明如橘子色，伴有腹胀，厌食，大便不成形或溏泻，身体倦怠，舌苔黄腻，舌质淡，脉濡按之无力为应用指征。

【加减运用】若不效者，加泽泻、干漆。

【解析】此方出自《竹田家方》。书中云："主治黄疸病，其效如神。"从药物组成看，实乃在《伤寒论》茵陈蒿汤基础上又加入黄芩、人参、茯苓、甘草、砂仁诸药而成。方中茵陈清利湿热，为退黄之圣药；栀子通利三焦，导湿热以下行，引湿热自小便出；大黄泻热逐瘀，通利大便；三药相合，为茵陈蒿汤，使湿热瘀滞下泄，黄疸自退。因本方所主，乃黄疸重症，多为日久失治误治而成，因湿热久滞，多伤脾胃，而见腹胀便溏，食少体倦等症，故方中加入人参、砂仁健脾益气，茯苓健脾渗湿，甘草和中而调和诸药，以使健脾与清热利湿并行，俾脾气健而湿气得行，湿热利而脾气易复。方中加黄芩者，意在增强清热利湿之功效。如此诸药相合，共奏扶正健脾，清热利湿退黄之效，对于湿热黄疸而兼见脾虚者尤为适宜。若服用本方不效者，或为病久而入于血分，或为湿热壅盛而不易渗利，故而加入干漆之辛散苦泄，温通行滞，以祛瘀通经，搜剔血络，泽泻甘淡性寒，以渗湿利水，而加强退黄之效。

第四十四章

皂荚丸方族

皂荚丸方族一览表

朝代	方　　剂	出处	作者
汉	皂荚丸	金匮要略	张仲景
宋	救急稀涎散	圣济总录	医官合编
元	槐角利膈丸	卫生宝鉴	罗天益
	皂角化痰丸		
明	皂角丸	奇效良方	方贤
	神仙坠痰丸	证治准绳	王肯堂
	千缗汤	校注妇人良方	薛己
清	清金丹	杂病源流犀烛	沈金鳌

　　皂荚丸方族是指以皂荚丸为母方，经过加减化裁而发展形成的一个方剂系列。后世医家在本方基础上加减化裁，扩展了本方的主治病证。如《圣济总录》之救急稀涎散用治中风闭证；《奇效良方》之皂角丸用治老人、虚人风秘；《杂病源流犀烛》之清金丹用治食哮等。现将此类方剂详述如下。

皂 荚 丸

　　【出处】汉·张仲景《金匮要略》。
　　【组成】皂角（刮去皮，酥炙）八两
　　【用法】为末，炼蜜为丸，梧桐子大，每服三丸，以枣膏和汤送下，日四次（昼三夜一）。
　　【功用】宣壅导滞，利窍涤痰。
　　【主治】咳逆上气，时时吐浊痰，但坐不得眠。
　　【解析】肺失清肃，浊痰壅塞，气道为之不利，故咳嗽气喘；肺中稠痰随上气而出，故频频吐浊，但由于痰浊壅盛，虽吐而咳逆喘满依然不减，卧则气逆更甚，所以但坐不得卧，若不速除，很可能有痰壅气闭的危险，故用除痰最猛的皂荚丸主治，痰去则喘咳自止。皂荚辛咸，能宣壅导滞，利窍涤痰，由于药力峻猛，故用酥炙蜜丸，枣膏调服，以缓和其峻烈之性，并兼顾脾胃，使痰除而正不伤。正如《医宗金鉴》所说："此痰气为病，非寒饮亦非火气。主之以皂荚丸者，宣导其痰，通达其气也；佐枣膏之甘，以药性慓悍缓其势也。"

救急稀涎散

【出处】宋·医官合编《圣济总录》。

【组成】猪牙皂角（如猪牙，肥实不蛀者，削去黑皮）四挺　白矾（通莹者）一两

【用法】上二味，为细末，再研极细为散。如有患者，可服半钱，重者三字匕，温水调服下，不大呕吐，只有微涎稀冷而出，或一升、二升，当时省觉，次缓调治。不可使大攻之，过则伤人。

【功用】开关涌吐。

【主治】中风闭证，痰涎壅盛，喉中痰声辘辘，气闭不通，心神瞀闷，四肢不收，或倒仆不省，或口角似歪，脉象滑实有力者。亦治喉痹。

【解析】本方的功效偏于化痰开窍，而涌吐之力较弱。方中皂角辛能开窍，咸能软坚，善能涤除浊腻之痰；白矾酸苦涌泄，能化顽痰，并有开闭催吐之功。二者相合，具有稀涎作用，能使冷涎微微从口中吐出。对于中风闭证，痰涎壅盛，阻塞气机，妨碍呼吸者，先以本方催吐，使其痰稀涎出，咽喉疏通便止，然后续进他药，随证调治。吴鹤皋曰："白矾酸苦能涌泄，咸能软顽痰，故以为君。皂角辛能通窍，咸能去垢，专制风木，故以为使，固夺门之兵也。师曰：凡吐中风之痰，使咽喉疏通，能进汤药便止，若尽攻其痰，则无液以养筋，令人挛急偏枯，此其禁也。"

槐角利膈丸

【出处】元·罗天益《卫生宝鉴》卷十二方。

【组成】牵牛子一两半　皂角（酥炙）一两　炒槐角　半夏各五钱

【用法】为末，生姜汁打糊为丸，梧桐子大，每服三十至五十丸食后，生姜汤送下。

【功用】宣壅导滞，散风涤痰。

【主治】风胜痰实，胸膈痞满，喘满咳嗽。

【解析】风气胜于外，痰饮阻于内，壅阻肺气，升降不利，宣肃失常，气逆于上而见喘满咳嗽，胸膈痞满。方用牵牛子泻下逐水祛痰，《本草纲目》谓其："牵牛治水气在肺，喘满肿胀"，皂荚宣壅导滞祛痰，槐角清降泻热，半夏、生姜燥湿化痰、降逆下气。诸药合用，则痞满除、喘咳息、痰浊祛。

皂角化痰丸

【出处】元·罗天益《卫生宝鉴》卷十二方。

【组成】人参（去芦） 赤茯苓（去皮） 枯白矾 半夏（泡七次） 白附子（炮） 南星（泡）各一两 炒枳壳二两 皂角木白皮（酥炙）一两

【用法】为末，生姜汁打糊为丸，如桐子大。每服二十丸，姜汤送下，不拘时候。

【功用】祛风化痰。

【主治】劳风心脾壅滞，痰涎盛多，喉中不利，涕唾稠黏，噎塞吐逆，不思饮食，或时昏愦。

【解析】心脾因劳而伤，水谷精微不能化生，反酿为痰。痰涎内阻，上而干于咽喉，则见喉中不利，涕唾稠黏；中而胃失和降，则见噎塞吐逆，不思饮食；甚者内扰心神，故有昏愦之发。方用皂角祛痰开窍；半夏、南星、白附子燥湿化痰；白矾清热消痰，合生姜以制南星、半夏、白附子之毒；枳壳导气下行；人参、甘草补益心脾以扶正气。

皂 角 丸

【出处】明·方贤《奇效良方》卷二十九方。

【组成】炙皂角子 枳壳（麸炒）各等份

【用法】为细末，炼蜜和丸，或饭饮为丸，梧桐子大，每服七十丸，米汤送下。

【功用】宣壅导滞，降气通下。

【主治】老人、虚人风秘。

【解析】风秘之证是由于风搏肺脏，传于大肠，津液干涸所致。其症大便燥结，排便艰难，多见于年老体弱及素患风病者。《圣济总录·卷第九十七·大便秘涩》指出："大便秘涩，盖非一证，皆荣卫不调，阴阳之气相持也。若风气壅滞，肠胃干涩，是谓风秘。"方中皂角味辛咸，辛能散，咸能软，宣壅导滞，利窍消风；枳壳导气下行，以蜜为丸而缓其峻烈之性。

干 缗 汤

【出处】明·薛己《校注妇人良方》卷六方。

【组成】制半夏七枚 皂角（去皮尖弦） 炙甘草各一寸 生姜（如指大）一块

【功用】宣壅导滞，开结破痰。

【主治】痰壅咳喘。

【解析】《素问·五脏生成篇》说："诸气者，皆属于肺。"肺司呼吸，为气机出入升降之枢，赖其宣肃功能使气道通畅，呼吸调匀。肺又外合皮毛，内为五脏华盖，朝百脉而通它脏。肺为娇脏，不耐邪侵，若外邪侵袭，或它脏病气来犯，痰浊壅塞，皆可使肺失其宣降，肺气胀满，壅阻气道，呼吸不利，而成咳喘之证。本方用皂角祛痰宣壅，《本草纲目》言其可"通肺及大肠气，治咽喉痹塞，痰气喘咳"。半夏、生姜燥湿化痰、降逆下气，甘草调和药性。

神仙坠痰丸

【出处】明·王肯堂《证治准绳·类方》第二册方。

【组成】皂角（去皮弦，酥炙）一两六钱　白矾一两二钱　黑牵牛子（头末）四两

【用法】为细末，滴水为丸，梧桐子大，每服三十丸，渐加至一百丸，空心温酒送下。

【功用】宣壅导滞，开结破痰。

【主治】痰饮胸膈痞塞。

【解析】痰饮之证，可由外感六淫、内伤七情或饮食劳倦等，使肺、脾、肾气化功能发生障碍，从而影响了津液的正常输布和排泄，以致水津停聚而为痰饮。痰饮形成后，可随气升降，外而筋骨皮肉，内而脏腑，无处不到，或阻于肺，或停于胃，或蒙心窍，或郁于肝，或动于肾，或流窜经络，变生诸症。变症虽多，但总有气机不利之象，故常见胸膈痞塞之症。方用皂角宣壅导滞祛痰，白矾清热化痰，牵牛子泻下逐水。本方药仅三味，但仍为峻猛之剂，虚羸之人应当慎用。

清　金　丹

【出处】清·沈金鳌《杂病源流犀烛·脏腑门》卷一方。

【组成】莱菔子（蒸熟为末）一两　皂角（烧存性）三钱

【用法】为细末，姜汁煮糊为丸。

【功用】宣壅导滞，消食平喘。

【主治】食哮。

【解析】食哮之发，或因过食生冷，津液凝聚，寒饮内停；或由嗜食酸、咸、甘肥甜腻之类，积痰蒸热；或由进食海膻鱼蟹虾等腥发之物。凡此种种均能影响脾之运化功能，失其健运之职，饮食不当，悉成痰浊，上干于肺，壅阻肺气，成为哮证的发病原因，故得食哮之名。《医碥·喘哮》也曾指出："哮者……得之食味酸咸太过，渗透气管，痰入结聚，一遇风寒，气郁痰壅即发。"方用皂角导滞祛痰，莱菔子消食化积、降气化痰，《本草纲目》谓其能："下气定喘，治痰，消食除胀。"本方虽药仅二味，但亦可谓标本兼治。

第四十五章

真武汤方族

真武汤方族一览表

朝代	方　　剂	出处	作者
汉	真武汤	伤寒论	张仲景
	附子汤		
	甘草附子汤		
	术附汤	金匮要略	
清	桂枝姜附汤	温病条辨	吴鞠通
现代	加减真武汤	日本汉医名方选	王庆国，贾春华
	真武合理中汤		

　　真武汤方族是指以真武汤为母方，经过加减化裁而发展形成的一个方剂系列。真武汤在《伤寒论》中用于治疗阳虚水泛之证，有温阳利水之功。《伤寒论》与《金匮要略》中与之相似的方剂有附子汤、甘草附子汤、术附汤等，现述如下。

真　武　汤

【出处】　汉·张仲景《伤寒论》。

【组成】　茯苓　芍药　生姜各三两（切）　白术二两　附子一枚（炮，去皮，破八片）

【用法】　上五味，以水八升，煮取三升，去滓，温服七合，日三服。

【功用】　温阳利水。

【主治】　原著用于治疗：①少阴病阳虚水泛之证，症见腹痛、下利、小便不利或利、四肢沉重疼痛、或咳、或呕；②太阳病发汗伤阳，导致阳虚水动，症见其人仍发热、心下悸、头眩、身𥆧动、振振欲擗地。此外，还可见浮肿、面白无华、畏寒、气短、头晕、手足冷、咳痰稀白等症。其舌多淡嫩而胖，舌苔白或灰黑而滑；脉沉细微或浮大无根。

【加减运用】　若咳者，加五味子半升，细辛、干姜各一两；若小便利者去茯苓；

若下利者，去芍药加干姜二两；若呕者，去附子加生姜半斤。

【解析】 本方为治疗脾肾阳虚，水气内停的主要方剂。水之所制在脾，水之所主在肾。脾阳虚，则湿积而为水；肾阳虚，则聚水而从其类。水湿聚而不化，溢于肌肤，则四肢沉重疼痛，甚则水肿；水湿下注，则腹泻便溏；水气上冲，则或咳或呕；聚而不行，则小便不利；清阳不升，则头眩短气；至于发汗后，身瞤动者，殆为汗出过多，阴随阳伤，经脉失养之故。治宜助阳行水之法，俾阳气胜，水气消，则诸症自愈。方中以附子之大辛大热，温肾暖土，以助阳气。以茯苓之甘淡渗利，健脾渗湿，以利水邪；生姜辛温，既助附子之温阳祛寒，又伍茯苓以温散水气。佐以白术健脾燥湿，以扶脾之运化。其用白芍者，一者取其利小便；一者取其缓急止腹痛。《本草经》尝言芍药："主邪气腹痛……止痛，利小便"；或取其敛阴缓急，以解身之瞤动。诸药相伍，温中有散，利中有化，脾肾双补，阴水得利，故为脾肾阳虚，寒水为病的有效方剂。

附 子 汤

【出处】 汉·张仲景《伤寒论》。

【组成】 附子二枚（炮，去皮，破八片）　茯苓三两　人参二两　白术四两　芍药三两

【用法】 上五味，以水八升，煮取三升，去滓，温服一升，日三服。

【功用】 温经壮阳，散寒除湿。

【主治】 原著用于治疗少阴病阳气虚衰、寒湿阻滞之证，症见口中和，背恶寒，身体痛，手足寒，骨节痛，脉沉。此外，《金匮要略》中用以治疗妊娠阳虚宫寒证，症见妊娠六七月，脉弦发热，其胎愈胀，腹痛恶寒，少腹如扇。此外，还可见，头晕、心悸、胸痛、下利、呕吐、浮肿、畏寒、欲近衣被、阳痿等症。舌淡白而滑，或灰黑而润；脉多沉弱或微。

【解析】 方用炮附子扶先天之阳气，温经止痛；人参补后天之根本，益气扶正；白术、茯苓助人参以补中培土，协附子以利水消阴；芍药和血通痹，既监制附子之燥热，又助附子散寒滞，疗身痛。

本方系真武汤减生姜加人参而成，组成仅差一味，功用却有不同。此方倍白术、附子，去生姜而用人参，旨在温补以祛寒湿；彼用生姜而不用人参，旨在温散以逐水气，两方补散之分，只在此一味之间，故一主行水收阴，一主回阳峻补。因而，二方主治各异，彼主腹痛，四肢沉重，下利而有水气者；此主身痛，骨节痛，背恶寒，口中和者，"此大温大补之方，乃正治伤寒之药，为少阴固本御邪之剂也"。

术 附 汤

【出处】 汉·张仲景《金匮要略》引《近效方》方。又名近效术附汤。

【组成】 白术二两　炮附子一枚半　炙甘草一两

【用法】为粗末，每服五钱匕，加生姜五片、大枣一枚，水煎服。

【功用】温经止痛，除湿散寒。

【主治】风虚头重眩，苦极，不知食味；及伤寒八九日，风湿相搏，身体疼烦，不能自转侧，不呕不渴，大便硬，小便自利，脉浮虚而涩。

【解析】本方为温散寒湿之剂。附子温经散寒祛湿；白术健脾益气而除湿；甘草和中补虚，以姜枣散寒补中。徐彬对此方论曰："肾气空虚，风邪承之，漫无出路，风挟肾中浊气，厥逆上攻，致头中眩，苦至极，兼以胃气亦虚，不知食味，此非轻扬风剂可愈，故用附子，煖其水脏，白术甘草，煖其土脏，水土一煖，犹之冬月井中水土既煖阳和之气，可以立复，而浊阴之气不驱自下矣。"

甘草附子汤

【出处】汉·张仲景《伤寒论》。

【组成】甘草二两（炙）　附子二枚（炮，去皮，破）　白术二两　桂枝四两（去皮）

【用法】上四味，以水六升，煮取三升，去滓，温服一升，日三服。初服得微汗则解。能食汗止复烦者，将服五合，恐一升多者，宜服六七合为始。

【功用】解表散寒，祛风除湿。

【主治】原著用于治疗风湿相搏，病势偏重关节之证。症见骨节疼烦，掣痛不得屈伸，近之则痛剧，汗出短气，小便不利，恶风不欲去衣，或身微肿者，舌苔多为白腻或白滑，脉缓或涩。

【解析】附子辛热，温经助阳而散寒；桂枝辛温通阳，祛风通络，合附子则温阳通经祛风湿之力大；白术苦温健脾燥湿，得附子则温运脾阳逐寒湿之力强。方名冠以甘草，取其益气和中，缓和诸药，使峻烈之剂缓缓发挥作用，以驱尽风寒湿之邪。

桂枝姜附汤

【出处】清·吴鞠通《温病条辨》卷一方。

【组成】桂枝六钱　干姜　白术　熟附子各三钱

【用法】水五杯，煮取二杯，渣再煮一杯服。

【功用】温经回阳，散寒除湿。

【主治】寒湿伤阳，形寒脉缓，不渴，舌淡或白滑。

【解析】由于寒为冬令主气，其性属阴，故易伤人体阳气。伤于肌表则卫阳郁滞，直中于里则脾肾阳损。湿亦为阴邪，其性重浊黏滞，故最易蒙蔽清阳，阻碍气机运行。若为寒湿所伤，则治当温阳散寒除湿为要。本方用干姜、附子温阳散寒而入里，桂枝温经通络散寒而走表，白术健脾益气除湿，四味共奏散寒除湿，温经回阳之功。

加减真武汤

【出处】王庆国，贾春华《日本汉医名方选》。

【组成】茯苓　芍药　附子　生姜　甘草

【用法】水煎服。

【功用】清上温下。

【主治】温病下虚上盈之证。症见大热大渴，口燥舌干，耳聋不食，烦躁谵语，大便滑泄，小便稀疏，时时腹痛有振水声，昏昏善眠，手足时厥。

【解析】本方为源元凯氏所创，载于《温病之研究》一书，是在《伤寒论》真武汤的基础上以甘草易白术而成，用于治疗温病上盈下虚之证。所谓上盈下虚，乃指伏邪分传于胃肾二脏，表现中上二焦大热，而下焦肾元虚寒。大渴口燥，不食舌干，烦躁谵语，鼻衄如溅，乃邪热传胃之兆；时时腹痛有水声，大便滑泄，昏昏善眠，手足时厥，乃肾脏受邪之征。夫下虚不温，肾气不通，则上实不降；上实不降，则大热不减，此非参附养荣辈缓剂之可救，当以加减真武汤清上温下。方中甘草降火，芍药养荣，茯苓利小便治心烦，生姜化饮回阳（不用干姜者，以嫌其燥热故也）；附子通肾气，引火归元，火归元则津液随生，邪气自化。其所以冷服，一以滋润上之二焦，一以停药力不下走。但此剂虽有甘草芍药以滋辛热，犹恐有抱薪投火之弊，故至津液涸者，加胆汁、童便以护燥清热，亦长沙之遗意耳。

本方之应用，以上盈下虚（胃实肾虚），胃肾受邪为要点。但本方清热养阴之力似嫌不足，故对津液乏亏者，应酌加养阴生津之药。

真武合理中汤

【出处】王庆国，贾春华《日本汉医名方选》。

【组成】茯苓 5克　人参　芍药　白术　甘草　干姜各3克　附子 0.5克

【用法】水煎服。

【功用】温中散寒，健脾利水。

【主治】体力低下或素来体虚，见慢性腹泻，食欲不振，羸瘦者。其人腹力弱，心下振水音，常见腹直肌紧张。

【解析】此方为大塚敬节的经验方。真武汤补下焦之虚，改善大小肠的功能；理中汤补中焦之虚，改善胃功能低下。方中附子温肾阳以化气行水，人参补虚益脾，茯苓、白术健脾渗湿利水，干姜温中散寒，芍药和里益阴，甘草和中，共成温阳补虚，健脾利水之剂。

第四十六章

炙甘草汤方族

炙甘草汤方族一览表

朝代	方　剂	出处	作者
汉	炙甘草汤	伤寒论	张仲景
清	加减复脉汤	温病条辨	吴鞠通
	救逆汤		
	一甲复脉汤		
	二甲复脉汤		
	三甲复脉汤		
	大定风珠		
	清咽复脉汤	疫喉浅论	夏云
	阿胶鸡子黄汤	重订通俗伤寒论	俞根初、何廉臣增订，徐荣斋重订

　　炙甘草汤方族是指以炙甘草汤为母方，经过加减化裁而发展形成的一个方剂系列。本方在《伤寒论》中用于治疗心动悸，脉结代之证，有益气养血、通阳复脉之功。柯琴赞誉本方说："大剂以峻补真阴，开来学滋阴之一路也。"喻嘉言亦云："此仲景伤寒门中之圣方也。"而后世医家中最善于运用本方者则当首推吴鞠通，其取炙甘草汤方义，而减去甘辛温之品，加入养血敛阴之芍药，构成纯阴柔润之剂，即加减复脉汤。由此又衍化出救逆汤、一甲复脉汤、二甲复脉汤、三甲复脉汤、大定风珠等一系列方，立法用药由浅到深，层次井然，曲尽变化之能事。下面就将此类方剂一一论述。

炙甘草汤

【出处】汉·张仲景《伤寒论》。

【组成】甘草四两（炙）　生姜三两（切）　人参二两　生地黄一斤　桂枝三两（去皮）　阿胶二两　麦门冬半斤（去心）　麻仁半升　大枣三十枚（擘）

【用法】上九味，以清酒七升，水八升，先煮八味，取三升，去滓，纳胶烊消尽，温服一升，日三服。一名复脉汤。

【功用】益气养血，通阳复脉。

【主治】原著用于治疗伤寒后的心阴阳两虚之证。症见心动悸，脉结代。还可见胸闷、气短、神倦、头晕、自汗、口咽干燥、虚烦不寐、便秘、面白无华或颧赤、手足冷或烦热等症。此外，尚有肺痿，多涎唾，心中温温液液，或虚劳不足，汗出而闷，脉结代。

【解析】本证是由阳虚不能宣通脉气，阴虚不能荣养心血所致。治宜滋阴补血，益气通阳，养心复脉。方用炙甘草益气补中，《名医别录》言其能"通经脉，利血气"，人参、大枣补脾养心，助气血生化之源；生地、阿胶、麦冬、麻仁甘润滋阴，养心补血，润肺生津；桂枝合甘草扶助心阳，合生姜、清酒宣通百脉，流通气血，与益气滋阴药相配，既可温而不燥，又可使气血流通，脉道通利。

钱潢："此方以炙甘草为君，故名炙甘草汤。又能使断脉复续，故又名复脉汤。甘草生能泻心下之痞，熟能补中气之虚，故以为君。生姜以宣通其郁滞，桂枝以畅达其卫阳，入大枣而为去芍药之桂枝汤，可解邪气之留结。麦冬生津润燥，麻仁油滑润泽，生地黄养血滋阴，通血脉而益肾气，阿胶补血走阴，乃济水之伏流所成，济为十二经水中之阴水，犹人身之血脉也，故用之以导血脉，所以寇氏本草云：麦冬、地黄、阿胶、麻仁，同为润经益血复脉通心之剂也。人参补元气之虚，同麦冬又为生脉散之半，更以清酒为使，令其宣通百脉，流行血气，则经络自然流贯矣。"

加减复脉汤

【出处】清·吴鞠通《温病条辨》卷三方。

【组成】炙甘草　干地黄　白芍药各六钱　麦门冬五钱　阿胶　火麻仁各三钱

【用法】水煎，分三次服。

【功用】滋阴养液，补血复脉。

【主治】温热病后期，邪热久留，阴液亏虚，症见身热面红，手足心热，口干舌燥，或神倦，舌质鲜红，脉象虚大者。

【加减运用】若剧者加甘草四钱，地黄、白芍药各八钱，麦门冬七钱。

【解析】本方即炙甘草汤去人参、桂枝、生姜、大枣之温，以生地、阿胶、麦冬、麻仁益阴养血，炙甘草补气，更增白芍行血和阴，从而变原方阴阳双补侧重补阳者为益阴复脉之方。

吴鞠通："温邪外羁中焦，阳明阳土，未有不克少阴癸水者，或已下而阴伤，或未下而阴竭。若实证居多，正气未至溃败，脉来沉实有力，尚可假手一下，即《伤寒论》中急下以存津液之谓。若中无结粪，邪热少而虚热多，其人脉必虚，手足心主里，其热必甚于手足背之表也。若再下其热，是竭其津而速之死也。故以复脉汤复其津液，阴复则阳留，庶可不至于死也。去参、桂、姜、枣之补阳，加白芍收三阴之阴，故云加减复脉汤。在仲景当日，治伤于寒者之结代，自有取于参、桂、姜、枣，复脉中之阳；今治伤于温者之阳亢阴竭，不得再补其阳也。"

救 逆 汤

【出处】清·吴鞠通《温病条辨》卷三方。

【组成】炙甘草　干地黄　生白芍各六钱　麦冬（不去心）五钱　阿胶三钱　生龙骨四钱生牡蛎八钱

【用法】水煎服，分三次。

【功用】滋阴复脉，摄津安神。

【主治】温病后期，热邪深入，或在少阴，或在厥阴；温病汗下后，口燥咽干，神倦欲眠，舌赤苔老；温病误用升散，脉结代，甚则脉两至者。

【加减运用】剧者加甘草至一两，地黄、白芍八钱，麦冬七钱，日三服，夜一服。脉虚大欲散者，加人参二钱。

【解析】本方即于加减复脉汤内去麻仁，加生龙骨、牡蛎而成。温疫误用表法，气津两伤，轻则心中震震，舌强神昏；若伤之太过汗出不已，心无所主，阳不固阴，则有阴阳离绝之危。治当滋阴复脉，潜阳敛阴。方用炙甘草益气和中；白芍敛阴和营；麦冬、阿胶滋阴养血生津；生龙骨、牡蛎重镇安神，敛阴固阳。

一甲复脉汤

【出处】清·吴鞠通《温病条辨》卷三方。

【组成】炙甘草　干地黄　生白芍药各六钱　麦门冬（不去心）五钱　阿胶三钱　牡蛎一两

【用法】水煎，分三次服。

【功用】滋阴固摄。

【主治】下焦温病，热邪伤阴，但大便溏者。

【解析】本方即加减复脉汤去麻仁，加牡蛎而成。温病热邪入于下焦而劫肾阴，此时治当滋阴清热，方为正法。但滋阴之品大多性润而滑肠，此时又见大便溏，故去麻仁而不用，更加牡蛎以收敛固涩，是复阴之中，预防泄阴之弊。

二甲复脉汤

【出处】清·吴鞠通《温病条辨》卷二方。

【组成】炙甘草　干地黄　生白芍药各六钱　麦门冬（不去心）　生牡蛎各五钱　阿胶

火麻仁各三钱　生鳖甲八钱

【用法】水煎，分三次服。

【功用】滋阴潜阳。

【主治】温病热邪深入下焦，脉沉数，舌干齿黑，但觉手足蠕动，欲成痉厥者。

【解析】本方即加减复脉汤加牡蛎、鳖甲而成。温热之邪入于下焦，耗伤气阴，热极生风，故见口中津液干涸，舌干齿黑，手指蠕动等症。若不及时治疗，则有成痉厥之危，故治当滋阴复脉息风。方用加减复脉汤滋阴复脉以解下焦之热，救已伤之阴；更加入牡蛎、鳖甲以滋阴潜阳，平肝息风，交通阴阳。

三甲复脉汤

【出处】清·吴鞠通《温病条辨》卷三方。

【组成】炙甘草　干地黄　白芍药各六钱　阿胶　麻仁各三钱　麦门冬（不去心）　生牡蛎各五钱　生鳖甲八钱　生龟甲一两

【用法】水煎，分三次服。

【功用】滋养肝肾，潜阳息风。

【主治】下焦温病，热深厥甚，脉细数，心中憺憺大动，甚至心中痛者。

【解析】本方即二甲复脉汤加龟甲而成。热入下焦，已成痉厥之势，若不平肝息风、育阴潜阳，必然导致阴竭精枯。故于二甲复脉汤中又加入滋阴潜阳，补水制火之龟甲，加强复脉育阴之力。正如吴鞠通所说："前二甲复脉，防痉厥之渐；即痉厥已作，亦可以二甲复脉止厥。兹又加龟甲名三甲者，以心中大动，甚则痛而然也。心中动者，火以水为体，肝风鸱张，立即有吸尽西江之势，肾水本虚，不能济肝而后发痉，既痉而水难猝补，心之本体欲失，故憺憺然而大动也。甚则痛者，'阴维为病主心痛'，此证热久伤阴，八脉隶于肝肾，肝肾虚而累及阴维故心痛，非如寒气客于心胸之心痛，可用温通。故以镇肾气补任脉通阴维之龟甲止心痛，合入肝搜邪之二甲，相济成功也。"

大定风珠

【出处】清·吴鞠通《温病条辨》卷二方。

【组成】白芍药　干地黄　麦门冬（连心）各六钱　阿胶三钱　生龟甲　生牡蛎　炙甘草　生鳖甲各四钱　麻仁　五味子各二钱　生鸡子黄二枚

【用法】水煎去渣，再入鸡子黄，搅令相得，分三次服。

【功用】滋液息风。

【主治】热邪久羁，热灼真阴，或因误表，或因妄攻，神倦瘛疭，脉气虚弱，舌绛苔少，时时欲脱者。

【加减运用】若喘，加人参；自汗，加龙骨、人参、小麦；心悸，加茯神、人参、小麦。

【解析】　本方证是由温病时久，邪热灼伤真阴，或因误汗妄攻，重伤阴液所致。真阴大亏，故见神倦脉虚，舌绛少苔，有时时欲脱之势；虚风内动，故手足瘛疭。此时，邪气已去八九，真阴仅存一二，故治用味厚滋补的药物为主以滋阴养液，填补欲竭之真阴，平息内动之虚风。方中鸡子黄、阿胶滋阴养液以息内风；地黄、麦冬、白芍滋阴柔肝；龟甲、鳖甲滋阴潜阳；麻仁养阴润燥；牡蛎平肝潜阳；五味子、炙甘草酸甘化阴，以加强滋阴息风之功。诸药合用，共奏滋阴养液，柔肝息风之效。

本方是由《温病条辨》加减复脉汤衍化而来。由于邪热久羁，阳伤更甚，故又增加了鸡子黄、五味子、龟甲、鳖甲、牡蛎等滋阴潜阳之品，从而由滋阴复脉转变成滋阴息风之剂。

清咽复脉汤

【出处】　清·夏云《疫喉浅论》卷下方。

【组成】　西洋参　牡蛎　炙鳖甲　龟甲　生地黄　炙甘草　白芍药　火麻仁　阿胶　玄参　麦门冬　天门冬　鸡子黄　童便

【用法】　水煎去渣，入阿胶烊化，再入鸡子黄搅和，最后冲童便一大盅服。

【功用】　滋阴养液，镇潜复脉。

【主治】　疫喉腐烂，痧透热留，舌干少津，脉数而细。

【解析】　本方即三甲复脉汤加西洋参、玄参、天冬、鸡子黄、童便而成。咽喉为肺胃所属，风热邪毒循口鼻入侵肺系，咽喉首当其冲，邪毒搏结于此，以致脉络受阻，肌膜受灼，而成腐烂之状，若治疗得当，则热清毒解，病证可愈。但若失治、误治、或治不得法，则热邪羁留，耗气伤津，而致舌干少津，脉细数。此时，治当滋阴清热，益气养阴。方用三甲复脉汤滋阴复脉，潜阳息风，加西洋参补气养阴，清火生津。玄参清热养阴，天冬滋阴清热，鸡子黄滋阴息风，童便引诸药走于阴分。

阿胶鸡子黄汤

【出处】　清·俞根初、何廉臣增订，徐荣斋重订《重订通俗伤寒论》。

【组成】　阿胶（烊化）　钩藤各二钱　白芍药　络石藤各三钱　石决明五钱　生地黄　生牡蛎　茯神木各四钱　鸡子黄（先煎代水）二枚　炙甘草六分

【功用】　养血滋阴，柔肝息风。

【主治】　热邪伤阴，唇焦舌燥，脉濡而细数，心烦不寐，筋脉拘急，手足蠕动等症。

【解析】　本方证为邪热久羁，热伤阴血，虚风内动而致。热邪留羁，耗气伤津，心失所养，筋失所濡，肝阳鸱张，故见唇焦舌燥，脉濡而细数，心烦不寐，筋脉拘急，手足蠕动等症。治当滋阴养血，柔肝息风为主，辅以潜阳通络。方用阿胶、鸡子黄血肉有情之品为君，以滋阴养血，补肝之体而助肝之用；白芍、生地、甘草为臣，酸甘化阴，柔肝息风。然阴血虚者，肝阳偏亢，故以钩藤协石决明、牡蛎为佐，取其介类潜阳，合用以平熄肝木之亢；复用茯神木平肝安神，以加强其效。筋挛则络亦不舒，故用络石藤为使，配合芍药、甘草，以舒筋通络。合而用之，成为养血滋阴、柔肝息风之剂。

第四十七章

酸枣仁汤方族

酸枣仁汤方族一览表

朝代	方　剂	出处	作者
汉	酸枣仁汤	金匮要略	张仲景
唐	酸枣汤	外台秘要	王焘
宋	酸枣仁汤	三因极一病证方论	陈言
	酸枣仁丸	圣济总录	医官合编
	酸枣仁丸		
	酸枣汤	类证活人书	朱肱
明	酸枣仁汤	景岳全书	张景岳
清	酸枣仁汤	杂病源流犀烛	沈金鳌
	养血清心汤		

　　酸枣仁汤在《金匮要略》中用于治疗虚劳虚烦不得眠之证，有养血安神、清热除烦之功。本方配伍特点是以酸收和辛散之品同用，兼以甘平，体现了《内经》"肝欲散，急食辛以散之"，"肝苦急，急食甘以缓之"的治疗原则。故而后世医家在治疗肝阴不足，心血亏虚所致虚烦不眠之证时，多宗本方。

酸枣仁汤

　　【出处】　汉·张仲景《金匮要略》。

　　【组成】　酸枣仁二升　甘草一两　知母二两　茯苓二两　川芎二两（深师有生姜二两）

　　【用法】　上五味，以水八升，煮酸枣仁，得六升，纳诸药，煮取三升，分温三服。

　　【功用】　养血安神，清热除烦。

　　【主治】　虚劳虚烦不得眠。

【解析】本方所治之虚烦失眠，乃由肝血不足，血不养心，阴虚内热所致。治宜养肝血安心神，佐以清热除烦。方中酸枣仁养肝血，安心神为主药；川芎调畅气血，疏达肝气，与酸枣仁相配伍，一酸收，一辛散，相反相成以达养血调肝安神之效，茯苓健脾宁心，助酸枣仁以安心神，知母清热除烦，又能缓和川芎之辛燥，共为辅佐药；使以甘草和中缓急。诸药合用，以达养血安神，清热除烦之效。《金匮要略心典》称："魂不藏故不得眠，酸枣仁补肝敛气，宜以为君；而魂既不归，客必有浊痰燥火乘间而袭其舍者，烦之所由作也，故以知母、甘草清热滋燥；茯苓、川芎行气除痰，皆所以求肝之治，而宅其魂也。"

酸 枣 汤

【出处】唐·王焘《外台秘要》卷二方。

【组成】酸枣仁四升　麦门冬（去心）一升　甘草（炙）二两　知母二两　茯苓二两　川芎二两　干姜三两

【用法】上七味切，以水一斗六升，煮酸枣一斗，去枣入药，煮取三升，去滓，分温三服。

【功用】养血安神，清热除烦。

【主治】伤寒及吐下后，心烦乏气，昼夜不眠。

【解析】本方所治之心烦乏气，昼夜不眠由伤寒及吐下后，肝血不足，血不养心所致，故治宜养血安神，清热除烦。方用酸枣仁养血安神为主药；川芎行气活血调肝，茯苓健脾宁心，麦冬、知母养阴清热除烦，干姜温中以滋化源，共为辅佐药，甘草和中缓急，兼能调和诸药。

酸 枣 汤

【出处】宋·朱肱《类证活人书》卷十八方。

【组成】酸枣仁四升　炙甘草一两　知母二两　茯苓　川芎　干姜各三两　麦门冬一升

【用法】为粗末，每服四钱，水煎服。

【功用】养血安神，温中除烦。

【主治】伤寒，经吐下后，虚烦不眠，心中懊恼。

【解析】本方由《金匮要略》酸枣仁汤加味化裁而成。主治伤寒经吐下后，肝血虚损，虚火上炎，加之中阳受损，寒邪内盛之证。方中酸枣仁养肝血，安心神为主药；麦门冬滋阴生津，清热除烦，茯苓健脾利湿，宁心安神，共为辅药；川芎调畅气血，疏达肝气，知母清热除烦，干姜温中祛寒，共为佐药；使以甘草和中缓急。诸药合用，共奏养血安神，温中除烦之功。

酸枣仁丸

【出处】宋·医官合编《圣济总录》卷四十二方。

【组成】炒酸枣仁二两　人参　白术　茯苓　半夏（汤洗七遍）　炮姜各一两半　陈皮　榆白皮　旋覆花　前胡各一两　槟榔五枚

【用法】为末，炼蜜为丸，梧桐子大，每服二十至三十丸，空腹、食前，煎枣汤送下，日二次。

【功用】补气安神，和胃化痰。

【主治】胆虚，睡眠不得安，精神恐怯。

【解析】本方所治之不得眠为胆气虚怯，惊恐所致。方中酸枣仁养血安神为主药；人参、白术、茯苓补中益气，健脾渗湿，共为辅药；半夏、陈皮、榆白皮燥湿化痰，炮姜温中和胃，旋覆花、前胡降逆化痰，槟榔行气利水，共为佐使药。诸药合用，共奏行气安神，和胃化痰之功。

酸枣仁丸

【出处】宋·医官合编《圣济总录》卷四十二方。

【组成】炒酸枣仁　地榆各一两　茯神　朱砂　人参　菖蒲各半两

【用法】为细末，炼蜜为丸，每服二十丸，米汤送下。

【功用】补气安神。

【主治】胆气虚热不得眠。

【解析】方中炒酸枣仁养肝补血安神为主药；人参、茯神健脾安神为辅药；菖蒲开窍安神，朱砂重镇安神，以制浮游之火，地榆清热除烦，共为佐使药。诸药合用，使中气得补，虚热得降，则失眠自愈。

酸枣仁汤

【出处】宋·陈言《三因极一病证方论》卷九方。

【组成】炒酸枣仁一两三分　人参　桂心各一分　知母　茯苓各三钱三字　煅石膏半两　炙甘草二钱

【用法】为粗末，每服四钱，加生姜三片，大枣一枚，水煎，食前服。

【功用】补气安神，清热除烦。

【主治】霍乱，吐下增剧，虚劳烦扰，奔气在胸中，不得眠；或发寒热，头疼，晕闷。

【解析】本方所治之不眠为霍乱，吐下增剧，气液两伤，虚气上逆之证。方中酸枣仁养肝补血为主药；人参益气生津，安神定志，茯苓健脾宁心安神共为辅药；知母清热除烦，煅石膏清热敛津，重镇安神，桂心平冲降逆，共为佐药，炙甘草和中调药，为使。诸药合用，共奏补气安神，清热除烦之功。

酸枣仁汤

【出处】明·张景岳《景岳全书》卷五十三方。

【组成】枣仁（微炒）　人参各一钱　麦冬三钱　竹茹二钱　加龙眼肉五枚，煎服无时。

【功用】益气安神，滋阴清热。

【主治】病后气血俱虚，内亡津液，烦热诸虚不眠者。

【解析】本方主治病后气血俱虚，内亡津液，燥热内扰所致的不眠。方中酸枣仁养肝血、安心神，为主药；麦门冬滋阴生津，清热除烦，龙眼肉养心安神，人参补中益气，安神定志，共为辅药；竹茹清热化痰安神，为佐使。诸药合用，共奏益气安神，滋阴清热之功。

酸枣仁汤

【出处】清·沈金鳌《杂病源流犀烛·脏腑门》卷六方。

【组成】酸枣仁　远志　黄芪　莲肉　人参　当归　茯苓　茯神　陈皮　甘草　姜　枣

【功用】养血安神，益气补心。

【主治】肝胆不足而善恐。

【加减运用】若心经有热，加黄连、生地黄、麦门冬、木通。

【解析】本方主治肝胆不足，心神失养，情绪不宁所致的善恐。方中酸枣仁养肝血、安心神，为主药；人参、莲肉、茯苓益气健脾，使脾胃强健，则气血自生；当归、黄芪补气生血，使气固血充，共为辅药；远志、茯神宁心安神，陈皮理气健脾，共为佐药；甘草、姜、枣益气和中，滋阴养血，共为使药。诸药合用，共奏养血安神，益气补心之功。

养血清心汤

【出处】清·沈金鳌《杂病源流犀烛·脏腑门》卷七方。

【组成】当归　生地黄各一钱半　人参　白术　姜远志　茯神　酸枣仁　川芎各一钱　甘草五分

【功用】安神定志，补气养血。

【主治】劳神病狂。

【解析】本方主治劳神过度，暗耗阴血，精气不足所致的狂证。方中酸枣仁养肝血，安心神，人参补中益气，安神定志，共为主药；当归、生地黄滋阴养血，清心除烦，白术补气除湿，并为辅药；茯神养心安神，远志交通心肾，川芎调畅气机，防补气血药滋腻滞气，有碍脾胃运化，共为佐药；使以甘草益气补中，调和药性。诸药合用，共奏安神定志，补气养血之效。

第四十八章
防己汤方族

防己汤方族一览表

朝代	方　剂		出处	作者
汉	防己黄芪汤		金匮要略	张仲景
	防己茯苓汤			
	防己地黄汤			
	木防己汤			
	木防己去石膏加茯苓芒硝汤			
	防己椒目葶苈大黄丸			
唐	防己汤		备急千金要方	孙思邈
清	加减木防己汤		温病条辨	吴鞠通
现代	增损木防己汤		日本汉医名方选	王庆国，贾春华

　　《金匮要略》中此类方共有防己黄芪汤、防己茯苓汤、防己地黄汤、木防己汤、木防己去石膏加茯苓芒硝汤、己椒苈黄丸等六方，主要用于治疗水饮湿邪所致之病。现详述于下。

防己黄芪汤

　　【出处】汉·张仲景《金匮要略》。
　　【组成】防己一两　甘草半两（炒）　白术七钱半　黄芪一两一分（去芦）
　　【用法】上锉麻豆大，每炒五钱匕，生姜四片，大枣一枚，水盖半，煎八分，去滓，温服，良久再服。服后当如虫行应中，从腰下如冰，后坐被上，又以一被绕腰以下，温令微汗，瘥。
　　【功用】益气祛风，健脾利水。
　　【主治】原著用于治疗风湿，脉浮、身重、汗出、恶风、小便不利、舌淡、苔白。

【加减运用】喘者加麻黄半两；胃中不和者加芍药二分；气上冲者加桂枝三分；下有陈寒者加细辛三分。

【解析】本方所治之风水、风湿，乃由正虚表气不固，外受风邪，以致水湿郁于肌表之证。因表虚不固而汗出恶风；水湿停滞肌腠而身体重着，小便不利；舌淡为虚，苔白脉浮为风邪在表。风邪在表，理当汗解，表不解则邪不去，欲解其外，表气尚虚，若强汗之，必重伤其表，反招风邪，故不可单用解表除湿法，只宜益气固表与祛风行水并行。方中防己大苦辛寒，通行十二经，利水退肿，祛风止痛；黄芪甘温，益气固表，且可行水消肿；二药配伍，扶正祛邪，相得益彰，共为君药。臣以白术，补气健脾，助脾运化，与黄芪并能止汗而有实卫之功；使以甘草，培土和中，调和诸药；姜枣辛甘散邪，解表调中，调和营卫。六药相合，使表气得固，风邪得除，水道通利，脾气健运，则风水、风湿诸症自解。

防己茯苓汤

【出处】汉·张仲景《金匮要略》。

【组成】防己三两　黄芪三两　桂枝三两　茯苓六两　甘草二两

【用法】上五味，以水六升，煮取二升，分温三服。

【功用】益气健脾，通阳利水。

【主治】皮水为病，四肢肿，水气在皮肤中，四肢聂聂而动。

【解析】脾主四肢，脾病则水潴留于四肢皮肤，故皮水病人四肢浮肿。肿则阳气被郁，邪正相争，故肌肉有轻微跳动。治以通阳化气，表里分消。方中防己、黄芪走表祛湿，使皮水从外而解；桂枝、茯苓通阳化水，使水气从小便而去；同时，桂枝与黄芪相协，又能通阳行痹，鼓舞卫阳；甘草调和诸药，协黄芪以健脾，脾旺则制水，并可预防肾水泛滥，以免加重水肿。

本方即防己黄芪汤去白术加桂枝、茯苓而成。比较两方中药物的分量，防己黄芪汤中防己一两，黄芪一两一分；而防己茯苓汤中的防己、黄芪各三两，显然本方证肌表之水特重，其祛除皮水的作用亦特强。

防己地黄汤

【出处】汉·张仲景《金匮要略》。

【组成】防己　甘草各一分　桂枝　防风各三分

【用法】上四味，以酒一杯，渍之一宿，绞取汁；生地黄二斤，为粗末，蒸之如斗米饭久，后绞汁和匀，分二次服。

【功用】祛风化湿，清心凉血。

【主治】病如狂状，妄行，独语不休，无寒热，脉浮。

【解析】病者如狂，妄行，独语，如身热脉沉而数，则为阳明热盛，若无寒热，脉浮，则为血虚生热，外邪乘虚侵袭，热扰心神所致。治宜养血清热祛风。方中重用地黄以养血清热为君，轻用防己、防风、桂枝疏风散邪，甘草和中补气。但须注意，若无外感风邪，而见狂妄谵语者，此方当禁止使用。

木防己汤

【出处】汉·张仲景《金匮要略》。

【组成】木防己三两　石膏十二枚（鸡子大）　桂枝二两　人参四两

【用法】上四味，以水六升，煮取二升，分温再服。

【功用】行水散结，清热补虚。

【主治】膈间支饮，其人喘满，心下痞坚，面色黧黑，其脉沉紧，得之数十日，医吐下之不愈，木防己汤主之。

【解析】膈间有支饮，发为喘满，心下痞坚等症状，是水停心下，上迫于肺所致。寒饮留伏于里，结聚不散，所以其脉沉紧。饮聚于膈，营卫运行不利，故面色黧黑。发病数十日，曾经吐下诸法治疗，病仍不愈，这是支饮的重证，而且病情虚实错杂。此时治宜用木防己汤。方中防己、桂枝一苦一辛，行水饮而散结气，可使心下痞坚消散；石膏辛凉以清郁热，其性沉降，可以镇饮邪之上逆；人参扶正补虚，因病经数十日，又经吐下，故应正邪兼顾。

木防己去石膏加茯苓芒硝汤

【出处】汉·张仲景《金匮要略》。

【组成】木防己　桂枝各二两　人参四两　芒硝三合　茯苓四两

【用法】上五味，以水六升，煮取二升，去滓，纳芒硝，再微煎，分温再服，微利则愈。

【功用】行水降逆，软坚散结。

【主治】膈间支饮，其人喘满，心下痞坚，面色黧黑，其脉沉紧，得之数十日，医吐下之不愈，木防己汤主之。虚者即愈，实者三日复发，复与不愈者，宜木防己汤去石膏加茯苓芒硝汤主之。

【解析】本方为逐水软坚，导水散结之剂。膈间支饮，用木防己汤欲解，但三日后复发，为水停气结较重，再用木防己汤则无效，故于前方去石膏之辛凉，以防其滞寒碍气；加茯苓以健脾利湿，导水下行；由于实结较重，更加芒硝之软坚破结，润燥导滞，加强荡涤逐水之力。

防己椒目葶苈大黄丸

【出处】 汉·张仲景《金匮要略》。

【组成】 防己　椒目　葶苈（熬）　大黄各一两

【用法】 上四味，末之，蜜丸如梧子大，先食饮服一丸，日三服，稍增，口中有津液。

【功用】 分消水饮，导邪下行。

【主治】 腹满，口舌干燥。

【加减运用】 渴者加芒硝半两。

【解析】 本方为分消利水之剂。由于痰饮水走肠间，而致腹满，口舌干燥，故以防己利水逐湿；椒目之苦寒泄降，利气行水，导水下行，从小便而出；葶苈泻肺行水，逐湿开郁；大黄苦寒泄热攻坚，决壅逐水，从大便而去，前后分消，使脾气转输，肠间之水得去，邪去正复则饮去病解。若饮阻气结，津伤而渴者，加芒硝以荡实破结，泻热存阴。

防 己 汤

【出处】 唐·孙思邈《备急千金要方》卷八方。

【组成】 防己　茯苓　白术　桂心　生姜各四两　乌头七枚　人参二两　甘草三两

【用法】 为粗末，苦酒和水煎，分四次（昼三夜一）服。

【功用】 益气扶风，健脾化湿。

【主治】 历节风，四肢疼痛不可忍者。

【解析】 历节是以心肝肾气血不足为内因，风寒湿热为导致本病的诱因。本病的症状以关节剧烈疼痛为主，治以温经散寒，祛风通络，除湿止痛为宜。本方用防己通行十二经，利水退肿，祛风止痛；乌头温经祛寒止痛；生姜温胃和中，外散风邪；人参补气健脾；茯苓、桂枝、白术、甘草合用以通阳化气，利水祛湿。

加减木防己汤

【出处】 清·吴鞠通《温病条辨》卷二方。

【组成】 防己　石膏各六钱　桂枝　薏苡仁各三钱　杏仁　滑石各四钱　通草二钱

【用法】 水八杯，煮取三杯，分温三服。见小效不即退者，加重服，日三夜一。

【功用】 祛湿蠲痹。

【主治】 暑湿痹证。

【加减运用】 若风胜，加桂枝、桑叶；湿胜，加滑石、萆薢、苍术；寒胜，加防己、桂枝、姜黄、海桐皮；面赤口涎自出者，加知母，重用石膏；无汗者，加羌活、苍术；汗多者，加黄芪、炙甘草；兼痰饮者，加半夏、厚朴、陈皮。

【解析】 方用防己、桂枝，苦辛并用，行水气而散结气；石膏辛寒而清暑热；薏苡仁祛湿除痹；杏仁利上焦肺气，"盖肺主一身之气，气化则湿亦化"；滑石、通草甘寒淡渗，导暑湿从小便而去。

增损木防己汤

【出处】 王庆国，贾春华《日本汉医名方选》。

【组成】 防己　人参各4克　石膏10克　桂枝2克　苏子5克　桑白皮　生姜各3克

【用法】 水煎服。

【功用】 补虚蠲饮，平冲消肿。

【主治】 膈间支饮，心下痞坚，呼吸迫促，尿少浮肿。

【解析】 本方见本间枣轩之《内科秘录》，为木防己汤加苏子、桑白皮、生姜而成。方中木防己通利水气之壅滞，又以桑白皮泻肺行水，苏子降气化痰，则行水化饮之力增强。饮属阴邪，故以桂枝温阳化气，生姜温胃散寒；寒饮化热，故以石膏清肺热而平喘；正气不足，故用人参益气扶正。人参、桂枝相伍，尚能温助心脾之阳，心阳振则阴霾得散，脾土旺则水饮有制。诸药寒温并用，攻补兼施，对于正虚邪实之支饮证，确为适宜。

第四十九章

枳术汤方族

枳术汤方族一览表

朝代	方　　剂	出处	作者
汉	枳术汤	金匮要略	张仲景
金	枳术丸	内外伤辨惑论	李杲
	三黄枳术丸	兰室秘藏	
明	曲麦枳术丸	奇效良方	方贤
	木香枳术丸	医学入门	李梴
	平补枳术丸		
	橘半枳术丸		
	加减枳术汤	症因脉治	秦景明
	香砂枳术丸	景岳全书	张景岳
	加味枳术丸		
清	加味枳术丸	类证治裁	林珮琴
	香砂枳术丸		
	橘皮枳术丸	杂病源流犀烛	沈金鳌
	香砂枳术丸	重订通俗伤寒论	俞根初、何廉臣增订，徐荣斋重订

　　枳术汤方族是指以枳术汤为母方，经过加减化裁而发展形成的一个方剂系列。在《金匮要略》中，此方用于治疗水饮结于心下之证，有破气开结、健脾利水之功。金人张元素将此方变汤为丸，而创制枳术丸，从而扩大了本方的应用范围。现将此类方剂列述如下。

枳 术 汤

【出处】汉·张仲景《金匮要略》。

【组成】枳实七枚　白术二两

【用法】 上二味，以水五升，煮取三升，分温三服，腹中软，即当散也。

【功用】 破气开结，健脾利水。

【主治】 心下坚，大如盘，边如旋盘，水饮所作。

【解析】 本证乃由水饮结于心下所致，故心下坚，大如盘。此为有形之结。故以枳实破气散满，导滞消痞；白术健脾利湿，豁痰利水，则脾气健，水结行，坚满得去。清·费伯雄对此方评曰："一补脾，一去实，简当有法，勿以其平易而忽之。"实为中的之语。

枳 术 丸

【出处】 金·李杲《内外伤辨惑论》卷下引张洁古方。

【组成】 白术二两　枳实（麸炒）一两

【用法】 为细末，荷叶裹炒饭为丸，如梧桐子大，每服五十丸，多用白汤下，不拘时服。

【功用】 健脾消痞。

【主治】 脾胃运化无力，饮食停滞，腹胀痞满者。

【解析】 本方所治之证，乃脾胃虚弱，饮食气滞所致。脾虚不运，食阻气机，故不思饮食，胸脘痞满。治宜补脾行气以消食积。方中以白术为君，重在健脾祛湿，以助脾之运化；以枳实为臣，下气化滞，消痞除满。白术用量重于枳实一倍，意在以补为主，乃补重于消，寓消于补之中，"本意不取其食速化，但令人胃气强不复伤也"。更以荷叶烧饭为丸，取其养脾胃而升清，以助白术健脾益胃之功。荷叶与枳实相伍，一升清，一降浊，清升浊降，脾胃调和，使脾健积消，气调胃和，痞满得除，饮食如常。本方是张元素从《金匮要略》枳术汤变化而来，枳术汤枳实之用量倍于白术，且用汤剂，治"心下坚，大如盘，边如旋盘，水饮所作"之证。其证属于气滞水停，治当行气消痞，故重用枳实，意在以消为主。而枳术丸证，是脾虚重于积滞，治宜健脾化积，故重用白术，意在以补为主。二方虽皆用枳实、白术，但由于用量与剂型不同，其功效则缓急有异，补消有偏，可见古人制方之妙。所以张璐说："二方各有深意，不可移易"。《医宗金鉴》则对此论曰："枳实消胀，苦以泄之也；白术去湿，苦以燥之也。后张元素治痞用枳术丸，亦从此汤（枳术汤）化出。但此乃水饮所作，则用汤以荡涤之；彼属食积所伤，则用丸以消磨之。一汤一丸，各有深意，非漫无主张也。"

三黄枳术丸

【出处】 金·李杲《兰室秘藏·饮食劳倦门》方。

【组成】 枳实（麸炒）五钱　黄连（酒洗）　煨大黄　炒神曲　橘皮　白术各一两　黄芩二两

【用法】为细末，汤浸蒸饼为丸，如绿豆一倍大，每服五十丸，白开水送下。

【功用】泻热消积。

【主治】伤肉食面食，辛辣厚味之物，填塞闷乱不快。

【解析】脾胃虚弱，饮食难消，停而成积，化生湿热，故而填塞闷乱不快。方用枳实下气行滞；神曲、陈皮、白术健脾消积，助脾之运；大黄荡涤积滞；黄芩、黄连清热燥湿。

曲麦枳术丸

【出处】明·方贤《奇效良方》卷四十三方。

【组成】炒神曲　炒麦芽　枳实各一两　白术二两

【用法】为细末，荷叶煨饭为丸，梧桐子大，每服五十丸，食远白水送下。

【功用】健脾消食。

【主治】饮食过多，心腹满闷不快。

【解析】脾胃虚弱，运化无力，饮食过多，难以消化，故致心腹满闷不快。方用枳实下气行滞，消痞除满；白术健脾除湿，助脾之运；更用炒神曲、炒麦芽健脾消食，以助枳实、白术之用。荷叶升清脾胃阳气，与枳实一升一降，则清气升，浊气降，脾胃健，食积消。

木香枳术丸

【出处】明·李梴《医学入门》卷七方。

【组成】木香　枳实各一两　白术二两

【用法】为末，荷叶裹饭捣为丸，梧桐子大，每服五十丸，白开水送下。

【功用】理气消积。

【主治】气滞食积。

【解析】脾失健运，气机停滞，饮食难化，治当理气消积。方用枳实消痞除满，白术健脾除湿，木香行气醒脾。

平补枳术丸

【出处】明·李梴《医学入门》卷六方。

【组成】白术二两　白芍药一两半　陈皮　枳实　黄连各一两　人参　木香各五钱

【用法】为末，荷叶煎浓汁，煮糊为丸，梧桐子大，每服五十至七十丸，食远米饮送下。

【功用】健脾消痞，理气除满。

【主治】痞满。

【解析】方用枳实消痞除满；白术补气健脾；白芍敛阴益营；陈皮理气健脾；人参补气扶正；黄连除中焦湿热；木香气味芳香，辛散温通而行气调中。

橘半枳术丸

【出处】明·李梴《医学入门》卷七方。

【组成】橘皮　枳实　半夏各一两　白术二两

【用法】为细末，用荷叶裹米、烧饭为丸，梧桐子大，每服五十至六十丸，橘皮煎汤送服。

【功用】健脾化痰，理气消痞。

【主治】饮食伤脾，停积痰饮，心胸痞闷。

【加减运用】如食不消，加神曲、麦芽；气逆，加木香、白豆蔻；胃脘痛，加草豆蔻；气升，加沉香。

【解析】方用枳实下气消痞除满；白术补气健脾；橘皮气香性温，能行能降，可理气运脾、调中快膈。半夏燥湿化痰，消痞散结。

香砂枳术丸

【出处】明·张景岳《景岳全书·古方八阵》卷五十四方。

【组成】木香　砂仁各五钱　枳实（麸炒）一两　白术（米泔炒）二两

【用法】为末，荷叶裹烧饭为丸，梧桐子大，每服五十丸，白术煎汤送下。

【功用】健脾消痞，理气化积。

【主治】气滞停食，心胸满闷，不思饮食。

【加减运用】《类证治裁》中亦有本方，但多陈皮、半夏。

【解析】方用枳实消痞除满；白术健脾除湿；木香行气调中；砂仁辛散温通，善于化湿行气，醒脾和胃。

加味枳术丸

【出处】明·张景岳《景岳全书·古方八阵》卷五十四引《直指》方。

【组成】炒白术二两　炒枳实　炒神曲　炒麦芽　陈皮　山楂　炒香附各一两　炒砂仁五钱

【用法】为细末，荷叶烧饭为丸，梧桐子大，每服三十至五十丸，饭前服。

【功用】进食宽中，和胃健脾。

【主治】脾胃虚弱，食积气滞，胸腹胀满。

【解析】方用枳实消痞除满，行气导滞；白术健脾除湿；炒神曲、炒麦芽、山楂健脾消食和中；陈皮理气和中；砂仁行气和中；香附之气平而不寒，香而能窜，可利三焦，解六郁，消饮食积聚、痰饮痞满。

加减枳术汤

【出处】明·秦景明《症因脉治》卷三方。

【组成】白术　枳实　人参　陈皮　甘草　砂仁　茯苓

【功用】健脾消积。

【主治】脾虚腹胀，饮食难消者。

【解析】方用枳实消痞除满；人参、白术、茯苓、甘草合而为四君子汤之用，功可补气健脾；陈皮理气和中。

橘皮枳术丸

【出处】清·沈金鳌《杂病源流犀烛·身形门》卷二十七方。

【组成】白术二两　陈皮　枳实各一两

【功用】健脾消痞，理气宽胸。

【主治】胸痞。

【解析】方用白术补气健脾除湿，枳实消痞除满，陈皮理气和中。

加味枳术丸

【出处】清·林珮琴《类证治裁》卷三方。

【组成】枳实　白术　陈皮　半夏　黄芩　苏叶　桔梗　甘草　肉桂　槟榔　五灵脂　干姜

【功用】健脾消痞，理气化瘀。

【主治】腹胀。

【解析】方用枳实消痞行气；白术健脾除湿；半夏、陈皮理气和中；黄芩清热；苏叶行气宽中；桔梗开宣肺气，助气之行；肉桂、干姜温胃和中散寒；槟榔行气调中；五灵脂活血化瘀；甘草调和诸药。

香砂枳术丸

【出处】清·林珮琴《类证治裁》卷六方。

【组成】木香　砂仁　枳实　白术　陈皮　半夏

【用法】荷叶包，陈米煨饭为丸。

【功用】消食化积，理气降逆。

【主治】因饮食而胸满头痛者。

【解析】方用木香、砂仁行气和中，芳香醒脾；半夏、陈皮理气降逆；枳实消痞除满；白术健脾除湿。荷叶升清，陈米益胃。全方升降合用，消补同施。

香砂枳术丸

【出处】清·俞根初、何廉臣增订，徐荣斋重订《重订通俗伤寒论》方。

【组成】枳实一钱　炒白术　神曲　炒麦芽各三钱　茯苓二两　赤小豆　车前子各一两

【用法】后三味煎汤代水，再煎余药服。

【功用】健脾化饮，消积利水。

【主治】湿痰挟气阻滞胸腹而致的痰胀，腹胀减轻而喘肿未除者。

【解析】方用枳实下气消痞；白术健脾利水；神曲、麦芽健脾消食；茯苓健脾利湿；车前子甘寒滑利而利水；赤小豆性善下行，能通利水道，使水湿下泄而消肿。

第五十章

胶艾汤方族

胶艾汤方族一览表

朝代	方　剂	出处	作者
汉	胶艾汤	金匮要略	张仲景
	当归芍药散		
	当归散		
宋	四物汤	太平惠民和剂局方	陈师文
	人参养血丸		
	神应养真丹	三因极一病证方论	陈言
	活血丹	全生指迷方	王贶
	六合汤	济生方	严用和
金	三黄补血汤	兰室秘藏	李杲
	丁香胶艾汤		
	圣愈汤		
	玉烛散	儒门事亲	张从正
元	附子六合汤	医垒元戎	王好古
	风湿六合汤		
	黄芩六合汤		
	寒六合汤		
	栀子六合汤		
	热六合汤		
	海藏当归丸		
	玄胡六合汤		
	石膏六合汤		
	人参六合汤		
	升麻六合汤		

朝代	方　剂	出处	作者
元	气六合汤	医垒元戎	王好古
	气六合汤		
	大黄六合汤		
	风六合汤		
	风六合汤		
	八物汤		
	四物龙胆汤		
明	四物补肝汤	审视瑶函	傅仁宇
	生地黄散		
	胶艾四物汤	古今医鉴	龚信
	活血四物汤	医学入门	李梴
	加味补肝散	症因脉治	秦景明
	四顺饮		
	知柏四物汤		
	羌活四物汤		
	芎归养荣汤	赤水玄珠	孙一奎
	加味四物汤	证治准绳	王肯堂
	四物二连汤		
	四物五子丸		
	当归饮子		
	养血当归地黄散		
	先期汤		
	生料四物汤		
	阿胶汤		
	小营煎	景岳全书	张景岳
清	加减四物汤	傅青主女科	傅山
	加味四物汤		
	加味四物汤		
	四物化郁汤	类证治裁	林珮琴
	加味四物汤		
	化瘀汤	罗氏会约医镜	罗国纲

续表

朝代	方　剂	出处	作者
清	养肝丸	杂病源流犀烛	沈金鳌
	四物延胡汤		
	养血地黄汤		
	芩连四物汤		
	蠲痹四物汤		
	阿胶四物汤		
	加味四物汤	妇科玉尺	
	加味四物汤		
	解毒四物汤		
	补肝汤	医宗金鉴	吴谦，等
	桃红四物汤		
	补肝汤	金匮翼	尤怡
	四物绛复汤	重订通俗伤寒论	俞根初、何廉臣增订，徐荣斋重订
	加味四物汤	张氏医通	张璐
	四乌汤		

　　胶艾汤方族是指以胶艾汤为母方，经过加减化裁而发展形成的一个方剂系列。在《金匮要略》中，胶艾汤用于治疗阴血亏虚，冲任损伤所致的崩漏、胞阻或胎动不安等症，有补血调经，固摄安胎之功，实为妇科中之要方。后人在本方基础上去阿胶、艾叶、甘草，易名四物汤，而立补血调经之法，对诸种血虚之证，均以本方为基础随证化裁。元•王好古所制六合汤诸方，更是曲尽变化。现将此类方剂一一详述。

胶 艾 汤

　　【出处】　汉•张仲景《金匮要略》。

　　【组成】　川芎　阿胶　甘草各二两　艾叶　当归各三两　芍药四两　干地黄六两

　　【用法】　上七味，以水五升，清酒三升，合煮取三升，去滓，纳胶，令消尽，温服一升，日三服。不瘥，更作。

　　【功用】　养血调经，固摄安胎。

　　【主治】　阴血亏虚，冲任损伤所致的崩漏、胞阻或胎动不安。

　　【解析】　本方所治之证乃由冲任脉虚，阴气不能内守所致。故以胶艾汤调补冲任，固经养血。方中当归、芍药、川芎、地黄，补血和血，调经以养血；阿胶养血补阴安胎；艾叶温经暖宫；二药又为调经安胎、治崩止漏的要药。甘草调和诸药；配阿胶则善于止血；配白芍能缓急止痛；加入清酒以助药力，亦防出血日久留瘀之意。诸药合用，既和血止血，又暖宫调经，亦治腹痛，安胎。实为妇科中之要方。

临床上应用本方时可随证加减化裁，如腹不痛者，可去川芎；血多者，酌减当归用量，并加贯众炭、地榆炭；气虚或少腹作坠者，加党参、黄芪、升麻；腰酸疼者，加杜仲、续断、桑寄生；胎动不安者，加陈丝棉、苎麻根。但如血分有热，或由癥瘕为患，以致漏下不止者，本方宜慎用。

当归芍药散

【出处】汉·张仲景《金匮要略》。

【组成】当归三两　芍药一斤　川芎半斤（一作三两）　茯苓四两　泽泻半斤　白术四两

【用法】上六味，杵为散，取方寸匕，酒和，日三服。

【功用】养血柔肝，健脾利湿。

【主治】妊娠腹中拘急，绵绵作痛及妇人腹中诸疾痛。

【解析】本方所治之证是由肝脾不和，气滞血瘀，兼有水湿所致。故以当归芍药散养血柔肝，健脾利湿。方中芍药养血，泻肝疏土；当归、川芎调肝养血；白术健脾燥湿；茯苓、泽泻渗湿利窍。诸药合用，则肝气调，脾土运，湿浊下行，则腹痛自愈。

当 归 散

【出处】汉·张仲景《金匮要略》。

【组成】当归　黄芩　芍药　川芎各一斤　白术半斤

【用法】上五味，杵为散，酒饮服方寸匕，日再服。

【功用】养血安胎。

【主治】妇人妊娠，宜常服。妊娠常服即易产，胎无疾苦。产后百病悉主之。

【解析】本方所治之症是因湿热而致胎动不安。古人虽有多种养胎之法，但一般都是借防治疾病的手段，以收安胎的效果。若孕妇素体健康，则无需服药养胎。惟对于禀体薄弱，屡为半产漏下之人，或难产，或已见胎动不安而漏红者，需要积极治疗，此即所谓养胎或安胎。妇人妊娠最需重视肝脾二脏，肝主藏血，血以养胎，脾主健运，乃气血生化之源。本方证即属肝血不足，脾失健运之证。肝血虚而生内热，脾不运而生湿，湿热内阻，影响胎儿则胎动不安。故用当归散养血健脾，清化湿热。

方中当归、芍药补肝养血，合川芎以舒血气之源，白术健脾除湿，黄芩坚阴清热，合用之，使血虚得补，湿热可除，而奏养胎、安胎之效。后世将白术、黄芩视为安胎圣药，其源概出于此。但需说明，这两味药仅对脾胃虚弱，湿热不化而胎动不安者有效，并非安胎通用之方。

四 物 汤

【出处】宋·陈师文《太平惠民和剂局方》卷九方。

【组成】当归（酒浸炒）　川芎　白芍药　熟地黄（酒蒸）各等份

【用法】上为粗末，每服三钱，水一盏半，煎至八分，去渣热服，空心食前。

【功用】补血调经。

【主治】冲任虚损，血虚血滞；月经不调，脐腹疼痛，崩中漏下；血瘕块硬，阵发疼痛；妊娠宿冷，胎动不安，血下不止；产后乘虚，风寒内搏，恶寒不下，结生瘕聚，少腹坚痛，时作寒热，及各种血虚证。

【加减运用】若妊娠胎动不安，下血不止，或血脏虚冷，崩中失血过多者，加艾叶十叶、阿胶一片。

【解析】冲为血海，任主胞胎。若冲脉虚损，则妇女月经量少，色淡，经期推迟。再加下焦寒滞，则小腹作痛。若脾虚而不摄血，肾虚而冲任不固，则崩中漏下等证亦可相继发生。又或肝寒血滞，血行不畅而瘀停，可兼见癥块硬结，少腹、脐周作痛。本方以当归补血、活血；熟地补血为主；川芎入血分理血中之气；芍药敛阴养血。故全方尽属血分药。但组合得体，补血而不滞血，行血而不破血，补中有散，散中有收，构成治血要剂。

人参养血丸

【出处】宋·陈师文《太平惠民和剂局方》卷九方。

【组成】乌梅肉三两　熟地黄五两　当归二两　人参　川芎　赤芍药　炒菖蒲各一两

【用法】为细末，炼蜜为丸，梧桐子大，每服五十至一百丸，食前温酒或米汤送下。

【功用】补气养血，敛阴安神。

【主治】女人素体怯弱，血气虚损；妇人妊娠腹胀绞痛，口干不食，崩伤眩晕，及产后羸瘦不复者。

【解析】方用四物补血养血；人参补气健脾，以助气血生化之源；乌梅酸可生津；菖蒲宁神，并可化湿和胃。

活 血 丹

【出处】宋·王贶《全生指迷方》卷二方。

【组成】干地黄二两　当归　芍药　续断　白术各一两

【用法】为细末，酒糊为丸，梧桐子大，每服三十至五十丸，食前温酒送下。

【功用】补血荣筋。

【主治】大病之后，数亡津液，血少不荣，气弱不运，肝气亏损，血不荣筋而致一边足膝无力，渐渐瘦细，肌肉不泽，上连胁肋，下连筋急，不能步行。

【加减运用】如痛甚足萎不能行，去白术，加杜仲一两，乳香、威灵仙、木鳖子、草乌、白芥子各五钱。

【解析】方用当归、芍药、干地黄补血养血，白术健脾助运，续断既能补肝肾，又能行血脉，有补而不滞的特点。本证乃因津枯血少而致，故而不用川芎，以防其走窜行散之性也。

神应养真丹

【出处】宋·陈言《三因极一病证方论》卷三方。

【组成】当归（酒浸）　天麻　川芎　羌活　白芍药　熟地黄各等份（一方无羌活，有木瓜、炒阿胶）

【用法】为末，炼蜜为丸，鸡子黄大，每服一丸，木瓜、菟丝子浸酒送下；脚痹，薏苡仁浸酒送下；中风，温酒米汤送下。

【功用】养血祛风。

【主治】四气侵袭肝脏，半身不遂，手足顽麻，语言謇涩，涎潮昏塞，头旋目眩，牙关紧急，气喘自汗，心神恍惚，遍身疼痛，及妇人产后中风，角弓反张，以及跌打损伤，瘀血在内者。

【解析】肝主藏血，血气不足，肝失其主，为四气所袭，而成中风之证。方用四物补血养血；羌活祛风胜湿，止痛；天麻息风止痉；木瓜、菟丝子舒筋活络、补阳益阴；以酒送服更助药力。

六 合 汤

【出处】宋·严用和《济生方》卷六方。

【组成】酒当归　白芍药　肉桂　熟地黄　川芎　炮莪术各等份

【用法】为细末，每服四钱，水煎，空腹服。

【功用】养血祛瘀。

【主治】室女经事不行，腹中结块疼痛，腰疼腿痛。

【解析】方用四物汤养血补血，肉桂温通经脉，炮莪术辛散苦泄，温通行滞，既能破血祛瘀，又能行气止痛。

三黄补血汤

【出处】金·李杲《兰室秘藏·衄血吐血门》。

【组成】牡丹皮　黄芪　升麻各一钱　当归　柴胡各一钱五分　熟地黄　川芎各二钱

生地黄三钱　　白芍药五钱

【用法】为粗末，每服五钱，水煎，食前稍热服。

【功用】补气养血，升阳散热。

【主治】气盛而亡血，上热，面赤善惊，六脉俱大，按之空虚者。

【解析】方用四物汤补血养血；黄芪补气升阳；升麻、柴胡升阳散热；生地黄、牡丹皮凉血清热。

丁香胶艾汤

【出处】金·李杲《兰室秘藏·妇人门》。

【组成】熟地黄　白芍药各三分　　川芎　丁香各四分　　生艾叶一钱　当归（酒洗）一钱二分　阿胶六分

【用法】水煎去滓，入阿胶微煎，空腹服。

【功用】养血调经。

【主治】劳役饮食不节所致心气不足，崩漏不止，自觉脐下如冰，求厚衣被以御其寒，带下白滑量多，间有如屋漏水下，时有鲜血，右尺脉微洪。

【解析】方用四物汤补血养血；阿胶养血止血；艾叶温经散寒；丁香温阳散寒。

圣 愈 汤

【出处】金·李杲《兰室秘藏·疮疡门》。

【组成】生地黄　熟地黄　川芎　人参各三分　　当归　黄芪各五分

【用法】为粗末，水煎，不拘时服。

【功用】益气养血。

【主治】诸恶疮出血多，而心烦不安，不得睡眠。

【解析】方用当归、川芎、熟地黄养血补血，生地黄清热凉血、养阴生津，人参、黄芪益气摄血。

玉 烛 散

【出处】金·张从正《儒门事亲》卷十二方。

【组成】当归　川芎　熟地黄　白芍药　大黄　芒硝　甘草各等份

【用法】为粗末，每服八钱，水煎，食前服。

【功用】养血泻热。

【主治】血虚里热，大便秘结，或妇人经候不通，腹胀作痛。

【解析】本方是四物汤与调胃承气汤的合方。方用四物汤补血养血，调胃承气汤通便泻热。

附子六合汤

【出处】元·王好古《医垒元戎》。

【组成】川芎　当归　芍药　熟地黄各一两　桂枝　附子各五分

【功用】养血安胎，回阳救逆。

【主治】妊娠伤寒，四肢拘急，身凉微汗，腹中痛，脉沉而迟。

【解析】方用四物汤养血安胎，附子、桂枝温阳散寒，回阳救逆。

风湿六合汤

【出处】元·王好古《医垒元戎》。

【组成】当归（酒浸，炒）　川芎　白芍药　熟地黄（酒蒸）各一两　防风　制苍术各七钱

【用法】为粗末，水煎服。

【功用】养血安胎，祛风除湿。

【主治】妊娠伤寒，中风湿之气，肢节烦疼，脉浮而热，头疼。

【解析】方用四物汤养血安胎，防风、苍术祛风除湿。

黄芩六合汤

【出处】元·王好古《医垒元戎》。

【组成】当归（酒浸，炒）　熟地黄（酒蒸）　川芎　白芍药　黄芩　白术各一两

【用法】为粗末，水煎服。

【功用】养血固经。

【主治】妇女经水过多。

【解析】方用四物汤养血补血调经，黄芩坚阴清热，白术健脾除湿。

寒六合汤

【出处】元·王好古《医垒元戎》。

【组成】当归　川芎　芍药　干地黄　干姜　附子

【功用】养血散寒。

【主治】虚寒脉微自汗，气难布息，清便自调。

【解析】方用四物汤养血补血，干姜、附子温阳散寒。

栀子六合汤

【出处】元·王好古《医垒元戎》。

【组成】当归（酒浸，炒） 川芎 白芍药 熟地黄（酒蒸）各一两 栀子 黄芩各半两

【用法】为粗末，水煎服。

【功用】养血清热。

【主治】妊娠伤寒汗下后，不得眠者。

【解析】方用四物汤养血补血，栀子清热除烦，黄芩坚阴清热。

热六合汤

【出处】元·王好古《医垒元戎》。

【组成】当归（酒浸，炒） 川芎 白芍药 熟地黄 黄连 栀子

【用法】为粗末，水煎服。

【功用】养血清热。

【主治】发热而烦，不能睡卧者。

【解析】方用四物汤补血养血，栀子清热除烦，黄连苦寒坚阴而清热。

海藏当归丸

【出处】元·王好古《医垒元戎》。

【组成】当归 川芎 芍药 熟地黄 防风 独活 全蝎各半两 续断 炒茴香各一两 苦楝子 延胡索各七钱 木香 丁香各二钱半

【功用】养血疏风，理气止痛。

【主治】三阴受邪，心腹疼痛等症。

【解析】方用四物汤补血养血；防风、独活祛风散寒；炒茴香、丁香温中散寒；川楝子、延胡索行气止痛；木香理气调中止痛；续断补肝肾，行血脉；全蝎通络止痛。

玄胡六合汤

【出处】元·王好古《医垒元戎》。

【组成】当归（酒浸，炒） 川芎 白芍药 干地黄（酒蒸） 延胡索 苦楝子（炒焦）各一两

【用法】为粗末，水煎服。

【功用】养血止痛。

【主治】脐下虚冷，腹痛及腰脊间闷痛。

【解析】方用四物汤补血养血，延胡索、川楝子理气止痛。

石膏六合汤

【出处】元·王好古《医垒元戎》。

【组成】当归（酒浸，炒）　川芎　白芍药　干地黄（酒蒸）各一两　石膏　知母各五钱

【用法】为粗末，水煎服。

【功用】养血安胎，清热生津。

【主治】妇人妊娠伤寒，身热大渴，蒸蒸而烦，脉长而大者。

【解析】方用四物汤补血养血，石膏、知母清热除烦，生津止渴。

人参六合汤

【出处】元·王好古《医垒元戎》。

【组成】当归（酒浸，炒）　川芎　白芍药　熟地黄（酒蒸）各一两　人参　五味子各五钱

【用法】为粗末，水煎服。

【功用】养血安胎，补肺止咳。

【主治】妊娠伤寒汗下后，咳嗽不止。

【解析】方用四物汤补血养血，人参益气健脾，五味子敛肺止咳。

升麻六合汤

【出处】元·王好古《医垒元戎》。

【组成】当归（酒浸，炒）　川芎　白芍药　熟地黄（酒蒸）各一两　升麻　连翘各七钱

【用法】为粗末，水煎服。

【功用】养血安胎，解毒透斑。

【主治】妊娠伤寒，下后过经不愈，温毒发斑如锦纹者。

【解析】方用四物汤补血养血，升麻、连翘清热解毒，发表透斑。

气六合汤

【出处】元·王好古《医垒元戎》。

【组成】当归（酒浸，炒）　川芎　白芍药　熟地黄（酒蒸）　厚朴　陈皮

【用法】为粗末，水煎服。

【功用】养血行气。

【主治】气虚弱，起则无力，眩然而倒。

【解析】方用四物汤补血养血，陈皮、厚朴理气调中，行气和胃。

气六合汤

【出处】元·王好古《医垒元戎》。

【组成】当归（酒浸，炒）　川芎　白芍药　熟地黄（酒蒸）　木香　槟榔各一两

【用法】为粗末，水煎服。

【功用】养血破气。

【主治】血气上冲心腹，胁下满闷。

【解析】方用四物汤补血养血，木香、槟榔破气除满。

大黄六合汤

【出处】元·王好古《医垒元戎》。

【组成】当归（酒浸，炒）　川芎　白芍药　熟地黄（酒蒸）各一两　桃仁（麸炒）十个　大黄半两

【用法】为粗末，水煎服。

【功用】养血安胎，化瘀泻热。

【主治】妊娠伤寒，大便硬，小便赤，气满而脉沉数者。

【解析】方用四物汤补血养血，桃仁、大黄活血化瘀，通便泻热。

风六合汤

【出处】元·王好古《医垒元戎》。

【组成】当归（酒浸，炒）　川芎　白芍药　熟地黄（酒蒸）　防风　羌活各一两

【用法】为粗末，水煎服。

【功用】养血散风。

【主治】妇人筋骨、肢节痛，及头痛，脉弦，憎寒如疟。

【解析】方用四物汤补血养血，防风、羌活疏风散邪。

风六合汤

【出处】元·王好古《医垒元戎》。

【组成】当归（酒浸，炒）　川芎　白芍药　熟地黄（酒蒸）　秦艽　羌活

【用法】为粗末，水煎服。

【功用】养血散风。

【主治】产后血虚受风发痉，或血虚生风，头目眩晕。

【解析】方用四物汤补血养血，秦艽、羌活祛风散邪。

八 物 汤

【出处】元·王好古《医垒元戎》。

【组成】当归（酒浸，炒）　川芎　白芍药　熟地黄（酒蒸）　延胡索　苦楝子（打碎，炒焦）　槟榔　木香各一两

【用法】为粗末，水煎服。

【功用】养血行气，化瘀止痛。

【主治】妇人经事欲行，脐腹绞痛。

【解析】方用四物汤补血养血，延胡索、川楝子理气止痛，木香、槟榔行气调中。

四物龙胆汤

【出处】元·王好古《医垒元戎》。

【组成】当归　川芎　白芍药　熟地黄各五钱　龙胆草　防己各二钱　羌活　防风各三钱

【功用】养血散风，泻肝明目。

【主治】妇人目赤暴发作云翳，疼痛不可忍。

【解析】方用四物汤补血养血，防风、羌活疏风散邪，龙胆草清泻肝经之热，防己清热祛风。

芎归养荣汤

【出处】明·孙一奎《赤水玄珠》卷十六方。

【组成】当归　川芎　白芍药　熟地黄　黄柏　知母　人参　枸杞子　麦门冬　甘草

【功用】养血补气，清热养阴。

【主治】吐衄而致的血厥不知人。

【解析】方用四物汤补血养血；知母、黄柏清热坚阴；人参益气摄血；枸杞子、麦冬养阴生津；甘草调和诸药。

活血四物汤

【出处】明·李梴《医学入门》卷七方。

【组成】 当归　川芎　白芍药　生地黄各一钱半　桃仁九个　红花一钱　苏木八分　连翘　黄连　防风　甘草各六分

【功用】 活血化瘀，清热祛风。

【主治】 疥疮经久不愈者。

【解析】 方用四物汤补血养血，桃仁、红花、苏木活血通经、祛瘀止痛，防风祛风散邪，连翘、黄连清热解毒，甘草调和诸药。

胶艾四物汤

【出处】 明·龚信《古今医鉴》卷十一方。

【组成】 阿胶珠　艾叶（醋炒）　当归　川芎　白芍药　熟地黄　炒菖蒲　黄连　黄芩　生地黄　栀子　地榆　白术　甘草

【用法】 水煎，空腹服。

【功用】 养血调经，清热止血。

【主治】 血崩。

【解析】 方用四物汤补血养血，阿胶养血止血，艾叶调经止血，菖蒲芳香化湿，黄连、黄芩、栀子清热燥湿，生地清热凉血，地榆凉血止血，白术、甘草益气健脾而摄血。

加味四物汤

【出处】 明·王肯堂《证治准绳·类方》第七册方。

【组成】 当归　川芎　白芍药　熟地黄　防风　荆芥各等份

【用法】 为粗末，每服三钱，水煎后再入生地黄汁少许温服；然后以生地黄一两、杏仁二十粒，研细绵裹敷眼上；干后再将瘦猪肉切薄片，贴眼上，后服黑神散。

【功用】 养血散风。

【主治】 打损眼目。

【解析】 方用四物汤补血养血，荆芥、防风疏散风邪。

四物二连汤

【出处】 明·王肯堂《证治准绳·类方》第一册方。

【组成】 当归　生地黄　炒白芍药各一钱　川芎七分　炒黄连五分　胡黄连三分

【功用】 养血清热。

【主治】 血虚，五心烦热，昼则明了，夜则发热。

【解析】 方用四物汤补血养血，黄连坚阴清热，胡黄连清虚热。

四物五子丸

【出处】明·王肯堂《证治准绳·类方》第七册方。

【组成】当归（酒浸） 川芎 白芍药 熟地黄 枸杞子 覆盆子 地肤子 菟丝子（酒炒） 车前子（酒蒸）各等份

【用法】为细末，炼蜜为丸，梧桐子大，每服五十丸，不拘时盐汤送下。

【功用】养血补心，益肾明目。

【主治】心肾不足，眼目昏暗。

【解析】方用四物汤补心养血；枸杞子滋补肝肾而明目；覆盆子益肾助阳而明目；地肤子清热利湿；车前子、菟丝子补肝明目。

当归饮子

【出处】明·王肯堂《证治准绳·疡医》卷五方。

【组成】当归 川芎 白芍药 生地黄 防风 白蒺藜 荆芥各一钱半 何首乌 黄芪 甘草各一钱

【用法】水煎，食远服。

【功用】养血祛风，燥湿止痒。

【主治】疮疥风癣，湿毒瘙痒。

【解析】方用四物汤补血养血，荆芥、防风疏散风邪，白蒺藜祛风止痒，何首乌养血祛风，黄芪、甘草益气扶正。

养血当归地黄散

【出处】明·王肯堂《证治准绳·疡医》卷六方。

【组成】当归 川芎 白芍药 地黄 藁本 防风 白芷各一两 细辛五钱

【用法】为末，每服五钱，水煎，不拘时服。

【功用】养血祛风。

【主治】破伤风。

【解析】方用四物汤补血养血，藁本、防风、白芷、细辛疏风散邪。

先 期 汤

【出处】明·王肯堂《证治准绳·女科》卷一方。

【组成】生地黄 当归 白芍药各二钱 黄柏 知母各一钱 黄芩 黄连 川芎 阿胶珠各八分 艾叶 香附 炙甘草各七分

【用法】水煎，食前服。

【功用】凉血固经。

【主治】月经先期，色紫量多，心烦口渴。

【解析】方用四物汤补血养血，知母、黄柏、黄芩、黄连清热坚阴，阿胶补血止血，艾叶调经止血，香附行气调经，炙甘草调和诸药。

生料四物汤

【出处】明·王肯堂《证治准绳·幼科》卷三方。

【组成】当归　川芎　赤芍药　生地黄　防风各半两　黄芩一钱半

【用法】为粗末，水煎服。

【功用】养血散风。

【主治】血热生疮，遍身肿痒。

【解析】方用四物汤补血养血，防风疏散风邪，黄芩清热燥湿。

阿 胶 汤

【出处】明·王肯堂《证治准绳·女科》卷四方。

【组成】阿胶（炙燥）　炒艾叶　当归　川芎　熟地黄　炙杜仲　白术各一两

【用法】为粗末，每服四钱，加大枣三枚，水煎去渣，食前服。

【功用】养血安胎。

【主治】滑胎，小腹疼痛。

【解析】方用当归、川芎、熟地黄养血补血，艾叶温经止血，阿胶补血养阴，杜仲补益肝肾而安胎，白术健脾安胎。

小 营 煎

【出处】明·张景岳《景岳全书·新方八阵》卷五十一方。

【组成】熟地黄二至三钱　当归　白芍药（酒炒）　炒山药　枸杞子各二钱　炙甘草一钱

【用法】水煎，食远服。

【功用】养血益阴。

【主治】血少阴亏之症。

【加减运用】若惊恐怔忡，不眠多汗，加酸枣仁、茯神各二钱；虚寒者，去芍药，加生姜；气滞疼痛，加香附一至二钱。

【解析】方用熟地黄、当归、白芍补血养血，山药益气养阴，枸杞子滋补肝肾，甘草调和诸药。

加味补肝散

【出处】 明·秦景明《症因脉治》卷二方。

【组成】 当归　川芎　白芍药　生地黄　陈皮　甘草　柴胡　栀子　黄芩

【用法】 为末，冲服。

【功用】 补血养肝，清热凉血。

【主治】 肝血不足而致的内伤嗽血。

【解析】 方用四物汤补血养血，柴胡、黄芩疏利肝胆，栀子清热凉血止血，陈皮调理气机，甘草调和诸药。

四　顺　饮

【出处】 明·秦景明《症因脉治》卷四方。

【组成】 当归　大黄　白芍药　生地黄

【功用】 养血通便。

【主治】 燥火腹痛，大便秘结。

【解析】 方用当归、白芍、生地养血润燥，大黄泻热通便。

知柏四物汤

【出处】 明·秦景明《症因脉治》卷三方。

【组成】 知母　黄柏　当归　川芎　白芍药　生地黄

【功用】 养血荣筋，滋阴清热。

【主治】 肝经血热筋挛。

【解析】 方用四物汤补血养血，知母、黄柏清热坚阴。

羌活四物汤

【出处】 明·秦景明《症因脉治》卷一方。

【组成】 羌活　防风　当归　川芎　白芍药　生地黄

【功用】 养血祛风。

【主治】 风中于左，邪入厥阴，口眼歪斜。

【加减运用】 如身痛，加秦艽、钩藤、柴胡。

【解析】 方用四物汤补血养血，羌活、防风疏风散邪。

四物补肝汤

【出处】 明·傅仁宇《审视瑶函》卷四方。

【组成】 熟地黄二两 香附（酒制） 川芎 白芍药（酒炒） 当归（酒炒） 夏枯草各八钱 甘草四分

【用法】 为细末，每服二至三钱，食后开水送下。

【功用】 养血补肝，开郁明目。

【主治】 妇人产后，午后两目昏花不明。

【解析】 方用四物汤补血养血，香附疏肝理气，夏枯草清泄肝火而明目，甘草调和诸药。

生地黄散

【出处】 明·傅仁宇《审视瑶函》卷四方。

【组成】 当归身 川芎 赤芍药 干地黄 甘草 天花粉各等份

【用法】 为细末，取适量，另用灯心煎汤，调搽口内。

【功用】 养血益阴。

【主治】 新生儿目闭不开。

【解析】 方用四物汤补血养血，甘草益气补脾，花粉养阴生津。

加减四物汤

【出处】 清·傅山《傅青主女科》卷上方。

【组成】 熟地黄一两 当归（酒洗） 炒白术各五钱 白芍药（酒炒） 山茱萸（蒸） 炒荆芥穗各三钱 川芎（酒洗）二钱 续断 甘草各一钱

【功用】 养血益肾，散风调经。

【主治】 经水过多，行后复行，面色萎黄，身体倦怠。

【解析】 方用四物汤补血养血，白术健脾益气，山茱萸补益肝肾、调补冲任，续断补肝肾、行血脉，荆芥穗疏风散邪，甘草调和诸药。

加味四物汤

【出处】 清·傅山《傅青主女科》卷上方。

【组成】 当归（酒洗） 白芍药（酒炒）各五钱 熟地黄一两 川芎（酒洗） 牡丹皮各三钱 白术（土炒）二钱 柴胡 延胡索（酒炒） 甘草各一钱

【功用】 养血舒肝。

【主治】肝气不舒，经水忽来忽断，寒热往来。

【解析】方用四物汤补血养血，丹皮清热凉血，白术健脾益气，延胡索理气止痛，柴胡和解少阳、调理枢机，甘草调和诸药。

加味四物汤

【出处】清·傅山《傅青主女科·产后编》卷下方。

【组成】川芎　白芍药　知母　瓜蒌仁各一钱　生地黄　当归　诃子各二钱　款冬花六分　桔梗　马兜铃　甘草各四分　生姜一片

【功用】滋阴养血，敛肺化痰。

【主治】产后半月，干嗽有声，痰少者。

【解析】方用四物汤补血养血，瓜蒌仁、款冬花、桔梗、马兜铃清肺化痰、止咳平嗽，诃子敛肺止咳，生姜温肺化饮，甘草调和诸药。

加味四物汤

【出处】清·张璐《张氏医通》卷十六方。

【组成】当归　川芎　白芍药　熟地黄　白术　茯苓　柴胡　牡丹皮

【功用】养血透热。

【主治】血虚发热。

【解析】方用四物汤补血养血，白术、茯苓健脾利湿，丹皮清热凉血，柴胡和解退热。

四乌汤

【出处】清·张璐《张氏医通》卷十六方。

【组成】当归　川芎　白芍药　熟地黄　乌药　香附　甘草

【功用】养血行气。

【主治】血中气滞，小腹急痛。

【解析】方用四物汤补血养血，乌药、香附行气止痛，甘草调和诸药。

补肝汤

【出处】清·吴谦等《医宗金鉴·杂病心法要诀》卷四十方。

【组成】当归　川芎　白芍药　熟地黄　酸枣仁　炙甘草　木瓜

【功用】养血补肝，滋阴荣筋。

【主治】肝血不足，筋缓不能收持，目暗视物不清。

【解析】 方用四物汤补血养血，酸枣仁养心阴、益肝血，木瓜舒筋活络，甘草调和诸药。

桃红四物汤

【出处】 清·吴谦等《医宗金鉴·妇科心法要诀》卷十五方。

【组成】 当归　川芎　赤芍药　熟地黄　桃仁　红花

【功用】 养血活血逐瘀。

【主治】 妇女经期超前，量多，色紫质黏稠，或有块状，腹痛腹胀者。

【解析】 方以四物汤养血活血，加桃仁、红花并入血分而逐瘀行血。瘀血行则经水得以流通，而腹痛腹胀自消。惟行血逐瘀之剂，攻破力较强，得效即止，不能多服，因为破血逐瘀过服，每有血崩或经量过多之弊。

补 肝 汤

【出处】 清·尤怡《金匮翼》卷六方。

【组成】 干地黄三钱　白芍药一钱半　当归　陈皮各一钱　川芎七分　甘草五分

【功用】 养血柔肝。

【主治】 肝虚胁痛，胁下筋急，不得太息，目昏不明，爪枯色青，遇劳即甚，或忍饥即发。

【解析】 方用四物汤补血养血；陈皮气香性温，能行能降，有理气运脾之功；甘草调和诸药。

加味四物汤

【出处】 清·沈金鳌《妇科玉尺》卷四方。

【组成】 当归　川芎　白芍药　熟地黄　蒲黄　阿胶　蓟根　白芷

【功用】 养血固经。

【主治】 产后血崩，质如豆汁，色紫黑而量多。

【解析】 方用四物汤补血养血，蒲黄收涩止血，阿胶养血止血，蓟根凉血止血，白芷固经止血，据《本经》所载"主女人漏下赤白，血闭阴肿"。

加味四物汤

【出处】 清·沈金鳌《妇科玉尺》卷四方。

【组成】 当归　川芎　白芍药　熟地黄　升麻　白芷　血余炭

【功用】 养血固经。

【主治】产后月余，恶露淋漓不止。

【解析】方用四物汤补血养血，升麻升阳举陷，白芷固经止血，血余炭止血散瘀。

养 肝 丸

【出处】清·沈金鳌《杂病源流犀烛·身形门》卷二十五方。

【组成】当归　川芎　白芍药　熟地黄　防风　羌活

【用法】为细末，炼蜜为丸。

【功用】补血养肝。

【主治】久行伤筋。

【解析】方用四物汤补血养血，防风、羌活祛风胜湿止痛。

四物延胡汤

【出处】清·沈金鳌《杂病源流犀烛·脏腑门》卷三方。

【组成】当归　延胡索各一钱　川芎　白芍药　生地黄各五分　桃仁　红花　牛膝各七分

【用法】水煎，空腹服。

【功用】活血化瘀。

【主治】瘀血肠痛，小腹硬痛。

【加减运用】若大便秘，加大黄。

【解析】方用四物汤补血养血，延胡索活血行气止痛，桃仁、红花活血祛瘀，牛膝活血祛瘀。

养血地黄汤

【出处】清·沈金鳌《杂病源流犀烛·身形门》卷二十五方。

【组成】当归　阿胶　白芍药　熟地黄　生地黄　麦门冬　白术

【功用】滋阴养血。

【主治】筋急。

【解析】方用当归、白芍、熟地黄、生地黄养血补血，阿胶养血补阴，麦冬养阴生津，白术健脾除湿。

芩连四物汤

【出处】清·沈金鳌《杂病源流犀烛·脏腑门》卷一方。

【组成】 当归　川芎　白芍药　生地黄　黄连　黄芩　麦门冬

【功用】 养血清热，润肺止咳。

【主治】 血虚火盛而致的喘咳声嘶者。

【解析】 方用四物汤补血养血，黄芩、黄连清热泻火，麦冬养阴生津。

疬痹四物汤

【出处】 清·沈金鳌《杂病源流犀烛·身形门》卷二十六方。

【组成】 当归　川芎　赤芍药　熟地黄　黄芪　羌活　甘草　白芍药　僵蚕

【功用】 养血祛风。

【主治】 血不荣筋，瘦弱臂痛。

【解析】 方用当归、川芎、熟地黄、赤芍药补血养血，羌活祛风胜湿止痛，黄芪、甘草益气健脾，白芍药敛阴缓急。

阿胶四物汤

【出处】 清·沈金鳌《杂病源流犀烛·脏腑门》卷一方。

【组成】 阿胶　当归　川芎　白芍药　地黄

【功用】 养血润肺。

【主治】 血虚久咳。

【解析】 方用四物汤补血养血，阿胶养阴润肺止咳。

解毒四物汤

【出处】 清·沈金鳌《妇科玉尺》卷五方。又名温清饮。

【组成】 当归　川芎　白芍药　熟地黄　黄芩　黄连　黄柏　栀子　生地黄各一钱

【功用】 养血固经，清热解毒。

【主治】 崩漏，面黄，腹痛。

【解析】 本方为四物汤与黄连解毒汤之合方。方用四物汤补血养血，黄连解毒汤清热解毒，生地黄清热凉血。本方清补同用，则补而不滞，清而不峻。

化　瘀　汤

【出处】 清·罗国纲《罗氏会约医镜》卷四方。

【组成】 当归三至五钱　熟地黄二至三钱　白芍药（酒炒）　肉桂各二钱　川芎　桃仁各一钱　红花（酒炒）八分

【用法】水煎，加酒服。

【功用】养血化瘀。

【主治】血瘀成形，在脐腹之下，作痛喜按而虚者。

【加减运用】如气滞加香附、木香、砂仁、乌药之属。

【解析】方用四物汤补血养血，桃仁、红花活血祛瘀，肉桂温通经脉。

四物化郁汤

【出处】清·林珮琴《类证治裁》卷三方。

【组成】当归　川芎　白芍药　熟地黄　桃仁　红花　香附　青黛

【功用】养血化瘀。

【主治】血郁，脉涩而芤者。

【解析】方用四物汤补血养血，桃仁、红花活血化瘀，香附行气止痛，青黛清热解郁凉血。

加味四物汤

【出处】清·林珮琴《类证治裁》卷八方。

【组成】当归　川芎　芍药　地黄　延胡索　桃仁　红花　砂仁　香附　莪术

【功用】活血化瘀。

【主治】经行胃热，心烦汗多，大便艰涩，瘕聚如杯。

【解析】方用四物汤补血养血，桃仁、红花、延胡索、莪术活血祛瘀，香附、砂仁行气止痛。

四物绛复汤

【出处】清·俞根初、何廉臣增订，徐荣斋重订《重订通俗伤寒论》。

【组成】生地黄（酒洗）四钱　白芍药（酒炒）　新绛各一钱半　橘络一钱　当归（酒洗）二钱　川芎（蜜炙）五分　旋覆花三钱　青葱管三寸（冲）

【功用】养血行气。

【主治】气血郁结，脘胁窜痛，甚则吐血衄血，色多紫黯。

【加减运用】若痛甚，加桃仁七粒、延胡索（蜜炙）一钱半；挟火，加川楝子、牡丹皮各一钱半。

【解析】本方为四物汤与旋覆花汤之合方，加橘络而成。方用四物汤补血养血；旋覆花升而能降，开结下气，消痞软坚；葱白通阳散结，温经散寒；新绛和血，疏肝通络；橘络宣通经络，行气化痰。

参考书目

汉·张仲景《伤寒论》

汉·张仲景《金匮要略》

晋·葛洪《肘后备急方》

南北朝·刘涓子《刘涓子鬼遗方》

唐·孙思邈《备急千金要方》

唐·孙思邈《千金翼方》

唐·孙思邈《银海精微》

唐·王焘《外台秘要》

宋·王怀隐《太平圣惠方》

宋·陈直《养老奉亲书》

宋·钱乙《小儿药证直诀》

宋·朱肱《类证活人书》

宋·陈师文《太平惠民和剂局方》

宋·医官合编《圣济总录》

宋·王贶《济世全生指迷方》

宋·张锐《鸡峰普济方》

宋·许叔微《普济本事方》

宋·陈言《三因极一病证方论》

宋·陈自明《妇人良方》

宋·严用和《济生方》

宋·严用和《重订严氏济生方》

宋·杨士瀛《仁斋直指方论》

金·刘完素《伤寒标本心法类萃》

金·刘完素《宣明论方》

金·刘完素《素问病机气宜保命集》

金·张从正《儒门事亲》

金·李杲《兰室秘藏》

金·李杲《医学发明》

金·李杲《内外伤辨惑论》

金·张元素《医学启源》

金·张元素《洁古家珍》

金·张璧《伤寒保命集》

元·王好古《医垒元戎》

元·危亦林《世医得效方》

元·罗天益《卫生宝鉴》

元·朱震亨《活法机要》

元·朱震亨《丹溪心法》

明·朱橚《普济方》

明·戴元礼《证治要诀类方》

明·陶华《伤寒六书》

明·方贤《奇效良方》

明·王纶《明医杂著》

明·薛己《正体类要》

明·方广《丹溪心法附余》

明·薛己《校注妇人良方》

明·万全《幼科发挥》

明·薛铠《保婴撮要》

明·万全《痘疹世医心法》

明·孙一奎《赤水玄珠》

明·李梴《医学入门》

明·龚信《古今医鉴》

明·龚廷贤《万病回春》

明·龚廷贤《寿世保元》

明·王肯堂《证治准绳》

明·郑全望《瘴疟指南》

明·张景岳《景岳全书》

明·童养学《伤寒六书纂要辨疑》

明·李中梓《医宗必读》

明·秦景明《症因脉治》

明·吴又可《温疫论》

明·吴又可《温疫论补注》

明·傅仁宇《审视瑶函》

明·汪绮石《理虚元鉴》

清·傅山《傅青主女科》

清·郭志邃《痧胀玉衡》

清·喻嘉言《医门法律》

清·陈士铎《辨证奇闻》

清·李用粹《证治汇补》

清·张璐《张氏医通》

清·陈德求《医学传灯》

清·杨乘六《医宗己任编》

清·程国彭《医学心悟》

清·吴谦等《医宗金鉴》

清·陈复正《幼幼集成》

清·何梦瑶《医碥》

清·黄元御《四圣心源》

清·黄元御《四圣悬枢》

清·汪蕴谷《杂症会心录》

清·赵学敏《串雅内编》

清·顾世澄《疡医大全》

清·徐大椿《医略六书》

清·徐大椿《伤寒约编》

清·尤怡《金匮翼》

清·沈金鳌《杂病源流犀烛》

清·沈金鳌《妇科玉尺》

清·俞根初《通俗伤寒论》

清·董西园纂《医级》

清·杨璿《伤寒温疫条辨》

清·罗国纲《罗氏会约医镜》

清·吴鞠通《温病条辨》

清·钱秀昌《伤科补要》

清·王清任《医林改错》

清·邹岳《外科真诠》

清·林珮琴《类证治裁》

清·鲍相傲《验方新编》

清·王士雄《温热经纬》

清·费伯雄《医醇賸义》

清·唐容川《血证论》

清·夏云《疫喉浅论》

清·马培之《外科传薪集》

清·王旭高《王旭高医书六种》

清·何廉臣《重订广温热论》

清·梁希曾《疬科全书》

清·张锡纯《医学衷中参西录》

罗应章《经验医库》

朱良春整理《章次公医案》

王庆国，贾春华《日本汉医名方选》

胡光慈《杂病证治新义》

日·丹波元简《伤寒论辑义》